Ich mach mich gesund

Von Herzen für dich

Caterina Teresa Guccione

Ich mach mich gesund

Meine effektivsten Strategien für Wohlbefinden, Energie und Schutz in dieser turbulenten Zeit

Gut • Günstig • Genial

HANS-NIETSCH-VERLAG

Die Informationen in diesem Buch wurden von der Autorin sorgfältig recherchiert. Sie spiegeln ihre Erfahrungen und persönliche Meinung wider. Autorin und Verlag übernehmen keine Haftung für Ansprüche, die sich aus dem Gebrauch oder Missbrauch der Informationen ergeben. Bei anhaltenden gesundheitlichen Problemen wenden Sie sich bitte an einen Arzt oder Heilpraktiker.

Redaktion und Lektorat: Martina Klose, Freiburg
Korrektorat: Andrea Bistrich
Gesamtkonzeption und Innenlayout: Caterina Teresa Guccione
Satz: Rosi Weiss
Illustrationen: Anja Maria Eisen
Umschlaggestaltung: Caterina Teresa Guccione, unter Verwendung einer Illustration von Anja Maria Eisen
Druck: Dimograf, Bielsko-Biała/Polen

Hans-Nietsch-Verlag
Industriestraße 20
64380 Roßdorf

www.nietsch.de
info@nietsch.de

ISBN 978-3-86264-839-9

Vorwort

Liebe Leserinnen und Leser,

vor euch liegt ein Buch der Möglichkeiten – voll geballten Wissens.

Caterina Teresa Guccione informiert in *Ich mache mich gesund* auf fundierte und unterhaltsame Weise über eine Vielzahl von ganzheitlichen Anwendungen und Heilmitteln, die helfen, unsere Gesundheit zu erhalten bzw. zu verbessern. Sie teilt den enormen Fundus ihrer im Laufe der Jahrzehnte gesammelten Erfahrungen mit uns: Dieses Werk ist eine wahre Fundgrube, aus der ihr euch reichlich *selbst* bedienen könnt.

Die Autorin richtet ihren Blick dabei auf gängige, aber auch auf ganz neue Ansätze. Selbst schon vergessene Methoden, die unsere Großmütter und Großväter noch kannten, erleben durch ihre Niederschrift ein Wieder-Auferstehen.

Dies ist eine Schatzkiste der besonderen Art: Hier findet ihr wertvolle Hilfe zur Selbsthilfe. Die vorgestellten Übungen, Heilmittel, Anwendungen und Maßnahmen könnt ihr praktisch überall nutzen. Es braucht lediglich eine Entscheidung, nämlich die, es auch zu tun. Als Hausapotheke kann euch *Ich mach mich gesund* jederzeit und überall nützliche Dienste leisten.

Ich kann euch nur ermuntern: Es lohnt sich, vom Denken ins Handeln zu kommen! Probiert es aus – für ein neues Verständnis der Zusammenhänge und mehr Wohlbefinden und Gesundheit.

Ich wünsche euch nun interessante und vergnügliche Lesestunden beim Entdecken neuer und alter Möglichkeiten.

Anja Kiss, Heilpraktikerin
Im August 2019
www.heilpraxis-kiss.de

INHALT

1

2

4

Natürliche Power für die Organe – Eine Reise durch unseren Körper (202)

5

Energie erzeugt Materie – Kostenfrei, grenzenlos und wunderbar (282)

8

Ausblick (422)

Anhang (424)

Damit du dich gut in diesem Buch zurechtfindest, sind folgende Abschnitte durch Icons gekennzeichnet:

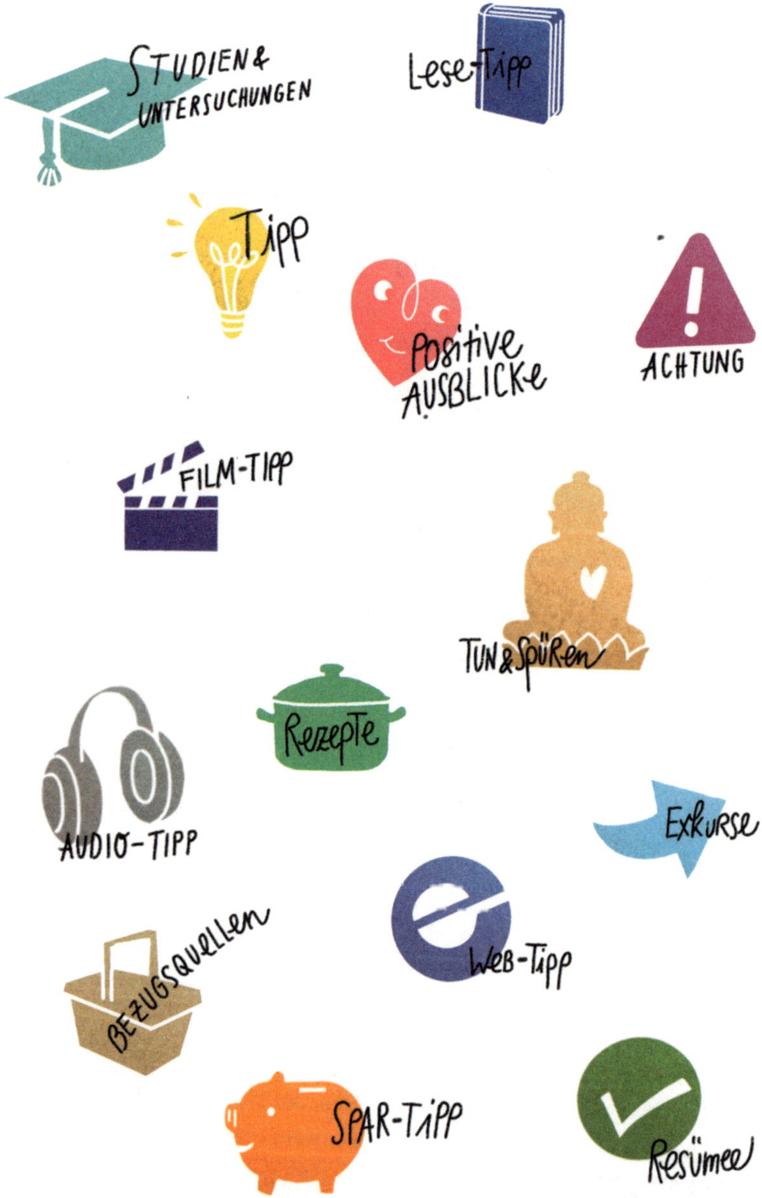

So erhältst du einen Überblick ☺ und kannst die betreffenden Abschnitte leicht (wieder-)finden.

Bitte beachte: Für alle aufgeführten Lebensmittel, Kräuter, Gewürze … gilt: Verwende nur solche, die von hoher Qualität sind, also möglichst vitalstoffreich und schadstoffarm (frisch, regional, saisonal, in Bioqualität, aus Wildsammlung, Permakultur, Homa-Anbau* etc.). Kurz: einfach nur das Beste – für dich und die Umwelt.

---

* Die Homa-Lehre basiert auf vedischen Weisheitsschriften. Einen großen Stellenwert nehmen Feuerzeremonien ein, bei denen Asche entsteht, die eine hohe feinstoffliche Energie besitzt. Diese wird u. a. zur Behandlung von Boden, Samen und Pflanzen verwendet. Elementar in der Homa-Landwirtschaft ist die achtsame und wertschätzende Beziehung des Menschen zur Natur, zu Tieren und Pflanzen. Mit Homa wird eine Heilung und Reinigung auf allen Ebenen angestrebt. Siehe auch unter „Wichtige Adressen“, auf Seite 430

Was ist Gesundheit?

1

Eine Einführung

Gesund zu sein und zu bleiben ist durchaus möglich, wenn wir uns (wieder) auf die grundlegenden und wesentlichen Dinge konzentrieren. Wir leben in einer Zeit, in der sich viele nicht rundum gesund fühlen. Einer Statistik zufolge gaben 47 Prozent der Befragten im Jahr 2018 an, an einer oder mehreren chronischen Erkrankungen zu leiden.[1] Ich fragte mich, wie gesund unsere Lebensumstände wohl sind, wenn sich fast jeder Zweite krank fühlt, und was wir effektiv unternehmen können, damit sich die stetig steigenden Gesundheitskosten nicht noch weiter erhöhen. Laut Statistischem Bundesamt lagen die Gesundheitsausgaben in Deutschland im Jahr 2017 bei 375,6 Milliarden Euro, d.h. bei 4544 Euro je Einwohner. Diese Summe entspricht einem Anstieg von fast 5 Prozent gegenüber dem Vorjahr. Demnach liegen die Ausgaben gemessen am Bruttoinlandsprodukt bei satten 11,5 Prozent.[2] Da ich gern lösungsorientiert denke und handle, brachten mich diese Zahlen auf die Idee, das ebenso kränkelnde Gesundheitssystem als potenziellen Kostenfaktor zu entlasten und nach einfachen, günstigen und effektiven Möglichkeiten Ausschau zu halten, die unser Wohlbefinden erhalten und wiederherstellen – in der Hoffnung, dass das malade Gesundheitswesen dadurch seine Selbstheilungskräfte ebenfalls besser entfalten kann. ☺

Eine gewisse Eigeninitiative der Patienten stellt sicher auch eine enorme Entlastung für überarbeitete und engagierte Ärzte dar, da manche Arztpraxen völlig ausgelastet sind und oftmals bis auf unbestimmte Zeit keine neuen Patienten mehr aufnehmen. Nicht selten muss man auf einen Termin unverhältnismäßig lang warten, sodass Patienten gar nichts anderes übrig bleibt, als nach Alternativen Ausschau zu halten. Eine Bekannte erzählte mir erst kürzlich, dass sie für einen Termin beim Hautarzt ein halbes Jahr Wartezeit in Kauf habe nehmen müssen und sich dann kurzerhand auf den Weg gemacht habe, sich selbst (erfolgreich) zu helfen: Not macht eben erfinderisch.

Die Initialzündung für dieses Buch bekam ich unlängst von meiner Mutter, die für ihre *Arthrose*-Erkrankung nach besser verträglichen Alternativen Ausschau hielt. Zeitgleich suchte mein Partner für seine Mutter ein modernes Hausmittelbuch mit den wichtigsten, einfachen Heilmitteln und Heilmethoden zur Selbstanwendung. Wer möchte schon zwanzig Bücher kaufen und lesen, um dann in einem davon auf das passende Heilmittel oder die perfekte Heilmethode zu stoßen? Trotz der Fülle an Informationen aus Hunderten von Quellen ist in diesem Buch sowohl Minimalismus als auch Pragmatismus angesagt: Klein, aber fein, sodass man noch den Überblick behält. Das war die erste Ideenskizze für dieses Buch, in dem ich eine möglichst große Bandbreite an effektiven Hilfsmitteln und Hilfsmethoden für den modernen Menschen von heute aufzeigen möchte. Dass mein Buch beim Schreiben dann doch ungeplant expandierte, liegt sicherlich auch daran, dass einem – je tiefer man in die Materie eintaucht – Informationen aus allen möglichen Richtungen entgegenfliegen (Den Synchronizitäten des Lebens sei Dank!) und es unter ganzheitlichen Gesichtspunkten für mich nicht stimmig gewesen wäre, auf den seelischen und geistigen Aspekt unserer Gesundheit zu verzichten. Und so möchte ich am Ende der spannenden Schreiberei keine einzige der gewonnenen Erkenntnisse missen, die ich dir hier allesamt präsentiere.

Die Grundausstattung in Sachen „Gesundheit“, die du in *Ich mach mich gesund* – als ganzheitliche, moderne Hausapotheke mit einer Fülle an Informationen – findest, ermöglicht es dir, dir ein umfassendes Bild von gesundheitlich relevanten Themen zu machen, sodass du eigenverantwortlich entscheiden kannst, in welche Richtung du deine Fühler ausstrecken möchtest. Hier geben dir die ausgewählten Lese-, Film- sowie Web-Tipps, die du am Ende jedes Abschnitts – durch Icons gekennzeichnet – findest, eine weitere Orientierung.

Bei Janoschs Kinderbuch *Ich mach dich gesund, sagte der Bär* ist es der Bär, der sich liebevoll um den Tiger kümmert, damit er schnell wieder auf die Beine kommt.

In diesem Buch ist es nicht der Bär, sondern die Leserin, der Leser selbst, der sich mit einem selbstbewussten *Ich mach mich gesund* zu mehr Gesundheit und Wohlbefinden motivieren kann. Auf geht's!

Der Mensch: Eine Wesenseinheit mit Körper, Geist und Seele

Um über Gesundheit oder Krankheit zu sprechen bzw. in diesem Falle zu schreiben, gilt es, sich erst einmal zu vergegenwärtigen, was der Mensch überhaupt ist. Dabei müssen wir feststellen, dass es offenbar konträre Richtungen gibt, wenn es darum geht, wie Gesundheit erhalten und hergestellt werden kann.

Vielleicht hast du schon einmal davon gehört, dass der Mensch aus Körper, Geist und Seele besteht. Das meint nicht eine Dreiteilung des Menschen, sondern den Menschen als eine untrennbare Einheit aus Körper, Geist und Seele, in der stets alle Aspekte miteinander interagieren. Sämtliche uralte Kulturen bauten ihr medizinisches Wissen auf Beobachtungen und Erfahrungen auf und erkannten, dass die Gesundheit des Menschen nicht nur auf körperlichen Aspekten basiert, sondern immer auf allen der genannten drei Säulen ruht. Bereits beim Entstehen der mehr als 5000 Jahre alten traditionellen indischen Heilkunst, des *āyurveda* („Wissen vom Leben"; ältestes überliefertes Gesundheitssystem), war es bekannt, dass alle Erkrankungen feinstoffliche Ursachen haben.[3] Diese Sicht auf den Menschen und die daraus resultierenden Handlungsweisen sind heutzutage immer noch prägende und elementare Merkmale der östlichen, z. B. der traditionellen chinesischen Medizin (TCM), stehen aber der westlichen Medizin diametral entgegen.

Dass sich in der westlichen Welt über die letzten Jahrhunderte eine allopathisch, symptomorientierte und durch wissenschaftliche und evidenzbasierte* Grundsätze geprägte Medizin überhaupt etablieren konnte, liegt nicht zuletzt an der descartschen Weltanschauung**, die den Menschen in diese drei Teile auseinanderdivi-

---

* Auf der Basis systematisch zusammengetragener und bewerteter wissenschaftlicher Erkenntnisse erfolgend (von diagnostischen oder therapeutischen Maßnahmen; aus: *Duden. Das Fremdwörterbuch*)

** Benannt nach dem Philosophen René Descartes (1596–1650)

dierte und den Körper vom geistig-seelischen Bereich trennte. Die daraus entstandene Medizin, wie wir sie heute zumeist erfahren, stürzte sich fortan auf die Erforschung des Körpers – was ihr auch sehr gut gelang – und deklarierte Geist und Seele als einen Fall für Kirche und Philosophie. Das waren die Geburt des dreigeteilten Menschen und der Beginn einer Medizin, die den Menschen in seiner Ganzheit aus den Augen verlor. Mit *Ich mach mich gesund* möchte ich dich daran erinnern, dass wir diese Einheit sind, und neben vielen Empfehlungen aus dem stofflichen Bereich auch Übungen zum In-sich-Hineinspüren, Herzerwärmendes und praktische Tipps für den Alltag geben, die deinen Blick auf dich selbst richten, dann auf deine Umwelt ausdehnen und zu einer inneren und äußeren Harmonie führen können.

Die Stärke der heutigen Medizin liegt vor allem in der Behandlung von akuten Erkrankungen wie Unfällen, Verletzungen, lebensbedrohlichen Zuständen und Infektionen. Hier leistet die moderne Medizin unschätzbare Dienste und kann ein wahrer Segen sein. Jedoch ist sie, was die Heilung der zunehmenden Zivilisationskrankheiten anbelangt, häufig machtlos. Leider wird bei chronischen Erkrankungen oft verkannt, dass ein Symptom lediglich eine penetrante Alarmglocke ist, die sich nicht so einfach mit unterdrückenden Medikamenten abstellen lässt. Die Alarmglocke will gehört und gesehen werden, erst dann hat sie ihren Job erledigt und gibt sie sich zufrieden. Ein Symptom ist nichts Schlechtes, das bekämpft werden muss, es will uns vielmehr sagen: „Schau her, hier ist etwas nicht in Ordnung!“ Durch eine symptomunterdrückende Behandlung bleiben tiefer liegende bzw. vorgelagerte Ursachen mitunter unberücksichtigt, was eine allumfassende Heilung erschwert. Oft ist die Ursache einer Erkrankung eben nicht an der Stelle des Symptoms zu finden, sondern in ganz anderen, grob- und feinstofflichen Bereichen des Menschen.

Ich denke, dass alle Patienten darauf hoffen, im ganzheitlichen Sinne gesund zu werden, und nicht nur eine vorübergehende Verbesserung oder Retuschierung ihrer Symptomatik wünschen. Und das erfordert durchaus den ganzheitlichen Blick. Aber was bedeutet das konkret? Nehmen wir hier einmal die Allergie als einfaches Beispiel: Allergien und Unverträglichkeiten betreffen in unserer modernen Welt nicht mehr nur eine kleine Minderheit, sondern sind stark auf dem Vormarsch. Bei einem bereits angeschlagenen Immunsystem ist die Entwicklung einer Allergie oft nur eine Frage der Zeit. Mittlerweile sind sich viele Forscher einig, dass die starke Zunahme von Allergien bzw. Unverträglichkeiten eine Konsequenz aus dem widernatürlichen Lebensstil des Menschen in Kombination mit der Zunahme an Umweltbelastungen ist.

A wie „Adam und die Allergie"

Sehen wir uns das Ganze einmal am Beispiel von Adam an: Adam leidet seit längerer Zeit an starken allergischen Symptomen. Morgens wacht er bereits mit schniefender Nase und tränenden Augen auf und schleppt sich dann mit halber Energie durch den Tag. Manchmal ist der Zustand so schlimm, dass er vor lauter Niesen und wegen der tränenden Augen sogar seine Arbeit unterbrechen muss, und es geschah auch, dass er Atemnot bekam. Besonders nachts rauben ihm die Symptome den letzten Nerv, und an einen ruhigen, erholsamen Schlaf ist schon länger nicht mehr zu denken. Diese leidigen Beschwerden sorgen dafür, dass sein ohnehin schon beachtlicher Stresspegel noch weiter anwächst. Er ist mehr als genervt von seiner Allergie und möchte sie verständlicherweise so schnell wie möglich loswerden. Von seinem Arzt, den er sehr schätzt, bekommt Adam ein Nasenspray und ein Antihistaminikum zum Einnehmen. Er nimmt die Medikamente nach Empfehlung seines Arztes ein und merkt, dass die Symptome zwar glücklicherweise etwas besser werden, er sich aber schläfrig fühlt. Auch nimmt er einen leicht gedämpften Effekt – er fühlt sich, wie in Watte gepackt – wahr, der ihm auch zu keinen großen, kreativen Sprüngen verhilft. Sein Weg führt ihn wieder zu seinem Arzt, der ihm daraufhin kortisonhaltige Präparate verschreibt, da Adam auf die Antihistaminika wohl nicht optimal anspricht. Nun sind die allergischen Symptome zwar allesamt verschwunden, aber Adam merkt, dass sein stressbedingt sowieso schon viel zu hoher Blutdruck nach längerer Einnahme weiter ansteigt ...

Mit solchen Mitteln kann man die Symptomatik zwar kurzfristig effektiv lindern, denn sie töten Bakterien ab, dämmen Entzündungen ein und reduzieren akute Beschwerden, aber sie wirken eben nur auf ein Symptom bezogen. Leider kann es durch solch eine Behandlung zu unerwünschten Nebenwirkungen kommen, die Selbstregulation des Körpers kann nachlassen und das System auf lange Sicht aus dem Gleichgewicht geraten.

Ganzheitliche Medizin

Die Ganzheitsmedizin* geht die Sache anders an. Sie berücksichtigt, dass der Mensch eine untrennbare Einheit aus Körper, Geist und Seele ist und zudem mit seiner Umwelt** in Wechselbeziehung steht, und lässt auch seinen Glauben bzw. seine Religion nicht außer Acht. In diesem Kontext taucht auch öfters der Begriff „holistische Medizin" auf: *Holismus****, auch „Ganzheitslehre" genannt, bezeichnet die Vorstellung, dass sämtliche natürlichen Systeme und ihre Eigenschaften als Ganzes zu betrachten sind und nicht nur als Zusammensetzung ihrer Einzelteile. Demnach könnte man die holistische Medizin auch als „ganzheitliche Medizin" bezeichnen. In den nachfolgenden Äußerungen werde ich aus Gründen der Geläufigkeit statt „holistische Medizin" den Begriff „Ganzheitsmedizin" bzw. „ganzheitliche Medizin" verwenden. Es meint hier aber dasselbe.

In der Ganzheitsmedizin haben alle verwendeten Heilmittel idealerweise einen regenerativen, stärkenden Charakter und unterstützen in hohem Maße die Selbstheilungskräfte des Körpers. Bei einer Allergie können in diesem Falle Heilmittel wie Kurkuma, OPC (Oligomere Proanthocyanidine), Astaxanthin, MSM (Methylsulfonylmethan), Schwarzkümmelöl, Pestwurz, Indisches Lungenkraut, Augentrost, Ysop, Brennnessel und Salzsole zum Einsatz kommen.[4]

Doch in der Ganzheitsmedizin werden nicht nur solche Heilmittel angewendet, sondern es wird auch nach der eigentlichen Ursache der Allergie gesucht. Das können z. B.. folgende Faktoren sein: *Leaky-Gut*-Syndrom (Syndrom des durchlässigen Darms), Vitamin-D_3-Mangel, exzessiver Konsum von künstlichen Süßungsmitteln, übermäßiger Verzehr von unverträglichen Nahrungsmitteln, Darmdysbiose, Umweltgifte, Elektrosmog, Wohngifte, Schwermetallbelastung, Zahnherde, unverträgliche Zahnfüllungen, Parasiten, beschränkende Glaubenssätze, verdrängte Emotionen, psychische Belastungen, Stress u. v. m.

---

* Ein Sammelbegriff für Methoden und Konzepte, die den Patienten in umfassenden bzw. ganzheitlichen Zusammenhängen betrachtet und auch danach handelt (nach: *Wikipedia*)

** Das beinhaltet die soziale Umwelt (Mitmenschen, Gesellschaft), die natürliche Umwelt (Wasser, Boden, Luft, Klima) und die künstliche Umwelt (Technik und Wissenschaften). (Nach: *Wikipedia*)

*** Abgeleitet vom griechischen Wort *hólos* (ganz)

Aus dieser Fülle an Möglichkeiten kann sich eine Allergie entwickeln, d. h., es braucht gewisse Faktoren, damit es überhaupt zu solchen überschießenden krankhaften Abwehrreaktionen des Immunsystems auf normalerweise völlig harmlose Stoffe kommen kann.

Oft gibt es nicht nur eine Ursache, sondern gleich ein ganzes Bündel an verschiedenen Faktoren, die den Körper krank machen. Liegt die Hauptursache z. B. in einer weitverbreiteten Schwermetallbelastung, müssen die Schwermetalle entfernt werden. Dafür müssen die Ausleitungsorgane gestärkt und der Stress muss aus dem System genommen werden. Ein wichtiger Faktor sämtlicher chronischer Erkrankungen ist Elektrosmog: Liegen beispielsweise in einem hohen Maße hochfrequente elektromagnetische Belastungen vor, müssen diese reduziert oder bestenfalls eliminiert werden. Jeder Arzt und Heilpraktiker sollte heutzutage nach solchen Stressoren im näheren Umfeld fragen und diesbezüglich über Risiken aufklären. Bleiben diese Faktoren bestehen, kann es sein, dass eine Therapie nur eine geringe oder gar keine Wirkung erzielt. Man spricht in diesem Falle von „Therapieresistenz“, die in der Praxis immer häufiger vorkommt. Stell dir vor, wie fatal es ist, wenn z. B. ein Patient mit Schlafstörungen lediglich Schlafmittel verschrieben bekommt – der Auslöser aber der WLAN-Router ist, der in unmittelbarer Nähe seines Betts steht. Anstatt die Ursache – hier den WLAN-Router – zu eliminieren, werden durch die Behandlung nur die Symptome ausgeschaltet. Der Stressor aber bleibt und könnte im Laufe der Zeit noch zu weit ernsteren gesundheitlichen Problemen führen.

Des Weiteren ist im Rahmen einer umfassenden Therapie einer Allergie oft eine Darmsanierung mit einer grundlegenden Darmreinigung und dem Aufbau der Darmflora mit geeigneten Prä- und Probiotika, eine Ernährungsumstellung zu einer vital- und nährstoffreichen Versorgung mit vorwiegend basischen Lebensmitteln, entspannenden Methoden, entsäuernden und entgiftenden Maßnahmen, dem Beseitigen von Zahnherden und dem Vermeiden von Schadstoffen in der näheren Umgebung notwendig, um auf Dauer im ganzheitlichen Sinne eine Heilung zu erwirken.

Auch der geistige und seelische Aspekt wird in die Therapie der Ganzheitsmedizin integriert – ist eine chronische Erkrankung doch oft auch ein Resultat eines seelisch-geistigen Ungleichgewichts. Genauso wie sich körperliche Erkrankungen auf die Psyche auswirken können, kann sich eine psychische Belastung auch in einer körperlichen Symptomatik zeigen. Bei einer Allergie spielen besonders Stress, eingeschlossene Emotionen sowie negative Glaubenssätze eine Rolle. Diese gilt es aufzuspüren und aufzulösen.

Und es gibt noch einen entscheidenden Unterschied in den Behandlungsweisen: Während in der klassischen Medizin jedem Patienten bei gleicher Indikation meist dasselbe Medikament verabreicht wird, ist die Therapie in der ganzheitlichen Medizin so individuell wie der Patient selbst und demnach kann die Behandlung der Allergie bei Bertha ganz anders aussehen und unter Umständen mehr Zeit in Anspruch nehmen als bei Cäsar, dem eine *ThetaHealing*®-Sitzung reicht, um der Allergie den Garaus zu machen.

Gut – und wie ging es nun mit Adam weiter?

Adam fiel es schwer, weiterhin die verordneten Medikamente einzunehmen. Sie linderten zwar einige der Beschwerden, deretwegen er anfangs seinen Arzt konsultiert hatte, aber insgesamt ging es ihm nur wenig besser als vorher. So entschied er sich für eine ganzheitliche Behandlung und fing auf Anraten des von ihm aufgesuchten Ganzheitsmediziners damit an, mit der Hilfe eines Baubiologen sämtliche Stressoren aus seinem Schlafumfeld zu eliminieren. Dazu zählen das DECT-Telefon am Kopfende des Betts, die an einer Kleiderstange hängenden Kleidungsstücke aus der chemischen Reinigung und die Kunstfaserteppiche samt des formaldehydgetränkten, billigen Bettgestells aus Pressspanplatten. Er ließ bei einem Umweltzahnmediziner seine Zahnherde sanieren, begann mit Qigong und klärte einige belastende Beziehungen in seinem Leben. Die umfassende Darmsanierung mit Ernährungsumstellung brachte ihm wieder die gewohnte Energie zurück, und anstatt abends stundenlang vor dem Fernseher zu hocken, meldete er sich in einem Fitnessstudio an. Er nahm täglich einige ausgewählte, kinesiologisch ausgetestete Antioxidantien und Nahrungsergänzungsmittel ein, die seinen Zustand stabilisierten und seinen Körper vitalisierten. Anstatt wie früher mit dem Auto zur Arbeit zu fahren und sich dem stressigen Berufsverkehr auszusetzen, schwang er sich morgens auf sein Fahrrad und konnte damit sogar eine Abkürzung durch den schönen Stadtpark nehmen. Manchmal machte er Halt, setzte sich auf eine Parkbank und trank in aller Ruhe seinen selbst gemachten grünen Smoothie, den er seit Kurzem gegen die Marmeladebrötchen zum Frühstück eingetauscht hatte. Er bemerkte, wie gut ihm die Luft in der Natur tat und dass er hier seit Langem wieder einmal richtig durchatmen konnte.

Alles in allem bewirkten diese Veränderungen bei ihm eine grundlegende Wandlung seines labilen Gesundheitszustands, die nach einigen Monaten bereits eine deutliche Verbesserung erfuhr und nach gut einem Jahr in Beschwerdefreiheit und vollständiger Genesung mündete. Heute genießt Adam sein Leben und ist dankbar für diese Erfahrung, die ihm gezeigt hat, dass sein Leben in eine grundlegend falsche Richtung gegangen war und dass Gesundheit die Summe vieler Faktoren ist. Er beginnt, die Erhaltung seiner Gesundeit selbst(-bewusst) in die Hand zu nehmen. Seine innere Stimme wird zu seinem Mentor. Für Adam ist es der Aufbruch in ein neues Abenteuer – zu sich selbst und zu einem tieferen Verständnis für das Ganze.

Ein Jahr später traf er zufällig seinen damaligen Arzt auf dem Wochenmarkt, der sich über seine blühende Gesundheit von Herzen freute. Adam erzählte ihm begeistert von den verschiedenen Behandlungsmethoden und Veränderungen in seinem Leben, und sein Arzt nahm diese wertvollen Hinweise interessiert und dankbar auf. Das ist es, was ich dir mit meinem Buch vermitteln möchte: ein konstruktives, wertschätzendes Miteinander zum Wohle der Allgemeinheit.

Eigenverantwortung

Ich stelle dir in *Ich mach mich gesund* eine Auswahl an stofflichen und energetischen Hilfsmitteln und Methoden vor, die sich regenerativ und stärkend auf deine Selbstheilungskräfte auswirken sowie Vorsorge für deine Gesundheit leisten können. Für mich bedeutet „Gesundheit" nicht das bloße Entfernen eines Symptoms, sondern letztendlich einen selbstregulierenden Organismus, der sich im Gleichgewicht befindet. Solche intrinsischen Effekte entstehen aus der Tiefe heraus, geben den Anstoß für regenerierende Prozesse und setzen damit die Impulse für Heilung. Dadurch werden die Voraussetzungen geschaffen, die das ganzheitliche System immer stärker in die Eigendynamik bringen. Dieser Prozess kann – je nachdem, wie lang eine Erkrankung bereits besteht und wie stark ihre Symptome ausgeprägt sind, unterschiedlich lang dauern. Je stärker du dich auf Heilung ausrichtest, desto schneller lassen sich Erfolge erzielen.

Die Idee des Buchs ist simpel: Suche dir das für dich Passende aus, steige bei Interesse tiefer in die Thematik ein und ziehe Ärzte oder Heilpraktiker zurate, die dein Vertrauen genießen. Was du brauchst, ist lediglich die Entscheidung, deine

Gesundheit entschlossen selbst in die Hand zu nehmen, den Mut, Dinge auszuprobieren, die du noch nicht kennst, und die Neugierde darauf, wie es ist, dem Lebendigen und dir selbst zu begegnen.

Patienten neigen dazu, in puncto „Gesundheit" die Verantwortung an ihren Arzt oder Heilpraktiker abzugeben. Sie vergessen dabei, dass keiner ihrem Körper näher ist als sie selbst und dass nur sie ihn heilen können: Heilung geschieht immer durch den Menschen selbst bzw. durch die aktivierten, jedem innewohnenden Selbstheilungskräfte. Das drückte der Schweizer Arzt Naturphilosoph, Alchemist, Laientheologe und Sozialethiker Paracelsus (1493–1541) eindrücklich in folgenden Worten aus: *„Der Arzt verbindet deine Wunden. Dein innerer Arzt aber wird dich gesunden. Bitte ihn darum, sooft du kannst."* Es ist wünschenswert, dass der Patient begreift, dass er selbst der Schlüssel zu seiner Gesundheit ist und nicht ein Arzt oder Heiler, und dass er erkennt, dass die Erkrankung immer etwas mit ihm selbst zu tun hat. Jede chronische Erkrankung ist ein Signal und zeigt an, dass irgendetwas im Leben in eine falsche Richtung läuft und der Körper das so nicht mehr toleriert. Man tut gut daran, diese Alarmglocken zu beachten, wenn sie erst leise und bitterzart läuten, und nicht erst dann, wenn sie laut und dröhnend „schreien". Letztendlich ist es für den Arzt eine ungemeine Entlastung, wenn er sieht, dass der Patient mitdenkt und einen wohlwollenden Blick auf seine Gesundheit als elementaren Teil seines Lebens hat.

Die in diesem Buch aufgeführten Mittel und Methoden stehen allesamt in meiner persönlichen Hausapotheke, da sie sich im Laufe der Jahre bestens bewährt haben. Zahlreiche davon kann sich wirklich jeder leisten, denn sie sind auch für ein bescheidenes Budget geeignet. *Ich mache mich gesund* möchte eine Starthilfe sein, die dir den Zugang zum *Do-it-yourself*-Wohlbefinden erleichtert. Der nächste Schritt liegt bei dir: Hole dir weitere für dich notwendige Infos aus der empfohlenen und als Inspiration gedachten Fachliteratur oder aus dem Internet (siehe Lese- und Web-Tipps) und vor allem: Setze die für dich elementaren Dinge um. Erfahre dabei, wie es ist, selbst der Schöpfer deiner Realität zu sein und im Einklang mit dir und deiner Umwelt zu leben – denn wir selbst sind alle lichtvolle Schöpferwesen.

Wenn die Symptome nicht besser werden wollen und du die Wurzel des Übels nicht zu packen bekommst, dann suche dir Rat bei einem Arzt, Heilpraktiker oder anderen Therapeuten, der sich deiner annimmt und dir mit Hingabe und fachlicher Kompetenz, mit Rat und Tat zur Seite steht. Möchte eine Krankheit einfach nicht verschwinden, sollte stets auch danach gefragt werden, worin die Botschaft der Krankheit liegt und warum die Krankheit für die Seele immer noch wichtig ist. Gibt es hier tatsächlich noch ungelöste Themen, helfen die hier aufgeführten Mittel und Methoden nur bedingt. Sie werden ihr eigentliches Potenzial nicht in vollem Umfang entfalten können, weil die Ursache davon unberührt bleibt.

Innere Ordnung und Gesundheit beruhen auf Kohärenz

In unserer Zeit geht es darum, dass wir unseren inneren Kompass, unsere Intuition und Anbindung an die Schöpferkraft (wieder-)finden und uns erinnern, wer wir wirklich sind. Wenn wir aus unserem Herzen heraus handeln und uns als Schöpfer unserer Wirklichkeit erkennen, helfen wir damit auch dem großen Ganzen – weil wir selbst ein Teil davon sind. Selbst-Bewusstsein im Schoße des Einheitsbewusstseins, so könnte man diese besondere Zeitqualität auf den Punkt bringen. Der Physiker und Autor Dieter Broers beschreibt diesen Wandel als „Metamorphose der Menschheit“ vom Verstandesmenschen zum Herzensmenschen.[5] Wir dürfen erkennen, dass wir nie vom Göttlichen getrennt waren und dass alles mit allem verbunden ist. Nach einer – gemäß der vedischen Kosmologie – 5000 Jahre andauernden Zeit der Getrenntheit[6] formt sich wieder ein allumfassendes, ganzheitliches Verständnis einer tiefen Verbundenheit mit allem um uns herum, woraus sich konstruktive, wertschätzende Vernetzungen, Kooperationen oder Gruppen bilden.

Das ist es, was uns heil und gesund macht, uns nährt und stärkt. Und unsere Kinder ebenfalls. Wie es ein Lehrer unlängst beim Elternabend zum Thema „bevorstehendes Landwirtschaftspraktikum“ treffend formulierte: *„Natur und Landwirtschaft sind die Vitamine für Kinder und Jugendliche.“* Und die Erde braucht unsere Vitamine ...

... die *„Erde braucht Herz“*, wie Christina von Dreien es in einem ihrer Seminare formulierte.[7]

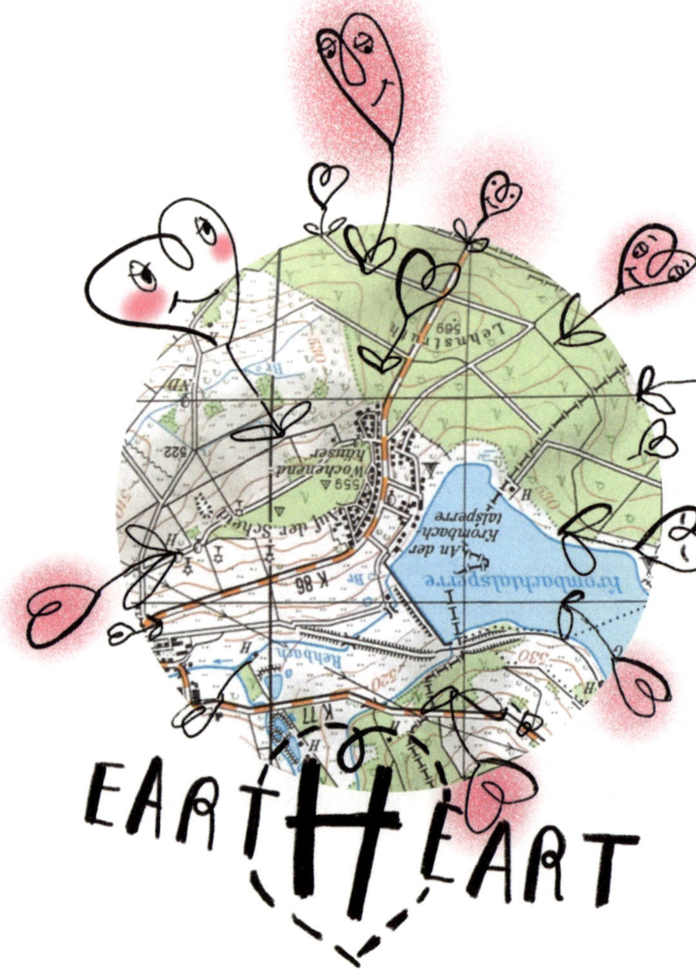

In einem am 6. Mai 2019 veröffentlichten Essay in der WELT appellierte die französische Schauspielerin und Oscar-Preisträgerin Juliette Binoche genau in diesem Zusammenhang an die Leser. „Wo ist unser Herz?“ lautet die Überschrift dieses Artikels,[8] in dem sie dazu aufruft, uns endlich auch unsere Beziehung zu uns selbst und unserer Umwelt bewusst zu machen und mit Herz und Verstand zu handeln. Fragen wir uns, was wir dazu beitragen können, um Liebe und Freude auf die Erde zu bringen?

Dieses erwachende Bewusstsein wünsche ich mir auch im Gesundheitsbereich – frei nach Prof. Dr. Dietrich Grönemeyer (*1952), Mediziner, Autor und „Vater der Mikrotherapie", dessen Vision eine Medizin ist, „*... in der sich traditionelle und moderne Medizin zu einem neuen Ganzen verbinden*"*. Ein neues Ganzes, das dem Wohle aller dient.

Nutze die einfachen Dinge, in denen ein großes Potenzial verborgen ist, und erkenne dein eigenes Potenzial und deine Stärke. Sei authentisch – dir selbst und deinem Umfeld gegenüber. Somit ist dieses einführende Kapitel auch gleichzeitig mein Ausblick auf ein wertschätzendes, liebevolles Miteinander.

Der Inhalt des Buchs wird durch die wundervollen Illustrationen von Anja Maria Eisen untermalt, die es schafft, auch schwierige Zusammenhänge grafisch so auf den Punkt zu bringen, dass sie nicht nur unseren Verstand, sondern auch unser Herz berühren und uns ein Lächeln aufs Gesicht zaubern.

Wir wünschen viel Freude beim Lesen, Fühlen, Denken und Umsetzen – mit Herz und Verstand. ☺

Noch ein wichtiger letzter Punkt: Ich biete in *Ich mach mich gesund* zwar eine große Bandbreite an Hilfsmitteln auf dem Weg zum ganzheitlichen Wohlergehen an, es soll jedoch nicht der Anschein erweckt werden, dass alles in dem Buch Aufgeführte auch tatsächlich für dich passt. Dies ist kein Buch, das der Weisheit letzter Schluss sein möchte, es spiegelt lediglich meine Sicht auf die Dinge wider. Entscheide du selbst intuitiv, was davon dir nützlich ist und was dir helfen könnte. Diese Entscheidung wird weder ein Buch noch ein Arzt oder Heilpraktiker für dich übernehmen können. Heilung ist immer ein Prozess, der viele Ebenen betrifft, und Bücher können dir nur eine mehr oder weniger breit gefächerte Sicht auf die Dinge geben. Der Rest liegt in deinen Händen.

Dein persönlicher Fahrplan

Der Inhalt dieses Buchs ist so gegliedert, dass du spielerisch und erzählerisch durch alle elementaren Ebenen verschiedenster (Natur-)Heilmittel und Anwendungen bzw. Methoden geführt wirst.

---

* Siehe auch *www.groenemeyerinstitut.de*

Diese Mittel und Methoden beinhalten

1. Heilmittel aus der Natur und universal einsetzbare Wirkstoffe (siehe Kapitel 2, Seite 30 ff.);
2. eine lebendige, vital- und nährstoffreiche sowie basenbetonte Ernährung und gutes Wasser (siehe Kapitel 3, Seite 156 ff.);
3. entgiftende und aufbauende Maßnahmen für die Organgesundheit (siehe Kapitel 4, Seite 202 ff.);
4. energetische Maßnahmen (siehe Kapitel 5, Seite 282 ff.);
5. einfach auszuführende To-dos für jeden Tag (siehe Kapitel 6, Seite 360 ff.)
6. sowie Methoden zur Vermeidung und Reduzierung krank machender Faktoren (siehe Kapitel 7, Seite 396 ff.).

In *Ich mach mich gesund* sind auch einige süße Verführungen zu finden, damit sich der Kreis von der bitteren Medizin zum süßen Glück schließt. „Bitter“ und „süß“ sind aber nur scheinbare Gegensätze, das wirst du in diesem Buch erfahren. Denn „bitter“ beschert manchmal das süße Glück und „süß“ kann auch ein bitteres Ende mit sich bringen.

Positiver Ausblick für mich

Ich wünsche mir, dass dieses Buch zu einer inspirierenden Reise für dich wird.

Positiver Ausblick für dich

....

....

....

„Mache die Dinge so einfach wie möglich, aber nicht einfacher."

– Albert Einstein –

Einstein und die Sache mit dem Einfachen …

Das Einfache sollte so einfach wie genial sein: die Essenz, heruntergebrochen auf das Wesentliche, den Kern. Heutzutage trifft dieses Zitat in vielen Bereichen leider nicht (mehr) zu, denn man macht es sich gern einfacher. So einfach, dass der eigentliche Sinn des Handelns – nämlich dem höchsten Wohle aller zu dienen – in dieser Halbherzigkeit des Es-sich-einfach-machen-Wollens verloren geht. Das Wesentliche, die Essenz des Einfachen, darf niemals gegen das Lebendige an sich gerichtet sein, sondern dient stets dem Guten des großen Ganzen.

Starke Stoffe

2

Spezialisten für die Gesundheit

„Gott hat niemals eine Krankheit entstehen lassen, für die er nicht auch eine Arznei geschaffen hat.“

– Paracelsus –

Dieses Kapitel widmet sich den Mitteln, die primär dazu gedacht sind, uns zu reinigen, zu stärken, uns mit wichtigen Nährstoffen zu versorgen und letztendlich unsere Selbstheilungskräfte anzuregen. Es handelt sich hierbei einerseits um hocheffektive Pflanzenwirkstoffe aus der Natur, die den chemischen Antibiotika in ihrer Wirkung in nichts nachstehen. Daneben gibt es außerdem Turboentgifter, Allzweckwaffen und Multitalente mit einer ellenlangen Liste der Anwendungsgebiete. Ich lernte diese besonderen Mittel, die allesamt in meiner persönlichen Hausapotheke stehen, in den letzten Jahren sehr schätzen, und sie sind mir zu nützlichen und wertvollen Helfern geworden – in vielen Lebenslagen.

Ich habe nur die Mittel für dich herausgesucht, die meiner Meinung nach sowohl wirkungsvoll als auch geldbeutelschonend sind. Du bekommst also einen Einblick in die große Welt der alternativen Hilfsmittel, die es neben herkömmlichen, schulmedizinisch verordneten Präparaten gibt. Damit kannst du dir in Eigenregie deine persönliche, kostengünstige und flexible Hausapotheke zusammenstellen.

Antibiotika aus der Natur – Sanfte Waffen

Die Natur war des Menschen erstes Heilmittel.
Alles, was wir brauchen, finden wir dort.[9]

Im Folgenden wird es um natürliche Antibiotika, d. h. die Heilmittel aus der Natur gehen, die hocheffektiv gegen Bakterien bzw. bakterielle Infektionen wirken. Gleichzeitig können diese Arzneimittel auch gegen Erreger wie Viren, Pilze und Parasiten ihre Wirkung entfalten – und das (bei richtiger Anwendung und Dosierung) nebenwirkungsarm, ohne die körpereigene Abwehr zu schwächen. Im Gegenteil: Sie können den Organismus beispielsweise beim Entschlacken unterstützen, das Immunsystem stärken und uns ganz nebenbei mit einem Paket an wertvollen sekundären Pflanzenstoffen, natürlichen Mineralstoffen und Spurenelementen sowie Vitaminen versorgen. In diesem Kapitel steckt also viel mehr, als der Titel vermuten lässt.

Antibiotikum bedeutet wörtlich übersetzt „gegen das Leben" (von griech. *anti*, „gegen", und *bios*, „Leben"), und im Grunde genommen trifft dieses Medikament schon durch seinen Namen den wunden Punkt: Leider ist es nämlich so, dass du mit einem Antibiotikum nicht nur die bösen Bakterien vernichtest, sondern auch gute, sodass du nach der gewonnenen Schlacht nur noch mit halber Kraft ins Feld ziehen kannst. Mit einem klassischen Antibiotikum wird man – aus ganzheitlicher Sicht – niemals eine Schlacht ohne Opfer in den eigenen Reihen gewinnen, denn obwohl die feindlichen Truppen besiegt sind, gibt es bei den Kameraden eben auch Verluste zu beklagen. Und nicht selten waren die Verlorenen wichtige Mitstreiter in der Abwehr gegen das feindliche Lager. Und die sind dann leider auch futsch, bzw. es dauert eine Weile, bis der Körper wieder für Nachschub sorgen kann und eine neue leistungsfähige Armee aufgestellt hat. Außerdem solltest du bedenken, dass ein Antibiotikum immer nur den Feind eliminieren kann, aber niemals die Ursache selbst, die dem Feind das Eindringen in „dein Haus" gestattete. Stell dir vor, wie viel Aufwand früher betrieben werden musste, um eine Burg sicher vor Angreifern zu schützen: Da mussten die Wachen aufmerksam sein, die Zugbrücke musste funktionieren und die Schützen samt Munition mussten parat stehen ... So ähnlich funktioniert das auch in deinem Körper. Ist irgendwo ein Leck, haben die Angreifer leichtes Spiel. Und dieses Leck gilt es ausfindig zu machen und zu reparieren. Das ist der Ansatz der ganzheitlichen Medizin, die idealerweise den Menschen in seiner Gesamtheit so stärkt, dass er solchen Angriffen trotzen kann.

Bei einem Antibiotikum bessern sich zwar die Symptome schnell, weil die Erreger im Nullkommanichts eliminiert wurden, aber nun beginnt für den Körper oft die eigentliche Aufräumarbeit, die diese Schlacht hinterlassen hat: Das Lymphsystem muss gereinigt, die Gifte müssen von der Leber verarbeitet und die drastisch reduzierte Besiedelung mit nützlichen Darmbakterien muss neu aufgebaut werden. Der Körper braucht also in diesem Fall viel Ruhe zur Regeneration, unter Umständen lymphreinigende und leberstärkende Mittel sowie vitamin- und nährstoffreiche Lebensmittel, die auch dabei helfen, wieder eine gesunde Darmflora aufzubauen. Außerdem kann sich der Einsatz von präbiotischen und probiotischen Präparaten als notwendig erweisen. Ob ein Bedarf besteht, sollte mit einem Stuhltest beim Arzt oder Heilpraktiker festgestellt werden.

Dein Immunsystem – Die perfekte Abwehr

Das Immunsystem ist ein ausgeklügeltes Abwehrsystem, das den Körper vor fremden und schädlichen Einflüssen schützt, indem es z. B. Krankheitserreger wie Viren, Bakterien, Pilze und Parasiten bekämpft und eliminiert. Dem Körper steht damit ein raffinierter, hochkomplexer Verteidigungsapparat zur Verfügung.

Je nachdem, wie leistungsfähig unser Immunsystem ist, kann eine Krankheit mehr oder weniger heftig ablaufen oder sie kommt erst gar nicht zum Ausbruch. In diesem Falle nehmen wir die – ununterbrochen ablaufenden – Prozesse in unserem Körper gar nicht wahr. Grund genug, sich immer wieder einmal bei der grandiosen Körperabwehr für ihre Leistungen zu bedanken: „Danke, liebes Immunsystem, dass du mich so gut schützt!

Im Darm ist der größte Teil unseres Immunsystems zu finden: Etwa 70 Prozent aller Immunzellen sind im Darm angesiedelt und ein Großteil aller Abwehrreaktionen laufen hier ab. Den „guten“ Darmbakterien kommt dabei eine wichtige Rolle zu: Sie arbeiten bei der Abwehr von Kranheitserregern mit und stimulieren bzw. trainieren das Immunsystem. Eine gesunde Darmflora ist daher für ein intaktes Immunsystem von außerordentlich großer Bedeutung. Wird die Darmflora durch ein Antibiotikum gestört – was bei der Einnahme eines solchen Medikaments grundsätzlich immer der Fall ist –, bedeutet das auch eine Schwächung des Immunsystems mit der Folge, dass erneute Angreifer ein leichteres Spiel haben.

In einer Untersuchung aus dem Jahr 2018 konnte nachgewiesen werden, dass sich das Mikrobiom* ein halbes Jahr nach der Gabe eines Breitband-Antibiotikums fast vollständig erholt hatte. Aber leider nur eben nur „fast“: „*Einige empfindliche Bakterienarten blieben dauerhaft verschwunden*“, so die schwedische Forscherin Dr. Sofia Forslund.[10] Man sollte also verantwortungsbewusst abwägen, ob der Einsatz eines Antibiotikums tatsächlich unvermeidbar ist, und dann in diesem Falle den Körper bei der Gesundung auf allen Ebenen ganzheitlich unterstützen. Neben dem Antibiotikum gelten des Weiteren u. a. Übersäuerung, Antioxidantienmangel, Darmerkrankungen wie z. B. *Leaky-Gut-Syndrom*, Elektrosmog, Umweltgifte, bestimmte Medikamente, Drogen, Schwermetalle sowie Dehydrierung als schädlich für das Immunsystem.

Du kannst dein Immunsystem effektiv stärken, indem du

- Stress vermeidest;
- für guten Schlaf sorgst (siehe Seite 328 ff.);
- die Sonne wohldosiert und auf die richtige Weise genießt (siehe Seite 313 ff.);
- den Darm stärkst, ggf. eine Darmsanierung durchführst (siehe Seite 225 ff.);

---

* Von griechisch *μικρός, mikrós,* für „klein“ und griechisch βίος, *bios,* für „Leben“; bezeichnet die Gesamtheit aller Mikroorganismen, die einen Makroorganismus besiedeln

- gesunde vital- und nährstoffreiche, ausreichend grüne, frische Lebensmittel zu dir nimmst (siehe Seite 157 ff.);
- dir genug Bewegung an der frischen Luft gönnst (siehe Seite 369 ff.);
- die Seele baumeln lässt (siehe Seite 343 ff.);
- für Entspannung sorgst, etwa durch Meditation, Yoga, Tai-Chi, Qigong (siehe Seite 295 ff., 309 ff., 311 ff. und 322 ff.);
- saunierst (siehe Seite 373 f.)
- und ein Kältetraining absolvierst (siehe Seite 374 ff.).

Es ist wichtig, dass wir uns immer vergegenwärtigen, dass unser Körper normalerweise ein hocheffektives, natürliches Abwehrsystem besitzt. Die meisten seiner Mechanismen regelt er ganz allein und ohne unser Zutun, doch manchmal braucht es eben zusätzlich unsere Unterstützung und Hilfe. Damit unser Immunsystem dazulernen und trainieren kann, sollten wir nicht jede Krankheit sofort bekämpfen. Denn nur so entwickelt der Körper Strategien gegen Krankheiten und bleibt in Übung. Eine Erkältung darf auch mal sein und muss nicht sofort im Keim erstickt werden. Natürlich dürfen wir den Körper bei der Entfaltung seiner Selbstheilungskräfte unterstützen, indem wir ihm Ruhe schenken und die nötige Zeit zur Regeneration geben.

„Sauer macht lustig"-Immunbooster

Für 1 Drink

1–2 Knoblauchzehen
Saft von ½ Bio-Zitrone
⅛ TL frisch gemahlener Cayennepfeffer
1 TL (Manuka-)Honig

Den Knoblauch schälen, fein hacken und 10 bis 15 Minuten liegen lassen. (Das erhöht seine Wirkung.[11]) Alle Zutaten in einem Glas gut verrühren, sofort trinken.

Chemische versus natürliche Antibiotika

Mit den *natürlichen* Antibiotika kannst du deine Schlacht *ohne* Verluste gewinnen – und das, *ohne* dass gefürchtete Multiresistenzen entstehen, die hauptsächlich bei Monosubstanzen* auftreten. Das Problem ist, dass viele chemische Antibiotika nicht mehr wirken, weil die Bakterien zunehmend Resistenzen dagegen entwickeln. Ein Bakterium kann durch bestimmte Mutationen eine Resistenz gegen ein chemisches Antibiotikum entwickeln, d. h., es wird unempfindlich gegen das Antibiotikum. Bei einer ausreichenden Antibiotikagabe werden zwar alle Bakterien abgetötet, die nicht resistent sind, nicht jedoch das mutierte Bakterium, das sich nun verstärkt vermehren kann. Die Folge ist, dass es immer schwieriger bis gar unmöglich wird, diese mutierten Formen mit einem klassischen Antibiotikum zu bekämpfen. Ein weiterer Grund für Resistenzen ist, dass Patienten das verordnete Antibiotikum oft viel zu früh absetzen.[12] Zu den bekanntesten multiresistenten Erregern (MRE) zählt der gefürchtete Methicillin-resistente *Staphylococcus aureus* (MRSA).

Solche Resistenzen treten vor allem dann auf, wenn der Antibiotikaverbrauch hoch ist. Gemäß einer Veröffentlichung in der Fachzeitschrift *The Lancet Infectious Diseases* aus dem Jahr 2018 sterben nach Aussage eines internationalen Forscherteams jährlich etwa 33 000 Menschen europaweit infolge von Antibiotikaresistenzen.[13] Im Jahr 2016 wurde die Entwicklung solcher Resistenzen von den Vereinten Nationen als „größte und dringendste globale Gefahr" bezeichnet. Beunruhigend ist auch der Anstieg der bakteriellen Krankenhausinfektionen, die den Klinikaufenthalt oftmals zur tödlichen Falle werden lassen: Laut einer in der Fachzeitschrift *Plos Medicine* veröffentlichten Schätzung erkranken in Europa jährlich 2,6 Millionen Menschen an Krankenhauskeimen und 91 000 Menschen sterben an den Folgen dieser sogenannten nosokomialen Infektion.[14] Nach Schätzung von Petra Gastmeier, Direktorin des Nationalen Referenzzentrums zur Überwachung von Krankenhausinfektionen an der Berliner Charité, infizieren sich jährlich 500 000 Patienten in deutschen Krankenhäusern mit Krankenhauskeimen und bis zu 15 000 sterben hierzulande daran.[15]

Anders dagegen ist die Sachlage bei natürlichen antibiotisch wirkenden Mitteln: Hier werden keine Multiresistenzen entwickelt, d. h., es kommt nicht zu Mutationen

---

* Arzneimittel, das aus nur einem einzigen Wirkstoff besteht

der Erreger. Aus diesem Grund haben natürliche Antibiotika das Potenzial, wieder das zu werden, was sie sind: hocheffektive, natürliche Mittel, die den Körper stärken und gesunden lassen können und ihm bei korrekter Anwendung nicht unnötig schaden, weil die Keime Strategien entwickeln, die letztendlich dazu führen, dass das natürliche Abwehrsystem versagt. Das haben inzwischen auch Forscher erkannt und sehen in den pflanzlichen antibiotisch wirkenden Mitteln *das* Antibiotikum der Zukunft.[16]

Natürliche und chemische Antibiotika

- In klinischen Studien konnte die Wirksamkeit einer Kombination aus Kapuzinerkresse und Meerrettich gegen Bronchitis, Blasenentzündung und *Sinusitis* bestätigt werden. Es hat sich gezeigt, dass bei leichten bis mittelschweren Harnwegsinfekten eine Behandlung mit Senfölen aus Meerrettich und Kapuzinerkresse genauso gut wirkt wie ein herkömmliches Antibiotikum.[17]
- Eine Studie am Universitätsklinikum Freiburg hat gezeigt, dass Senfölglykoside aus der Meerrettichwurzel und der Kapuzinerkresse gegen 13 verschiedene Bakterienarten eine ausgeprägte keimhemmende Wirkung entfalten, u. a. sogar gegen den oft tödlichen Keim MRSA (Methicillin-resistenten *Staphylococcus aureus*).[18]
- In einer Studie der *University of Texas* aus dem Jahr 2002 wurde die antibakterielle Wirkung von Grapefruitkernextrakt untersucht. Die Wissenschaftler kamen zu dem Ergebnis, dass es bei allen getesteten Kulturen zu einer signifikanten Wirkung des Extrakts kam. Die Wirkintensität war ähnlich hoch wie bei den getesteten chemischen Alternativwirkstoffen.[19]
- In mehreren Studien konnte nachgewiesen werden, dass die ätherischen Öle von Kamille und Salbei besonders stark gegen Bakterien im Mund- und Rachenraum, die ätherischen Öle von Thymian grandios in der Lunge sowie in den Bronchien wirken, dass Oregano stark antiparasitär im Verdauungssystem wirkt und die Senföle des Meerrettichs und der Kapuzinerkresse bei leichten Infekten eine genauso starke Wirkung erzielen wie ein herkömmliches Antibiotikum.[20]
- Eine Studie aus dem Jahr 2007 konnte belegen, dass bei Patienten, die Antibiotika erhielten, die Zahl der multiresistenten Bakterien um mehr als die Hälfte anstieg.[21]

Zusammenfassend kann gesagt werden, dass pflanzliche Antibiotika aus wissenschaftlicher Sicht bei leichten bis mittelschweren und insbesondere akuten Infekten der oberen und unteren Atemwege und bei beginnender Blasenentzündung gut wirken.[22] Da pflanzliche Antibiotika meist weniger Nebenwirkungen haben, erweisen sie sich als sinnvolle Ergänzung oder sogar als natürliche Alternative zur schulmedizinischen Behandlung.[23]

Ich freue mich, dass die Wissenschaft den Bereich der natürlichen Helfer mehr und mehr erforscht und das uralte Wissen bestätigt, das über Generationen hinweg Anwendung und Verehrung fand. Komm, wir gehen gemeinsam auf eine Reise in

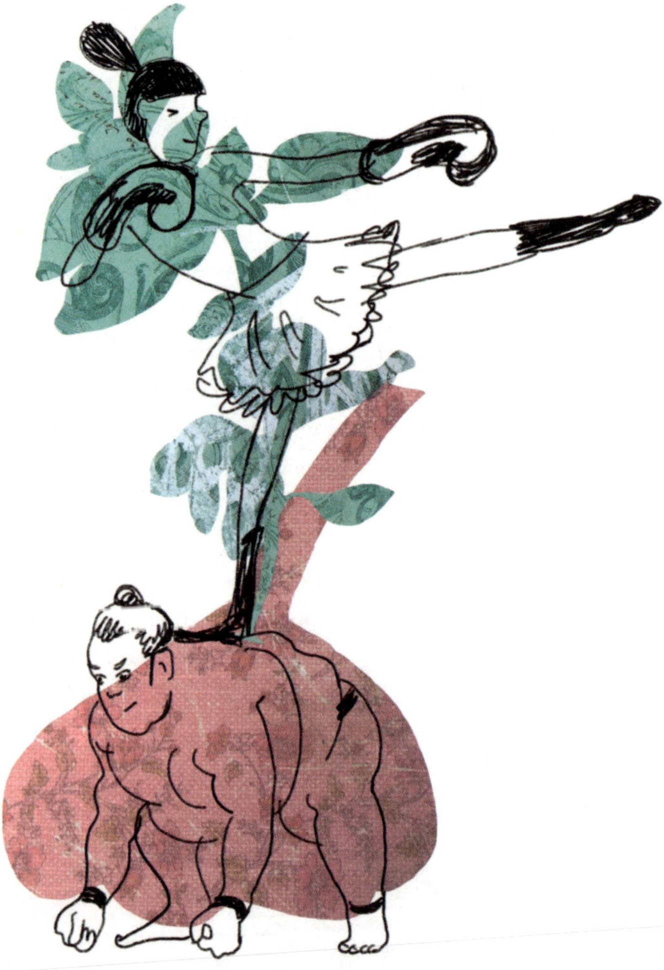

die Welt der Oregano-Ritter, der Knoblauch-Helden und der Nelken-Kämpferinnen, die ein kraftvolles Bündnis mit unserer körpereigenen Armee eingehen, das uns körperlich und energetisch stärkt.

Pflanzen wirken ganzheitlich

Denke immer daran, dass Pflanzen – genauso wie wir Menschen – eine Einheit aus stofflichen und feinstofflichen Komponenten und auch beseelte Wesen sind. In dieser synergetischen Einheit kann eine Pflanze beim Heilungsprozess von Mensch und Tier zum inspirierenden Begleiter im feinstofflichen Bereich werden, weil sie uns auf *allen* Ebenen unterstützt. Jede Pflanze spricht mit ihrer ganz individuellen, spezifischen Signatur, ihren Fähigkeiten und ihrer Erscheinung einen ganz bestimmten Bereich des Lebendigen an und kann uns dabei zur Seite stehen, wenn wir uns näher mit einem bestimmten Thema auseinandersetzen und dabei eine Veränderung festgefahrener Verhaltens- und Denkmuster in uns bewirken wollen. Sie kann uns helfen, unsere Potenziale zu entfalten, und eröffnet uns dabei einen Zugang zur Natur und zur Spiritualität.

Besonders in der Spagyrik* kommt diese ganzheitliche Sichtweise zum Tragen. Für Paracelsus, der als geistiger Vater der Spagyrik gilt, ist sie die angewandte Form der Alchemie zur Herstellung von pflanzlichen Heilmitteln. Auch in der Homöopathie** wird die Heilkraft von ausgewählten Pflanzen genutzt, ebenso in der *Bach®-Blüten-Therapie****, wo – im Gegensatz zur Homöopathie – keine pflanzlichen Substanzen extrahiert werden, sondern lediglich die feinstoflichen Schwingungen der Pflanzen genutzt werden, die auf ein Trägermedium – nämlich Wasser – übertragen werden. *Bach®-Blüten*-Essenzen wird eine aufbauende und ausgleichende Wirkung zugespro-

---

* Von griech. *spao*, „(heraus-)ziehen, trennen", und *ageiro*, „vereinigen, zusammenführen". Ein Zweig der Pflanzenheilkunde, bei der die pflanzlichen Rohstoffe in einem sehr aufwendigen und komplizieren, auf alchemistischen Grundlagen beruhenden Verfahren aufbereitet werden

** Eine alternativmedizinische Behandlungsmethode, die von dem deutschen Arzt Samuel Hahnemann (1755–1843) erfunden wurde. Die wichtigste Grundannahme ist das Ähnlichkeitsprinzip: „*Ähnliches möge durch Ähnliches geheilt werden*" (lateinisch: *similia similibus curentur*)

*** *Bach®-Blüten* sind nach dem Erfinder Dr. Edward Bach (1886–1936) benannt und umfassen 38 Blütenessenzen.

chen; sie sollen dem Menschen helfen, wieder ins seelische Gleichgewicht und damit zu ganzheitlicher Gesundheit zurückzufinden. Mit ihnen lassen sich laut Aussagen von ausgebildeten Therapeuten auch geistig-seelische Blockaden beheben.

Der britische Arzt Dr. Edward Bach (1886–1936) hat diese Therapie übrigens für die Selbstanwendung empfohlen, d. h., du kannst intuitiv nach „deiner" *Bach®-Blüte* suchen und diese einnehmen, bis sich deine Beschwerden gebessert haben. Bei der *Bach®-Blüten-Therapie* gibt es keine Nebenwirkungen, da sie eine sehr sanfte Therapieform mit ausgleichender Wirkung ist.

Dr. Bachs Notfalltropfen – Bei mir immer mit an Bord!

Die sogenannten Notfalltropfen nach Dr. Bach trage ich immer bei mir. Sie haben sich bereits in vielen Situationen als nützlich erwiesen.

Die Notfalltropfen sind eine Mischung aus 5 Blütenessenzen, die bei Anspannung, Angst, Schock, Trauer, Trauma, Nervosität, Stress harmonisierend wirken können. Enthalten sind die folgenden Essenzen:

- *Cherry Plum* (Kirschpflaume)
- *Clematis* (Waldrebe)
- *Impatiens* (Drüsentragendes Springkraut)
- *Rock Rose* (Gelbes Sonnenröschen)
- *Star of Bethlehem* (Doldiger Milchstern)

Die antibiotische Wirkung von Pflanzen – Grundlegende Informationen

Auch Pflanzen müssen sich gegen die vielfältigsten Erreger in ihrer Umwelt wehren, und das sind nicht nur Bakterien, sondern auch Viren und Pilze. Sie machen das mit einer bemerkenswert hohen Erfolgsquote seit Millionen von Jahren und arbeiten mit einem höchst effektiven Mix aus verschiedensten antibakteriellen, antiviralen und antimykotischen Stoffen. Hier sind es ebenfalls zahlreiche Abwehrmechanismen, die zusammenwirken, um die Pflanze effektiv vor schädlichen Erregern zu schützen. Vor allem wenn Fressfeinde Wunden hinterlassen haben,

benötigt die Pflanze möglichst schnell schützende Wirkstoffe. In diversen Studien konnte nachgewiesen werden, dass Pflanzen solche Effekte auch beim Menschen erzeugen, d. h., der Mensch kann in einem hohen Maße genau wie die Pflanze selbst von ihren antibakteriellen Pflanzenwirkstoffen profitieren.
Nicht alle Inhaltsstoffe der Pflanzen – mit ihren jeweils unterschiedlichen Wirkmechanismen –, wie z. B. ätherische Öle, Gerbsäuren, Senföle, sekundäre Pflanzenstoffe (z. B. Saponine, Iridoide, Flavonoide) und Harze, und auch die enthaltenen Spurenelemente, Vitamine, Aminosäuren, Enzyme, Coenzyme, Polyphenole, Fettsäuren und weiteren Wirkstoffe sind derzeit schon erforscht. Jedes pflanzliche Antibiotikum hat somit ein breit gefächertes Repertoire an Einsatzgebieten und sein ganz individuelles Lieblingsbetätigungsfeld.

Die große Welt der kleinen „Bösewichte"

Hast du dich eigentlich schon mal gefragt, warum diese fiesen, kleinen Verursacher der verschiedensten Krankheiten „Erreger" heißen? Das ist nicht etwa deshalb der Fall, weil sie bei uns eine besondere Aufregung erregen, sondern vielmehr deshalb, weil sie unser Immunsystem in Aufruhr versetzen – es triggern oder *erregen*. Durch ihren Angriff wird eine Immunantwort im Körper erzeugt. Sie erregen sozusagen unser System, sodass unser Immunsystem sofort in Alarmbereitschaft und zur Mobilisierung sämtlicher Abwehrmechanismen animiert wird. Zu Übungszwecken eine durchaus sinnvolle Sache!
Laut Vianna Stibal, spirituelle Lehrerin und Gründerin von *ThetaHealing®*, gehen Infektionen mit Viren, Bakterien, Pilzen und Parasiten immer auch mit negativen Überzeugungen einher. Pilzerkrankungen sind Ihrer Meinung nach mit Groll und Ärger, virale Infektionen mit Angst sowie dem Gefühl der Wertlosigkeit und bakterielle Infektionen mit Schuldgefühlen verbunden.[24] Und Parasiten haben dann ein leichteres Spiel, wenn der Wirt ein Überzeugungssystem hat, das es zulässt, dass andere ihn übervorteilen oder ausnutzen. Er wirkt auf Parasiten wie ein Magnet.[25]

Bakterien

Unter Bakterien versteht man einzellige, kleinste Lebewesen, die sich selbstständig vermehren können. Sie ähneln in ihrem Aufbau tierischen Zellen und haben, unter dem Mikroskop betrachtet, ein kugelförmiges, stäbchenförmiges oder schraubenförmiges Aussehen. Zu den krankheitsauslösenden Bakterien zählen z. B. Pneumokokken, Staphylokokken oder Streptokokken, die zu den unterschiedlichsten Infektionskrankheiten führen können. Nicht alle Bakterien sind pathogen, d. h. können Krankheiten auslösen. Vielmehr gibt es in der Natur, im Erdboden, im Wasser und auch im menschlichen Organismus unzählige hilfreiche Bakterien, ohne die ein Leben gar nicht möglich wäre. Diese „guten" Bakterien sind auf den Körperoberflächen zu finden, die einen Kontakt zur Außenwelt haben, also z. B. auf der Haut, der Mundschleimhaut, der Darmschleimhaut, der Vagina. An diesen strengen „Türstehern" müssen Angreifer also erst einmal vorbeikommen, um tiefer in den Körper vordringen zu können. Die uns freundlich gesinnten Bakterien haben die Funktion, den Körper vor krank machenden Keimen zu schützen, und leben daher in Symbiose mit dem Menschen. Sie fühlen sich ungemein wohl, wenn ihnen ihr Wirt ein positives, freundliches Milieu schafft, in dem sie gut gedeihen und sich vermehren können. Umso besser sind sie dann dazu imstande, ihre Arbeit zu verrichten. Etwa 99 Prozent aller im Menschen vorkommenden Bakterien leben

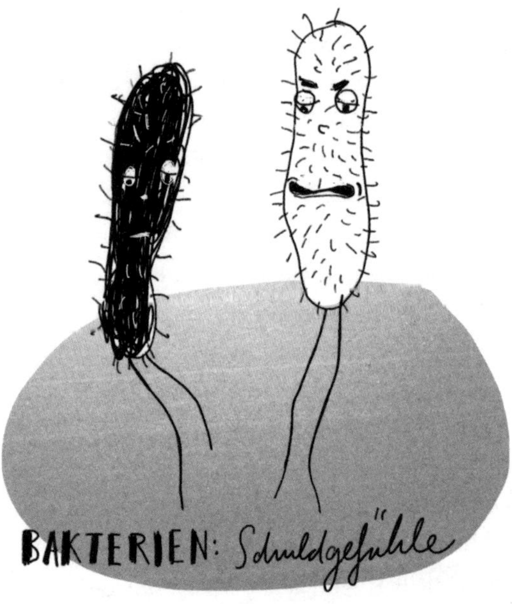

im Darm. Dort sorgen sie dafür, dass sich schädliche Keime erst gar nicht ausbreiten können und helfen zudem noch bei der Verdauungstätigkeit mit. Sind die körpereigenen, nützlichen Bakterien gut aufgestellt, können sie uns vor den krankheitserregenden Bakterien effektiv schützen.

Viren

Im Gegensatz zu Bakterien haben Viren keinen eigenen Stoffwechsel, d. h., sie können sich nicht selbstständig vermehren. Im biologischen Sinne sind Viren also keine Lebewesen. Sie benötigen immer eine Wirtszelle, um zu wachsen und um sich weiter vermehren zu können. Ein Virus benutzt ein extrem raffiniertes und ausgeklügeltes System, um sich im Körper auszu-

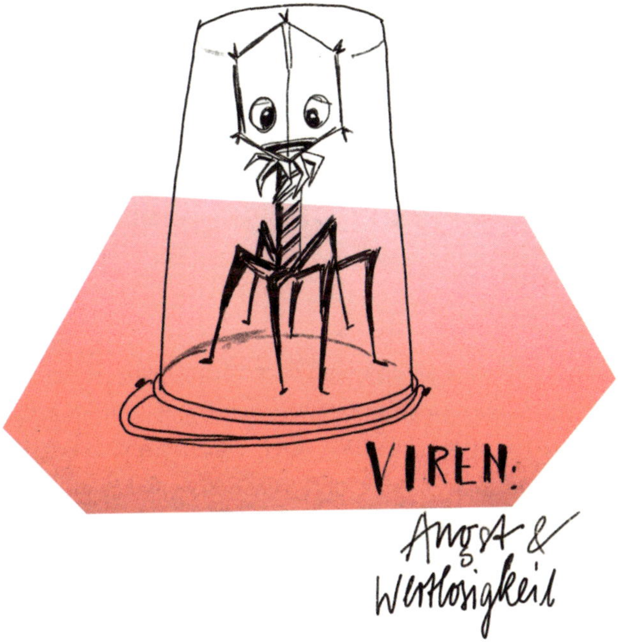

breiten: Es schmuggelt sich direkt in die Schaltzentrale ein. Das Virus „dockt" sich quasi an die Zellmembran an, durchdringt diese dann und bringt so sein Erbmaterial in die „Wirtszelle" hinein. Dann beginnt es mit der Umprogrammierung der Wirtszelle für seine Zwecke, indem es den zelleigenen auf den viralen Stoffwechsel umstellt. Somit wird die Wirtszelle zum Produzenten neuer Viren, bis sie diese freigibt. Meist gehen die Wirtszellen dabei selbst zugrunde. Die freigelassenen, neu entstandenen Viren können jetzt weitere Zellen befallen – das Spiel beginnt von vorn und die Vermehrung der Viren steigt rapide an.

Um diese viralen Angriffe abwehren zu können, stehen dem Körper eine Vielzahl an ausgeklügelten, strategischen Mitteln zur Verfügung. Ob und wie stark eine Viruserkrankung ausbricht, hängt von verschiedenen Faktoren ab, etwa von

- der Leistungsfähigkeit des Immunsystems;
- dem Ausmaß der Schädigung der Zellen durch die Viren;
- der emotionalen Belastungen;
- Stress, z. B. durch Elektrosmog;
- davon, inwieweit man sich gesund und vitalstoffreich ernährt
- sowie von den Belastungen des Körpers durch Schadstoffe und Gifte wie Schwermetalle und Pestizide.

Zu den bekanntesten Virenarten gehören Adenoviren, Coxsackieviren, Herpesviren und Rotaviren.

Pilze

Pilze gehören zu unserer natürlichen Umgebung. Unter bestimmten Umständen können sie sich rasant vermehren, denken wir z. B. an einen angeschlagenen Apfel, der bei einer hohen Luftfeuchtigkeit plötzlich zu schimmeln anfängt. Auch im Körper des Menschen müssen bestimmte Faktoren vorliegen, die eine starke Vermehrung von Pilzen, z. B. Haut-, Darm- oder Nagelpilz, fördern. Hier sind ein geschwächtes Immunsystem, hormonelle Veränderungen und eine Gewebsübersäuerung zu nennen. Pilze brauchen ein bestimmtes Milieu, in dem sie sich wohlfühlen und vermehren können. Zu den häufigsten Erregern aus dieser Gruppe gehört *Candida albicans*, ein Hefepilz, der es sich gern auf Schleimhäuten im Mund, Darm und Genitalbereich gemütlich macht. Normalerweise ist dieser Pilz harmlos, solange er nicht ein Milieu vorfindet, in dem er sich explosionsartig vermehren kann. Dann wird ein Pilzbefall, d. h. eine *Mykose*, pathologisch. Bei

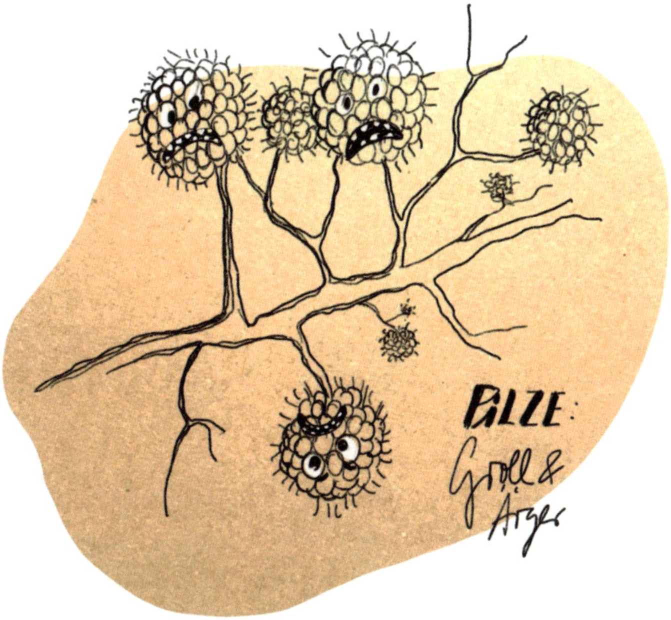

Candida albicans beginnt die Besiedelung meist im Darm und breitet sich von dort in andere Bereiche des Körpers aus. Ist das Gleichgewicht im Darm beispielsweise durch eine vorherige Antibiotikaeinnahme gestört, so hat *Candida* leichtes Spiel. Den Befall mit *Candida albicans* nennt man *Candidose*, die Symptome sind vielfältig und reichen von starken Blähungen über Hauterkrankungen bis hin zu chronischer Müdigkeit, Stimmungsschwankungen und sogar Depressionen. Auch hier gilt: Damit sich ein Pilz im Körper ausbreiten kann, muss ein Ungleichgewicht im Körper vorliegen, das dazu beiträgt, dass sich diese ungebetenen Gäste rasant vermehren und damit zu einem ernsten gesundheitlichen Problem werden. In diesem Fall sollte eine Therapie sowohl auf eine Reduzierung des Pilzbefalls durch geeignete Mittel als auch auf eine Veränderung des Milieus abzielen. Darmpilze lieben beispielsweise Zucker und Schwermetalle. Bei einer Schwermetallbelastung wird eine sinnvolle Therapie sowohl eine Schwermetallsanierung als auch eine besondere nähr- und vitalstoffreiche sowie kohlenhydrat- und zuckerarme Ernährung einschließen, die die Darmflora und das Immunsystem stärken. Isst du bei Pilzbefall einen Schokoriegel, fütterst du den Pilz sozusagen mit und sorgst dafür, dass er weiterhin prächtig gedeiht. Zudem sind therapiebegleitend für eine ganzheitliche Heilung oft weitere Maßnahmen wie eine Veränderung der krank machenden Lebensgewohnheiten notwendig. Das ist der Ansatz der Naturheilkunde: Hier wird nach den Ursachen einer Erkrankung geforscht und dann eine Therapie zusammengestellt, die den betreffenden Menschen in seiner Gesamtheit einbezieht. Es gilt, ihn so zu stärken und das Milieu so zu verändern, dass den Pilzen der Nährboden entzogen wird – mit den Worten von Prof. Dr. Pierre Jacques Antoine Béchamp (1816–1908): „*Le microbe, c`est rien, le milieu, c`est tout*", zu deutsch: „Der Keim ist nichts, das Milieu ist alles."

Parasiten

Ein Parasit ist ein Schmarotzer, der sich ausgiebig an den Nährstoffen seines Wirts satt isst und diesen dadurch schwächt oder sogar schädigt. In der Schulmedizin spielen Parasiten keine besondere Rolle mehr, da man davon ausgeht, dass dieses Problem durch die verbesserten hygienischen Bedingungen eliminiert wurde. Schaut man jedoch genauer hin, so machen viele Therapeuten die Erfahrung, dass der Befall mit Parasiten keineswegs komplett gestoppt ist. Der „Parasitenpapst" Alex Green (Link siehe Web-Tipp unten) geht sogar so weit, zu sagen, dass in nahezu jedem Menschen Parasiten zu Hause seien. In einem gesunden Körper können Parasiten nicht überleben, d. h., diese Schmarotzer brauchen eine konstitutionelle Disposition des Wirts, um einen für sie optimalen Lebensraum zu finden. Aufgrund diverser Faktoren, wie Immunschwäche, Nährstoffmangel, Belastung mit Toxinen und Schwermetallen und Stress, wird es Parasiten leicht gemacht, einen geschwächten Wirt zu finden. In der Folge haben dann auch Bakterien und Viren leichteres Spiel, da ein Parasit den Wirt immer auch schwächt.

Parasiten können sich im gesamten Körper ansiedeln, beispielsweise im Dünndarm, im Dickdarm, in der Leber und im Gehirn, und von dort aus ihr Unwesen treiben. Wie bereits erwähnt, ernähren sie sich nicht nur von den Nährstoffen ihres Wirts, sondern scheiden auch toxische Stubstanzen aus, die den Körper des Wirts noch mehr schwächen. Parasiten können für eine Vielzahl von chronischen Erkrankungen, z. B. Depressionen, Allergien,

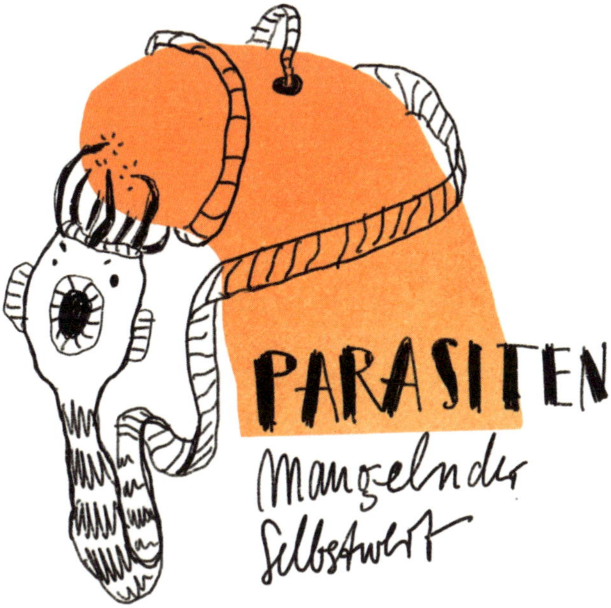

Hauterkrankungen, Verdauungsbeschwerden wie Blähungen, Vitamin- und Nährstoffmangel und Krebs, mitverantwortlich sein.
Folgende Parasiten können es sich im Menschen gemütlich machen: Spulwürmer, Madenwürmer, Bandwürmer sowie *Toxoplasma gondii* (der Verursacher der *Toxoplasmose*). Eine Parasitenkur ist aufwendig und teilweise langwierig und sollte am besten immer in Begleitung eines erfahrenen Arztes oder Heilpraktikers gemacht werden. Auch auf dem Körper können sich ungebetene Gäste, wie Kopfläuse, Flöhe oder Zecken, niederlassen und sich vom Blut ihres Wirts ernähren.

Übrigens lieben alle Erreger ein übersäuertes Milieu, das z. B. durch Stress und Elektrosmog entsteht (mehr dazu siehe Kapitel 7, Seite 396 ff.).

„Parasitenpapst“ Alex Green:
www.parasitenfrei-online.de, www.volkskrankheit-parasiten.org

Antimikrobielle Pflanzenwirkstoffe und deren Effekte – Eine Auswahl

Ätherische Öle

Wirkung: Ätherische Öle können unsere Sinne nicht nur durch ihren Duft betören, sondern sind auch extrem zellgängig: Sie können mit Leichtigkeit Zellmembrane passieren und damit die zelleigenen Reparaturmechanismen eines Bakteriums zerstören. Zudem eliminieren sie Erreger, die sich in der schützenden Schleimschicht des Biofilms verstecken. Die ätherischen Öle sind nämlich dazu in der Lage, den Biofilm regelrecht aufzuknacken und aufzulösen und so haben die Erreger keine Chance mehr, der Wirkung der ätherischen Öle zu entkommen. Sie haben ein unglaublich breites Anwendungsspektrum und wirken spürbar schnell sowohl auf körperlicher als auch auf geistiger und seelischer Ebene. Demnach kann man bei den ätherischen Ölen von einem ganzheitlichen Heilmittel der Spitzenklasse sprechen.

Vorkommen: vor allem in Anis, Eukalyptus, Fenchel, Galgant, Ingwer, Kamille, Kümmel, Majoran, Minze, Myrrhe, Nelken, Oregano, Rosmarin, Salbei, Teebaumöl, Thymian

Fertige Produkte: *Athina® Oregano Öl Kapseln, EMS® Sinusitis Spray mit Eukalyptusöl, GeloMyrtol® forte, Kamillosan® Mund- und Rachenspray, MYRRHINIL-INTEST®, Plantago Bronchialbalsam* von *WALA®* …

Flavonoide

Wirkung: Als Flavonoide werden sekundäre Pflanzenstoffe bezeichnet, zu denen auch die Blütenfarbstoffe zählen. Ihre Wirkung wird neben unzähligen anderen ernährungsphysiologisch wertvollen Vorzügen als antibiotisch, antimykotisch, antioxidativ, radioprotektiv, schmerzlindernd, stimmungsaufhellend, entgiftend, wundheilungsfördernd, angstlösend, antikarzinogen und blutdrucksenkend beschrieben. Außerdem sollen sie sich positiv auf das kardiovaskuläre System und den Magen-Darm-Trakt auswirken. Flavonoide kommen in Gemüse, Früchten, Blättern, Samen, Nüssen, Hülsenfrüchten und in Getreide vor – überwiegend in Blättern sowie in Randschichten (äußeren

Schichten) der Pflanze, wo sie zu Geschmack und Farbe beitragen. Daher sollte man die Schale von Früchten und Gemüse mitverzehren, um in den Genuss dieser wertvollen Stofte zu kommen. Iss also deinen Apfel unbedingt immer ungeschält!

Vorkommen: beispielsweise in Arnika, Birkenblättern, grünem Tee, Heidelbeeren, Holunder (Beeren und Blättern), Orangen, Propolis, Ringelblume, Süßholzwurzel, Weißdorn

Fertige Produkte: Birkenblättertee aus der Apotheke

Gerbsäuren

Wirkung: Kennst du das pelzige Gefühl auf der Zunge, wenn du Schwarztee oder *Cistus*-Tee trinkst? Grund dafür sind die darin enthaltenen Gerbsäuren, zu deren Lieblingsspeise Eiweiße oder Eiweißhüllen von Bakterien, Viren oder Pilzen zählen. Sie können deren Struktur und damit deren Eigenschaft verändern und sie dadurch funktionslos machen. Gerbsäurehaltige Heilkräuter sind für ihre entzündungshemmende, antibakterielle, antivirale, antimykotische, adstringierende sowie schleimhautschützende Wirkungen bekannt.

Vorkommen: vor allem in Brombeeren (Blättern und Beeren), *Cistus*-Tee (Zistrosentee), Eichenrinde, grünem Tee, Salbei, Schwarztee

Fertige Produkte: *Cistus 052® Bio Halspastillen*, *SALBEI CURARINA® Tropfen* …

Iridoide

Wirkung: Iridoide sind sekundäre Pflanzenstoffe, die der Pflanze zur Abwehr von Fressfeinden und zum Schutz vor Mikroorganismen dienen. Sie sind außerdem als Adaptogen wirksam, d. h., sie können dazu beitragen, dass der Organismus sich besser an körperliche und emotionale Stresssituationen anpassen kann. Daneben wirken Iridoide u. a. antioxidativ, antiviral, antibakteriell, antimykotisch, immunmodulierend und entzündungshemmend. Charakteristisch für Iridoide ist ein intensiv bitterer Geschmack. Hier kommt also der Ausdruck der gesunden „bitteren Medizin" voll zum Tragen.

Vorkommen: vor allem in Baldrian, Olivenblättern, Spitzwegerich, Teufelskralle, Waldmeister

Fertige Produkte: Olivenblattextrakt (z. B. von *BioPure.eu*), Parasitenkur (z. B. von *REGENBOGENKREIS*), Teufelskralle-Tinktur (beispielsweise von *REGENBOGENKREIS*), *Plantago Hustensaft* von *WALA®*…

Saponine

Als Halbitalienerin weiß ich natürlich sofort, woher dieser Begriff kommt, denn das italienische *sapone* bedeutet „Seife", abgeleitet vom lateinischen Wort *sapo* für „Seife". Genauso wie eine Seife können die Saponine in den Naturheilmitteln den Schleim einfach „wegwaschen" und damit Entzündungen beseitigen. In einer wässrigen Lösung bilden sie – wie ihr Name es nahelegt – sogar Schaum. Ihre Wirkung wird als schleimlösend, entzündungshemmend, durchblutungsfördernd, antibakteriell und antimykotisch beschrieben. In den Atemwegen und im Magen-Darm-Trakt entfalten sie ihre starke Wirkung besonders gut. Sie können Magengeschwüre heilen, sogar Dickdarmkrebs vorbeugen und stärken außerdem das Immunsystem.

Vorkommen: vor allem in Efeu, Knoblauch, Schlüsselblume, Süßholz (Lakritze), Wilde Karde, Zwiebel

Fertige Produkte: *Gastridol® Liquid* von *KLEIN*, *Bronchipret® Tropfen* von *Bionorica®*, *PROSPAN® Hustensaft*, *Weberkardenextrakt* (z. B. von *BioPure.eu*) …

Senföle

Wirkung: Diese scharf schmeckenden sekundären Pflanzenstoffe können Viren, Bakterien und Pilze in ihrem Wachstum hemmen und radikal eliminieren, sie haben zudem entzündungshemmende Eigenschaften. Besonders gut wirken sie laut zahlreicher Studien gegen Harnwegsinfektionen, Atemwegserkrankungen und Entzündungen. Senföle zählen zu den am besten untersuchten Pflanzeninhaltsstoffen im Bereich der Arzneimittelanwendung.

Vorkommen: vor allem in Ackerhellerkraut, Barbarakraut, Brunnenkresse, Hirtentäschel, Kapuzinerkresse, Knoblauch, Kohlrabi, Kresse, Lauch, Meerrettich, Radieschen, Rucola, Schnittlauch, Zwiebel

Fertige Präparate: *ANGOCIN® Anti-Infekt N Filmtabletten*, *HIGH ALLICIN Knoblauch*-Kapseln von *BioPure.eu* …

Die synergetische Wirkung der Pflanzeninhaltsstoffe

Die Wirkstoffe in einer Pflanze arbeiten immer synergetisch, und es ist tatsächlich die komplexe und vielfältige Komposition aus unzähligen einzelnen Inhaltsstoffen, die dieses Mittel dann zum Heil-Mittel macht. Nie ist es ein isolierter Stoff, sondern stets ein Verbund von vielen Stoffen auf energetischer und stofflicher Ebene. Das Ganze ist also weit mehr als die Summe seiner einzelnen Teile. Aus diesem Grund kann man eine Pflanze auch nicht patentieren lassen, einen isolierten Stoff aber schon und dieser wird damit für die kommerzielle Nutzung interessant und lukrativ.

Meine „Top 20" der pflanzlichen Antibiotika – von A bis Z

Da es in der Natur eine schier unerschöpfliche Vielfalt dieser antibiotisch wirkenden Wundermittel gibt und ich mich in diesem Buch auf die grundlegenden Mittel beschränken möchte, kann ich hier nur eine kleine Auswahl an natürlichen, antibiotisch wirkenden Mitteln vorstellen, von denen es mehr als 100 / geben soll! Jedes dieser Naturheilmittel würde ein komplettes und über mehrere Hundert Seiten langes, bebildertes Buch verdienen, weil es über jede einzelne Pflanze einen ganzen Kosmos an Informationen und Geschichten zu erzählen gäbe. Damit du eine grobe Orientierung hast, verrate ich dir hier meine persönlichen Favoriten, die in meiner Hausapotheke entweder als Tinktur, als ätherisches Öl oder als Extrakt zu finden ist, und nenne dir die wichtigsten Fakten dazu. Natürlich werde ich diesen kraftvollen Heilmitteln damit in keinster Weise gerecht, denn das ist ungefähr so schwierig, als wenn ich dich in einem Satz beschreiben müsste. Für jedes dieser Naturheilmittel liegt übrigens eine offizielle Bestätigung zur Wirksamkeit und zur Unbedenklichkeit vor.

Bei der Verwendung ätherischer Öle gilt: Es ist Ärzten mit einer entsprechenden Ausbildung vorbehalten, die innerliche Anwendung pflanzlicher Antibiotika in Form von ätherischen Ölen zu empfehlen. Schwangere und Kinder sollten generell auf die Einnahme von ätherischen Ölen verzichten. (Informationen zu kritischen Ölen sowie weitere Hinweise zu ätherischen Ölen siehe Seite 384 ff.)

Willst du die volle Kraft dieser Heilmittel kennenlernen, ist es am einfachsten, wenn du sie selbst ausprobierst. Lies also nicht nur, sondern besorge dir die Lebens- und Naturheilmittel, die du für deine Gesundwerdung benötigst. Da allen genannten Heilpflanzen eine antibiotische Wirkung zugrunde liegt, gehe ich darauf nicht nochmals ein.

Im Folgenden findest du also meine „Top 20" der antibiotisch und auf andere vielfältige Weise heilend wirkenden Pflanzen, pflanzlichen Produkte und Extrakte:

Chili, die scharfen Früchte der Pflanzen aus der Gattung Paprika (*Capsicum*), sorgen nicht nur für das Feuer im Essen, sondern befeuert mit seiner stimmungsaufhellenden Wirkung auch unseren Geist. Grund ist das darin enthaltene Capsaicin, das für Schärfe sorgt und den Körper dazu veranlasst, bestimmte Botenstoffe und Hormone auszuschütten. Chili aktiviert den Stoffwechsel, fördert die Fettverbrennung und kann den Appetit anregen, da es die Magensäureproduktion stimuliert. Daneben hat es positive Wirkungen bei Bluthochdruck und erhöhten Blutfettwerten, kann gegen Magenschleimhautentzündungen bzw. Entzündungen allgemein eingesetzt werden und unterstützt auch die Funktion von Leber und Nieren.[26]

Scharfes, buntes Olivenöl

Ich stelle gern ein selbst gemachtes, scharfes Olivenöl her, indem ich frische Chilischoten z. B. mit Rosmarinstängeln aus dem Garten und hübschen, bunten Pfefferkörnern in eine Flasche Olivenöl gebe. Das Ganze lasse ich 3 Wochen an einem kühlen, dunklen Platz ziehen und lagere es dann weiterhin kühl und dunkel. Dieses würzige Öl eignet sich auch wunderbar als Geschenk für gute Freunde!

Gewürznelken sind die getrockneten Blütenknospen des Gewürznelkenbaums (*Syzygium aromaticum*). Sie sind in vielen Tinkturen enthalten, die Parasiten abtöten sollen, weil der darin enthaltene Stoff Eugenol ungemein gut gegen Erreger aller Art wirkt. Zudem regen Nelken die Verdauung an, können Krämpfe lindern und sogar Schmerzen stillen. Aus diesem Grund wird ätherisches Nelkenöl, zur inneren

Anwendung mit Wasser verdünnt, und ein Mundwasser mit Nelkenöl (siehe Tipp unten) gern im Mund-Rachen-Raum zum Gurgeln oder bei schmerzenden Zähnen verwendet. Eine sehr leckere und schmackhafte Möglichkeit, die Gewürznelke zu genießen, ist übrigens die Verarbeitung in Lebkuchen oder Gebäck. Durch ihren interessanten, würzig-bittersüßen Geschmack wertet sie süße Speise auf und setzt Akzente. Auch dem Glühweingewürz schenkt sie als würzig-herbe Note. Gewürznelkenöl hat übrigens den höchsten ORAC-Wert* von allen Lebensmitteln und ist einer der mächtigsten Radikalfänger überhaupt.

Erfrischendes Mundwasser

Für ein erfrischendes Mundwasser gebe ich 1 Tropfen ätherisches Nelkenblätteröl in ein Glas Wasser und spüle meinen Mund damit kräftig aus.

Grapefruitkernextrakt wurde vom amerikanischen Arzt und Immunbiologen Dr. Jacob Harich als Heilmittel entdeckt. Neben seiner starken antimikrobiellen Wirkung hat es einen hohen Anteil an Antioxidantien und ist eine wertvolle Unterstützung für das Immunsystem. Der Extrakt wird bei Entzündungen, Hefepilzinfektionen, Magen-Darm-Erkrankungen, *Candida*-Infektionen, Atemwegserkrankungen, Erkrankungen im HNO-Bereich, Infektionen im Zahn-Mund-Bereich, Warzen sowie Vaginalinfektionen eingesetzt. Auch in der Aidstherapie ist Grapefruitkernextrakt aufgrund der immunstärkenden Wirkung sehr geschätzt.[27]

Bezugsquellen für Grapefruitkernextrakt findest du im Anhang unter gleichnamiger Überschrift, dort unter „Vitamine, Mineralstoffe, Detox & Co.“, Seite 426 f.

Grapefruitkernextrakt fürs Immunsystem

Ich nutze den flüssigen Grapefruitkernextrakt in biologischer Rohkostqualität (z. B. von *REGENBOGENKREIS*) mit einem hohen Gehalt an Bioflavonoiden und nehme diesen in besonderen Zeiten, z. B. um mein Immunsystem zu stärken, kurmäßig (2- bis 3-mal täglich 15 Tropfen in 200 Millilitern Wasser) ein.

---

* Der ORAC-Wert (*Oxygen Radical Absorbance Capacity*; deutsch: Fähigkeit zum Abfangen von Sauerstoffradikalen) legt die antioxidative Kapazität eines Stoffs in µmolTE/100 g, µgTE/100 g, mgTE/g etc. fest.

Honig ist nicht nur bei Schleckermäulern sehr beliebt, sondern auch ein unglaublich vielfältig wirksames und uraltes Heilmittel – besonders in Form des Rohhonigs. Studien haben gezeigt, dass der tägliche Verzehr von Rohhonig die Menge an Antioxidantien im Körper erhöht.[28] Honig hat entzündungshemmende und antiallergische Eigenschaften, stärkt das Immunsystem sowie das Herz-Kreislauf-System. Bei der äußerlichen Wunderversorgung spielt Honig eine herausragende Rolle, denn durch seine antibiotische Wirkung kann eine mit Honig behandelte Wunde schneller heilen – sogar schneller als konventionelle Behandlungsformen[*] –, wie aktuelle Studien in Bezug auf infizierte postoperative Wunden und akute Verbrennungswunden gezeigt haben.[29] Auch bei Erkältungserkrankungen entfaltet Honig seine heilende Wirkung. Er kann Halsschmerzen oder Husten lindern und zum Abheilen bringen. Honig sollte nicht über 40 °C erhitzt werden, weil bei höheren Temperaturen seine gesunden Eigenschaften deutlich schwinden: Hitzeempfindliche Inhaltsstoffe werden zerstört und insbesondere die für den Honig spezifischen Enzyme denaturieren. Im Ayurveda, der traditionellen indischen Heilkunst, ist seit mehr als 5000 Jahren bekannt, dass erhitzter Honig sogar toxisch wirken kann.[30] Aus wissenschaftlicher Sicht ist hierfür das im Honig in sehr geringer Menge enthaltene Hydroxymethylfurfural (HMF) verantwortlich, das beim Erhitzen signifikant zunimmt. Es wird derzeit zu dem Thema geforscht, ob ein hoher HMF-Wert[**] krebserregend ist.

Honig in Rohkostqualität, direkt vom Imker

Ich unterstütze regionale Imker meines Vertrauens und hole mir den Rohhonig sozusagen „direkt aus der Schleuder“, ohne Zwischenhändler. Mit im Glas sind dann auch immer Wabenreste, die man genüsslich – als natürlichen Kaugummiersatz – kauen kann.

[*] Wie Polyurethan-Film, Paraffin-Gaze bzw. Antiseptika und Gazen

[**] Ein hoher HMF-Wert weist auf länger anhaltende Erwärmung oder Lagerung hin. Wenn Honig erhitzt wird, bildet sich aus Fruchtzucker **H**ydroxy**m**ethyl**f**urfural. Der HMF-Gehalt in frisch geschleudertem Honig ist sehr gering und steigt bei korrekter Lagerung, je nach pH-Wert und Lagertemperatur um ca. 2 bis 3 Milligramm pro Kilogramm und Jahr an. (Nach: *Wikipedia*)

Ingwer (*Zingiber officinale*) ist besonders in der kalten Jahreszeit beliebt, denn er wärmt den Körper von innen. Die Ingwerwurzel regt das Verdauungsfeuer und den Stoffwechsel an, fördert die Fettverdauung und hilft sehr gut bei Übelkeit und Erbrechen. Zudem wirkt sie antiviral und wird auch gern bei aufkommenden Infekten zur Immunstärkung z. B. als Ingwertee verwendet. Vor dem Essen ein kleines Stückchen Ingwer, mit 1 Prise Steinsalz oder EM-Salz[*] bestreut, gegessen, lässt einem regelrecht das Wasser im Mund zusammenlaufen, regt also die Produktion von Magensäure an und macht richtig Appetit (zum Thema „gutes Salz“ siehe auch Seite 166). Im *Dental Research Journal* veröffentlichten iranische Forscher 2017 eine Studie,[31] wonach Kapseln mit 500 Milligramm Ingwerpulver nach einer Weisheitszahn-Operation genauso gut gegen die Schmerzen halfen wie 400 Milligramm Ibuprofen. Außerdem stellten sie fest, dass Ibuprofen die dicken Wangen nicht schneller abschwellen ließ als Ingwer oder ein Placebo.[32]

Bezugsquellen für EM-Salz findest du im Anhang unter gleichnamiger Überschrift, dort unter „Wasser & Co.“, Seite 427 ff.

Ingwertee – Ohne geht es in der kalten Jahreszeit nicht!

In der kalten Jahreszeit ist Ingwertee mein geliebter Dauerbegleiter. Hierfür einige dünne Scheiben frisch geschnittenen Bio-Ingwer mit heißem Wasser aufgießen und genießen. Etwas frisch gepresster Zitronensaft und ein wenig Honig machen ihn zum perfekten Erkältungs-Drink! (Honig erst dazugeben, wenn das Getränk trinkwarm ist; mehr dazu siehe rechte Seite).

Die in der **Kapuzinerkresse** (Pflanzengattung: *Tropaeolum*) reichhaltig vorkommenden Senfölglykoside machen die das Kraut zu einem wertvollen Heilmittel, was die Abwehr von Erregern anbelangt. Benzylsenföl hemmt nicht nur grampositive und gramnegative Bakterien, es kann auch die Toxine dieser Bakterien unschädlich machen.[33] Ihre Wirkung entfaltet die Kapuzinerkresse vor allem innerlich

---

[*] Salz, das mit *Effektiven Mikroorganismen*® fermentiert wird; siehe auch Fußnote auf Seite 165

angewendet gegen Husten, Bronchitis oder bei Pilzerkrankungen. Äußerlich angewendet, kann sie als Wundkraut eingesetzt werden. In Bioläden wird die Kapuzinerkresse häufig im Salatregal angeboten.

Blätter und Blüten der Kapuzinerkresse – Das Auge isst mit!

Die Blätter der Kapuzinerkresse schmecken frisch gepflückt im Salat besonders gut und ihre schönen Blüten werten jede Mahlzeit auch für das Auge auf. Übrigens kann man sich Kapuzinerkresse ganz einfach selbst im Balkonkasten oder in einem Blumentopf auf dem Fensterbrett ziehen. – Das ist eine wahre Augen- und Bienenweide und eine leckere, gesunde und frische Zutat für den Salat zugleich.

Die **Kamille** (*Matricaria chamomilla*) ist trotz ihrer milden Zartheit und Anmut, durch die sie in den nordländischen Heiden als Braut des Sonnengottes galt,[34] eine sehr kraftvolle Pflanze. Sie wird nicht nur gegen Entzündungen im Mund- und Rachenraum eingesetzt, sondern kommt auch bei Erkrankungen der Verdauungsorgane wie z. B. Magenschleimhautentzündung, Darmentzündung, Magen-Darm-Infektionen sowie Magenkrämpfen zum Einsatz. Darüber hinaus hilft sie, äußerlich angewendet, bei Entzündungen und kann die Wundheilung fördern. Bei Entzündungen der oberen Atemwege kann Kamille in Form eines lindernden Kamillendampfbads heilend wirken.

Kamillentee für Magen und Darm

Bei allgemeinem Unwohlsein und Verdauungsproblemen hat mir Kamille schon oft wertvolle Dienste geleistet. Etwa 1 Teelöffel getrocknete Blüten in eine Tasse geben, mit kochendem Wasser übergießen und ungefähr 10 Minuten ziehen lassen.

Knoblauch (*Allium sativum*) schreckt nicht nur Vampire ab, sondern auch sämtliche Erreger und wird auch gern in Parasitenkuren verwendet. Unabhängig davon, dass Knoblauch sehr lecker schmeckt und vielen Speisen sein wunderbares Aroma schenkt, hat er zahlreiche gesundheitsfördernde Wirkungen: Knoblauch hält Herz, Blut, Darm und Gefäße gesund und hat sogar sagenhafte Effekte bei Krebs,[35] wobei gereifter schwarzer Knoblauch, der „König fürs Herz-Kreislauf-System“[36], noch effektiver ist als roher Knoblauch und dabei völlig geruchlos.[37] Seine organischen Schwefelverbindungen helfen auch Schwermetalle auszuleiten.

Du erhältst schwarzen Knoblauch z. B. in einigen Bioläden und in verschiedenen Onlineshops.

Knoblauch – Nicht wegzudenken aus meiner Küche

Knoblauch kommt in fast jede meiner herzhaften Mahlzeiten – besonders in Dips und Aufstrichen ist er das aromatische und gesunde i-Tüpfelchen. Dafür zerdrücke ich ihn oder schneide ihn ganz fein und lasse ihn etwa 10 Minuten lang liegen. Allizin entsteht erst dann, wenn die Zellwände aufgebrochen werden, denn das Enzym Alliinase braucht ein paar Minuten Zeit, um den Schutzstoff Allizin zu produzieren.

Kurkuma (*Curcuma longa*; gehört zur Familie der Ingwergewächse) ist ein wahres Superfood und ein wirklicher Allrounder in allen Lebenslagen. Diese Wurzel hat starke entzündungshemmende und schmerzreduzierende Wirkungen (z. B. bei Arthritis-Schmerzen), entgiftet außerdem die Leber, wirkt blutverdünnend und kurbelt den Kreislauf an. Sie beruhigt den Verdauungstrakt, schützt vor neurologischen Schäden und stärkt in einem hohen Maße unser Immunsystem. Curcumin, der Hauptwirkstoff der Kurkumawurzel, soll nach Meinung des Krebsforschers Prof. Dr. Bharat Aggarwal das Wachstum und die Vermehrung von Krebszellen hemmen. Seiner Meinung nach gibt es keine Krebsart, die auf Curcumin nicht anspricht.[38]

Detox in Orange – Säfte mit Kurkuma

Ich bereite gern frisch gepresste Detox-Säfte mit einem Stück Kurkumawurzel zu. Sie gibt nicht nur eine schöne Farbe, sondern eine Extraportion Gesundheit.

Meerettich (*Armoracia rusticana*), scharfer Superstar der Naturheilkunde, sollte aufgrund seiner Schärfe (durch die enthaltenen Senföle) äußerst sensibel eingesetzt werden und kann bei äußerlicher Anwendung leicht die Haut reizen, aber auch die Durchblutung fördern und Schmerzen lindern. Aus diesem Grund wird er häufig und gern bei Muskelschmerzen und Verspannungen eingesetzt. Zudem hilft er Infektionen zu verhindern und kann daher – frühzeitig bei den ersten Symptomen eingenommen – rasch zu Besserung führen. Bei Erkrankungen der oberen Atemwege wie Husten, Schnupfen, Nebenhöhlenentzündung und Halsschmerzen sowie bei Bronchialkatarrhen kann Meerrettich ebenfalls hilfreich sein. Bei Blasenentzündungen ist er auch ein geschätzter Begleiter, und wenn man bereits bei den ersten Anzeichen Meerrettich – z. B. fein gerieben im Salat oder als Extraportion Schärfe aufs Brot – zu sich nimmt, kann man in aller Regel auf ein Antibiotikum verzichten. Manche schwören auch darauf, etwas geriebenen Meerrettich in einem baumwollenen Taschentuch einzuwickeln und dieses auf Stirn- oder Nebenhöhlen zu legen. Zuvor sollte man die betreffenden Gesichtspartien allerdings mit einer Fettcreme eincremen, da der Meerrettich die empfindliche Gesichtshaut reizen kann.

Meerrettich-Salatsauce

Ich gebe Meerrettichpaste und Senf in die Salatsoße, wenn ich sie besonders scharf und würzig haben will. In Grippezeiten eine effektive Vorbeugungsmaßnahme!

Neem (Niem) zählt im Ayurveda zu den wichtigsten Heilpflanzen und wird als „Geschenk des Himmels" bezeichnet.[39] Dieser Baum enthält mehr als 100 verschiedene chemische Wirkstoffe, die sich im Stamm, in seiner Rinde, in den Blättern und Früchten unterschiedlich zusammensetzen. Der Niembaum (*Azadirachta indica*) wird seit Urzeiten bei verschiedensten Beschwerden eingesetzt.[40] Seine Wirkung wird als antimikrobiell, schmerzstillend, immunstärkend, fiebersenkend, blutreinigend, entzündungshemmend und insektizid beschrieben. Diese Effekte sind auf die enthaltenen Tetranortriterpene zurückzuführen, die einen sehr bitteren Geschmack haben. Neem kann paradontalen Erkrankungen vorbeugen und wird aus diesem Grund gern in Zahncremes und Mundwässern verwendet. Bei Erkrankungen wie Hautentzündungen, Kopfschmerzen, Juckreiz, Ekzeme, Wunden, Husten, Läusen, Bronchitis, Zahnschmerzen, Zahnfleischerkrankungen, Neuralgien und Darmentzündungen ist Neem ebenfalls hilfreich.

Du erhältst Neem-Pulver in Bioqualität in Reformhäusern und in verschiedenen Onlineshops.

Neem-Pulver gegen Parasiten

Im Rahmen einer Parasitenkur rühre ich je nach Bedarf 1 Teelöffel Bio-Neem-Pulver in ein Glas Wasser ein und trinke das Ganze.

Olivenblätter – also die gepressten Blätter des Olivenbaums (*Olea europaea*) – wurden schon im alten Ägypten zur Mumifizierung verstorbener Pharaonen verwendet, da sie den Körper vor Bakterien-, Pilz- und Parasitenbefall schützen.[41] Hildegard von Bingen nutzte Olivenblätter, um daraus einen Tee gegen Magenschmerzen und Verdauungsprobleme zuzubereiten. Die Blätter haben neben antimikrobiellen auch starke antioxidative Eigenschaften und werden gegen *Arteriosklerose*, *Arthritis*, Bluthochdruck, *Diabetes*, Entzündungen, Fettleber, *Helicobacter*-Infektionen, Infektionen, aber auch zur Stärkung des Immunsystems und ergänzend bei diversen Krebsarten eingesetzt.[42] Eine Besonderheit ist zudem, dass sie vor den gesundheitsschädigenden Wirkungen von Röntgenstrahlung schützen (siehe auch Tipp auf Seite 278).

Bezugsquellen für Olivenblattextrakt findest du im Anhang unter gleichnamiger Überschrift, dort unter „Vitamine, Mineralstoffe, Detox & Co.“, Seite 426 f.

Olivenblattextrakt gegen bakterielle Infektionen

Olivenblätter nehme ich als konzentriertes Olivenblattextrakt (z. B. von *Bio-Pure.eu*) ein, um bakterielle Erkrankungen zu behandeln.

Oregano oder Echter Dost (*Origanum vulgare*) ist sowohl ein beliebtes Gewürz in der italienischen Küche als auch eine der wirksamsten pflanzlichen Antibiotika überhaupt und wurde bereits in der Antike eingesetzt. Forschungen zufolge soll Oregano auch das Wachstum von Krebstumoren hemmen, da es die Zellteilung verhindert. Zudem kann er Nebenwirkungen der Chemotherapie lindern.[43] Das konzentrierte ätherische Oreganoöl (z. B. von *Athina*®) wirkt u. a. stark antimikrobiell, entzündungshemmend, durchblutungsfördernd, magenstärkend, verdauungsfördernd sowie blutverdünnend und wirkt bei Infekten, bekämpft Parasiten, hilft bei *Candida*-Infektionen, bei Magen-Darm- und Herz-Kreislauf-Problemen. Es wird außerdem zur Darmsanierung sowie zur Wundheilung angewendet. Im Mundraum eingesetzt, kann Oreganoöl bei Zahnfleischentzündungen sowie bei leichteren Schmerzen helfen. Äußerlich angewendet, soll es *Herpes* lindern und Akne oder Pickel reduzieren. Da Oreganoöl auch starke antimykotische Effekte hat, hilft es sehr gut bei Hautpilz. Diese Wirkung konnte auch in einer Studie belegt werden, die beschreibt, dass der Pilzbefall bereits nach 72 Stunden komplett verschwunden war.[44]

Bezugsquellen für Oreganoöl findest du im Anhang unter gleichnamiger Überschrift, dort unter „Vitamine, Mineralstoffe, Detox & Co“, Seite 426 f.

Oreganoöl-Kapseln - Die magenverträglichere Variante

Da das konzentrierte ätherische Öl sehr scharf ist, bevorzuge ich bei der Anwendung von ätherischem Oreganoöl vegetarische Kapseln, die viel besser verträglich sind. Bereits 1 Tropfen pro Glas Wasser ist für viele zu scharf, daher greifen sie lieber zu Kapseln.

Papayakerne – die Samen der Früchte des Papayabaums (*Carica papaya*) – haben im Gegensatz zur süßen Frucht einen eher scharfen, herben Charakter, der an Pfeffer erinnert. Sie werden gern als starkes antiparasitäres Mittel im Verdauungssystem eingesetzt. Bevor du sie also einfach wegwirfst, wenn du eine Papaya genießt, lies dir lieber kurz durch, wofür du sie noch verwenden kannst. Sie können Verdauung und Fettverbrennung hervorragend anregen und Entzündungen lindern, enthalten reichlich Vital- und Ballaststoffe, Senföle, Flavonoide, Enzyme und Papain[45] neben anderen wertvollen Stoffen, die die Abwehrkräfte und das Immunsystem sowie die Leber stärken. Des Weiteren sollen die Kerne den Cholesterinspiegel senken, die Wundheilung fördern, die Allergiebereitschaft herabsetzen und sich allgemein wohltuend im Magen-Darm-Trakt auswirken.

Papayakerne kauen

Ich lasse Papayakerne aus frischen Papayas einfach trocknen und kaue sie entweder zwischendurch als Snack oder gebe sie in die Pfeffermühle und dann frisch gemahlen über meine Mahlzeit.

Propolis wird auch als „Bienenharz“ oder „Bienenkitt“ bezeichnet und ist ein wichtiges Naturheilmittel. Wir wissen, dass bereits Aristoteles die Wirkung von Propolis kannte, und auch im alten Ägypten wurde Bienenharz zur Wunddesinfektion und bei der Mumifizierung genutzt.[46] Neben einer starken Wirkung gegen Bakterien, Viren, Pilze und Parasiten werden Propolis antientzündliche, krebsvorbeugende, leberschützende, wundheilende, immunstimmulierende, antioxidative sowie stimmungsaufhellende Eigenschaften zugeschrieben. Es wird zur Wundheilung, bei Allergien, zur Immunstärkung, bei Entzündungen und Infekten verwendet. Propolis gehört wie Oreganoöl zu den stärksten natürlichen Antibiotika überhaupt und kann sowohl innerlich als auch äußerlich angewendet werden. Am besten nimmst du eine Propolistinktur oder eine Propolisessenz. Betupfe die entsprechende Stelle – mit *Herpes*, Hautpilz, einem Abszess oder Furunkel – vorsichtig mit der Tinktur oder Essenz. Auch im Mundbereich ist Propolis bei Zahnfleischentzündungen, Zahninfektionen, *Paradontose* und Abszessen hochwirksam. Zudem soll der Bienenkitt bei Sonnenbrand lindernd wirken, da es die Zellregeneration beschleunigt. Propolis ist nach Dr. John Diamond das wirkungsvollste Mittel, um die Thymusdrüse günstig zu beeinflussen und damit die Lebensenergie zu stärken.[47] Nach Dr. med. Dietrich Klinghardt ist Propolis auch zum Schutz vor Strahlung wie Elektrosmog geeignet.

Bezugsquellen für Propolis findest du im Anhang unter gleichnamiger Überschrift, dort unter „Vitamine, Mineralstoffe, Detox & Co.“, Seite 426 f.

Propolistinktur gegen Infekte

Propolis verwende ich als Propolisurtinktur und träufele davon tagsüber immer wieder einmal ein paar Tropfen auf meine Zunge. Bei Infekten oder Entzündungen trinke ich bis 3-mal täglich jeweils 10 bis 20 Tropfen in ein Glas Wasser, um einen stärkeren Effekt zu erzielen. Das macht eine befreundete Heilpraktikerin, die auf Propolis schwört, ebenfalls und hat so bisher jeder Erkältung Paroli geboten.

Salbei (Pflanzengattung: *Salvia*) zählt seit jeher zu den besonders geschätzten Heilpflanzen und wirkt häufig bei Halsschmerzen, Husten, Heiserkeit, bei Entzündungen im Mundraum und als Gurgelmittel bei Halsentzündungen. Salbei wird auch bei Erkrankungen der Harnwege, bei Leber- und Gallenblasenbeschwerden, Kopfschmerzen und Koliken angewendet. Seine Wirkung wird als antimikrobiell, verdauungsfördernd, entzündungshemmend, schweißhemmend sowie schleimlösend beschrieben. Salbei, z. B. als leckerer Salbeitee genossen, lässt uns bis zu 50 Prozent weniger schwitzen.[48] Es hat sich die Anwendung in Form von Teeaufgüssen sowie als Tinktur bewährt.

Salbeisud zum Gurgeln

Bei Halsschmerzen oder Mandelentzündung gebe ich 1 Esslöffel getrockneten Salbei in 250 Milliliter kochendes Wasser und lasse das Ganze 10 Minuten leicht köcheln. Anschließend gieße ich es ab und lasse den Sud abkühlen. Mit einem Schluck Salbeisud gurgele ich den Tag über immer wieder einmal.

Teebaumöl wird aus den Blättern des australischen Teebaums (*Melaleuca alternifolia*) gewonnen. Das ätherische Öl hat starke entzündungshemmende und wundheilende Eigenschaften und wirkt daher Wunder bei entzündlichen Hauterkrankungen, bei Akne und Pickeln. Zudem hat es sich sehr gut bei der Behandlung von Hautpilzerkrankungen bewährt. Daneben wird er bei Erkältungskrankheiten und bei Entzündungen im Mund- und Rachenraum eingesetzt. Nicht nur auf körperlicher Ebene wirkt der Teebaum hervorragend, er hat auch eine psychische Wirkung, denn er hilft bei Ängsten, stärkt das Selbstvertrauen, fördert die Klarheit und bringt das seelische Gleichgewicht zurück.[49] Seine Wirkung wird als antimikrobiell, reinigend, entzündungshemmend, stärkend, ausgleichend, angstlösend und gewebe- bzw. hautschonend beschrieben.

Teebaumöl – Aus meiner Hausapotheke nicht wegzudenken!

Bei Insektenstichen, Hautirritationen sowie Zahnfleischerkrankungen ist reines ätherisches Teebaumöl stets mein zuverlässiger Helfer. Ich gebe 1 Tropfen auf einen Finger und reibe damit die betreffende Hautpartie ein. Bei Bedarf wiederhole ich das Ganze.

Thymian (*Thymus vulgaris*) ist in Familien mit kleinen Kindern ein steter Begleiter, denn er hat eine unschlagbar gute Wirkung bei allen Erkältungskrankheiten, bei

Husten und Bronchitis. Die Wirkung von Thymian wird als desinfizierend, entzündungshemmend, krampf- und schleimlösend, schweißtreibend, schmerzstillend, stärkend und antimikrobiell beschrieben und er kommt besonders bei Bronchitis, Reizhusten, Keuchhusten, Heiserkeit, Erkältung, *Asthma* und auch bei Entzündungen im Mund- und Rachenraum zum Einsatz. Das Kraut hilft zudem bei Harnwegserkrankungen wie Nieren- und Blasenentzündungen, regt den Stoffwechsel an und hat sich im Verdauungssystem bei Sodbrennen, Blähungen, Durchfall, Leberschwäche, Mundgeruch sowie bei Magenbeschwerden bewährt. Äußerlich angewendet, hilft Thymian bei schlecht heilenden Wunden, Ekzemen, Pickeln, Furunkeln, Schnittwunden und bei der Gürtelrose. Außerdem unterstützt er auch die Psyche bei Schlaflosigkeit, Albträumen und Nervenschwäche[50].

Thymiantee – Balsam für die Bronchien

Bei allen bronchialen Erkrankungen ist Thymiantee meine erste Wahl. Lauwarm, mit frisch gepresstem Zitronensaft und etwas Honig, schmeckt er sogar Kindern.

Zistrose, auch *Cistus* (nach der Pflanzengattung) genannt, schenkt nicht nur eine schöne Haut (siehe auch Seite 204 ff.), sondern fördert auch allgemein die Gesundheit. Die Zistrose wächst ausschließlich wild in trockenen Gebieten Südeuropas und wird im Mittelmeerraum seit jeher für die verschiedensten Zwecke eingesetzt. Sie hat einen ungewöhnlich hohen Anteil an wertvollen Polyphenolen, die schädlichen Oxidationsprozessen in den Zellen entgegenwirken können. Die Effekte dieser Pflanze werden als antioxidativ, entzündungshemmend, antimikrobiell, krebsvorbeugend und immunstärkend beschrieben. Das Besondere an *Cistus incanus* ist neben der antibakteriellen die antivirale Wirkung. Die darin enthaltenen Polyphenole können sich wie ein Schutzfilm um Viren legen, wodurch sie inaktiviert werden, bevor es zu einer Infektion kommen kann. Dieser physikalische Schutz lässt keine Resistenzen entstehen.[51] Damit ist *Cistus* ein wertvoller Begleiter in Grippezeiten. *Cistus* kann sowohl äußerlich als auch innerlich angewendet werden. Innerlich angewendet wirkt die Zistrose hervorragend bei grippalen Infekten, Atemwegsinfekten und Erkältungskrankheiten, Entzündungen im Mund- und Rachenraum und wird auch zur Schwermetallausleitung verwendet. Es gibt erste Forschungsergebnisse, wonach Zistrosenextrakt ebenso gut vor Zeckenbefall schützt wie herkömmliche chemische

Wirkstoffe.[52] Daher ist auch die Anwendung bei Tieren denkbar, die häufig von Zecken befallen werden. *Cistus* kann man in Apotheken, Reformhäusern und Bioläden als Tee sowie in konzentrierter Form als Kapseln oder Lutschpastillen kaufen.

Zistrosentee bei Grippe

In der Grippesaison ist *Cistus*-Tee aus unserer Teeküche nicht wegzudenken. Die Blätter können auch 2-mal aufgebrüht werden. Mit dem Tee rühre ich mir auch Heilerdemasken fürs Gesicht an.

Zitronenmelisse (*Melissa officinalis*) hat, als Tee genossen, einen eher milden, frischen Geschmack, ist aber Virenkiller par excellence, was die Pflanze zu einem sehr interessanten Mittel der *Herpes*-Geplagten macht. In Laborexperimenten konnte gezeigt werden, dass Zitronenmelisse *Herpes simplex*-Viren wirkungsvoll bekämpft.[53] Aus diesem Grund wird der entsprechende Wirkstoff auch in Cremes gegen Lippenherpes verwendet. Des Weiteren kann Zitronenmelisse bei Schlafstörungen, Nervosität, Herz-Kreislauf-Erkrankungen helfen sowie Verdauungsbeschwerden, wie Blähungen oder Völlegefühl, lindern. Für Anthony William, Autor und hellsichtiges Medium, ist diese Pflanze eine der stärksten Waffen im Kampf gegen virale und bakterielle Erkrankungen und wirkt zudem stärkend auf das Immunsystem.

Zitronenmelissentee vertreibt den Durst!

Zitronenmelisse schmeckt aufgrund ihres frischen Geschmacks auch Kindern sehr gut und ist mit 1 Spritzer Zitrone ein wunderbarer Durstlöscher im Sommer.

Spezial-Bonus zum Schluss: Die Salzsole

Bei meinen Lieblingsmitteln gegen Erreger soll die Salzsole keineswegs vergessen werden. Sie ist bärenstark gegen sämtliche Erreger und dazu unschlagbar preisgünstig und kinderleicht in der Anwendung. Zur Herstellung von Salzsole benötigst du lediglich gutes Salz (z. B. Steinsalz) und gutes Wasser (z. B. Quellwasser).

Für 1 Liter Wasser gebe ich 300 Gramm Steinsalz in ein Glas mit Deckel. Ich verschließe das Glas, schüttle es gut durch und warte dann, bis sich das

Salz aufgelöst hat. Auf dem Boden des Glases wird noch ein Rest Salz zu sehen sein. Jetzt habe ich eine gesättigte (26-prozentige) Salzsole, in der die maximale Menge Salz gelöst ist.
Salzsole verwende ich zum Gurgeln (z. B. bei Halsschmerzen), für Mundspülungen (z. B. bei Entzündungen), für Hautbehandlungen (z. B. bei Pickeln, Hautunreinheiten, Insektenstichen), für Inhalationen (etwa bei Schnupfen) u. v. m. Ein kleines Gläschen Salzsole steht bei uns immer im Bad bereit.

Pflanzenauszüge - Starke Mittel gegen Erreger

Grundsätzlich entfaltet jedes Heilkraut, in welcher Darreichungsform auch immer – ob als wohlschmeckendes Gewürz im Essen, als wohltuender Tee oder als streichelzarte Öleinreibung – ihre Wirkung. Wenn wir sie als stark wirksames Mittel gegen Bakterien, Viren und Pilze sowie Parasiten nutzen möchten, muss die Konzentration höher sein. Konzentrierte Pflanzenauszüge erhält man z. B. durch Wasserdampfdestillation, Mazeration (Einweichen in „Lösungsmitteln" wie Öl, Wasser oder Alkohol) oder Extraktion. Produkte, die du in Apotheken, Reformhäusern oder Naturheilmittel-Onlineshops beziehen kannst, sind Trockenextrakt, Fluidextrakt, Tinktur, Essenz, 100 Prozent reines ätherisches Öl oder Ölmischung und haben Bezeichnungen wie „Arnika-Tinktur", „Calendula-Essenz", „Olivenblattextrakt" oder „100 Prozent reines ätherisches Lavendelöl". In diesen Konzentraten ist die stoffliche Wirkung, die wir gegen die Erreger benötigen, am größten. (Mehr Informationen zu ätherischen Ölen siehe Seite 384)

Mittlerweile gibt es immer mehr begeisterte Do-it-yourself-Anwender, die sich ihre Tinkturen und Ölmischungen selbst herstellen. Wenn du fertige Produkte kaufst, achte immer auf einwandfreie Qualität (mit Bio-Siegel, in Apothekenqualität oder aus Wildsammlung). Besonders bei den reinen ätherischen Ölen gibt es himmelweite Unterschiede – von kaum wirksam bis hocheffektiv. Hier lohnt sich jeder Cent! Beliebt in ganzheitlichen Praxen sind u. a. die hochwertigen ätherischen Öle von *dōTERRA®* oder *Young Living®*.

Bezugsquellen für ätherische Öle findest du im Anhang unter gleichnamiger Überschrift, Seite 428.

Der Teeaufguss – Einfach und gut

Die einfachste Form der Extraktion ist übrigens der Teeaufguss – dazu brauchst du 2 bis 3 Esslöffel frische Heilkräuter (viele findest du im Garten oder wildwachsend in der freien Natur) oder 1 Teelöffel getrocknete Kräuter, die du mit 1 Tasse heißem Wasser übergießt. Den Kräuteraufguss abgedeckt (damit die ätherischen Öle nicht entweichen können) 5 bis 10 Minuten – je nach Empfehlung – ziehen lassen, abseihen und warm genießen.

Do it yourself: Ein starkes natürliches antibiotisches Tonikum[54]

Dieses Rezept ist eine gelungene Komposition einzelner, aufeinander abgestimmter Substanzen, die den meisten Menschen geläufig sind, denn seine Zutaten werden gern in der Küche verwendet. Dieses Tonikum geht, in leicht abgewandelter Form, auf das Mittelalter zurück. Es soll ein kraftvoller Helfer gegen Bakterien, Viren, Pilze und Parasiten sein, den Lymphfluss und die Blutzirkulation anregen. Deine Abwehrzellen werden also nicht allein von einem Spezialisten aus der Natur unterstützt, du holst dir hier vielmehr gleich Verstärkung durch eine ganze Armee synergetisch wirkender Profis ins Boot. Das Ganze ist also deutlich mehr als die Summe seiner Teile.

Für ca. ¾ Liter Tonikum

je 4 EL fein gehackte/r Zwiebeln, Knoblauch und fein geriebener Ingwer
je 2 EL fein geriebene Kurkumawurzel und fein geriebener Meerrettich
2 kleinere bis mittelgroße frische extrascharfe Chilischoten mit Kernen
2 EL Honig, kalt geschleudert
700 Milliliter naturtrüber Apfelessig

Alle festen Zutaten und den Honig in ein großes Einmachglas geben und vermengen. Das Ganze mit Apfelessig aufgießen, bis alles bedeckt ist, dann noch einmal gut durchschütteln und 2 Wochen an einem kühlen dunklen Ort ziehen lassen. Zwischendurch immer wieder einmal schütteln.

Den Ansatz nach 2 Wochen durch ein feines Sieb abseihen. Die Flüssigkeit als natürliches Antibiotikum und die festen Zutaten zum Kochen verwenden. Hält, kühl gelagert, einige Wochen.
Da das Tonikum sehr scharf ist, sollte man es achtsam dosieren, eben so, wie man es gut verträgt. Ich gebe es in ein Glas Wasser, beginne dabei mit 1 Teelöffel Tonikum und steigere die Dosis auf 3 bis 4 Esslöffel täglich. Man trinkt das Ganze zu oder nach den Mahlzeiten, wenn man sich krank fühlt.
Zur Vorbeugung in Grippezeiten reicht 1 Esslöffel täglich aus. Wer generell Probleme mit zu scharfen Gewürzen hat, sollte die Mischung eher sparsam verwenden.
Apfelessig schenkt dem Körper übrigens wichtige Nährstoffe und Enzyme und sorgt für eine gesunde Verdauung und eine optimale Aufnahme von Nährstoffen. Er ist ideal bei zu wenig Magensäure und um den Körper zu entsäuern. Die anderen Zutaten habe ich bereits im Vorfeld ausführlich beschrieben.

Gesundheit aus der Küche … für jeden Tag

Bei diesem natürlichen Antibiotikum handelt es sich um ein intensiv wirkendes Heilmittel. Du kannst die verwendeten Zutaten auch einfach regelmäßig in deinen Speiseplan einbauen und so in den Genuss der gesundheitlichen Vorteile dieser köstlichen Schätze der Natur kommen. Ich verwende sie täglich:

- Apfelessig kommt reichlich in jeden Salat.
- Knoblauch und Zwiebeln verwende ich in Suppen, Eintöpfen und in der Salatsoße.
- Chili und frische Pepperoni schenken pikanten Mahlzeiten ihre würzige Schärfe.
- Frischen Ingwertee trinke ich regelmäßig mit oder ohne 1 Spritzer Zitronensaft, wenn mir kalt oder eine Erkältung im Anmarsch ist.
- Blütenhonig genieße ich z. B. als warme, pflanzliche Honigmilch (1 Teelöffel Honig auf 1 Tasse Pflanzenmilch) abends vor dem Schlafengehen.

Heilmittel aus der Natur - Mit zahlreichen Rezepturen zur Selbstanwendung

– Beschwerden in alpabetischer Reihenfolge –

Im Folgenden findest du Naturheilmittel, die bei häufig auftretenden Beschwerden und Erkrankungen helfen, und Rezepte für ihre Anwendung – sowohl als stark wirksame Waffe gegen Erreger als auch als mildes Therapeutikum oder als kulinarischen Leckerbissen. Oft kann man auf diese Weise die chemische Keule vermeiden. Da es immer mehr apothekenpflichtige Medikamente mit rein pflanzlichen Wirkstoffen gibt, gebe ich jeweils auch diejenigen an, die sich im Einsatz gegen bestimmte Krankheiten allgemein bewährt haben. All diese Maßnahmen können wunderbar durch homöopathische Mittel oder andere Heilmethoden ergänzt werden.

Werden die Beschwerden nach kurzer Zeit nicht besser, solltest du auf jeden Fall einen Arzt oder Heilpraktiker aufsuchen. Wichtig für den Erfolg der Behandlung ist außerdem, dass du mit der Anwendung oder Einnahme beginnst, sobald die ersten Anzeichen auftreten. Dann kann auf ein chemisches Antibiotikum in den meisten Fällen verzichtet werden. Erkundige dich, wenn nötig, bei deinem Arzt oder Apotheker, ob das betreffende Mittel für Kinder und Schwangere unbedenklich ist.

Bindehautentzündung

Alles o. k. dank Tee!

Übergieße 1 Beutel Schwarztee in einem kleinen Teller mit etwas kochendem Wasser, sodass er vollständig bedeckt ist. Du lässt den Teebeutel anschließend abkühlen, drückst ihn aus und legst den Teebeutel auf das geschlossene, entzündete Auge. Schwarztee wirkt entzündungshemmend, schwach antibiotisch und stillt den Juckreiz. Bei einer 10-minütigen Auszeit auf dem Sofa kannst du spüren, wie gut der Teebeutel deinem Auge tut.

Quark aufs Aug' …

Alternativ hilft auch eine Quarkauflage: Nimm ein kleines Baumwolltuch und bestreiche die eine Hälfte etwa fingerdick mit Quark. Schlage das Tuch um und lege es auf das betroffene Auge, so lange das für dich angenehm ist. Auch hier: den Quarkwickel mit einer kleinen Auszeit auf dem Sofa kombinieren, um einen Gang herunterzuschalten.

Ergänzung aus der Apotheke: diverse Augentropfen von *WELEDA*, je nach Indikation

Bronchitis

Duftender Thymiantee

Bei einer Bronchitis hat sich warmer Thymiantee sehr bewährt: 1 Teelöffel getrockneten Thymian mit 250 Millilitern kochendem Wasser übergießen, das Ganze 10 Minuten ziehen lassen. Abseihen und etwas Honig in den Tee einrühren.

Omas Quarkwickel

Eine Alternative ist der Quarkwickel, der schleimlösend und entzündungshemmend wirkt. Streiche den Quark etwa fingerdick auf ein Baumwolltuch und gib ein anderes Tuch darauf oder schlage das Tuch in der Mitte um. Dann legst du den Wickel auf eine Wärmflasche, bis er Körpertemperatur hat. Den körperwarmen Wickel auf deine Brust legen. Du kannst ein Handtuch und eine Decke daraufgeben. Den Wickel lässt du ½ Stunde oder so lange auf deiner Brust liegen, bis der Quark zu trocknen beginnt. Danach wäschst du deine Brust ab, trocknest dich ab und deckst dich warm zu.

Griechischer Schatz: Athina® Oregano Öl Kapseln

Sehr gut wirkt hier auch Oreganoöl in Form der konzentrierten *Athina® Oregano Öl Kapseln*. Davon kann man 2- bis 3-mal täglich 1 Kapsel zu den Mahlzeiten einnehmen. Bei einer Lungenentzündung solltest du einen Arzt aufsuchen.

Ergänzung aus der Apotheke: *WALA® Plantago Bronchialbalsam*

Grippaler Infekt

Cistus-Tee mit Schuss

Bei den ersten kleinen Anzeichen eines grippalen Infekts nehme ich 1 Teelöffel Zistrosentee, übergieße ihn mit 250 Millilitern kochendem Wasser und lasse ihn 3 bis 5 Minuten ziehen. (Das Kraut kann auch noch ein zweites Mal für einen Aufguss verwendet werden.) Ich trinke insgesamt über den Tag verteilt 3 bis 4 Tassen Zistrosentee. Nach Belieben gebe ich in den warmen Tee noch etwas Honig oder Zitronensaft.

Grippeschutz durch ätherische Öle

Alternativ oder ergänzend nutze ich die ätherische Ölmischung *On Guard®* von *dōTERRA®* oder *Thieves* von *Young Living® Essential Oils*: Davon gebe ich 3 bis 4 Tropfen in einen Luftbefeuchter (Diffuser) und bedufte damit meine Umgebung. Die beiden Mischungen haben eine starke Wirkung gegen Erreger und wurden, will man der Überlieferung Glauben schenken, im Mittelalter in ähnlicher Zusammensetzung von listigen Dieben zum Schutz vor der Pest verwendet, um die Häuser von Kranken ausrauben zu können, ohne sich selbst selbst dabei anzustecken.

Griechischer Schatz: Athina® Oregano Öl Kapseln

Außerdem nehme ich 1 bis 3 Kapseln *Athina® Oregano Öl* zu meinen Mahlzeiten ein.

Die Kombination von Zistrosentee, ätherischen Ölmischungen und Oreganoöl-Kapseln hat mir schon viele Male geholfen und die Grippe verjagt.

Ergänzung aus der Apotheke: *Cistus 052® Bio Halspastillen*

Halsschmerzen und Mandelentzündung

Gurgle dich fit!

Gib etwa 5 Tropfen einer Salbeitinktur in ein Glas Wasser und gurgele damit mehrmals täglich.

Süßer Salbeitee

Alternativ brühst du 1 Teelöffel Salbei mit 250 Millilitern kochendem Wasser auf und lässt das Ganze 10 Minuten ziehen. Abseihen und mit 1 Teelöffel Honig warm trinken. Du kannst den Tee auch über den Tag verteilt schluckweise trinken und wärmst ihn vorher einfach nochmals kurz auf.

Der klassische Prießnitz-Wickel

Ergänzend dazu kannst du einen sogenannten Prießnitz-Wickel, benannt nach dem Erfinder Vincenz Prießnitz (1799–1851), machen: Tränke hierfür ein Tuch in kaltes Wasser, wringe es gut aus und lege es locker um den vorderen Halsbereich herum. Darauf gibst du ein Baumwolltuch. Diese Anwendung regt die Durchblutung an, sodass die Halsschmerzen meist innerhalb kürzester Zeit verschwinden.
Du kannst als Ergänzung ab und an 1 Teelöffel guten Honig in Rohkostqualität im Mund zergehen lassen.

Ergänzung aus der Apotheke: *Cistus 052® Bio Halspastillen*

Harnwegsentzündung

In der Ruhe liegt die Kraft ... – Eine Handvoll Gutes für die Harnwege

Das Wichtigste bei Entzündungen der Blase bzw. der ableitenden Harnwege ist, die Bakterien mit entzündungshemmenden Tees und Wasser auszuspülen. Du kannst dir selbst nach deinem Geschmack einen Tee aus den folgenden Kräutern zusammenstellen: Bärentraubenblätter, Brennnesselblätter, Birkenblätter, Goldrutenkraut, Hauhechelwurzel, Ringelblumenblüten, Schachtelhalmkraut und Süßholzwurzel. Oft gibt es diese Mischung in ähnlicher Form fertig als Blasen-und-Nierentee zu kaufen. 1 Teelöffel der Kräuter mit 250 Millilitern kochendem Wasser aufgießen und 10 Minuten ziehen lassen. Abseihen und trinken.
Eine Alternative ist der Tee vom Kleinblütigen Weidenröschen (*Epilobium parviflorum*): Gieße 1 Teelöffel Kraut mit 250 Millilitern kochendem

Wasser auf und lasse das Ganze 3 bis 4 Minuten ziehen. Abseihen und trinken.

Meist sind an den Blasenerkankungen die säureliebenden Colibakterien sowie Staphylokokken beteiligt. Du kannst die Therapie wirkungsvoll unterstützen, indem du abwechselnd Zitronenwasser (wirkt stark basisch) und Basentees oder Natronwasser (¼ Teelöffel Natron auf 250 Milliliter Wasser mindestens 1 Stunde vor oder nach den Mahlzeiten) trinkst. Du schaffst damit ein basisches Milieu, das diese Bakterien überhaupt nicht mögen. Diese Anwendung erhöht den pH-Wert im Verdauungstrakt und entsäuert auch den Urin, was besonders im Anfangsstadium einer Blasenentzündung hilfreich sein kann.[55]

Eine Wärmflasche, viel trinken und Ruhe helfen oft, ein Antibiotikum zu vermeiden. Der Genuss unbehandelter und ungesüßter Cranberrys hat sich bei der Therapie von Harnwegsentzündungen ebenso gut bewährt wie frisch geriebener Meerrettich und Kapuzinerkresse (z. B. als Salat).

Ergänzung aus der Apotheke: *ANGOCIN® Anti-Infekt N Filmtabletten* (mit Meerrettich und Kapuzinerkresse), *Cysto Gastreu® S R18* (ein homöopathisches Komplexmittel). Bei mir haben sich auch *Cantharis Blasen Globuli velati* von *WALA®* bewährt. Sie haben sogar meine Katze von schlimmen Blasenschmerzen befreit.

Husten

Süßer Basilikumtrunk

Möchtest du Basilikum als konzentriertes Heilmittel nutzen, eignet sich hierfür am besten das konzentrierte ätherische Öl. Um mehrere Stunden Ruhe von einem hartnäckigen Husten zu haben, gebe ich bis zu 3-mal täglich 2 Tropfen Basilikumöl mit 1 Teelöffel Honig in ein Glas warmes Wasser oder Kräutertee und trinke das Ganze. Schmeckt lecker und ist äußerst wirksam.

Ergänzung aus der Apotheke: *Hustenelixier* oder *Flechtenhonig* von *WELEDA*

Insektenstiche

Juckreiz ade!

Hierfür gebe ich ätherisches Basilikumöl oder Teebaumöl pur auf die Haut direkt auf den Insektenstich. Das Öl wirkt gegen Juckreiz und Schwellungen und lässt die Symptome schnell abklingen.

Ergänzung aus der Apotheke: *Combudoron® Gel* von *WELEDA*

Magen-Darm-Infekt

Alles, was Magen und Darm hilft – Ein Rundumschlag

- Fenchel- und Kamillentee wirken beruhigend auf den Magen-Darm-Trakt.
- Schwarztee und grüner Tee schützen die Darmschleimhaut.
- Ingwer und Zitrone helfen bei Übelkeit und Erbrechen
- Heilerde und Aktivkohle binden Toxine und helfen bei Durchfall.
- Leichte Mahlzeiten wie Suppen entlasten den Verdauungsapparat.
- Viel zu trinken hilft, die Erreger auszuschwemmen und den Stoffwechsel anzuregen.
- 1 geriebener Apfel oder 1 zerdrückte Banane beruhigen den gereizten Magen.

Ergänzung aus der Apotheke: *MYRRHINIL-INTEST®* bei Durchfällen

Magenschleimhautentzündung

Kraftvoller Kamillen-Süßholzwurzel-Schafgarben-Trunk

½ Teelöffel Süßholzwurzel, ½ Teelöffel Kamillenblüten und ½ Teelöffel Schafgarbentee mischen (alternativ auch nur 1 Teelöffel von einem Kraut) und mit 250 Millilitern kochendem Wasser übergießen. Den Tee 10 Minuten ziehen lassen. Davon 3-mal täglich 1 Tasse trinken, bis sich die Symptome deutlich gebessert haben.

Die Rollkur

Besonders effektiv wirkt die sogenannte Rollkur: Dafür 1 Teelöffel getrocknete Kamillenblüten in 250 Milliliter Wasser geben, das Ganze aufkochen und 10 Minuten bei geschlossenem Deckel ziehen lassen. Den Tee zügig trinken und anschließend 5 bis 10 Minuten auf den Rücken legen. Dann „rollst" du dich auf die linke Seite und bleibst hier genauso lang liegen. Danach legst du dich auf den Bauch und bleibst wieder 5 bis 10 Minuten so liegen. Zum Schluss legst du dich ebenso lange auf die rechte Seite. Du brauchst also 20 bis 40 Minuten für die gesamte Rollkur – je nachdem, wie lang du in jeder Position liegen möchtest. Diese Kur solltest du über einen Zeitraum von 4 Wochen anwenden.

Traditionell wird die Rollkur mit Kamillentee gemacht. Man kann statt des Kamillentees aber auch die oben unter „Kraftvoller Kamillen-Süßholzwurzel-Schafgarben-Trunk" beschriebene Teemischung verwenden. Wichtig ist, dass du dich während der Kur warm einpackst, damit du nicht auskühlst. Eine Wärmflasche an den Füßen ist ideal.

Ergänzung aus der Apotheke: *Iberogast®*

Mittelohrentzündung

Das gute alte Zwiebelsäckchen

Du hackst eine mittelgroße Zwiebel fein und gibst diese auf die Mitte eines Baumwolltuchs. Fasse die vier Zipfel, mache ein Säckchen daraus und knete die Masse darin ordentlich von allen Seiten durch, sodass der Saft austritt. Binde nun das Tuch mit einem Bändchen eng um die Zwiebelmasse zu. Das Säckchen wird direkt auf das betroffene Ohr gelegt und um den Kopf ein Baumwoll- oder Wolltuch gebunden.

Die ätherischen Öle der Zwiebel wirken entzündungshemmend und schmerzstillend und die Beschwerden lassen so meistens innerhalb kurzer Zeit deutlich nach.

Ergänzung aus der Apotheke: *WALA® Aconit Ohrentropfen*

Mundschleimhautentzündung / Zahnfleischentzündung

Frisches Mundwasser mit Nelke

Wenn du eine Mundschleimhautentzündung hast, kannst du dir selbst ein wirksames Mundwasser herstellen: Gib etwa 1 Tropfen ätherisches Nelkenöl in ein Glas Wasser und spüle damit mehrmals täglich deinen Mund aus. Alternativ kannst du auch 1 Tropfen des ätherischen Öls auf deine Zahnbürste geben, deine Zähne damit putzen und dabei das Zahnfleisch sanft massieren. Die Gewürznelke macht den „schlechten" Bakterien den Garaus und hilft dem Zahnfleisch, sich zu regenerieren.

Ergänzung aus der Apotheke: *Salviathymol® N* von *Madaus* (mit Salbeiöl, Eukalyptusöl, Pfefferminzöl, Zimtöl, Nelkenöl, Fenchelöl, Sternanisöl, Levomenthol, Thymol)

Nagelbettentzündung

Ein beruhigendes Fingerbad

1 Esslöffel Kamillenblüten in 200 Milliliter Wasser geben, das Ganze aufkochen und 15 Minuten lang leicht köcheln lassen. Anschließend abseihen und abkühlen lassen. Gieße den Sud in eine kleine Schüssel und bade die betroffenen Finger mehrmals am Tag darin. Du kannst auch noch 1 bis 2 Tropfen Teebaumöl dazugeben. Mache das Fingerbad so lange, bis die Entzündung abgeklungen ist.

Ergänzung aus der Apotheke: *ilon® Salbe classic* (mit Lärchenterpentin und Eukalyptusöl)

Nasennebenhöhlenentzündung

Befreiendes Dampfbad – Für eine dufte Auszeit

Gib etwa 1 Esslöffel Thymian und 1 Esslöffel Kamillenblüten in einen Topf, übergieße das Ganze mit 1 Liter kochendem Wasser und lasse es ein wenig abkühlen. Der Dampf sollte warm, aber nicht kochend heiß sein. Halte deinen Kopf über den Dampf, gib ein Handtuch darüber und atme ruhig und entspannt 10 Minuten lang durch die Nase ein und aus. Danach lohnt es sich, einige Minuten zu ruhen und es sich z. B. mit einer Wärmflasche auf dem Sofa gemütlich zu machen.

Ergänzung aus der Apotheke: *GeloMyrtol® forte*-Kapseln, *Sinuselect® N*-Tropfen

Parasitenbefall

Parasitenschreck im Doppelpack

Die Kombination von Oreganoöl-Kapseln und Papayakernen hat sich zur Ausschaltung von Parasiten besonders bewährt. Je nach Parasitenbefall werden mehrmals täglich mehrere Oreganoöl-Kapseln – nach Packungsangabe – eingenommen und dazwischen regelmäßig jeweils 1 Teelöffel Papayakerne (gibt es auch getrocknet zu kaufen) gekaut.

Du solltest **eine Parasitenkur immer in Begleitung eines Arztes oder Heilpraktikers machen**, da unter Umständen auch Nebenwirkungen durch das Absterben der Parasiten auftreten können.
Nimm am besten *Athina® Oregano Öl*-Kapseln (pro Kapsel sind etwa 3 Tropfen Oreganoöl enthalten). Sie sind auch in Bioqualität erhältlich.

Ergänzung aus der Apotheke: Hier kenne ich kein adäquates Mittel.

Abschließende Gedanken

Antibiotika mögen für manche Menschen unter bestimmten Voraussetzungen und außerordentlichen Bedingungen segensreich und notwendig sein, aber sie sollten nach Meinung ganzheitlich arbeitender Ärzte nur dann gezielt eingesetzt werden, wenn es um schwere oder lebensbedrohliche Erkrankungen geht und nicht routinemäßig bei jeder bakteriellen Infektion. Es geht um einen verantwortungsvollen Umgang mit diesen Mitteln, damit Resistenzenbildung vermieden wird – falls einmal der Ernstfall eintritt.
Auch mit pflanzlichen (antibiotisch) wirkenden Heilmitteln sollte verantwortungsvoll umgegangen werden. Stets ist die Ursache der bakteriellen,

viralen, parasitären oder mykotischen Belastung miteinzubeziehen, und diese gilt es anzugehen: Ist die Ursache beispielsweise ein bakterieller Zahnherd, so muss dieser entfernt werden. Denn: Selbst das beste pflanzliche Antibiotikum kann in diesem Falle nur ergänzend bzw. abschwächend wirken, beseitigt aber nicht die Ursache der Infektion. Eine chronische Krankheit ist immer ein komplexes Zusammenspiel von Körper, Geist und Seele – sie ist vielschichtig und vielgesichtig, und so schauen ganzheitlich arbeitende Ärzte oder Heilpraktiker gern auch nach der seelisch-geistigen Ursache einer immer wieder auftretenden Infektion. Wie bereits beschrieben, ist das menschliche Immunsystem unter optimalen Voraussetzungen ein perfekt funktionierendes System mit unzähligen, intelligenten Abwehrmechanismen und Selbstheilungsstrategien (siehe Exkurs Seite 33 ff.). Wenn du z. B. „die Nase gestrichen voll" hast, dir jemand „die Luft zum Atmen nimmt" oder du „einen dicken Hals" hast, ist es kein Wunder, dass sich eine Krankheit in genau diesen Bereichen manifestiert: *Sinusitis*, *Bronchitis* oder *Angina* lassen grüßen.
Diese natürlichen Antibiotika stellen allerdings nur eine Auswahl der „starken Stoffe" dar, die Mutter Erde für uns bereithält. Geh mit offenen Augen in die Natur, und nimm dankbar wahr, welch kraftvollen Schätze dort zu finden sind – in Wildkräutern, Wildbeeren, Baumblättern oder Heilpilzen. Alles, was wir zum Gesundsein benötigen, steht hier für uns bereit!
Mehr zum Thema „Pflanzenheilmittel" findest du in Kapitel 4 (Seite 202 ff.) mit weiteren Rezepten und in Kapitel 3, dort Seite 162 ff.), wo sagenhafte Detoxwunder und heimische Superfoods auf dich warten. Einige der dort aufgeführten Lebensmittel haben auch antibakterielle, antivirale und antimykotische Eigenschaften.

Der grüne Naschbalkon – Alles zum Anbeißen!

Auch wenn du in der Stadt wohnst, kannst du dir deine eigenen Heilkäuter u. a. m. selbst ziehen. Die *Urban Gardening*-Bewegung macht deutlich, dass sich auch in Städten der Trend zu essbarem selbst angebautem Grün zum Selbsternten fortentwickelt, und sogar Balkons und Dachterrassen verwandeln sich in üppige bunte Oasen oder Biolebensmittel-Räume. Selbst auf kleinstem Raum kannst du durch eine platzsparende, vertikale Anordnung der Pflanzkästen deinem grünen Daumen den notwendigen, kreativen Raum geben und dir durch selbst gezogene Blumen, Kräuter, Obst und Gemüse ein kleines Stückchen Natur in dein Leben holen. Der direkte Umgang mit deinen selbst angebauten Lebensmitteln schafft ein neues Bewusstsein für die Natur und deine Nahrung. Sie werden einen anderen energetischen Einfluss auf dich haben als beispielsweise die lieblos hochgezüchteten Supermarktkräuter. Hole dir weitere Informationen aus geeigneten Fachbüchern (siehe unten) oder mach dich in den zahlreichen Blogs über inspirierende Pflanzengärten, Naschbalkone oder grüne Oasen schlau.

Grüne Naschbalkone: *www.balkongarten-blog.de; www.biobalkon.de; www.diefarbedesgeldes.de/die-10-besten-gartenblogs; www.garten-fraeulein.de/mein-gruenes-buero/vertikal-garten; www.kistengruen.de/wp*

Bezugsquellen für die in diesem Abschnitt genannten Produkte findest du im Anhang unter gleichnamiger Überschrift, Seite 426 ff.

Bücher

Caroline Ebert: *Augen lieben Heilkräuter. Natürliche Mittel bei allen Augenerkrankungen.* Schirner Verlag, 2018

Heide Hasskerl: *Selbstversorgt! Gemüse, Kräuter und Beeren aus dem eigenen Garten.* Leopold Stocker Verlag, 2018

Elisabeth Mecklenburg: *Mein Nasch-Balkon. Sonderedition. Mit viel Spaß Obst und Gemüse auf Balkon und Terrasse anbauen und genießen.* Books on Demand, 2018

Claudia Ritter: *Pflanzliche Antibiotika selbst gemacht. Heilen und vorbeugen mit Gewürzen und Kräutern.* Verlag Eugen Ulmer, 2017

Maria Treben: *Gesundheit aus der Apotheke Gottes. Ratschläge und Erfahrungen mit Heilkräutern.* Ennsthaler Verlag, 2018

Positiver Ausblick für mich

Ich wünsche mir, dass die natürlichen Antibiotika endlich den wohlverdienten öffentlichen Ritterschlag bekommen und dankbar als das erkannt werden, was sie wirklich sind: hocheffektive, wertvolle und preiswerte Heilmittel, die Körper, Geist und Seele bei der Heilung unterstützen können.

Positiver Ausblick für dich

....

....

....

Turboentgifter, Allzweckwaffen und Multitalente – Eine Auswahl von A bis Z

In diesem Kapitel betreten wir das Reich der teilweise kontrovers diskutierten Heilmittel, die sich in den letzten Jahren bei Selbstanwendern wachsender Beliebtheit erfreuen und mittlerweile umfangreich in der Literatur dokumentiert sind. Es handelt sich dabei um eine kleine Auswahl jener Mittel, bei denen sich die Geister oft scheiden, denn für die einen sind sie aufgrund schneller Heilerfolge ein wahrer Segen, für die anderen ein Fluch, weil sich mit ihnen kein nennenswerter Gewinn erzielen lässt. Trotz ihrer umfangreichen Anwendungsgebiete sollte man diese Kanditaten dennoch nicht als „Wundermittel" bezeichnen und sie stets mit Verstand verwenden.

Bilde dir deine eigene Meinung: Recherchiere selbst und entscheide dann, ob du das jeweilige Mittel für dich nutzen möchtest oder nicht. Neben der Auswahl an aufgeführten Turboentgiftern, Allzweckwaffen und Multitalenten, wirst du in *Ich mach mich gesund* noch viele weitere Mittel kennenlernen.

Ich biete den Mitteln in diesem Abschnitt eine größere Bühne, damit du dir auch ein Bild über die vermeintlichen Risiken und Nebenwirkungen machen kannst. Zudem findest du auch hier viele Tipps aus meinem reichen Selbstanwender-Repertoire.

Viele der im Folgenden beschriebenen Mittel sind in der Anwendung kinderleicht und auch für Anfänger gedacht, z. B. Heilerde, Zeolith, Chlorella und Spirulina. Andere, wie Wasserstoffperoxid (H_2O_2), die Lugolsche Lösung oder Dimethylsulfoxid (DMSO) verlangen etwas mehr Aufmerksamkeit und Wissen, damit man ihr volles Potenzial ausschöpfen kann.

Die folgenden Mittel gelten bei korrekter Anwendung und richtiger Dosierung als vergleichsweise arm an Nebenwirkungen. Bedenke allerdings: Auch bei Nahrungsmitteln kommt es auf die Dosierung und auf die richtige Kombination an. Trinkt man z. B. sehr viel Milch auf einmal, so muss man mit Durchfall, Erbrechen, Bauchmerzen oder Kreislaufproblemen rechnen, abgesehen von den teilweise schweren allergischen Reaktionen bei einer ausgeprägten Kuhmilchallergie. Studien belegen, dass Männer, die regelmäßig zu viel Milch trinken, ein doppelt so hohes Risiko haben, an Prostatakrebs zu erkranken, im Vergleich zu Männern, die das nicht tun.[56] Beim Genuss von Milch und Milchprodukten kann es zudem zu Wechselwirkungen mit Medikamenten kommen: Ein Antibiotikum gegen Harnwegsinfektionen beispielsweise, zusammen mit Milch eingenommen, verliert seine Wirkung.[57]

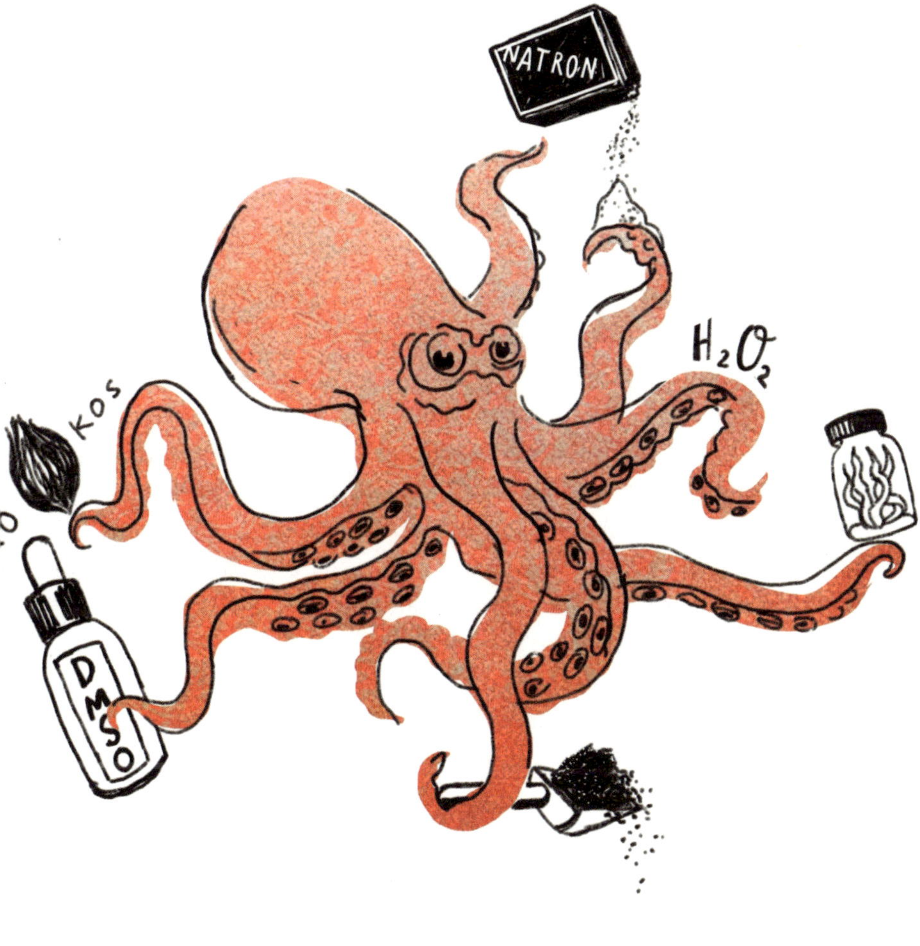

Chlorella und Spirulina – Urzeitliche Power-Entgifter im Doppelpack

Kurz & knapp

- Basisprodukte zur Entgiftung und Gesunderhaltung
- Gehören elementar zur Schwermetallentgiftung
- Liefern wichtige Nähr- und Vitalstoffe
- Chlorophyll-und Energie-Booster
- Einfache Handhabung
- Zur regelmäßigen Anwendung geeignet (z. B. im Wechsel mit Zeolith)
- Gutes Chlorella und gutes Spirulina haben ihren Preis.

Porträts

Chlorella, eine einzellige Süßwasser-Mikroalge, und Spirulina, aus der Gruppe der Blaualgen (Cyanobakterien; früher als „Blaualgen" bezeichnet), sind wahre Energiebomben und Turboentgifter und enthalten eine Vielzahl an Vitaminen, Mineralstoffen, Aminosäuren, Fettsäuren etc. sowie viel Chlorophyll. Blattgrün ist ein starker Blutreiniger und Blutbildner und bringt jede Menge Sauerstoff in den Körper. Es gibt derzeit keine andere Pflanze mit einem so hohen Chlorophyll-Gehalt wie die Chlorella. Auch für die Leber ist Chlorophyll ein wahrer Segen, da es die Leberzellen vor den zahlreichen Giftstoffen schützt, die tagtäglich in unseren Körper gelangen. Chlorella und Spirulina sind ideal, wenn es um die Ausleitung von Schwermetallen oder Toxinen geht, da sie diese wie ein Schwamm an sich binden und sie damit leicht vom Körper ausgeleitet werden können. Somit gehören die Mikroalgen zu der Gruppe der „natürlichen Chelatbildner", da sie durch Biosorption* mit den Schwermetallen leicht ausscheidbare Komplexe bilden. Spirulina ist

* Die Fähigkeit bestimmter Mikroorganismen (Bakterien, Hefen, Pilze, Algen) zur Anreicherung von Schwermetallen und Radionukliden

zudem eine optimale Eiweißquelle, denn sie enthält neben weiteren wertvollen Inhaltsstoffen alle essenziellen Aminosäuren.

Für mich sind diese beiden grünen Supernahrungsmittel tägliche Begleiter – sie versorgen mich mit Energie sowie mit leicht verfügbaren Vitalstoffen und entgiften meinen Körper. Aufgrund der zunehmenden Verschmutzung der Böden, der Gewässer und der Luft sind wir alle mehr oder weniger stark mit Toxinen und Schwermetallen belastet. Sie lauern leider überall – in uns und um uns herum. Wir benötigen Nahrungsmittel, die uns von diesen Umweltgiften befreien und den Körper zugleich mit einer Vielzahl an Nährstoffen versorgen. Hierfür sind Chlorella und Spirulina hervorragend geeignet. Jede der Mikroalgen hat ihr spezifisches Wirkspektrum, und es wird empfohlen, beide in die Ernährung aufzunehmen.

Geschichtliches & Pioniere

Obwohl es die Chlorella-Alge seit mehr als 2 Milliarden Jahren auf der Erde gibt, wurde sie erst Ende des 19. Jahrhunderts von dem niederländischen Mikrobiologen Martinus Willem Beijerinck (1851–1931) entdeckt. In der naturheilkundlichen Szene wurde die Mikroalge hierzulande vor allem durch Dr. Dietrich Klinghardt bekannt, der mit Chlorella, Zeolith, Bärlauch und Koriander ein effektives Team zur Schwermetallausleitung zusammengestellt hat. Bärlauch mobilisiert die Schwermetalle aus dem Bindegewebe, Koriander löst sie aus dem Nervengewebe und Chlorella sowie Zeolith haben die Aufgabe, Schadstoffe zu binden und auszuleiten.

Ein Pionier auf dem Gebiet der Kultivierung von Mikroalgen ist hierzulande die Firma *ALGOMED®* in Klötze in der Altmark. Dort werden seit dem Jahr 2000 Algen in einer patentierten Anbaumethode in einem 500 Kilometer langen Glasröhrensystem kultiviert. Diese Firma war die erste in Europa und eine der ersten weltweit, die Chlorella in einer Form anbaut, die gewährleistet, dass die Algen genug Sonnenlicht bekommen und vor Verunreinigungen von außen geschützt sind. Somit ist das Produkt frei von Umweltgiften, und die Laborwerte in puncto Schwermetalle, Pestizide, Schimmelpilze usw. liegen unterhalb der nachweisbaren Grenze. Das benötigte Wasser wird aus einer eigenen artesischen Quelle gewonnen.

Die Spirulina-Alge soll Forschungen zufolge sogar noch älter sein als Chlorella und darf sich mit einem Alter von mehr als 3 Milliarden Jahren brüsten. Sie wurde sogar 1974 von der WHO als „Bestes Nahrungsmittel der Zukunft“ bezeichnet – Grund genug, sich dieser Alge in einem besonderen Maße zu widmen.

Vorteile

- Beide Mikroalgen haben ein großes Wirkspektrum.
- Man kann sie problemlos in die tägliche Ernährung integrieren.
- Auch für Kinder geeignet
- Leicht zu handhaben
- Geben sofort spürbar mehr Energie
- Versorgen mit allen wichtigen Nährstoffen
- Allroundtalente

Nachteile

- Verglichen mit den anderen in diesem Buch genannten Mitteln sind die beiden Mikroalgen eher im oberen Preissegment angesiedelt.
- Viele der auf dem Markt angebotenen Mikroalgen-Produkte sind hochgradig mit Toxinen belastet. Achte daher beim Kauf auf eine hochwertige, schadstofffreie Rohkostqualität mit Prüfzertifikat und/oder teste die Verträglichkeit der Mikroalgen kinesiologisch aus.

Kontraindikationen & Nebenwirkungen

- Generell gelten die Mikroalgen als gut verträglich. Man sollte allerdings auf die richtige Dosierung achten. Bei zu hoher Dosis wird u. a. von Übelkeit, Erbrechen, Schwindel, Durchfall und manchmal auch von Kopfschmerzen berichtet.[58] Diese Symptome werden entweder mit Entgiftungssymptomen in Verbindung gebracht oder können aus einer Unverträglichkeit resultieren.

Eigenschaften[59, 60, 61]

Anti-Aging, antiallergisch, antientzündlich, antikarzinogen, antioxidativ, antiparasitär, antiviral, darmstärkend, Energielieferant, entzündungshemmend, erhöht den Sauerstoffgehalt des Blutes, hervorragende natürliche Eiweiß- und Mineralstoffquelle, immunstärkend, leberstärkend, leicht verfügbare bioaktive Vitalstoffe in konzentrierter Form, leitet hervorragend Schwermetalle und Toxine aus, Lieferant von Vitamin B_{12} sowie Folsäure und leicht verwertbarem Eisen, regenerierend, starker Basenbildner, sorgt für einen ausgeglichenen Säure-Basen-Haushalt,

Steigerung der Konzentrationsfähigkeit, stoffwechselaktivierend, Unterstützung bei allen Heilungsprozessen, Verbesserung der Zellatmung

Anwendungsgebiete – Eine Auswahl[62, 63]

Allergien, Bluthochdruck, chronische Müdigkeit, Energiemangel, Gefäßerkrankungen, Gelenkbeschwerden, Hautkrankheiten, Herz-Kreislauf-Erkrankungen, Immunschwäche, Kopfschmerzen, Krebs, Lebererkrankungen, Mineralstoffmangel, Schnupfen, Schwermetallbelastung, Stoffwechselerkrankungen, Verdauungsbeschwerden

Chlorella soll durch ihren Zellaufbau auch dazu in der Lage sein, Strahlenbelastungen des Körpers zu kompensieren, und kann z. B. als Entgiftungsmöglichkeit nach Impfungen sowie nach Röntgenuntersuchungen sowie MRT-Untersuchungen eingenommen werden. Außerdem ist es hilfreich, die nach einer Chemotherapie im Körper angereicherten schädlichen Substanzen auszuleiten. Es wird vermutet, dass das in Chlorella enthaltene Chlorophyll ein wirksamer Schutz vor Strahlenbelastungen ist.[64]

Anwendungshinweis

Die Aufnahme der enthaltenen wertvollen Wirkstoffe ist am besten gewährleistet, wenn die Mikroalgen in Pulverform, in Wasser verrührt, eingenommen werden.

Chlorella- und Spirulinawasser

Um über den Tag ausreichend mit diesen chlorophyllreichen Kraftpaketen versorgt zu sein, mische ich mir morgens abwechselnd entweder 1 Glas Quellwasser mit 1 Esslöffel Chlorella- oder Spirulina-Pulver und trinke tagsüber immer wieder einen Schluck davon.

Obst mit Chlorella on top

Ein rohköstlicher Leckerbissen ist für mich, frisch aufgeschnittenes Obst (z. B. Mango) mit etwas Chlorellapulver zu bestreuen. Die herbe Note von Chlorella passt sehr gut zur süßen Frucht und die beiden Aromen ergänzen sich wunderbar zu einem ganz besonderen Geschmackserlebnis.

Grüne Detox-Gesichtsmaske

Für diese Schönheits-Maske verrührt man in einem kleinen Schälchen 2 gestrichene Teelöffel Heilerde und je 1 Teelöffel Spirulina und Chlorella mit 5 bis 6 Teelöffeln warmem Wasser zu einer Paste. Diese auf die gereinigte Haut auftragen und ungefähr 20 Minuten einwirken lassen. Anschließend mit lauwarmem Wasser sanft abwaschen und das Gesicht wie gewohnt pflegen.

Dosierungshinweis

Empfohlen werden täglich je 20 bis 30 Gramm. 1 gestrichener Teelöffel entspricht etwa 10 Gramm, d. h., von jeder Alge kann man 3 Teelöffel pro Tag – am besten in einem Glas Wasser verrührt – einnehmen. Geht es um eine Schwermetallausleitung, kann die Dosierung auch deutlich höher sein, um alle mobilisierten Schwermetalle und Toxine zu binden und auszuscheiden.

Schwermetalle ausleiten mit Bärlauch oder Knoblauch; Korianderkraut; Chlorella, Spirulina und Zeolith

Gifte aus dem Bindegewebe mobilisiert man am besten mit Bärlauch oder Knoblauch, denn beide weisen einen hohen Gehalt an Schwefel auf und können Schwermetalle und Gifte aus dem Bindegewebe lösen. MSM (Methylsulfonylmethan; siehe auch Seite 119 ff.) ist ebenfalls eine gute Alternative, wenn Bärlauch und Knoblauch nicht vertragen werden.

Um Gifte aus Gehirn und Nervengewebe zu mobilisieren, dafür eignet sich in idealer Weise Korianderkraut in Form von Koriandertinktur bzw. *Cilantro*-Tinktur. Es kann Gehirn und Nervengewebe von Schwermetallen befreien und – anders als chemische Chelatbildner – die Blut-Hirn-Schranke überwinden. Es sollte erst dann angewendet werden, wenn das Bindegewebe frei von Schwermetallen ist, da es sonst zu Rückvergiftungen kommen kann.

Die Anwendung von Koriander sollte also immer in Begleitung eines erfahrenen Therapeuten erfolgen! Koriandertinktur am besten nach Empfehlung eines Arztes oder Heilpraktikers vorsichtig mit 2-mal täglich 1 Tropfen zu den Mahlzeiten einschleichen und die Dosis bei Nebenwirkungen wie Kopf- und Gliederschmerzen sowie Übelkeit sofort reduzieren. Die tägliche Menge wird auf 2-mal täglich 1 Pipette gesteigert.

Schwermetalle binden besonders effektiv die drei „Musketiere“ Chlorella, Spirulina und Zeolith, denn sie saugen Schwermetalle wie ein Schwamm im Darm auf, sodass diese problemlos ausgeschieden werden können. Die drei natürlichen Nahrungsergänzungsmittel können entweder parallel (z. B. täglich ein anderes oder morgens das eine, abends ein anderes) oder auch nur eines durchgehend eingenommen werden. Die individuell benötigte Menge sollte in regelmäßigen Abständen ausgetestet werden, da sie im Laufe der Ausleitung variieren kann. Alle drei natürlichen Nahrungsergänzungsmittel haben ihre spezifischen Vorteile, und es ist sinnvoll, sie zu kombinieren, um die volle Bandbreite an positiven Eigenschaften auszuschöpfen. Die Mittel sollten während der Schwermetallausleitung immer in ausreichendem Maße im Körper vorhanden sein, damit die mobilisierten Gifte sofort gebunden und ausgeschieden werden können, ohne dass es erneut zu Rückvergiftungen kommt – bitte individuell austesten und auf Verträglichkeit achten.

Solche Rückvergiftungen können sich in Kopfschmerzen, Schwindel, Benommenheit und Nervenschmerzen äußern. Zudem sollte darauf geachtet werden, dass die Ausscheidungsorgane durch geeignete Anwendungen wie Colon-Hydro-Therapie, Saunagänge, Leber-, Gallenblasen- und Nierenreinigung etc. entlastet und gestärkt werden.

Grundsätzlich empfehle ich, eine gezielte Schwermetallausleitung immer in Begleitung eines erfahrenen Arztes oder Heilpraktikers zu machen, da diese zusätzlich mit Homöopathie, Vitaminen, Mineralstoffen, Aminosäuren und ergänzenden Maßnahmen wie Ionen-Fußbäder effektiv ergänzt werden kann.

Chlorella und Spirulina

Es gibt diverse Studien zu den beiden Algen, die deren Wirkung bei unterschiedlichen Beschwerden bestätigen.

- In einer Studie mit 78 älteren koreanischen Probanden konnte Spirulina (bei einer Dosierung von 8 Gramm pro Tag über 16 Wochen) die antioxidative Kapazität des Blutes bei den weiblichen Teilnehmern verbessern.[65]

- Bei Diabetikern (Einnahme: 8 Gramm pro Tag über 12 Wochen) konnte von einer Abnahme oxidativer Schädigungen im Blut berichtetet werden (gemessen am Oxidationsprodukt Malondialdehyd [MDA]).[66]
- Immunmodulierende Wirkung durch die Einnahme von Spirulina[67]
    - Aktivierung der Fresszellen (Makrophagen) und der Killerzellen (NK-Zellen)
    - Stimulierung von T-Zellen, B-Zellen
    - Anregung der Antikörperproduktion
    - Anregung der Botenstoffproduktion (Interferon γ und Interleukin 2)
- In einer placebokontrollierten Doppelblindstudie in der Türkei konnte eine signifikante Effizienz von Spirulina bei der Behandlung von Probanden mit allergischem Schnupfen nachgewiesen werden. Es besserten sich bei einer guten Verträglichkeit sämtliche Symptome deutlich.[68]
- In einer Studie konnte gezeigt werden, dass sich mit der Einnahme von Chlorella die Leber- und Blutfettwerte sowie der Body-Mass-Index (BMI) verbesserten und das Körpergewicht reduzierte.[69]
- Chlorella zeigt eine stimulierende Wirkung auf das Immunsystem mit einer deutlichen Steigerung der Aktivität der natürlichen Killerzellen.[70]
- Die Einnahme von Chlorella zeigte in Studien eine signifikante Erhöhung der Elastizität der Arterien.[71]
- In einer Studie aus dem Jahr 2011 konnte eine antivirale Wirkung von Spirulina bei Erkrankungen mit dem Epstein-Barr-Virus nachgewiesen werden.[72]

Gemütlich Tee trinken und dabei entgiften …

Für eine Schwermetallausleitung wird von der Heilpraktikerin und Autorin Margret Madejsky begleitend folgende Teemischung empfohlen: Erdrauchkraut, Frauenmantelkraut, Goldrutenkraut, Gundelrebenkraut, Stiefmütterchenkraut, Walnussblätter zu gleichen Teilen mischen und 3 bis 4 Esslöffel davon mit ½ Liter heißem Wasser übergießen. Das Ganze 5 bis 10 Minuten ziehen lassen, abseihen und über den Tag verteilt kurmäßig 6 bis 12 Wochen lang trinken.[73] Der Tee soll die körpereigenen Entgiftungswege öffnen, die Ausleitungsorgane stärken und den Stoffwechsel anregen. Die mobilisierten Metalle werden durch die Gerbstoffe gebunden und können damit leicht ausgeschieden werden.

Schmackhafter „Lubrikator" – Hilft bei der Schwermetallausleitung

Hocheffektiv zur Ausleitung von Schwermetallen sind nach Christian Dittrich-Opitz, Autor und Gesundheitscoach, rohe gesättigte Fette wie Rohmilchbutter, Kokosöl oder Kokosmus in Rohkostqualität. Der sogenannte Lubrikator* ist eine leckere und zellulär sättigende Mahlzeit, um den Körper mit solch hochwertigen Proteinen und Fetten zu versorgen.

Die Zutaten für das Basisrezept nach Christian Dittrich-Opitz sind *für 1 Portion* wie folgt:[74]

2 rohe Bio-Eier
Saft von ½–1 Zitrone
3 EL Kokosmus (alternativ Rohmilchbutter)
1 EL Honig (in Rohkostqualität)

Alle Zutaten im Mixer cremig pürieren und genießen.

Bezugsquellen für Chlorella und Spirulina findest du im Anhang unter gleichnamiger Überschrift, dort unter „Mikroalgen", Seite 428.

Bücher

Ulrich Arndt: *Spirulina, Chlorella, AFA-Algen. Lichtvolle Power-Nahrung für Körper und Geist.* Hans-Nietsch-Verlag, 2003
CHLORELLA. Nutzen und Anwendungsgebiete. Mit einer Einführung von Dr. med. Dietrich Klinghardt. INK, 2019 (zu bestellen über *www.ink.ag*)

---

* Von englisch *lubricator*, „Schmiermittel"

DMSO (Dimethylsulfoxid) – Geweberegenerierender Tausendsassa

„Wir wissen, dass DMSO ein Jahrhundertmittel ist, doch es hat für uns keinen Wert."[75]

– Dachverband der US-Pharmaindustrie –

Kurz & knapp

- Beliebt bei Selbstanwendern bei allen Arten von Gelenkerkrankungen
- Breites Anwendungsspektrum
- Preisgünstig
- „Schleppermittel" und Wirkstoffverstärker zugleich
- **Ein Mittel für Fortgeschrittene: Erfordert eine tiefergehende Beschäftigung mit dem Thema, damit man sein volles Potenzial ausschöpfen kann.**
- **Es sind bestimmte Vorsichtsmaßnahmen zu beachten** (siehe Anwendungshinweise Seite 95).

Porträt

Bei **Dim**ethyl**s**ulf**o**xid, abgekürzt DMSO, handelt es sich um eine farblose transparente Flüssigkeit, die bei einer Temperatur unter 18 °C kristallisiert. Chemisch gesehen ist es ein organisches Lösungsmittel, das zur Verbindungsklasse der Sulfoxide zählt. Es besitzt die bemerkenswerte Eigenschaft, dass es sowohl in Wasser als auch in anderen organischen Lösungsmitteln wie Alkoholen oder Ölen löslich ist. Diese organische Schwefelverbindung hat unzählige positive Wirkungen auf die Gesundheit, hat einen schwachen, doch charakteristischen Geruch, der an den von Knoblauch oder Zwiebel erinnert, und wird seit den 1960er-Jahren im Gesundheitsbereich eingesetzt, jedoch genießt es in der breiten Landschaft der pharmazeutischen Mittel immer noch ein Aschenbrödeldasein. Dort weiß man zwar, dass DMSO ein Jahrhundertmittel ist, doch da sich damit kein Vermögen machen lässt, zeigt man dafür kein sonderlich großes Interesse. Im Körper wird DMSO zum größten Teil in eine organische Schwefelverbindung umgewandelt, die auch als MSM (Methylsulfonylmethan) bekannt ist (siehe Seite 119 ff.). Nur etwa 1 Prozent des aufgenommenen DMSO wird in Dimethylsulfid zurückverwandelt, das dann über die Atemluft und die Haut ausgeschieden wird, sodass der Geruch der Atemluft an Knoblauch oder Austern erinnert. Nach etwa 1 bis 2 Tagen verschwindet dieser jedoch wieder – ähnlich wie beim Verzehr von Knoblauch. Dimethylsulfoxid kann vom Körper sowohl über die Haut aufgenommen, als verdünnte Lösung eingenommen oder als Infusion verabreicht werden (mehr dazu unter „Anwendungshinweise", Seite 95). Seine Wirkung wird u. a. als abschwellend, entzündungshemmend, bakterienhemmend, durchblutungsfördernd und schmerzstillend beschrieben. Es besitzt dabei die Eigenschaft, sehr schnell in die Haut, in die Schleimhäute und ins Gewebe einzudringen und fungiert auch als „Schleppermittel", d. h., es unterstützt andere Arzneimittel dabei, in die Zellen zu gelangen, und kann ihre Wirkung daher um ein Vielfaches verstärken. Ebenso vermag DMSO die Blut-Hirn-Schranke zu passieren, was es zu einem interessanten Mittel im Zusammenhang mit der Entgiftung des Gehirns von Schwermetallen macht. DMSO leitet neben Blei auch Quecksilber effektiv aus.[76, 77] DMSO ist eines meiner Lieblingsmittel, weil es ein grandioses Wirkspektrum hat und sich hervorragend dafür eignet, selbst kreativ und experimentierfreudig zu werden. Man kann DMSO sowohl als Einzelmittel (immer in verdünnter Form) nutzen als auch in Kombination mit anderen Stoffen. Der Erfahrungsschatz von Selbstanwendern wächst kontinuierlich, sodass man inzwischen im Internet eine große Community und zahlreiche Rezepte und Erfolgserlebnisse von Anwendern finden kann.

Geschichtliches & Pioniere

Bereits im Jahre 1866 wurde DMSO von dem russischen Chemiker Alexander Saytzeff (1841–1910) entdeckt. 1963 machte der amerikanische Forscher Dr. Stanley W. Jacob die Beobachtung, dass sich Zellen von in DMSO aufbewahrtem Transplantationsgewebe stabilisierten und regenerierten, und nutzte daraufhin den Stoff als Konservierungsmittel für Transplantationsorgane. Das wurde zum Anlass genommen, DMSO weiter zu erforschen. 2012 machte Hartmut Fischer Dimethylsulfoxid mit seinem Buch *Das DMSO-Handbuch** einem breiten Publikum in Deutschland bekannt. Seitdem wird es von vielen Patienten in Eigenverantwortung bei diversen Krankheiten eingesetzt.

Dimethylsulfoxid ist in der Schweiz – anders als in Deutschland – offiziell als Arzneistoff zur äußerlichen Anwendung zugelassen und wird dort ausschließlich in Kombination mit anderen Wirkstoffen als Creme, Spray oder Salbe in Apotheken angeboten.[78] DMSO erhält man (fast) in Reinform (99,9 Prozent). Daraus stellt man die für seine Zwecke benötigte verdünnte Lösung selbst her (siehe Angaben im Folgenden).

Vorteile

- Sehr günstig
- Fungiert als Kanalöffner und Wirkstoffverstärker, d. h. andere Substanzen können dadurch besser am Zielort ankommen und in ihrer Wirkung verstärkt werden
- Kann Medikamente in die Haut und bis in den Zellkern hineintransportieren, fungiert als „Schlepper"[79]
- Ermöglicht den rascheren Abbau von Toxinen und Stoffwechselprodukten aus dem Gewebe[80]
- DMSO wird automatisch dorthin im Körper transportiert, wo es benötigt wird.
- Umfangreiches Spektrum an Anwendungsmöglichkeiten
- Schnelle Wirkung
- Toxizität ist sehr niedrig, wird als „ungefährlich" eingestuft[81]
- Bekämpft nicht nur die Symptome, sondern kann dem Körper helfen, die Krankheit an sich zu heilen

Nachteile

- Es sind einige Vorsichtsmaßnahmen zu beachten (siehe Anwendungshinweise Seite 95).
- DMSO entwickelt einen knoblauchähnlichen Geruch, der durch Atem

* Laut Amazon-Verkaufsranking vom 20. Juli 2017 das erfolgreichste Buch in der Rubrik „Heilen"

und Haut ausgeschieden wird, nach 1 bis 2 Tagen aber wieder verschwindet.
- Man muss sich mit dem Stoff auseinandersetzen, um sein volles Potenzial auszuschöpfen.

Kontraindikationen & Nebenwirkungen

- DMSO sollte nicht eingenommen werden in der Schwangerschaft und in der Stillzeit, bei Überempfindlichkeit nach der ersten Behandlung; bei Neurodermitis, Schuppenflechte; bei gleichzeitiger Einnahme von Medikamenten sowie bei Diabetes, Leber- und Nierenerkrankungen; nicht geeignet für Kinder unter 5 Jahren. [82]
- Die **äußerliche Anwendung** kann folgende Nebenwirkungen haben: Hautrötung, Kribbeln, Jucken oder Brennen sowie ein vorübergehender, knoblauchähnlicher Körpergeruch.[83] (Bei Hautirritiationen können das Abwaschen der Lösung und das Auftragen einer Fettsalbe oder von *Aloe vera* auf die betreffende Stelle helfen.) In seltenen Fällen kann es zu Kopfschmerzen kommen.[84]
- Bei **innerlicher Anwendung** werden folgende möglichen Nebenwirkungen genannt: vermehrter Speichelfluss, vorübergehender Schwindel, Müdigkeit, Kopfdruck sowie ein knoblauchartiger Körpergeruch[85]; Übelkeit, Erbrechen, Durchfall, Verstopfung, Atemprobleme, Sehstörungen und ein verminderter Appetit.[86]
- Generell werden Medikamente, die gemeinsam mit DMSO eingenommen werden, in ihrer Wirkung verstärkt. Zwar wird das laut Dr. Hartmut Fischer gern genutzt, um die Dosis von Medikamenten wie Kortison zu reduzieren,[87] jedoch gibt es auch unerwünschte Verstärkungen von Medikamenten, die zu schwerwiegenden gesundheitlichen Problemen führen können. Zu diesen Medikamenten zählen z. B. Beruhigungsmittel, Steroide und Blutverdünner.[88] Aus diesem Grund sollte man bei Einnahme von Medikamenten vor der Anwendung von DMSO immer seinen Arzt konsultieren und ihn nach Risiken und Wechselwirkungen befragen!
- DMSO sollte nicht zur Behandlung von Ausschlag an Haustellen, die mit Giftefeu oder Gifteiche in Kontakt kamen, und von Insektenstichen eingesetzt oder auf infizierte Wunden aufgetragen werden.[89]

Meine persönlichen Erfahrungen: Ich habe über einen längeren Zeitraum jeden Tag begleitend zu meiner Herdsanierung sowohl im Mundraum als auch äußerlich unter Berücksichtigung sämtlicher Anwendungshinweise eine verdünnte DMSO-Lösung angewendet. Zu keiner Zeit konnte ich Nebenwirkungen an mir beobachten.

DMSO

- In einer Studie aus Brasilien konnte nachgewiesen werden, dass DMSO-Gel und therapeutischer Ultraschall zu einer signifikanten Verbesserung im Hinblick auf das Abschwellen stumpfer Verletzungen führen. Bei anderen Behandlungsformen kam es zu deutlich schwächeren Wirkungen.[90]
- In einer Studie aus Chile konnte gezeigt werden, dass DMSO wie ein Transporteur funktioniert, der die Blut-Hirn-Schranke passiert und somit Medikamente gegen diverse Formen mentaler Krankheiten effektiv direkt ins Gehirn schleusen kann.[91]
- In einer Studie von Dr. Robert Herschler und Dr. Stanley Jacob wurde festgestellt, dass z. B. *Rheuma*, *Arthritis* sowie Gelenk- und Muskelschmerzen durchaus mit Dimethylsulfoxid behandelt werden können.[92]

Anmerkung: Es sind zwar zahlreiche Studien zur Wirksamkeit von Dimethylsulfoxid durchgeführt worden, doch fehlt bislang die Anerkennung der Wirksamkeit durch eine randomisierte kontrollierte Studie (Doppelblindstudie). Das ist dem Umstand geschuldet, dass DMSO unabhängig von der verwendeten Menge durch seinen strengen Geruch sofort erkannt und somit entlarvt wird, was es für die Doppelblindstudie ungeeignet macht.[93]

Eigenschaften[94, 95, 96]

abschwellend, Anti-Aging, antibiotisch, antimikrobiell, antioxidativ, antiviral, beruhigend, entzündungshemmend, entwässernd, gefäßerweiternd, gerinnungshemmend, geweberegenerierend, harntreibend, hautregenerierend, muskelentspannend, narbenglättend, Radikalfänger, schmerzlindernd, stabilisiert das vegetative Nervensystem, verbessert die Sauerstoffsättigung, verstärkt die Wirkung von Medikamenten, wundheilungsfördernd, zellschützend

Anwendungsgebiete - Eine Auswahl[97, 98, 99, 100]

Akne, *Arthritis* und *rheumatoide Arthritis*, *Arteriosklerose*, Augenentzündung, Blasenentzündung, Bluterguss, Brandwunden, Entzündungen, Erkältungen, Falten, *Fibromyalgie*, Gürtelrose, Haarausfall, *Hämorrhoiden*, Hauterkrankungen, Hautalterung, *Herpes*, Immunschwäche, *interstitielle Zystitis* (chronische nichtinfektiöse Entzündung der Harnblasenwand), Insektenstiche, Juckreiz, Kopfschmerzen, Magen-Darm-Beschwerden, Migräne, *multiple Sklerose*, Narben, Nebenhöhlenentzündung, neurodegenerative Erkrankungen, Prellungen, *Prostatitis*, *Rheuma*, Schmerzen, Schwellungen, Schwermetallausleitung, *Sklerodermie* (rheumatische Autoimmunerkrankung), Verstauchungen, Venenentzündung, Wunden

Anwendungshinweise

Generell sollte jede DMSO-Behandlung – egal ob innerlich oder äußerlich – **im Vorfeld mit einem Arzt abgesprochen werden!** Des Weiteren sollten die folgenden Anwendungshinweise berücksichtigt werden.

- DMSO (Reinheit: 99,9 Prozent) wird *stets verdünnt angewendet*, sondern in wässrigen Lösungen. Je nach Anwendungsgebiet werden unterschiedlich hohe Konzentrationen eingesetzt (siehe Dosierungshinweise Seite 96 f.).
- Es ist zu prüfen, in welcher Konzentration man die Lösung verträgt.
- DMSO nicht mit Kunststoffen in Kontakt bringen.
- Hautbereiche, auf denen Dimethylsulfoxid angewendet werden soll, müssen vorher gereinigt werden, da alle auf der Hautoberfläche befindlichen Stoffe in die Haut hineintransportiert werden. Aus diesem Grund muss äußert penibel darauf geachtet werden, dass DMSO auf der Haut nicht mit schädlichen oder giftigen Stoffen in Kontakt kommt.
- Bei äußerlicher Anwendung ist darauf zu achten, dass DMSO nicht mit Kleidungsstücken in Berührung kommt. Bedecke die behandelte Fläche nicht zu schnell mit Stoff. Warte nach dem Auftragen auf die Haut, bis die Lösung in der Luft getrocknet ist, oder decke die behandelte Fläche zum Schutz mit einem Baumwolltuch – möglichst ungefärbt – ab.
- DMSO sollte bei Raumtemperatur gelagert werden. Bei niedrigeren Temperaturen – von unter 18 °C – wird die Substanz fest, sie kann im warmen Wasserbad wieder flüssig gemacht werden.

Dosierungshinweise

Generell sollte jede DMSO-Behandlung – egal ob innerlich oder äußerlich – **im Vorfeld mit einem Arzt abgesprochen werden!** Des Weiteren sollten die oben aufgeführten Anwendungshinweise berücksichtigt werden.

Äußerliche Anwendung: Hier geht es vor allem um die Konzentration der aufzutragenden Flüssigkeit (siehe unten). Je nach Verträglichkeit können die Verdünnungen beliebig oft angewendet werden. Je nach Indikation ist es möglich, andere Heilmittel wie Magnesium oder Propolis dazuzugegeben. Ihre Wirkung wird durch Dimethylsulfoxid verstärkt, da es die Heilmittel tief ins Gewebe transportiert.

Folgende Konzentrationen (Ausgangsprodukt ist immer das DMSO mit einer Reinheit von 99,9 Prozent) haben sich laut Anwendern und einschlägiger Literatur zur äußerlichen Anwendung als wässrige Lösung bewährt:[101, 102]

- 75-prozentige Lösung: an den Füßen und Beinen, auf Warzen, Aphten oder Furunkeln
- 60-prozentige Lösung: zur Narbenbehandlung
- 50-prozentige Lösung: an Rumpf und Armen sowie im Halsbereich
- 25-prozentige Lösung: Ohrentropfen, Nasentropfen und Mundspülung
- 10-prozentige Lösung: als Gesichtswasser zur Hautregeneration
- 1-prozentige Lösung: als Augentropfen

DMSO **nicht als Mundspülung bei Kunststofffüllungen** verwenden.

Innerliche Anwendung: Die Einnahme von Dimethylsulfoxid ist etwas für Fortgeschrittene. Von eigenverantwortlichen Anwendern wird es aber auch innerlich in stark verdünnter Form, d. h. immer in ausreichend Flüssigkeit, eingenommen. Laut DMSO-Fachmann Dr. Hartmut Fischer liegt der Basisrichtwert pro Tag bei etwa 0,1 Gramm DMSO pro Kilogramm Körpergewicht.[103] Das wären für einen 70 Kilogramm schweren Menschen ungefähr 7 Gramm DMSO, was ungefähr 2 Teelöffel DMSO (99,9 Prozent), verdünnt in einem Glas Wasser, entspricht. Tägliche Höchstmengen, die in klinischen Studien Anwendung finden, betragen das Zehnfache davon.

Ich träufele die erforderliche Menge Dimethylsulfoxid mit einer Pipette in ein Glas Wasser, Saft oder Tee. Da die Mischung leicht bitter schmeckt, gebe ich etwas Zitronensaft dazu, um den Geschmack zu mildern.

- **Infusionen mit DMSO:** Diese Anwendungsmöglichkeit ist **ausschließlich darin ausgebildeten Ärzten oder Therapeuten** vorbehalten. Hierbei wird der Ampulleninhalt in Kochsalzlösung gebracht und mit weiteren zuträglichen Substanzen als Infusion gegeben.
- **Injektionslösung mit DMSO:** Diese Anwendungsmöglichkeit ist ebenfalls **darin ausgebildeten Ärzten oder Therapeuten** vorbehalten. Es gibt hierfür fertige Mischungen in Ampullen, in denen reines Dimethylsulfoxid enthalten ist. Zusätzlich kann als Verdünnung Magnesiumchlorid, rechtsdrehende Milchsäure oder Procain gewählt werden.[104] Da die Lösung vorverdünnt ist, kann der Inhalt der Ampulle ohne Weiteres mit Laborzubehör und Kunststoffspritzen injiziert werden. Eingesetzt wird die DMSO-Injektion zur Behandlung von Narben, zur Zahnfleischregeneration sowie gegen Knorpeldegeneration in den Gelenken.[105]

DMSO bei blockierten Nasennebenhöhlen

Bei verstopften Nasennebenhöhlen bzw. bei sehr hartnäckigem Schnupfen mische ich 3 Teile einer isotonischen Salzlösung – entweder gekauft, z. B. *EMSER® NASENSPÜLSALZ*, oder eine 0,9-prozentige Salzlösung aus Salz und Wasser, selbst hergestellt: Hierfür 1 Liter Wasser 5 Minuten lang kochen lassen, dann 9 Gramm Steinsalz dazugeben und das Ganze abkühlen lassen. Anschließend 3 Teile der Salzlösung mit 1 Teil DMSO (99,9 Prozent) in ein sauberes Pipettenfläschchen aus der Apotheke geben, gut durchschütteln. Davon gebe ich mehrmals täglich 1 bis 2 Tropfen in jedes Nasenloch.

Man bekommt sofort wieder besser Luft, und nach ein paar Anwendungen sind die Symptome meist vollständig verschwunden. Es kann sein, dass die Anwendung von verdünntem DMSO als Nasentropfen im Kopf ein „Zwicken und Zwirbeln" verursacht, was sich so anfühlt, als hätte man im Schwimmbad aus Versehen Chlorwasser durch die Nase eingezogen.

DMSO bei Schwellungen

Bei einer Prellung mit Schwellungen, z. B. an den Beinen, gebe ich 3 Teile DMSO (99,9 Prozent) und 1 Teil Wasser in ein sauberes kleines Glasgefäß mit Deckel (z. B. ein Apothekerglas). Ich bestreiche mit dieser Lösung die schmerzende Stelle und lasse sie entweder an der Luft antrocknen oder lege als Schutz ein Tuch aus Baumwolle darauf. Meist lassen innerhalb kürzester Zeit Schmerz und Schwellung deutlich nach. Ein Bekannter wendete diese Prozedur auch bei einem Bruch am Bein an, was schnell zu einer deutlichen Schmerzlinderung und Reduzierung der Schwellung führte.

DMSO-Gesichtswasser zur Hautregeneration

Ich gebe 9 Tropfen Wasser, 1 Tropfen DMSO (99,9 Prozent) und natürliche hautregenerierende Wirkstoffe wie 1 Messerspitze Hyaluron oder 1 Tropfen ätherisches Rosenöl in ein kleines Glasgefäß mit Deckel (z. B. ein Apothekerglas) und verschüttle alles gut. Mit Dimethylsulfoxid können diese Wirkstoffe noch tiefer in die Haut gelangen. Ich klopfe die Flüssigkeit mit sauberen Fingern zart in die Haut ein, lasse das Ganze etwa 10 Minuten einwirken und wasche mein Gesicht danach mit Wasser.

DMSO mit anderen hautheilenden Wirkstoffen mischen

Ich mische Dimethylsulfoxid zur äußerlichen Anwendung meist mit Wirkstoffen, die der Haut guttun und deren Wirkung sich durch das DMSO um ein Vielfaches verstärkt.

Meine Favoriten sind:

- bei Entzündungen: Procain oder Propolis (siehe Seite 61);
- bei Schwellungen: Arnikaöl;
- bei entzündlichen Hauterkrankungen: Kamillenöl, Propolis, Ringelblumenöl, Teebaumöl
- zur Hautregeneration: *Aloe vera*, Hyaluron, Rosenöl, *Silicea*-Gel;
- bei Verspannungen: Magnesiumöl (z. B. *ZECHSTEIN®* Magnesium-Öl)

  Werde einfach kreativ und probiere selbst aus.

Ich habe mit DMSO-Anwendungen sogar erreicht, dass starke Schwellungen im Gesicht, die durch meine früheren Zahnherde entstanden waren, innerhalb weniger Stunden verschwanden, und das ohne Hautirritationen. Im Gegenteil: Die Haut wirkte danach gut durchblutet und kleinere Fältchen waren ganz nebenbei sichtbar reduziert.

Eine Bezugsquellen für DMSO findest du im Anhang unter gleichnamiger Überschrift, Seite 428.

Bücher

Biohacking Academy: *DMSO, MSM und CDL. Premium Handbuch. Die 3 hocheffektiven Heilmittel der modernen Zeit. Einführung, Grundlagen und Anwendungsguide von DMSO, MSM und CDL.* Independently Published, 2018
Dr. rer. nat. Hartmut P. A. Fischer: *Das DMSO-Handbuch. Verborgenes Heilwissen aus der Natur.* Daniel Peter Verlag, 2012
Paul Mambel: *DMSO. endlich richtig anwenden und dauerhaft schmerzfrei werden.* Independently published, 2018

DMSO-Forum von Dr. Strunz: *www.strunz.com/de/forum/dmso*
DMSO-Portal: *www.dmsoportal.de*
Praxis-Institut Naturmedizin Dr. Hartmut Fischer, DMSO-Seminare u. a.: *www.pranatu.de*

Heilerde – Kostbare Mutter „Erde"

Kurz & knapp

- Breites Anwendungsspektrum
- Basisprodukt für die Hausapotheke
- Innerlich und äußerlich anwendbar
- Beliebt bei Selbstanwendern
- Relativ preiswert und einfach anzuwenden

Porträt

Bei diesem altbewährten Heilmittel aus der Natur handelt es sich um eiszeitliche Lössablagerungen, und so wird Heilerde auch umgangssprachlich als „Lösserde", „Lehmerde", „Tonerde" oder „Moorerde" bezeichnet. Je nach Abbaugebiet wechselt die Zusammensetzung der Erde etwas. Sie besteht jedoch aus einer natürlichen Mischung von Silizium, Quarz, Tonerdesilikaten, Kalk nebst vielen Mineralstoffen und Spurenelementen (mit u. a. Silizium, Kalzium, Eisen, Magnesium, Natrium, Chrom, Kupfer, Mangan, Selen, Nickel, Zink). Außer Jod sind praktisch alle Mineralstoffe in Heilerde vorhanden. Die genaue Zusammensetzung und Farbe können je nach Charge geringfügig variieren.

Der Löss wird für den medizinischen und kosmetischen Gebrauch abgebaut, gereinigt, getrocknet und anschließend sehr fein gemahlen. Je feiner die Vermahlungs, desto größer wird die Oberfläche der einzelnen Körnchen im Verhältnis zur Masse. Somit kann Heilerde optimal als Absorber wirken – d. h., sie bindet Bakterien und deren Stoffwechselprodukte, Gallensäuren, Cholesterin, Säuren ...

Geschichtliches & Pioniere

Die „heilende Erde" wurde bereits in der Antike geschätzt und soll das älteste Heilmittel überhaupt sein. Sie war einfach zu beschaffen und schnell verfügbar, und so wurde die Heilerde jahrhundertelang zuverlässig gegen Durchfall und Vergiftungen eingesetzt. Schon Dioskurides, Hippokrates, Paracelsus und Hildegard von

Bingen sollen die Kraft der Heilerde für medizinische Anwendungen genutzt haben. Im Mittelalter wurde Heilerde auch als *Bolus armenicus* bezeichnet und kam später dann unter dem Namen *Terra sigillata* in den Handel.[106] Als Pioniere der Neuzeit gelten hier Sebastian Kneipp, Adolf Just und Emanuel Felke. Just bezeichnete die Heilerde sogar als „bestes Heilmittel der Natur".[107] Auch Tiere lieben die heilene Erde, denkt man an die Elefanten oder Antilopen, die gern ein Staubbad nehmen. Es gibt übrigens verschiedene Erden auf dem Markt, z. B. die grüne Heilerde aus Frankreich, rötliche, gelbe und weiße Heilerden sowie die braune Heilerde, die wir hierzulande von der Firma *Luvos®* erhalten. Auch Lavaerde (arabisch: *Ghassoul*, gesprochen: Rhassoul) ist eine Tonmineralerde, die allerdings nur äußerlich, mit Wasser verdünnt, z. B. zum Haarewaschen verwendet wird.

Vorteile

- Keine Nebenwirkungen bekannt
- Sowohl zur Einnahme als auch zur äußerlichen Anwendung geeignet
- Preiswert
- Breites Anwendungsspektrum

Nachteil

- Nicht bekannt

Kontraindikationen & Nebenwirkungen[108]

- Nicht eingenommen werden sollte Heilerde bei schweren Störungen der Nierenfunktion, bei Unverträglichkeiten von Lösszubereitungen sowie bei Durchfall, der von hohem Fieber begleitet ist oder Blutbeimengungen enthält. Kinder unter 2 Jahren sollten Heilerde ebenfalls nicht einnehmen.
- Heilerde gilt als allgemein gut verträglich und nebenwirkungsarm. Bei Reizmagen- oder Reizmagensyndrom wurden in einer Studie u. a. folgende Nebenwirkungen beobachtet: Übelkeit, Durchfall, Blähungen, Unterbauchkrämpfe.

Heilerde[109]

- Laut einer Studie an der *Arizona State University* eignet sich Heilerde durch seine Inhaltsstoffe besonders gut, um gefürchtete Keime wie

Mycobacterium ulcerans oder pathogene Stämme des Darmbakteriums *Escherichia coli* sowie Methicillin-resistente Stämme von *Staphylococcus aureus* abzutöten.

- In Tierversuchen konnte bei Einnahme von Heilerde eine immunmodulierende und sogar kardioprotektive Wirkung festgestellt werden.
- In einer Beobachtungsstudie konnten durch die sechswöchige Einnahme von Heilerde die Symptome bei Patienten mit Reizdarm oder Reizmagen deutlich gelindert werden.
- Heilerdezubereitungen (als Packungen oder Peloide*) erweisen sich laut wissenschaftlichen Untersuchungen aufgrund ihrer antientzündlichen Wirkung als besonders effektiv in der Behandlung von muskulären Beschwerden, *Arthrose*, Hauterkrankungen wie Schuppenflechte und Ekzemen, Insektenstichen sowie Sonnenbrand.

Eigenschaften

Abschwellend, absorbierend (bindet Bakterien und deren Stoffwechselprodukte, Gallensäuren, Cholesterin, Säuren), antientzündlich, antioxidativ, entgiftend, entzündungshemmend, katalytisch

Anwendungsgebiete – Eine Auswahl[110]

Innerliche Anwendung: *Azidose*, Bindung von Cholesterin, Darmdysbiose, Durchfall, Histaminintoleranz, Magen-Darm-Erkrankungen, Magenschleimhautentzündung, Reizdarm, Reizmagen, Schutz vor freien Radikalen, Sodbrennen
Äußerliche Anwendung (z. B. als Bad, Packung, Wickel, Maske)**:** Akne, bakterielle Entzündungen, *Cellulite*, Gelenkbeschwerden, Hautentzündungen, Insektenstiche, Mitesser, Muskelbeschwerden, Ödeme wie Lymphödem, Pickel, Schwellungen, Verbrennungen, leichte Wunden

Anwendungshinweise

- Heilerde, die zur Einnahme geeignet ist, ist als Arzneimittel gekennzeichnet. Zur äußerlichen Anwendung wird sie als Medizinprodukt eingestuft.[111]

* Von griechisch *pelos* (Schlamm), also Heilerdeschlämme

- Für die **äußerliche Anwendung** wird Heilerde mit so viel warmem Wasser vermengt, dass eine streichfähige Paste entsteht. Diese wird auf die Haut aufgetragen und dort so lange belassen, bis sie angetrocknet ist. Danach vorsichtig mit warmem Wasser abspülen.
- Zur **Einnahme** wird Heilerde immer in ein Glas Wasser eingerührt und dann schluckweise getrunken.

Dosierungshinweis

Innerliche Anwendung: 1 Teelöffel auf 1 Glas Wasser

Klärende Gesichtsmaske mit Heilerde

Gib 2 Esslöffel Heilerde in ein kleines Gefäß und vorsichtig nach und nach so viel warmes Wasser dazu, dass eine streichfähige Paste entsteht. Diese streichst du auf deine gereinigte Gesichtshaut und lässt die Maske etwa 20 Minuten antrocknen. Anschließend kannst du sie mit warmem Wasser abwaschen. Die Haut ist danach gut durchblutet, rein und rosig. Wenn du unter unreiner Haut leidest, kannst du 1 bis 2 Tropfen Teebaumöl in die Masse einrühren und die Maske dann auftragen. Das hat einen zusätzlichen antibakteriellen und entzündungshemmenden Effekt. Durch diese Maske wird die Haut sanft von überschüssigem Fett und Schmutzpartikeln befreit.

Mundspülung, mal anders

Nach säurehaltigen Mahlzeiten, z. B. mit Zitrone oder Apfelessig, wäre es kontraproduktiv, sich die Zähne zu putzen, weil das den Zahnschmelz schädigen würde. Ich verrühre daher gern nach solchen Mahlzeiten als Zahnschutz etwa ¼ Teelöffel Heilerde mit 20 Millilitern Wasser (entspricht ungefähr 1 Schluck) und spüle damit meinen Mund aus. Heilerde kann Säuren sehr gut binden und wieder einen basischen pH-Wert im Mund herstellen.

Bezugsquellen für Heilerde findest du im Anhang unter gleichnamiger Überschrift, Seite 428.

Buch

Monika Mayer: *Natürlich gesund mit Heilerde.* AT Verlag, 2008

Kokosöl – Köstlich fettes Universalgenie

Kurz & knapp

- Allroundtalent in Küche und Kosmetik
- Zahlreiche Do-it-yourself-Anwendungsmöglichkeiten in Kosmetik und Zahnpflege
- Sowohl innerlich als auch äußerlich anwendbar
- Wirksam gegen Erreger
- Kann einfach in die Ernährung integriert werden
- Schmeckt lecker
- Bei höheren Dosierungen sollte die individuell verträgliche Menge ausgetestet werden.

Porträt

Viele schwören auf die vielfältigen Vorteile dieses schmackhaften Öls und nutzen es sowohl in der Küche als auch im Badezimmer. Der Schmelzpunkt von Kokosöl, das durch Pressen des Fruchtfleischs der Kokosnuss gewonnen wird, liegt bei 24 °C. Im Sommer sollte man es im Kühlschrank aufbewahren, da es sonst flüssig wird. Aus diesem Grund sind beide Bezeichnungen – „Kokosöl" und „Kokosfett" – richtig. Der Rauchpunkt dieses Öls liegt bei mehr als 232 °C, und daher ist Kokosöl ein idealer Kandidat zum Backen, Frittieren und Anbraten, denn es entstehen keine gefährliche Transfettsäuren. Grund für den hohen Rauchpunkt sind seine mittelkettigen gesättigten Fettsäuren. Und gerade diese sind es, weswegen das Öl in den letzten Jahren heftige Diskussionen ertragen musste. Im Gegensatz zu den Omega-3-Fettsäuren, deren gesundheitliche Wirkung inzwischen vielen Menschen bekannt ist, sieht es bei Kokosöl bislang noch ganz anders aus. Kokosöl ist wahrscheinlich das derzeit umstrittenste Öl – von den einen als „flüssiges Gold" und „wahres Wunderöl" bezeichnet, wird es von anderen immer noch in die Ecke der gesundheitsschädlichen Öle gestellt. So sorgte unlängst die Aussage einer Freiburger Universitätsprofessorin für Aufregung, die Kokosöl als eines der „schlimmsten"

Lebensmittel überhaupt bezeichnete und konstatierte, dass Kokosöl so ungesund und gefährlich sei wie Schweineschmalz. Anschließend entschuldigte sie sich für ihre zugespitzte Wortwahl[112] und merkte an, dass Kokosöl eben auch kein Wundermittel sei. Es ist hier eben wie mit allen Dingen: Die Dosis macht das Gift und man kann es auch bei Gesundem übertreiben.

Stein des Anstoßes sind die gesättigten Fettsäuren, die das Kokosöl mit stattlichen rund 90 Prozent ausmachen. Bislang ging man davon aus, dass gesättigte Fettsäuren ungesund und nur die ungesättigten Fettsäuren der Gesundheit dienlich seien.*

In Kokosöl kommen folgende Fettsäuren vor:[113]

- 44 bis 59 Prozent Laurinsäure
- 6 bis 10 Prozent Caprinsäure
- 5 bis 9 Prozent Caprylsäure
- 13 bis 19 Prozent Myristinsäure
- 8 bis 11 Prozent Palmitinsäure
- 1 bis 3 Prozent Stearinsäure
- 5 bis 8 Prozent Ölsäure (einfach ungesättigte Fettsäure)
- 0 bis 1 Prozent Linolsäure (mehrfach ungesättigte Fettsäure)

Zu den mittelkettigen Fettsäuren zählen die Laurinsäure, Caprinsäure, Caprylsäure und Myristinsäure. Diese machen einen Großteil der in Kokosöl enthaltenen Fettsäuren aus und verleihen ihm in dieser Menge ein Alleinstellungsmerkmal unter den Ölen. Laut Dr. Bruce Fife gibt es kein anderes Öl mit einem so hohen Anteil an mittelkettigen Fettsäuren. Sie werden auch gesättigte Fettsäuren genannt und sind für die meisten positiven Eigenschaften des Kokosöls verantwortlich. Besonders die Laurinsäure, die in manchen hochwertigen Kokosölen zu bis zu 59 Prozent vorkommt, hat es in sich und ist für ihre zahlreichen gesundheitsfördernden Eigenschaften bekannt.

Zu diesem Thema wird seit den 1960er-Jahren geforscht. Von Wissenschaftlern

---

* Alle Öle und Fette enthalten eine Mischung aus ungesättigten und gesättigten Fettsäuren. So wird z. B. Olivenöl als „einfach ungesättigt" bezeichnet, weil der prozentuale Anteil an einfach ungesättigten Fettsäuren in diesem Öl mit etwa 77 Prozent neben 14 Prozent gesättigten und 9 Prozent ungesättigten Fettsäuren überwiegt. Die Bezeichnung „gesättigt" und „ungesättigt" bezieht sich auf den hauptsächlichen Anteil der jeweiligen Fettsäure eines Öls oder Fetts.

bestätigt ist die Wirkung der Laurinsäure gegen Erreger aller Art: Mikroben, Pilze, Bakterien und Viren. Die mittelkettigen Fettsäuren können Viren „vernichten", indem sie deren äußere Membran aus Lipiden zerstören. Damit wird das Innere freigesetzt und das Virus löst sich auf.[114] Aus diesem Grund werden die mittelkettigen Fettsäuren der Kokosnuss gern auch als „natürliches Antibiotikum" bezeichnet. Begeisterte Anwender schwören auf Kokosöl in der Zahn- und Mundpflege und nutzen es sowohl als günstigen Zahncreme-Ersatz als auch zum Ölziehen (siehe Kapitel 6, Spar-Tipp Seite 368). Mittelkettige Fettsäuren können den Körper außerdem mit schnell verfügbarer Energie versorgen, weshalb das Öl von Sportlern gern im Rahmen einer ketogenen Ernährung* genutzt wird.

Es gibt verschiedene Herstellungsverfahren, bei denen das Öl in einer bestimmten Zeit nach der Ernte gewonnen wird und damit als „erntefrisch" bezeichnet werden kann. Kokosöl sollte man nur in biologischer Qualität, kalt gepresst, ungebleicht, unraffiniert und nicht desodoriert kaufen. Es lohnt sich, beim jeweiligen Hersteller auf optimale Bedingungen bei der Produktherstellung, nachhaltige Anbaumethoden und fairen Handel zu achten und auch seinen Geschmack entscheiden zu lassen. Sowohl in der Qualität als auch im Geschmack gibt es große Unterschiede.

Geschichtliches & Pioniere

Forscher, allen voran Dr. Bruce Fife, der sich intensiv mit den gesundheitsfördernden Aspekten von Kokosöl und damit auch mit der Wirkung von gesättigten Fettsäuren auf die Gesundheit auseinandergesetzt hat, setzen auf die mannigfaltigen positiven Auswirkungen von Kokosöl. Sie verweisen auf die kerngesunden Bewohner der Pazifikinseln, denen die Kokosnuss schon seit Jahrtausenden als Grundlage ihrer Nahrung gilt und die bisher von Zivilisationskrankheiten verschont blieben. Dr. Weston Price (1870–1948), Zahnarzt und Ernährungswissenschaftler aus den USA, führte in den 1930er-Jahren eine ausführliche Studie zum Thema „Ernäh-

---

* Eine sehr kohlenhydratarme, dafür aber fettreiche Kost, die eine Umstellung des Energiestoffwechsels im Körper zur Folge hat. Nudeln, Brot, Reis, Kartoffeln und Zucker sind tabu. Dafür kommen fetter Fisch, Fleisch, Wurst, Eier und kohlenhydratarmes Gemüse wie Zucchini, Gurke und Brokkoli auf den Teller. Wegen des hohen Fruchtzuckergehalts steht Obst nur sehr selten und in geringen Mengen auf dem Speiseplan (Nach: *APOTHEKEN Umschau*; siehe *www.apotheken-umschau.de/Ernaehrung/Ketogene-Ernaehrung-Das-sollten-Sie-wissen-551673.html*)

rung und Gesundheit“ durch. Er stellte fest, dass die Inselbewohner Neukaledoniens* sehr gute und gesunde Zähne hatten, obwohl sie nie zur Zahnbürste griffen und auch nicht zum Zahnarzt gingen. Sie ernährten sich sehr traditionell; die Kokosnuss stellte also einen wesentlichen Teil ihrer Ernährung dar. Die Studien von Dr. Price belegen eindrucksvoll, dass Kokosöl den Bewohnern der Pazifikinseln keinen Schaden zufügte. Wäre das Kokosöl so ungesund, wie mancherorts behauptet wird, wären diese Völker längst ausgestorben.

Dr. Bruce Fife, der weltweit auch der „Kokosöl-Papst“ genannt wird, hat es sich zur Aufgabe gemacht, über die Vorzüge dieses Öls aufzuklären. In seinen Büchern sind interessante Forschungsergebnisse und Informationen zur Anwendung zu finden. Kokosöl gilt besonders im Rahmen der Keto- und Low-Carb-Bewegung bei vielen als ein Must-have in der täglichen Ernährung.

Vorteile

- Sättigend
- Vielfältig zu verwenden (eignet sich zum Kochen, Backen, für die Schönheitspflege, die Zahnpflege ...)
- Schmeckt lecker

Nachteile

- Gutes Kokosöl hat seinen Preis.

Kontraindikationen & Nebenwirkungen

- Kokosöl kann bei zu hoher Dosierung abführend wirken.
- Es wird in größeren Mengen (z. B. im Rahmen der Keto-Ernährung) nicht von allen Menschen optimal vertragen.

Eigenschaften

Antibiotisch (schwach), antientzündlich, antiparasitär, antiviral, basenbildend, entgiftend, fördert die Ausscheidung von Toxinen, entschlackend, fördert das Knochenwachstum, immunstärkend, positive Wirkung auf das Herz-Kreislauf-System,

---

* Eine zu Frankreich gehörende Inselgruppe im südlichen Pazifik

positive Wirkung auf Haut und Haare, positive Wirkung bei *Arteriosklerose*, Stärkung des gesamten Mund-Gebiss-Raums, stoffwechselanregend, wundheilend

Laut Christian Dittrich-Opitz sind rohe gesättigte Fettsäuren, wie sie auch in Kokosöl in Rohkostqualität enthalten sind, effektive Mittel zur Ausleitung von Schwermetallen (siehe Exkurs Seite 86 f.).

Anwendungsgebiete - Eine Auswahl[115, 116]

Innerliche Anwendung: Alzheimer, *Arteriosklerose*, *Candida*, *Demenz*, Immunschwäche, Krebs (im Rahmen einer ketogenen Reinigung besonders wirksam), Darmerkrankungen, *Parkinson*, Pilze, Schwermetallbelastung, Stoffwechselstörung, Übergewicht

Äußerliche Anwendung: Als Kosmetik, Haut- und Haarpflegemittel (als Hautcreme, Make-up-Entferner, Lippenpflege, Massageöl, leichter Sonnenschutzfaktor, Zeckenschutz, Deo etc.)**:** *Akne*, Altersflecken, Entzündungen, Falten, Läuse, *Neurodermitis*, Pilze, Schorf, Schuppenflechte, Spliss, trockenes Haar, Wunden

Zur Zahnpflege (zum Ölziehen, als Zahnputzmittel)**:** Karies, Zahnfleischprobleme, Zahnprobleme

Kokosöl

- Studien z. B. des *Athlone Institute of Technology* aus dem Jahr 2012 zeigen, dass Ölziehen mit Kokosöl wirksam gegen Karies ist und Zahnfleischentzündungen entgegenwirken kann.[117]
- Laut einer Studie der *University of Adelaide* in Australien sollen die Wirkstoffe im Kokosöl in der Lage sein, Darmkrebszellen abzutöten.[118]
- Jon J. Kabara und seine Mitarbeiter konnten 1978 nachweisen, dass bestimmte Fettsäuren (z. B. mittelkettige Fettsäuren) und deren Derivate (z. B. Monoglyceride) gegen Mikroorganismen wie Bakterien, Viren, Hefen, Pilze sowie umhüllte Viren wirksam sind. Außerdem stellten sie fest, dass sich die antimikrobielle Wirkung der Fettsäuren und von deren Derivaten verstärkt und dass sie in hohen Konzentrationen Viren unschädlich machen.[119]

- Forscher haben herausgefunden, dass Kokosöl die Absorption von Kalzium und Magnesium sowie von Aminosäuren erhöht. Dr. Bruce Fife weist in seinem Buch *Kokosöl* darauf hin, dass in Kliniken kokosölhaltige Präparate verabreicht werden, um bei Patienten die Absorption und Retention* von Kalzium und Magnesium zu steigern. Generell spielen Nahrungsfette bei der Knochenbildung eine erhebliche Rolle. Fife verweist auf Untersuchungsergebnisse von Forschern der *Purdue University* in West Lafayette/Indiana, wonach freie Radikale aus oxidierten Pflanzenölen sich negativ auf die Knochenbildung auswirken und somit *Osteoporose* fördern können. Von den Forschern wurde außerdem entdeckt, dass Antioxidantien wie Vitamin E die Knochensubstanz vor aggressiven freien Radikalen schützen. Bruce Fife meint dazu: *„Ähnlich antioxidativ wirken auch gesättigte Fette wie die im Kokosöl und schützen so die Knochen vor gefährlichen freien Radikalen.“*[120]

Anwendungshinweis

Ich empfehle nur hochwertiges kalt gepresstes Kokosöl in Bioqualität.

Dosierungshinweise

Nach Dr. Bruce Fife sollte ein Erwachsener täglich 3 bis 5 Esslöffel Kokosöl zu sich nehmen, um in den Genuss der gesundheitlichen Vorteile zu kommen. Manche Menschen vertragen aber nur deutlich weniger und bekommen von größeren Mengen Durchfall. Aus diesem Grund sollte man seinen persönlichen Bedarf prüfen und mit 1 Esslöffel beginnen. Fühlt man sich gut damit und verträgt man diese Menge, kann man sie erhöhen. Ansonsten bleibt man einfach bei 1 Esslöffel.

Manche Empfehlungen sagen aber auch, dass man nur 1 Teelöffel täglich oder sogar nur gelegentlich einnehmen soll. Bei der äußerlichen Anwendung sollte das Öl sparsam verwendet werden: Fürs Gesicht reicht z. B. eine erbsengroße und für Arme oder Beine eine haselnussgroße Menge des festen Kokosfetts.

---

* Zurückhaltung von auszuscheidenden Stoffen im Körper

Kokosöl – Ein leckerer und gesunder Champion in der Küche

Neben all diesen positiven Eigenschaften ist Kokosöl auch sehr nahrhaft und wohlschmeckend. Aufgrund seines dezent exotischen Geschmacks passt es wunderbar zu allen asiatischen Gerichten, Suppen, Soßen und Currys. Auch zum Backen ist das Öl aufgrund seines feinen Geschmacks und hohen Schmelzpunkts ideal. Es kann sowohl für die kalte Küche (z. B. für Eiscremes, Smoothies) als auch für die warme eingesetzt werden.

Kokosöl als Zeckenschreck

Die im Kokosöl reichlich vorhandene Laurinsäure ist ein wahrer Zeckenschreck, denn im Gegensatz zur Milchsäure oder Buttersäure, der in Atem und Schweiß von Wirten vorkommt und Zecken anlockt, werden sie vom Geruch der Laurinsäure regelrecht abgeschreckt. Aus diesem Grund kann man Kokosöl mit einem hohen Gehalt an Laurinsäure sowohl bei Hunden und Katzen als auch bei sich selbst als effektiven Zeckenschutz anwenden.[121] Beim Menschen reicht es, die frei liegenden Stellen mit Kokosöl einzureiben. Bei Tieren sollte man Kokosöl großzügig ins Fell geben und einmassieren. Katzen mögen unter Umständen den Geruch nicht. Daher sollte man mit einer kleinen Menge testen, ob das Tier damit einverstanden ist.

Bezugsquellen für Kokosöl findest du im Anhang unter gleichnamiger Überschrift, Seite 428.

Bücher

Dr. Bruce Fife: *Die Heilkraft der Kokosnuss.* Kopp Verlag, 2014

Dr. Bruce Fife: *Kokosöl. Das Geheimnis gesunder Zellen.* Kopp Verlag, 2012

Dr. Bruce Fife: *Mein Keto-Kochbuch. 450 ketogene Rezepte zum gesunden Genießen & Abnehmen.* Verlag für Angewandte Kinesiologie, 2017

Dr. Joseph Mercola: *Ketofast. Rejuvenate your health with a step-by-step guide to timing your ketogenic meals.* Hay House Inc., 2019

Lugolsche Lösung – Elementarer Jodlieferant und „Busenfreund"

„If you do not know, where what and why, prescribe ye K and I."

(Sinngemäß: Wenn Sie nicht mehr weiterwissen, verschreiben Sie Kaliumjodid.[*, 122])

– Sprichwort aus dem 19. Jahrhundert –

Kurz & knapp

- Jod, ein Inhaltsstoff der Lugol'schen Lösung, ist ein essenzielles Spurenelement.
- Der menschliche Organismus braucht Jod.
- Jod ist elementar für die Gesundheit von Brust, Schilddrüse und Prostata.
- Jod ist unentbehrlich für das Immunsystem und für Stoffwechselprozesse.
- Einfache Handhabung
- Umfangreiches Wirkspektrum

Porträt

Der menschliche Organismus benötigt Jod – ein essenzielles Spurenelement – für eine Reihe von Stoffwechselprozessen im Körper. Laut WHO sind in Europa mehr als 390 Millionen Menschen von Jodmangel betroffen,[123] weltweit sind es etwa 2 Milliarden Menschen. Deutschland soll gemäß WHO zwar kein ausgewiesenes Jodmangelgebiet mehr sein, dennoch weist ein großer Teil der Bevölkerung eine unzureichende Jodversorgung auf. Die Folgen eines Jodmangels sind Schilddrü-

[*] Kaliumjodid ist Bestandteil der Lugolschen Lösung.

senvergrößerungen, Knoten oder hormonelle Störungen. So zählt Schilddrüsenvergrößerung inzwischen zu den 15 häufigsten Diagnosen.

Besonders gut eignet sich die Lugolsche Lösung zur Behebung eines Jodmangels. Hauptsächlich wird sie jedoch zur Desinfektion von Wunden, Operationsbereichen sowie des Trinkwassers und in der Diagnostik verwendet.[124] Dr. med. Friedrich Douwes, ärztlicher Direktor der Klinik St. Georg in Bad Aibling, bezeichnet die Lugolsche Lösung als eine der wichtigsten und günstigsten Medikamente überhaupt.[125] Grund genug, sich diesen Stoff einmal näher anzusehen. Eine im Handel erhältiche „Lugolsche Lösung 5 Prozent" enthält 5 Prozent elementares Jod, 10 Prozent Kaliumjodid und 85 Prozent gereinigtes Wasser. In 1 Tropfen sind damit 6,5 Milligramm Jod enthalten. Charakteristisch ist die rotbraune Farbe der Lösung.

Leider werden die Jodwerte in der Praxis bei Blutuntersuchungen nur sehr selten kontrolliert. Laut *PARACELSUS MAGAZIN* ist es ein Drama, dass viele Ärzte und Heilpraktiker, wenn es um die elementare Bedeutung von Jod für den Körper gehe, immer nur auf die Schilddrüse blickten. Aus diesem Grund lassen die Ärzte den Jodspiegel ihrer Patienten oftmals nicht kontrollieren und erkennen so auch keinen Jodmangel.[126]

Für die Frauengesundheit ist Jod ein Universalgenie und kann laut „Netzwerk Frauengesundheit" bei *Mastopathie*, Brustkrebs sowie Stillproblemen Großartiges leisten.[127] So kocht man Wöchnerinnen in manchen Ländern eine Algensuppe mit hohem Jodanteil, damit sie schnell wieder zu Kräften kommen und die Milchbildung angeregt wird. Mittlerweile ist sehr gut erforscht und in zahlreichen Studien belegt, dass Jod wie kein anderer Mikronährstoff vor Brustkrebs schützen kann – hierbei gelangt Jod (z. B. als Kaliumjodid aus der Ernährung) in die Brustdrüsenzelle, wo es enzymatisch in elementares Jod umgewandelt wird, das auch in der Lugolschen Lösung vorhanden ist. Diese Jodform verbindet sich mit Fettsäuren zu „Jodlaktonen". Diese chemischen Verbindungen können auf den sogenannten epidermalen Wachstumsfaktor (EGF)* einwirken und damit die Zellteilung regulieren. Außerdem können sie geschädigten oder kranken Zellen

* Beim „epidermalen Wachstumsfaktor" handelt es sich um ein Protein, das als Wachstumsfaktor eine bedeutende Rolle bei der Regulierung des schnellen Wachstums bzw. der Vermehrung von Gewebe (Zellproliferation) sowie der Zelldifferenzierung spielt.

dabei helfen, sich selbst zu vernichten, und damit den natürlichen Zelltod einleiten.[128] Damit kann sowohl gutartigen als auch bösartigen Brusterkrankungen entgegengewirkt werden.

Geschichtliches & Pioniere

Seit mehr als 15 000 Jahren findet Jod als Heilmittel Anwendung.[129] Die Lugolsche Lösung ist nach dem französischen Arzt Jean Guillaume Lugol (1786–1851) benannt, der sie 1835 erfand. Das Originalrezept mit 5 Prozent elementarem Jod und 10 Prozent Kaliumjodid-Lösung ergibt ein Verhältnis von 1 zu 2 und stammt aus dem Jahr 1880. Seitdem ist die Lösung in diesem Mischverhältnis im Einsatz. Die Lugolsche Lösung wurde zur Behandlung von Lungenerkrankungen entwickelt, gewann aber auch in anderen Bereichen immer mehr an Beliebtheit und wurde von der Trinkwasserdesinfektion bis zur Schilddrüsenerkrankung eingesetzt.

Der Durchbruch gelang Jod, als der deutsche Apotheker und (Bio-)Chemiker Eugen Albert Georg Baumann (1846–1895) im Jahr 1895 das Spurenelement in der Schilddrüse entdeckte. Etwas später stellte sich heraus, dass es essenzieller Baustein der Schilddrüsenhormone ist.[130] Francis C. Kelly schrieb 1961 in einem Artikel: *„Die Vielfalt an Krankheiten, zu deren Bekämpfung Jod verschrieben wurde, ist verblüffend – Paralyse, Chorea Huntington, Skrofulose, Tränensackfisteln, Taubheit, Wirbelsäulenverkrümmung, Hüftgelenkskrankheiten, Syphilis, akute Entzündungen, Gicht, Wundbrand, Wassersucht, Karbunkel, Nagelbettentzündung, Frostbeulen, Verbrennungen, Verbrühungen, Krupp, Katarrhe, Schnupfen,* Asthma, *Geschwüre und* Bronchitis *– um nur einige zu nennen.“*[131]

Jodprodukte erfreuten sich bei den Selbstanwendern damals immer größerer Beliebtheit, und zahlreiche Patienten und Ärzte berichteten von beeindruckenden Heilerfolgen. So wurde zu jener Zeit von Ärzten empfohlen, bei Schmerzen, Zysten und Knoten in den Brüsten Jod auf diese aufzutragen. Die Erfolge sprechen für sich. Auch heute gibt es Ärzte und Heilpraktiker, die diese einfache Maßnahme empfehlen.

Ein moderner Pionier auf dem Gebiet der Aufklärung über Jod ist der Gesundheitsbotschafter Robert Franz: In zahlreichen Internetbeiträgen und Videos klärt er über Jod auf und regt zur selbstverantwortlichen Anwendung alternativer und günstiger Heilmittel an.

Vorteile

- Unschlagbar günstig
- In allen Apotheken erhältlich
- Umfangreiches Wirkungsspektrum

Nachteile

- Färbt Haut und Kleidung
- Gewöhnungsbedürftiger Geschmack

Kontraindikationen & Nebenwirkungen

- Als Kontraindikationen werden u. a. genannt: akute Schilddrüsenerkrankung (akuter Schub bei *Hashimoto-Thyreoiditis, Morbus Basedow,* „heiße" Knoten), Nierenerkrankungen sowie Schwangerschaft.[132]
- Bei äußerlicher Anwendung kann es zu Hautirritationen kommen.
- Bei Einnahme kann es zu Unverträglichkeiten kommen.
- Anfangs können Entgiftungsreaktionen auftreten (siehe auch „Herxheimer-Reaktion", Fußnote Seite 135).

Eigenschaften, Aufgaben und Wirkungen von Jod im Körper[133, 134]

Alkalisierend, antioxidativ, antiseptisch, beruhigend, Nervenspannung reduzierend, blutreinigend, entgiftet von Fluor sowie Brom und Schwermetallen, entzündungshemmend, immunstärkend, reguliert den Stoffwechsel, reguliert die Zellteilung, tumorabwehrend, verhindert die Aufnahme von radioaktivem Jod im Körper, vermindert übermäßiges Zellwachstum (z. B. bei Zysten, Knoten, Tumoren), vitalitätssteigernd

Nach Aussage von Dr. med. Friedrich Douwes, dem ärztlichen Direktor der Klinik St. Georg in Bad Aibling, ist Jod die einzige Option, wenn es darum geht, giftiges Fluor, Chlor und Brom aus der Schilddrüse und der Zirbeldrüse zu entfernen. (In der Zirbeldrüse reichert sich vor allem bei Jodmangel Fluor an.[135])

Anwendungsgebiete – Eine Auswahl[136]

Benommenheit, Brustkrebs, Brustveränderungen, *Candida*, Eierstockzysten, Fibromyalgie, Gedächtnisprobleme, *Hashimoto, Herpes*, Immunschwäche, Krebs, Konzentrationsschwäche, Müdigkeit, Neurodermitis, *Prostata*-Probleme, Schilddrüsenbeschwerden, Übergewicht, Unruhezustände, Untergewicht, Zahnfleischprobleme

Anwendungshinweise

Generell sollte jede Behandlung mit der Lugolschen Lösung – egal ob innerlich oder äußerlich – **im Vorfeld mit einem Arzt abgesprochen werden!** Des Weiteren sollten die Anwendungshinweise berücksichtigt werden.

- Über die genaue Dosierung sollte in Absprache mit einem erfahrenen Arzt oder Heilpraktiker entschieden werden, insbesondere wenn eine Überfunktion der Schilddrüse diagnostiziert oder die Schilddrüse entfernt wurde! Meist fängt man vorsichtig mit 1 Tropfen auf 1 Glas Wasser an.
- Oft wird die Jodgabe durch Co-Faktoren unterstützt, um eine optimale Aufnahme des Körpers zu gewährleisten. Das können z. B. Vitamin C, Selen, B-Vitamine sowie Magnesium sein.[137]
- Die Lugolsche Lösung kann auch über die Haut aufgenommen werden. Hierbei werden aber nur etwa 10 Prozent der Menge resorbiert. Da die Haut sehr empfindlich ist, muss Jod sehr dünn aufgetragen werden und sollte dementsprechend vorher z. B. mit Wasser oder Kokosöl verdünnt werden. Eine andere Möglichkeit ist es, die Haut vorher mit einer Fettsalbe einzucremen.
- Neben den Vorteilen der Lugolschen Lösung, hat sie leider den Nachteil, dass Haut und Kleidungsstücke die Farbe annehmen. Achte daher darauf, dass du deine Kleidung gut schützt. Jodflecken auf der Haut kannst du mit warmem Wasser und Seife entfernen. Nach ein paar Tagen ist der Fleck verschwunden. Oder du verwendest eine Vitamin-C-haltige Creme oder etwas Ascorbinsäure, in ein wenig Wasser aufgelöst,[138] (z. B. 1 Messerspitze Ascorbinsäure in 1 Teelöffel Wasser) und reibst die betreffende Stelle damit sanft ein.

Den Jodsättigungstest machen

Wie gesagt wird der Jodwert im Blut nur selten beim Hausarzt oder Internisten untersucht. Vor einer Einnahme sollte grundsätzlich geprüft werden, ob ein Jodmangel vorliegt. Vor einigen Jahren wurde der sogenannte Jodsättigungstest entwickelt, um den Bedarf an Jod festzustellen. Hierbei misst man nach einer Jodgabe über 24 Stunden hinweg die Jodausscheidung. Angeboten wird dieser Test in vier Laboren (z. B. *Labor Südwest Ettlingen*, *Biovis Diagnostik*; Adresse siehe Anhang unter „Wichtige Adressen", Seite 430).[139] Die Kosten des Tests belaufen sich auf etwa 40 Euro. Alternativ kann auch kinesiologisch getestet werden, ob ein Mangel vorliegt und eine Substitution sinnvoll ist.

Der einfache Jodtest für zu Hause

Eine andere Möglichkeit, den Jodwert im Körper zu bestimmen, ist der Jod-Hauttest. Er kann sehr einfach selbst zu Hause durchgeführt werden:[140] Sprich diese Möglichkeit zur Sicherheit aber vorher mit deinem Arzt ab. Da Jod auch über die Haut aufgenommen werden kann, kann man an der Resorptionzseit erkennen, ob der Körper ausreichend mit Jod versorgt ist. Dazu etwa 3 Tropfen einer 5-prozentigen Lugolschen Lösung mit derselben Menge Wasser vermischen. Das verdünnte Jod auf einen etwa 6 mal 6 Zentimeter großen Bereich auf der Innenseite des Unterarms auftragen und ein wenig einreiben. Die Haut verfärbt sich nun dunkelgelb bis hellbraun. Wenn die Farbe nach weniger als 12 Stunden verschwunden ist (ohne Waschen), ist davon auszugehen, dass der Körper einen Jodbedarf aufweist. Natürlich ist dieser Test nicht genau, er sagt nicht, wie viel Jod der Körper benötigt, aber er gibt immerhin einen Hinweis darauf, ob ein Bedarf an Jod besteht.

Dosierungshinweise

Generell sollte jede Behandlung mit der Lugolschen Lösung – egal ob innerlich oder äußerlich – **im Vorfeld mit einem Arzt abgesprochen werden!** Des Weiteren bitte die Anwendungshinweise (siehe oben) beachten.

- Laut den Empfehlungen der St. Georg Klinik in Bad Aibling wird Jod täglich in Mikrogramm-Mengen in der Schilddrüse und sogar in Milligramm-Mengen in den Brustdrüsen und anderen Gewebe benötigt. Die allgemeine Empfehlung lautet daher: 2 bis 3 Tropfen der Lugolsche Lösung pro Woche, in besonderen Fällen 2 bis 3 Tropfen pro Tag.[141] Eingenommen wird die Lugolsche Lösung immer in ein Glas Wasser.

- Dr. D. C. Jarvis, ein anerkannter Autor und Jodspezialist, empfiehlt je nach Körpergewicht in der Woche 1 bis 2 Tropfen Lugolsche Jodlösung (6,5 bis 13 Milligramm Jod pro Woche) einzunehmen.[142, 143] Bei einem Gewicht von etwa 70 Kilogramm nimmt man also 2-mal in der Woche 1 Tropfen ein. Wenn man weniger wiegt, reicht 1 Tropfen pro Woche.
- Der amerikanische Arzt Dr. Michael B. Schachter geht in der Dosierungsempfehlung noch höher und empfiehlt bei Jodmangel ungefähr 2 bis 10 Tropfen pro Tag, was 12,5 Milligramm bis 50 Milligramm Jod pro Tag entspricht. Bei Prostata- und Brustkrebspatienten werden sogar Dosen von 200 bis 300 Milligramm pro Tag verordnet.[144]

Kelp – Eine jodhaltige, gesunde Alternative

Alternativ ist es auch möglich, den täglichen Bedarf an Jod durch den Verzehr von Kelp zu decken. Die pazifische Seewasseralge Kelp enthält neben einem natürlich hohen Jodanteil eine Fülle an Spurenelementen, Vitaminen und Mineralstoffen, was sie zu einem beliebten Produkt in der Naturheilkunde macht. Der einheimische Queller,[145] ein Meeresgemüse, ist ebenfalls ein hervorragender Lieferant für eine jodhaltige Mahlzeit, z. B. als Rohkostsalat genossen. Man erhält ihn in Bioläden oder Fischfachgeschäften, zudem gibt es auch auf Queller basierende Nahrungsergänzungsmittel (z. B. *SALICORNIA JOD PULVER*).[146] Der Vorteil von organisch gebundenem Jod aus Pflanzen oder Meeresfischen liegt darin, dass die Bioverfügbarkeit besser ist als bei anorganischen, chemisch reinen Jodverbindungen. Da aber Fische und Meeresfrüchte oft hochgradig mit Schwermetallen belastet sind, empfiehlt sich der Verzehr dieser Nahrungsmittel nicht. Nahrungsergänzungsmittel dagegen werden gereinigt und bestenfalls auf Schwermetalle geprüft. Es lohnt sich daher, Prüfzertifikate von den Herstellern anzufordern.

Lugolsche Lösung[147]

Seit dem Jahr 1967 gibt es eine große Anzahl von Studien, die sich ausgiebig mit der Bedeutung von Jod auf die Gesundheit der Brust befassen. Hier eine kleine Auswahl davon:

- Dass die Brustdrüsen einen erhöhten Bedarf an Jod aufweisen, ist schon seit über 50 Jahren in der Medizin bekannt. Studien aus dem Jahr 1967 belegen das: So konnte nachgewiesen werden, dass Jodmangel bei Ratten zu verändertem Brustgewebe führte. Es konnte ein statistischer Zusammenhang zwischen Brusterkrankungen und Schilddrüsenunterfunktion ermittelt werden.
- Eine Studie aus dem Jahr 1976 konnte aufzeigen, dass das Risiko für Brust-, Eierstock- und Gebärmutterkrebs durch Jodmangel erhöht ist.
- Dass Jod eine elementare Rolle bei der Gesunderhaltung der Brust spielt, konnte in einer Studie aus dem Jahr 1977 belegt werden.

Mit Lugolscher Lösung inhalieren

Da ich lange an Zahnherden und damit verbundenen Kieferhöhlenproblemen litt, habe ich diese Möglichkeit für mich gefunden. Um diesen Bereich begleitend zur Herdsanierung zu entgiften und zu heilen, habe ich 2-mal täglich 1 Tropfen Lugolsche Lösung z. B. mit ½ Ampulle *EMSER®-INHALATIONSLÖSUNG* vermischt und mithilfe eines Inhalationsgeräts inhaliert. Nach jeder Anwendung kam es zu einer starken Durchblutung und Sekretlösung, bis die Beschwerden ganz verschwanden. Die Inhalation der Lugolschen Lösung ist nicht außergewöhnlich und wird in Heinz Flörckens Buch *Die Chirurgie der Schilddrüse* als Alternative zur oralen Jodanwendung bei der Neigung zu Erbrechen aufgeführt.[148]

Lugolsche Lösung kannst du in deiner Apotheke oder online kaufen.

Bücher

Lynne Farrow: *Die Jodkrise. Wie das neue Wissen über ein uraltes Heilmittel Ihr Leben retten kann.* MobiWell Verlag, 2015

Robert Franz: *Mein Jodbuch. Wie Jod die Probleme der Menschheit lösen kann!* DOGenesis

Frauen und Brustgesundheit: *www.netzwerk-frauengesundheit.com/jod-wichtig-fuer-die-schilddruese-und-die-brustgesundheit*

MSM (Methylsulfonylmethan) – Der Mega-Entzündungshemmer

Kurz & knapp

- Organischer Schwefel als ein Inhaltsstoff von Methylsulfonylmethan (MSM) ist ein elementarer Mineralstoff im menschlichen Körper.
- Schwefel ist an einer Vielzahl von Stoffwechselprozessen im Körper beteiligt.
- MSM hat ein großes Wirkspektrum.
- Ist beliebt bei Selbstanwendern
- Preisgünstig
- Frei von Nebenwirkungen
- Kann über einen längeren Zeitraum täglich eingenommen werden
- Einfache Handhabung

Porträt

Organischer Schwefel ist ein elementarer Mineralstoff im menschlichen Stoffwechsel und an vielen Prozessen beteiligt, z. B. am Aufbau von Hormonen, Proteinen und Enzymen sowie an der Bildung von Keratin, Elastin und Kollagen, die für die Festigkeit und die Struktur des Bindegewebes, der Nägel, von Knorpeln und Haut sowie für kräftiges Haar verantwortlich sind. Nach Kalzium und Phosphor ist organischer Schwefel der mengenmäßig dritthäufigste Mineralstoff im Körper,[149] neben Wasser und Natrium macht er den größten Teil unseres Körpers aus. Der menschliche Körper besteht zu rund 0,2 Prozent aus organischem Schwefel, was auf den ersten Blick nicht viel erscheint, aber wenn man sich die mengenmäßige Verteilung der Mineralstoffe und Spurenelemente im Körper ansieht, so stellt man fest, dass im Körper 5-mal mehr organischer Schwefel zu finden ist als Magnesium und 4-mal mehr organischer Schwefel als Eisen. Das macht deutlich, wie wichtig organischer Schwefel für den Körper sein muss, wissen wir doch alle, was z. B. ein Eisen- oder Magnesiummangel bewirken kann. Dieser elementare Stoff kann über eine rohe, frische und vitalstoffreiche Ernährung überwiegend in Form von Eiern, Fisch, Fleisch, Milch, Meeresfrüchten, Obst, Gemüse, Knoblauch, Zwiebeln, Brokkoli, Walnüssen, Mandeln, Kakao und Sesam aufgenommen werden.[150] Leider wird Schwefel bei jeder Form der Weiterverarbeitung, wie Erhitzen, Kochen oder Pasteurisieren, zerstört. Wenn wir zu wenig bis keine rohen Lebensmittel zu uns nehmen und damit nicht genug organischen Schwefel, kann sich das in Gelenkbeschwerden, Durchblutungsstörungen, Niedergeschlagenheit, brüchigen Fingernägeln, fahler Haut, einem schlaffen Bindegewebe u. v. m. bemerkbar machen.[151] Außerdem kann der Körper bei Schwefelmangel nicht mehr ausreichend Glutathion herstellen,[152] das als eines der stärksten Antioxidantien überhaupt gilt. Und so leiden das Immunsystem und der Mensch selbst verstärkt unter oxidativem Stress. Da wir durch unsere Nahrung immer weniger organischen Schwefel zu uns nehmen, kommt an dieser Stelle MSM als Nahrungsergänzungsmittel ins Spiel.

Unter MSM, auch „organischer Schwefel" oder „**M**ethyl**s**ulfonyl**m**ethan" genannt, versteht man eine biologisch aktive Schwefelverbindung, die sowohl wasser- als auch fettlöslich ist. Dieser weiße, geruchlose kristalline Stoff besteht zu 34 Prozent aus reinem, organischem Schwefel und ist demnach ein hoch konzentrierter natürlicher Lieferant dieses wichtigen Mineralstoffs. MSM ist ein wichtiger Metabolit von DMSO,[153] d. h. ein Zwischenprodukt von Dimethylsulfoxid (siehe Seite 90 ff.) im Zellstoffwechsel. Der Unterschied zwischen MSM und DMSO besteht darin, dass bei MSM ein zusätzlich gebundenes Sauerstoffatom am Schwefelatom vorliegt und so wird es auch als der „oxidierte Metabolit"* von DMSO bezeichnet.[154] Es wird vermutet, dass die positiven Eigenschaften von DMSO auch auf MSM zurückzuführen sind, da sich die Wirkungsweise der beiden Stoffe ähnelt.[155]

Geschichtliches & Pioniere

In der Erforschung von Methylsulfonylmethan sind ganz besonders die wissenschaftlichen Studien des Chirurgen Dr. Stanley Jacob und des Chemikers Robert Herschler hervorzuheben, die die außerordentliche Wirkung von Schwefel auf die Gesundheit erforschten und damit MSM zum Siegeszug verhalfen. Nachdem sie

* Metaboliten sind Substanzen, die für den normalen Ablauf der Stoffwechselprozesse unentbehrlich sind (wie Vitamine, Enzyme, Hormone).

DMSO getestet hatten, stießen die beiden etwas später auch auf MSM und fanden damit einen Stoff, der im menschlichen Körper auf natürliche Art vorkommt. Sie konnten in ihren Studien keinerlei Nebenwirkungen feststellen und dokumentierten die vielfältigen Vorzüge von MSM als Nahrungsergänzungsmittel. Inzwischen hat Dr. Jacob weit mehr als 15 000 Patienten mit MSM behandelt und seine Erfahrungen und Beobachtungen beeindruckend in seinen Studien dokumentiert.[156]

Vorteile

- Methylsulfonylmethan ist sehr preiswert.
- Sehr gute Verträglichkeit
- MSM kann Beschwerden relativ schnell – innerhalb weniger Wochen – abklingen lassen.

Nachteile

- MSM schmeckt bitter (kann aber gut in Fruchtsaft eingerührt werden).

Kontraindikationen & Nebenwirkungen

- Bei einer Überempfindlichkeit gegenüber MSM sollte der Stoff nicht eingenommen werden. Auch in der Schwangerschaft und Stillzeit wird von der Einnahme hoher Dosen wegen fehlender Sicherheitsangaben abgraten.[157]
- Die Darmschleimhäute können durch MSM trockener werden. Daher sollte während einer Kur mit MSM ausreichend viel getrunken werden.
- MSM gilt zwar in den empfohlenen Standarddosen als extrem sicher,[158] es kann aber in manchen Fällen zu Bauchschmerzen, Übelkeit, Durchfall und in seltenen Fällen zu Müdigkeit, Allergien, Konzentrationsstörungen, Hautausschlägen und Kopfschmerzen kommen.[159]
- MSM kann in den ersten Tagen der Anwendung je nach Dosierung zu leichten Entgiftungssymptomen (siehe letzter Punkt) führen. Sie entstehen durch die abgebauten Toxine, die der Körper nicht sofort ausscheiden kann. Je höher die Dosierung, desto stärker können solche Entgiftungssymptome ausfallen. Trinke in einem solchen Fall viel, um die Ausleitungsorgane gezielt zu unterstützen.
- Bei einem Mangel an dem essenziellen Spurenelement Molybdän ist MSM kontraindiziert. Molybdän wird u. a. für den Stoffwechsel schwefel-

haltiger Aminosäuren und der Harnsäure benötigt. Daher muss bei Zufuhr von MSM oder anderer schwefelhaltiger Nahrungsergänzungsmittel unbedingt darauf geachtet werden, dass ausreichend Molybdän aus der Ernährung oder aus Nahrungsergänzungsmitteln aufgenommen wird.[160]

- In Studien konnten nur gelegentlich Nebenwirkungen auf den Gastrointestinaltrakt und/ oder auf der Haut beobachtet werden. Doch ist die Entstehung eines Glaukoms eine bekannte Nebenwirkung schwefelhaltiger Substanzen.[161]

Eigenschaften

Allergielindernd, energetisierend, entgiftend, entzündungshemmend, erhöht die Sauerstoffversorgung im Blut, gelenkstärkend, hautstraffend, hautregenerierend, immunstärkend, krebshemmend (kann u. a. die Bildung von Metastasen hemmen), reduziert die Narbenbildung, regeneriert geschädigtes Gewebe, regt die Darmtätigkeit an, schmerzlindernd, stoffwechselanregend, verringert Muskelschäden, zellregenerierend

Des Weiteren erhöht MSM die Durchlässigkeit der Zellmembran,[162] sodass die Zellen ihre Gifte und Abfallprodukte schneller loswerden und mehr Nährstoffe aufnehmen können. Es verstärkt außerdem die Wirkung vieler Mineralstoffe und Vitamine, erleichtert deren Aufnahme in die Zellen und hilft dem Körper insgesamt, schneller zu entgiften. Es erweitert die Blutgefäße, fördert also die Durchblutung und regt damit in verstärktem Maße Wundheilung und Regeneration von geschädigtem Gewebe an. Ein wesentlicher Faktor für die Bedeutung von Methylsulfonylmethan für den Körper ist auch, dass es die Bildung schwefelhaltiger Aminosäuren unterstützt, die für die Synthese von Glutathion benötigt werden.

Anwendungsgebiete – Eine Auswahl[163, 164, 165]

Allergien, *Arthrose*, *Arthritis*, Brustkrebs, *Diabetes*, Energieschwäche, Entgiftung, Entzündungen, Erschöpfungszustände, *Fibromyalgie*, glättet und reduziert Falten, hält Gelenke und Knorpel gesund, Hautkrankheiten, Heuschnupfen, Immunstärkung, Knochenerkrankungen, Kopfschmerzen, Krebserkrankungen, Magen-Darm-Beschwerden, Migräne, Muskelschäden, Muskelkater, Muskelkrämpfe, Muskelverhärtung, Narben, oxidativer Stress, *Rosazea*, *Rheuma*, Schmerzen, Schwermetallausleitung, Ausleitung von Giftstoffen, Verletzungen, Wunden

Anwendungshinweise

- Durch die gleichzeitige Gabe von Vitamin C (z. B. als *Ester C Komplex* von *fairvital* oder *Acerola Extrakt Kapseln* von *Unimedica*) verstärkt sich die Wirkung von MSM synergetisch.

Dosierungshinweise

- Laut einschlägiger Literatur und Herstellerempfehlung sollte MSM in 2 bis 3 Einzeldosen über den Tag verteilt entweder als Kapseln oder als Pulver, in ausreichend Flüssigkeit eingerührt, eingenommen werden.
- Laut Prof. Dr. Sigrun Chrubasik-Hausmann, Wissenschaftlerin an der Uniklinik Freiburg, wurden meist bis zu 6 Gramm MSM täglich eingesetzt. Im Einzelfall betrug die Dosis aber auch bis zu 18 Gramm MSM pro Tag. Es habe dabei keinen Hinweis auf eine toxische Wirkung von MSM gegeben.[166]
- Damit MSM optimal wirkt, ist die tägliche Einnahme über einen längeren Zeitraum empfehlenswert.
- Während einer Kur mit MSM sollte man ausreichend gutes Wasser trinken, da die Darmschleimhäute durch Schwefel trockener werden können.

MSM

Es gibt zahlreiche Studien zu Methylsulfonylmethan, d. h., seine Wirkung ist wissenschaftlich sehr gut erforscht.

- Dr. Stanley Jacob konnte in seinen Studien aufzeigen, dass MSM keine Nebenwirkungen hat und den pH-Wert im Körper ausgleicht. Es wird darin außerdem von folgenden Effekten durch MSM berichtet:[167]
- Heilung von Magen-Darm-Problemen, Verbesserung von Allergien, Heuschnupfen und Hausstaub- sowie Lebensmittelallergien, entzündungshemmende Wirkung, schmerzlindernde Wirkung
- Eine Doppelblindstudie aus dem Jahr 2006 beweist eine deutlich schmerzreduzierende und entzündungshemmende Wirkung von MSM bei schmerzhafter Kniearthrose, ohne dass Nebenwirkungen auftreten. Außerdem wurde eine bessere Beweglichkeit der Probanden festgestellt.[168]
- Kalifornische Forscher kamen 2007 in einer Studie zu dem Ergebnis,

dass MSM die Bildung von entzündungsfördernden Botenstoffen sowie knorpelabbauende Enzyme eindrucksvoll hemmen kann.[169]

- Eine Studie südkoreanischer Forscher aus dem Jahr 2014 ergab, dass MSM zu einer Verkleinerung der Tumorgröße bei Lebertumoren führen kann, wobei die exakte Wirkung von der Dosierung abhängig ist. Außerdem wurde die Anzahl der Tumore verringert. Die Studie impliziert, dass MSM auch einen positiven Effekt auf andere Leberkrebstypen haben könnte. Es fehlen bislang aber reproduzierbare Ergebnisse mit anderen Tumoren.[170]
- Eine Studie aus dem Jahr 2015 zeigte, dass sich der Zustand sowie das Aussehen der Haut nach einer mehrwöchigen Einnahme von MSM signifikant verbesserten. Es wurden dabei folgende Faktoren untersucht: bestehende Falten, allgemeine Elastizität, Feuchtigkeitszustand der Haut. Außerdem wurde die Wirkung von MSM gemeinsam mit dem aus den Früchten der Mariendistel gewonnenen Silymarin bei *Rosazea* getestet. Auch hier konnten Rötungen sowie Begleitsymptome wie Juckreiz durch MSM deutlich gebessert werden.[171]

MSM & Vitamin C – Ein unschlagbares Team

Ich nehme MSM bei Bedarf als Kur regelmäßig mit einem gut bioverfügbaren Vitamin C ein, um von den vielfältigen Vorteilen dieses Mittels zu profitieren. Besonders bei Knochenerkrankungen, von denen ich lange betroffen war, hat MSM eine großartige Wirkung. Eine solche kurmäßige Anwendung kann durchaus einige Monate dauern, bis der Bedarf an MSM gedeckt ist und ich wieder eine längere Pause einlege.

Bezugsquellen für MSM findest du im Anhang unter gleichnamiger Überschrift, Seite 428.

Bücher

Dr. Jörg Conradi: *MSM. Der Wunderschwefel gegen Allergien, Arthritis, Arthrose und chronische Schmerzen.* Kopp Verlag, 2018

Dr. Frank Liebke: *MSM – eine Supersubstanz der Natur. Hilfe bei Schmerz, Entzündung und Allergie*. Verlag für Angewandte Kinesiologie, 2016

Natron – Back- und Basenfreund

Kurz & knapp

- Natron ist bestens geeignet, um den Körper umfassend zu entsäuern.
- Äußerlich und innerlich anwendbar
- Universal einsetzbar in Haushalt, Kosmetik, Zahnpflege und Gesundheit
- Preiswert
- Einfache Handhabung
- Unverzichtbar in jedem Haushalt

Porträt

Natron kennen wir alle aus der Backstube als eine Zutat im Backpulver: In Teig eingerührt, entsteht Kohlendioxid (CO_2) und das macht den Teig luftiger. Die wenigsten wissen vielleicht, dass Natron noch weit mehr zu bieten hat, als den Kuchenbäcker glücklich zu machen.

Die chemische Formel für Natron lautet $NaHCO_3$ und es wird als „Natriumhydrogenkarbonat" bezeichnet.* Die E-Nummer von Natron lautet E 500 ii, andere Bezeichnungen für Natron sind z. B. Backsoda, Speisesoda oder Speisenatron. Veraltet und unzureichend ist die Bezeichnung „doppeltkohlensaures Natron" oder „Natriumbikarbonat". In Wasser löst sich das Natrium vom Hydrogenkarbonat, das eine Base ist und mit Säuren reagieren kann. Dabei entsteht $C0_2$, das die Säuren neutralisiert.

Natron ist so vielfältig verwendbar, dass es sowohl im Haushalt als beliebtes Putzmittel, preiswertes Waschmittel, in der Kosmetik als Deo und sogar als Basis für Hautcremes eingesetzt werden kann. Darüber hinaus kann es, innerlich angewendet, eine große Wirkung entfalten. Unser Körper ist tendenziell übersäuert und wir haben

---

* Die Verbindung sollte nicht mit Natriumcarbonat (Soda, Na_2CO_3) verwechselt werden!

an verschiedensten Stellen, z. B. im Bindegewebe, zu viele Säuren eingelagert – und Natron kann den Körper wieder basischer machen. Eine Übersäuerung resultiert hauptsächlich aus einer ungesunden Ernährung mit zu wenig nähr- und vitalstoffreichem Gemüse, Obst, Wildkräutern, Salaten u. v. m. und zu viel säurebildenden Lebensmitteln, wie Fleisch, Milchprodukten, Süßspeisen oder Weißmehlprodukten, einhergehend mit einer ungesunden Lebensweise, die durch zu viel Stress, zu wenig Bewegung und einem Übermaß an Umweltgiften gekennzeichnet ist.

Oftmals ebnet ein gestörter Säure-Basen-Haushalt den Weg für eine chronische Erkrankung. Aus diesem Grunde kann die Übersäuerung laut Heilpraktiker Dipl.-Ing. und Dipl. hol. ener. med. Dominik Golenhofen, der in Aichwald praktiziert, auch als Co-Faktor einer chronischen Erkrankungen bezeichnet werden: *„Wer eine Heilung anstrebt, ohne die richtigen Entsäuerungsmaßnahmen zu ergreifen, wird nur schwer Erfolg haben oder zumindest viele andere Dinge beseitigen müssen, um eine Heilung trotz einer Gewebeübersäuerung zu erreichen.“*[172] Und hier kommt u. a. dann auch das wertvolle und kostengünstige Natron ins Spiel, denn es kann Säuren wunderbar neutralisieren.

Natron kommt auch als natürliche Substanz in Mineralwässern, Heilquellen und Sodaseen vor, außerdem gibt es Lagerstätten in Afrika sowie Amerika. Dort findet auch der Abbau von Natron statt. In Europa wird Natron heutzutage meistens aus Kochsalz gewonnen: In diesem chemischen „Solvay-Verfahren“, das 1865 von Ernest Solvay erfunden und anschließend nach ihm benannt wurde, wird Chlor gegen Karbonat ausgetauscht.[173]

Oft wird Natron mit Soda gleichgesetzt, was chemisch betrachtet nicht korrekt ist. Soda ist „Natriumkarbonat“, und der feine Unterschied zu Natron besteht im fehlenden „hydrogen“, d. h. der Wasserstoffkomponente. Die Formel für Soda ist Na_2Co_3 und die für Natron eben $NaHCO_3$.

Pioniere

Natron ist schon seit dem frühen Altertum bekannt und hat seinen Ursprung im ägyptischen Wortstamm *ntr.j*. Mit diesem Begriff wurden die zur Mumifizierung verwendeten Gegenstände und Substanzen bezeichnet. Im alten Ägypten wurde zur Mumifizierung ein Gemisch aus Natron, Soda und Salz verwendet.[174]

Offiziell entdeckt wurde Natron um 1840, und während unsere Vorfahren Natron vielfältig einsetzten und es zwischenzeitlich im Bereich der medizinischen Anwendung wieder ruhig um das Mittel wurde, erlebte es durch das Buch

Natriumbicarbonat von Dr. med. Mark Sircus ein großes Comeback und war plötzlich wieder buchstäblich in aller Munde. Seiner Meinung nach ist Natron eines der wichtigsten, preiswertesten und absolut sichersten Heilmittel zur Behandlung von Krebs, Nierenerkrankungen und allerlei anderen gesundheitlichen Störungen.

Vorteile

- Bei richtiger Anwendung sicher und nebenwirkungsfrei
- Preiswert
- Universal einsetzbar
- Nahezu überall erhältlich (z. B. in Drogeriemärkten, Supermärkten und in sogenannten Lose-Läden oder in Onlineshops, wo man Natron in größeren Mengen zu günstigeren Preisen bekommt)

Nachteile

- Keine bekannt

Kontraindikationen & Nebenwirkungen[175]

- Natron kann bei Überdosierung zu Magen-Darm-Beschwerden führen wie Bauchschmerzen, Blähungen und Aufstoßen.
- Wird Natron längerfristig eingenommen, kann der Natriumspiegel im Blut ansteigen und der Kalziumspiegel gesenkt werden. Ein hoher Natriumwert kann Bluthochdruck begünstigen.
- Bei einer Überdosierung steigt die Gefahr für Nierensteine sowie der Störung des Wasserhaushalts im Körper.
- Schwangeren, Kleinkindern und Menschen mit Herz-Kreislauf-Erkrankungen, erhöhtem Blutdruck, auffälligem pH-Wert des Bluts, Fieber, Infektionen und einem gestörten Wasserhaushalt wird vor der Anwendung und/oder Einnahme von Natron empfohlen, sich ärztlichen Rat einzuholen.[176]
- Natron darf nicht eingenommen werden bei *Alkalosen, Hypokaliämie* und *Hypernatriämie.*[177]
- Durch eine Alkalisierung des Harns kann es zu einer beschleunigten Ausscheidung von sauren Arzneimitteln und einer verzögerten Ausscheidung von basischen Arzneistoffen kommen.[178]

Eigenschaften

Antibakteriell, desodorierend, fungizid, gleicht den Säure-Basen-Haushalt des Körpers aus

Anwendungsgebiete

Autoimmunerkrankungen, begleitend zur Chemotherapie, *Candida*, Entgiftung, Entzündungen, Erkältung, geschwollene Beine, Grippe, Halsschmerzen, Harnwegsinfekte, Hautalterung, Hauterkrankungen, Infektionen, Juckreiz, Krebs, Kopfschmerzen, Mundgeruch, Mitesser, Pilzinfektionen, Schweißbildung (z. B. unter den Achseln oder an den Füßen), Sodbrennen, Sonnenbrand, Tumoren, Übersäuerung, Völlegefühl, Zahnfleischentzündungen

Entsäuern gegen chronische Erkrankungen

Eine Entsäuerung des Körpers ist bei einer Vielzahl chronischer Erkrankungen hilfreich, da sie immer zu Säurebildung im Körper führen bzw. Unmengen an Säureschlacken die Entwicklung von chronischen Krankheiten erst begünstigen. Also: Raus mit dem Ballast!

Anwendungshinweise

Natron ist, wie gesagt, sehr vielfältig in der Anwendung: Es kann als Mundwasser, Fußbad, Badezusatz, Deo, Peeling, Backmittel, Kochzutat, Zahnputzmittel, Basentrunk u. v. m. eingesetzt werden.

Natron, Essig, Zitronensäure, Kernseife und Soda – Die 5 unverzichtbaren Hausmittel unserer Großmütter

Im Grunde genommen sind die 5 altbewährten Hausmittel Natron, Essig, Zitronensäure, Kernseife und Soda die perfekten Putzmittel im Haushalt – mehr braucht es nicht (und schon gar keine Chemie!). Mit diesen Basics kannst du den Abfluss reinigen, Schimmel entfernen, Gerüche killen, putzen, spülen, waschen, weichspülen, das WC säubern … – und das, ohne Umwelt und Gesundheit zu belasten! Du sparst damit nicht nur eine Menge Verpackungsplastik, sondern obendrein auch noch Geld, denn sie kosten nur einen Bruchteil dessen, was du für ihre „chemiegetunten“ Artgenossen im Supermarktregal „hinlegen“ musst.

Dosierungshinweis

Empfohlen wird laut einschlägiger Literatur für die Einnahme die Menge von ¼ Teelöffel Natron, in ein Glas warmes Wasser eingerührt und mindestens 1 Stunde vor oder nach einer Mahlzeit schluckweise getrunken. Die Hamburger Heilpraktikerin und Autorin Marlene Kunold grenzt die Einnahmezeit sogar noch weiter ein: Sie empfiehlt, nur morgens direkt nach dem Aufstehen ¼ Teelöffel Natron, in einem Glas warmem Wasser aufgelöst, zu trinken. Das sei ihrer Meinung nach eine gute Möglichkeit, um der Stoffwechselazidose zu begegnen.[179] Mir gegenüber gab sie an, dass die Einnahme von Natron in Wasser verdünnt keine hemmende Auswirkung auf die Magensäureproduktion habe (zum Thema „Magensäure" siehe Seite 218 ff.).

Das Basenbad für eine samtweiche Haut

Hierfür gebe ich 100 Gramm Natron in ein Vollbad und genieße die wohltuende, durchblutungsfördernde Wirkung des Bads etwa 1 Stunde lang. Zwischendurch lasse ich immer wieder heißes Wasser einlaufen, damit ich nicht auskühle. Durch das Natron wird der pH-Wert des Wassers erhöht, was dazu führt, dass dem Körper über die Haut Säuren entzogen werden. Nach dem Bad ist die Haut samtweich und sollte nicht eingecremt werden. Einfach vorsichtig abtrocknen und rein in die Klamotten.

Entsäuern für Eilige und für Sparfüchse

Wenn du für ausgiebige Badegenüsse keine Zeit hast, kannst du Folgendes machen: Gib nach dem Baden oder Duschen etwa ¼ Teelöffel Natron in deine feuchten Hände und verreibe es, bis es sich auflöst. Reibe nun deinen noch feuchten Körper (außer Gesicht und Genitalien) ganz damit ab, lasse das Ganze antrocknen. Das geht ganz fix. Nicht abduschen, danach vorsichtig abtrocknen. Nach Aussage der Heilpraktikerin Marlene Kunold hilft diese Einreibung effektiv, das Gewebe zu entsäuern. Sie konnte anhand von Kontrolltests im Labor feststellen, dass solche einfachen Natroneinreibungen eine sichtbare Verbesserung der Blutazidose erbrachten.[180] Schneller und günstiger geht Entsäuern nicht – daher ein Super-Spar-Tipp!

Natron-Haushaltsreiniger mit Duft

Für 250 Milliliter

250 ml warmes Wasser
1 TL geriebene Kernseife
1 TL Natron
1 Spritzer Zitronensaft oder Zitronensäure
etwas ätherisches Öl nach Belieben (z. B. Zitrone, Teebaum, Orange; verstärkt die antimikrobielle Wirkung)

Die geriebene Kernseife und das warme Wasser in einen Topf geben und das Ganze mit dem Schneebesen gut durchrühren, bis sich die Kernseife aufgelöst hat. Nun die restlichen Zutaten unterrühren. Die abgekühlte Lösung in eine Sprühflasche geben und zum Putzen verwenden.

Bezugsquellen für Natron findest du im Anhang unter gleichnamiger Überschrift, Seite 428.
Du erhältst Natron auch in Drogerien, Apotheken, Supermärkten oder in „Lose-Läden“. In Letzteren bekommst du die angebotenen Waren ohne Verpackung und bringst Tüten, Gläser oder Dosen zum Einfüllen mit. Es lohnt sich preislich unbedingt, größere Mengen zu kaufen, wenn du es auch im Haushalt brauchst. Achte auf die Bezeichnung „Lebensmittelqualität“, wenn du es auch einnehmen möchtest, und bevorzuge plastikfreie Verpackungen – für eine saubere Umwelt.

Bücher

Anne-Kathrin Reismer: *Die Wahrheit über Natron. Wie Sie Natron richtig anwenden und verstehen lernen.* Independently published, 2019
Nadine Schubert: *Noch besser leben ohne Plastik.* oekom Verlag, 2017
Dr. med. Mark Sircus: *Natriumbicarbonat. Krebstherapie für jedermann.* Goldmann Verlag, 2017
Jennifer Stern: *Das Natron Buch. Wie du Natron als Hausmittel und Heilmittel universell einsetzt. Anwendung und Rezepte gegen Übersäuerung, Hautalterung, Kopfschmerzen oder hartnäckigen Schmutz.* Independently published, 2019

Wasserstoffperoxid (H_2O_2) - Der Sauerstoffbooster

„Alle Dinge sind Gift, und nichts ist ohne Gift; allein die Dosis macht, dass ein Ding kein Gift sei." [181]

– Paracelsus –

Kurz & knapp

- Sauerstoff (O_2) ist ein Baustein von Wasserstoffperoxid (H_2O_2) und elementar für die Gesunderhaltung des Menschen.
- Wasserstoffperoxid hat ein großes Wirkspektrum.
- Ist stark gegen Erreger
- Umfangreiche Anwendung in der Kosmetik, Wundversorgung, Haushalt, Zahnpflege
- Preisgünstig, einfach anzuwenden, wirkungsvoll
- Gehört der Fachautorin im Bereich „Medizin und Gesundheit" Dr. Natalie Lauer zufolge in jede Hausapotheke
- **Ein Mittel für Fortgeschrittene: Erfordert eine tiefergehende Beschäftigung mit dem Thema, damit man sein volles Potenzial ausschöpfen kann.**
- **Es sind wichtige Vorsichtsmaßnahmen zu beachten** (siehe Anwendungshinweise Seite 137 ff.).

Porträt

Wasserstoffperoxid (H_2O_2) verbinden die meisten mit dem Blondieren von Haaren oder dem Bleaching von Zähnen, doch hat es neben den bleichenden Eigenschaften noch eine ganze Reihe weiterer interessanter Wirkungen zu bieten.

H_2O_2 ist eine Verbindung aus Sauerstoff und Wasserstoff. Im Körper entsteht bei vielen biochemischen Prozessen Wasserstoffperoxid, etwa beim Zuckerstoffwechsel. Reagiert Wasserstoffperoxid mit organischem Material, zerfällt es in Wasser H_2 und Sauerstoff O_2.[182] Überall dort, wo atomarer Sauerstoff auf Wasser einwirkt, kann es zur Entstehung von Wasserstoffperoxid kommen. H_2O_2 begegnet uns in geringer Konzentration auf Schritt und Tritt in der Natur – in Mensch, Tier und Pflanzen sowie in der Atmosphäre:[183] Wasserstoffperoxid ist beispielsweise in Bienenhonig, in reifem, frischen und unverarbeiteten Obst und ebenso in der Muttermilch enthalten.[184] Besonders in der Erstmilch (Kolostrum) sollen hohe Mengen davon vorliegen.[185]

Wissenschaftler am Deutschen Krebsforschungszentrum fanden heraus, dass Wasserstoffperoxid wichtige Zellfunktionen steuert.[186] Durch den zusätzlichen Sauerstoff wird im Körper eine Umgebung geschaffen, in der sich die meisten Krankheitserreger gar nicht wohl fühlen und wo sie wirkungsvoll eliminiert werden können. Neben der Ozon- und Sauerstoffdrucktherapie zählt auch Wasserstoffperoxid zu den „biooxidativen Therapieformen"* .[187] Durch Wasserstoffperoxid wird die Sauerstoffverfügbarkeit im Organismus gesteigert; es kann laut Autorin Dr. Natalie Lauer intravenös, oral und epikutan angewendet werden.[188]

Der vielseitige Alleskönner wird in zahlreichen Bereichen von der Landwirtschaft über die Biologie bis zur Industrie eingesetzt. Seit den 1880er-Jahren wurde Wasserstoffperoxid – in weit umfassender Art und Weise als heute - in Arztpraxen und Kliniken verwendet. Heutzutage wird es hier meist nur noch als Desinfektions- und Sterilisationsmittel genutzt. Schade, denn viele Selbstanwender wie ich sind von dieser Substanz hellauf begeistert und auf dem Gesundheitsblog von Bärbel Puls las ich, dass nicht selten Apotheker – obwohl das schon fast geschäftsschädigend ist – bestimmten Kunden z. B. bei einer Grippe oder bei Fußpilz eher eine Flasche mit 3-prozentigem Wasserstoffperoxid mitgeben als teurere Medikamente. Damit gewinnen sie zufriedene Kunden, weil es schnell hilft und den Geldbeutel schont.[189]

---

* Therapien z. B. mit Wasserstoffperoxid oder Ozon (O_3) auf der Grundlage einer Theorie, die besagt, dass der Körper Gifte nicht richtig abbauen kann, wenn das Sauerstoffsystem im Körper (z. B. aufgrund Umweltverschmutzung, schlechter Ernährung, falscher Atmung, Bewegungsmangel) geschwächt ist. Durch diese Behandlungen kann der Körper mit aktivem Sauerstoff versorgt werden, wodurch Gifte besser abgebaut werden können. Ozon kann z. B. die Produktion von Zytokinen (Botenzellen wie Interferon oder Interleukin) stimulieren, die im gesamten Organismus positive Reaktionen auslösen Wasserstoffperoxid ist an beinahe allen lebensnotwendigen Prozessen im Körper beteiligt. Ohne dieses funktioniert das Immunsystem nicht (siehe *www.ohnechemogehtesauch.de/alternativ-vs-konventionell/nicht-so-bekannte-therapien/*)

Da Wasserstoffperoxid leicht in Wasser und Sauerstoff zerfällt, werden H_2O_2-Lösungen im Handel üblicherweise mit Stabilisatoren (meist Phosphorsäure) versetzt. Hoch konzentrierte Wasserstoffperoxid-Lösungen können sich spontan unter Explosion zersetzen. Daher sind im Handel für Endverbraucher maximal 12-prozentige Lösungen in Wasser erhältlich.[190]

Geschichtliches & Pioniere

Wasserstoffperoxid, früher auch „Wasserstoffsuperoxid" oder lateinisch *Hydrogenium peroxidatum* genannt, wurde 1818 erstmals von dem französischen Chemiker Louis Jacques Thénard (1777–1857) durch Reaktion von Bariumperoxid mit Salpetersäure hergestellt.[191] Bis in die 1950er-Jahre wurde H_2O_2 in vielen Bereichen eingesetzt und dann in Deutschland näher auf seine physiologischen Wirkungen hin untersucht. Man stellte fest, dass entgegen der Meinung vieler Lehrbücher selbst bei einer 30-prozentigen Konzentration auf der Haut keine Verätzungen auftraten.[192] Nach intensiven Forschungen kam man zu dem Schluss, dass die Substanz wirksam, ungiftig und ohne Reizwirkung ist.[193] Bis in die 1980er-Jahre hinein wurden die Krankenhäuser mit Wasserstoffperoxid desinfiziert, und kaum jemand infizierte sich damals mit den gefürchteten Krankenhauskeimen. Im 20. Jahrhundert wurde Wasserstoffperoxid im medizinischen Bereich zunehmend durch andere Substanzen verdrängt.

Professor Iwan Pawlovitsch Neumiwakin gilt als Vater der „inneren Anwendung" von Wasserstoffperoxid und wurde 2002 als Mensch des Jahres ausgezeichnet.[194] Er hat sich mit der inneren Einnahme von Wasserstoffperoxid selbst von einer schweren, als unheilbar geltenden Krankheit (*Arteriosklerose* mit primärer Schädigung des Herzens und des Gehirns) geheilt. Er ist Autor von mehr als 200 wissenschaftlichen Arbeiten und über 85 Erfindungen.[195] Er gab folgenden Rat: *„Ich empfehle jedem, den Kranken wie auch den Gesunden, es sich zur Regel zu machen: Wasserstoffperoxid täglich einzunehmen – vom morgigen Tag an bis zum Lebensende.*"[196] Eine Theorie, die hinter der oralen Einnahme von Wasserstoffperoxid steht, ist, dass unsere Zellen Sauerstoff benötigen. Nur wenn sie ausreichend mit Sauerstoff versorgt sind, bleiben wir gesund bzw. können wir gesund werden. Die meisten Keime und übrigens auch bestimmte Krebstumoren können in einer sauerstoffreichen Umgebung nicht überleben.[197]

Ein Pionier auf dem Gebiet der Kosmetik- und Wellnessanwendung von Wasserstoffperoxid in Deutschland ist die Firma *P. Jentschura*®, die als Erste ein wasserstoffperoxidhaltiges Hautwasser mit der Bezeichnung *Mira Vera®* auf den Markt brachte und mit dem „Wellness und Spa Innovation Award 2015“ ausgezeichnet wurde. Das Produkt soll u. a. die Haut mit Sauerstoff versorgen, sie stärken, straffen und regenerieren. Fältchen sollen mit der Zeit verschwinden und die Haut soll elastisch und geschmeidig werden. Außerdem kann es laut Hersteller bei geröteten Hautpartien nach dem Sonnenbaden, bei Mückenstichen, Ohrenschmerzen und kleinen Schnittverletzungen hilfreich sein. (Weitere Tipps zur Anwendung in der Hautpflege siehe Seite 211 ff.) Wasserstoffperoxid wird auch bei allgemeinem Sauerstoffmangel im Körper empfohlen.

Vorteile[198]

- Preiswert
- Schnelle Wirkung
- Großes Wirkspektrum
- Es kann nicht zu den gefürchteten Resistenzen gegen Erreger kommen.
- Gilt bei korrekter Dosierung und unter Berücksichtigung bestimmter Anwendungshinweise als frei von Nebenwirkungen[199]

Nachteile

- Schlechtes Image: zur äußerlichen Anwendung geduldet, aber die Einnahme ist offiziell verboten
- Nähere Beschäftigung mit dem Mittel notwendig, um sein volles Potenzial ausschöpfen zu können
- Es sind bestimmte Vorsichtsmaßnahmen, Anwendungshinweise sowie die richtige Dosierung zu beachten.

Kontraindikationen & Nebenwirkungen

- Die innere Anwendung von Wasserstoffperoxid ist offiziell nach dem *Code of Federal Regulations** verboten.[200] – Nach Autorin Dr. Natalie Lauer ist auf jeden Fall extreme Vorsicht geboten.
- Wasserstoffperoxid ist kontraindiziert bei *Parodontitis* sowie *ulzeröser Gingivitis*.[201]

---

* Der *Code of Federal Regulations* stellt neben dem *United States Code* eine bedeutende Quelle für das Bundesrecht der Vereinigten Staaten dar. (Nach: *Wikipedia*)

- An verschiedenen Stellen wird darauf hingewiesen, dass Personen mit implantierten Organen kein Wasserstoffperoxid verwenden sollen![202, 203] Da es das Immunsystem stimuliert, könnte es zur Abstoßung des implantierten Organs führen.
- Beim Bleaching der Zähne können Füllungen oder Zahnersatz angegriffen werden und es kann im Mundraum vorübergehend zu Wärmeempfindlichkeiten und Reizungen kommen.[204]
- Bei äußerlicher Anwendung kann es zu einer kurzfristigen Weißfärbung der Haut kommen, außerdem zu Kribbeln oder Jucken.
- H_2O_2 kann u. a. Haut, Kleidungsstücke und Körperhärchen bleichen, sofern es nicht sofort gründlich abgewaschen wird.
- Bei Kontakt mit den Augen besteht Erblindungsgefahr. Daher darf Wasserstoffperoxid nicht in die Augen kommen.
- Es kann innerhalb der ersten drei Behandlungen mit H_2O_2 zur sogenannten Herxheimer-Reaktion* kommen.[205]
- Gelangt zu hoch konzentriertes Wasserstoffperoxid über die Haut oder durch Einnahme in den Körper, so kann dies zu Kreislaufproblemen, Kopfschmerzen, Erbrechen, Durchfall oder Schwindel kommen.[206]

Eigenschaften[207, 208, 209]

Antiallergen, antibakteriell, antimykotisch, antiviral, desinfizierend, desodorierend, entgiftend, entzündungshemmend, sauerstoffbildend, wundheilungsbeschleunigend (allerdings besteht der Verdacht, dass H_2O_2 in bestimmter Konzentration die Wundheilung bei chronischen Wunden verzögert).[210]

---

* Eine bis zu mehreren Tagen andauernde Reaktion des Körpers auf Toxine, die durch die Einnahme des Medikaments und den dadurch bedingten Zerfall von großen Mengen von Erregern entsteht. Diese Verschlimmerung der Symptome, die sich durch Schüttelfrost, Fieber, Unwohlsein etc. bemerkbar machen kann, wird in der Homöopathie auch als „Erstverschlimmerung" bezeichnet und als positive Reaktion des Körpers gewertet, die zeigt, dass die Therapie wirkt und der Körper anfängt zu arbeiten. Jedoch bedeutet eine Herxheimer-Reaktion auch, dass die Toxine nicht schnell genug vom Körper ausgeleitet werden können und es deshalb zu diesen „Vergiftungserscheinungen" kommt. Aus diesem Grund sollten die Ausscheidungsorgane unbedingt mit den richtigen Maßnahmen unterstützt und die Toxine rasch gebunden werden. Dann ist in kürzester Zeit mit einer Verbesserung der Symptome zu rechnen bzw. es kommt erst gar nicht zu einer Herxheimer-Reaktion.

Diese Eigenschaften kann 0man sich auch im Mundbereich zunutze machen, da sich in der Mundhöhle unzählige krankheitsauslösende Keime befinden. Ein kurzes, etwa 1-minütiges Spülen des Mundraums mit etwa einem Schnapsglas voll 1-prozentigem Wasserstoffperoxid soll laut einschlägiger Literatur die Keimbelastung im Mundraum und Entzündungen im Wundbereich deutlich vermindern oder gar vollständig bekämpfen.[211]

Anwendungsgebiete[212, 213, 214, 215, 216]

Allergien, *Anämie, Analfisteln, Arthritis, Asthma, Angina, Abszesse* (z. B. der *Alveolen*), bakterielle Entzündungen, Blasenentzündung, *Cholera, Darmdysbiose* (Ungleichgewicht der Darmflora), *Diabetes* 1 und 2, *Diphterie*, Durchfall, Durchblutungsstörungen, *Ekzeme*, Entzündungen Erkältungen, Gebärmutterkrebs, Gebärmutterschleimhautentzündung, Geschwüre , grippale Infekte, Grippe, Gürtelrose, *Hämorrhoiden*, Harnwegsentzündungen, Hauterkrankungen, Hornhaut, Hühneraugen, Immunschwäche, Insektenstiche, Juckreiz, Krebs, Leukämie, Magenentzündungen, Magengeschwür, Migräne, *Morbus Parkinson, multiple Sklerose*, Nebenhöhlenentzündung, Nierenentzündung, Nierenbeckenentzündung, Ohrenentzündungen, Tubenkatharr, Ohrenschmalz, *Psoriasis*, Schnupfen, Sonnenbrand, Vaginalabszess, Vaginalfisteln, Vergiftungen, Verstopfungen, Virusinfektionen, Wunden, Zahnfleischentzündungen

Außerdem: Im Haushalt vielfältig einsetzbar, z. B. zum Reinigen und Desinfizieren von Arbeitsplatten, Schneidebrettern, Zahnbürsten, des Kühlschranks, der Toilette ..

Zusatzinfos:

- Trotz dieses beeindruckenden und umfangreichen Repertoires ist es dem Wasserstoffperoxid bisher nicht vergonnt, als wirksames Heilmittel anerkannt zu werden.
- Mit dem hochreaktiven Wasserstoffperoxid lassen sich hervorragend Wunden reinigen: Durch die Freisetzung von Sauerstoff und die Bildung von Schaum wirkt dieser Stoff sowohl chemisch als auch mechanisch antiviral, antibakteriell und antimykotisch.
- Ein sehr interessanter Hinweis zu Anämie bzw. Eisenmangel: In dem Buch *Zivilisatoselos* von Dr. h. c. Peter Jentschura und Josef Lohkämper

las ich davon, dass eine schwerste, bereits lebensbedrohliche Anämie bei Peter Jentschuras Ehefrau Gertrud durch die alleinige Gabe von einer verdünnten Wasserstoffperoxid-Lösung geheilt werden konnte, und das innerhalb weniger Wochen, nachdem alle vorherigen ärztlichen Maßnahmen versagt hatten. Das wurde durch Blutanalysen belegt.[217]

- Als besonders wertvoll wird der Einsatz von Wasserstoffperoxid in folgenden Fällen erachtet: bei Resistenzen, Durchblutungsstörungen, zur Krebsheilung, im Mund- und Rachenraum sowie zur Desinfektion und Oxidation von Giften.[218]

Anwendungshinweise

Allgemeine Hinweise: Generell sollte jede Behandlung mit Wasserstoffperoxid – egal ob innerlich oder äußerlich – **im Vorfeld mit einem Arzt abgesprochen werden!** Des Weiteren sollten Hinweise zu Schutzmaßnahmen, Risiken sowie Aufbewahrung unbedingt berücksichtigt werden.

- Anfängern wird geraten, lediglich Wasserstoffperoxid-Konzentrationen von 0,5 bis 1 Prozent zu verwenden.[219] Das bekommt man durch Verdünnen der handelsüblich in Apotheken erhältlichen 3-prozentigen Wasserstoffperoxid-Lösungen. Alle Angaben in diesem Abschnitt beziehen sich auf geringere Konzentrationen von 0,5 bis 3 Prozent. Von der Verwendung höherer Konzentrationen rate ich Anfängern ausdrücklich ab! **Je nach Anwendungsbereich** – z. B. **bei innerlicher Einnahme – müssen die Ausgangskonzentrationen von 0,5 bis 3 Prozent stark in Wasser verdünnt werden!**
- Bitte beachte vor der Anwendung von Wasserstoffperoxid die Anweisungen auf der Flasche oder frage einen Arzt oder Apotheker.
- Als eine sachgerechte Aufbewahrung gilt laut Herstellerangabe ein trockener, lichtgeschützter, kühler Ort (nicht im Kühlschrank!), im Originalbehälter, geschützt vor Verunreinigungen, entfernt von brennbaren Stoffen, unzulänglich für Kinder und gut beschriftet, um eine Verwechslungsgefahr zu vermeiden.[220]
- Bei nicht stabilisierten Lösungen sind gesonderte Maßnahmen zur sicheren Lagerung zu beachten.

- H_2O_2 kann u. a. Haut, Kleidungsstücke und Körperhärchen bleichen, sofern es nicht sofort gründlich abgewaschen wird.
- Es darf nicht mit den Augen in Kontakt kommen wegen Erblindungsgefahr!
- Dämpfe höherer Konzentrationen (ab 8 Prozent) können zu Verätzungen, Lungenentzündung oder Lungenödemen führen und dürfen nicht eingeatmet werden.[221]
- Darf nicht in geschlossenen Körperhöhlen angewendet werden, um die Gefahr einer Gasembolie zu vermeiden[222]
- Bei **stark konzentrierten** Wasserstoffperoxid-Lösungen, d. h. unverdünntem oder wenig verdünntem Wasserstoffperoxid kann es im schlimmsten Fall zu Verätzungen von Haut (bei äußerlicher Anwendung) und der Atemwege, Lungenödem oder Schleimhautentzündungen kommen.[223] Im schlimmsten Fall kann es zu Schaumbildung im Magen kommen, was einen Atemstillstand bzw. Tod durch Ersticken zur Folge haben kann.[224]
- Bei nicht stabilisierten Lösungen von mehr als 12 Prozent kann es bei Erwärmungen zu Explosionen kommen.

Hinweise zur äußerlichen Anwendung:

- Auf die Haut aufgetragen, hat sich eine 0,5- bis 3-prozentige Wasserstoffperoxid-Lösung bewährt. Bei starken lokalen Infektionen werden von Therapeuten mitunter auch 10-prozentige Lösungen empfohlen.[225]
- Mit einer kleinen Menge vorab vorsichtig die Verträglichkeit testen

In Kapitel 4 findest du weitere Anwendungshinweise für H_2O_2 (siehe Tipps Seite 211 ff.), denn Wasserstoffperoxid kann auch für die Haut Positives bewirken.

Hinweise zur innerlichen Anwendung:

Es gibt ebenso viele Befürworter wie Gegner der oralen Einnahme von Wasserstoffperoxid.

- Bei richtiger Dosierung ist die Einnahme laut einschlägiger Literatur allerdings nebenwirkungsfrei: *„Es gibt so gut wie keine Kontraindikationen, natürlich muss man die Dosierung richtig wählen.“*[226]

- Für die Einnahme werden meist Ausgangskonzentrationen von 0,5 bis 3 Prozent[227] **stark verdünnt in Wasser** empfohlen.
- H_2O_2 sollte stets ausschließlich in Wasser eingenommen werden. In anderen Flüssigkeiten wie Limonaden oder Säften würde die Heilwirkung durch Oxidation gehemmt.[228]
- Es dürfen mit Wasserstoffperoxid zusammen *keine* weiteren Medikamente oder Stoffe eingenommen werden.[229] So wandeln Eisen, Askorbat und Fette Wasserstoffperoxid im Magen in sehr reaktionsfreudige freie Superoxidradikale um, wodurch die Magenschleimhaut schwerwiegend geschädigt werden kann.[230]
- Laut Dr. h. c. Peter Jentschura darf Wasserstoffperoxid nur nüchtern angewendet werden.[231]
- Es dürfen keine unverdünnten oder nur wenig verdünnten Wasserstoffperoxid-Lösungen getrunken werden.[232]
- Dr. Natalie Lauer empfiehlt für die innerliche Anwendung, nur Lösungen ohne Konservierungsmittel und Stabilisatoren (oftmals wird hier Phosphorsäure verwendet) zu nutzen.[233] Diese seien rein und lebensmittelecht. An anderer Stelle wird jedoch darauf verwiesen, dass Phosphorsäure als Stabilisator unbedenklich sei und die Wirkung nicht beeinträchtige.[234]
- Bei der Einnahme muss H_2O_2 immer mit stillem Wasser verdünnt werden![235] (Siehe Dosierungshinweise)
- Bei Einnahme kann bei zu hoher Dosierung und höher konzentrierten Lösungen durch den sich plötzlich entwickelnden Sauerstoff das Gewebe geschädigt werden.[236]

Dosierungshinweise

Generell sollte jede Behandlung mit H_2O_2 – egal ob innerlich oder äußerlich – **im Vorfeld mit einem Arzt abgesprochen werden!** Des Weiteren müssen die Angaben zu Schutzmaßnahmen, Risiken sowie Aufbewahrung (siehe oben unter „Anwendungshinweise") unbedingt berücksichtigt werden.

Äußerliche Anwendung: Hier habe ich einige Beispiele für verschiedene Anwendungen von H_2O_2 auf der Haut und im Mund für dich zusammengetragen:

- **Als Gesichtswasser**: Am besten ist es, Wasserstoffperoxid – z. B. das gekaufte *MiraVera*®-Spray oder selbst verdünntes 0,5- bis 3-prozentiges H_2O_2-Spray – auf ein Wattepad aufzusprühen. Hier reichen 3 bis 4 Sprühstöße. Danach mit dem Pad die Gesichtshaut sanft abtupfen. Wasserstoffperoxid gelangt über die Poren der Haut in den Körper und kann so nach Peter Jentschura der „inneren Atmung" in den Zellen zur Verfügung stehen.[237] Ich kombiniere gern Wasserstoffperoxid mit Rosenwasser: 1 Sprühstoß 3-prozentiges Wasserstoffperoxid und 2 Sprühstöße Rosenwasser auf ein Wattepad sprühen und damit das Gesicht abtupfen. Augenbrauen aussparen, da H_2O_2 Körperhärchen bleichen kann.
- **Als Deodorant:** Am besten ist es, Wasserstoffperoxid – z. B. das gekaufte *MiraVera*®-Spray oder selbst verdünntes 0,5- bis 3-prozentiges H_2O_2-Spray – direkt nach dem Waschen oder Baden unter die Achselhöhlen zu sprühen, wo der Sauerstoff schnell die vielen Lymphknoten erreichen und bei der Entgiftung helfen kann.
- **Zur Ohrreinigung**: Etwas Spray – z. B. das gekaufte *MiraVera*® oder eine selbst verdünnte 3-prozentige Lösung aus der Apotheke – auf ein Wattestäbchen sprühen und damit vorsichtig die Ohrmuschel reinigen. (Vorsicht! Wattestäbchen sollten nicht in den Gehörgang eingeführt werden.)
- **Bei Insektenstichen, Verbrennungen oder Wunden**: Etwas Spray – z. B. eine 3-prozentige Lösung aus der Apotheke – direkt auf die betroffene Stelle sprühen. Wird H_2O_2 sofort nach Tierbissen, Verbrennungen oder Kontakt mit reizenden Pflanzengiften angewendet, desinfiziert es die betreffende Stelle. Ebenso kann es Gifte, Allergene und bei Entzündungen gebildete Stoffe unwirksam machen. Zudem kann Wasserstoffperoxid den Juckreiz lindern.[238]
- **Für Fußbäder:** Ungefähr 3 Sprüher *MiraVera*® oder eine 3-prozentige H_2O_2-Lösung aus der Apotheke in ein Fußbad von 4 Litern angenehm warmen Wassers geben. Die Füße ungefähr ½ bis 1 Stunde baden.[239]
- **Bei Krebserkrankungen:** Laut Peter Jentschura und Josef Lohkämper 20 bis 50 Tropfen 3-prozentiges Wasserstoffperoxid ins morgendliche Waschwasser für Hände, Gesicht, Hals und Dekolleté geben.[240]

- **Für eine bessere Sauerstoffbalance:** Dr. Natalie Lauer empfiehlt in ihrem Buch *Wasserstoffperoxid*, die Haut direkt mit einer 3-prozentigen H_2O_2-Lösung einzureiben. Dadurch werde die Sauerstoffbalance optimiert. Die Lösung lasse sich auch mithilfe einer Sprühflasche auf die Haut sprühen und einmassieren.[241]
- **Bei Lippenherpes:** Wasserstoffperoxid – z. B. als 3-prozentige Lösung aus der Apotheke – mit einem Wattestäbchen direkt auf die kribbelnden, juckenden Stellen geben, sobald die ersten Anzeichen von Herpes auftreten.[242]
- **Für Mundspülungen**: Hier hat sich bei mir die Dosierung von $\frac{1}{2}$ bis 1 Teelöffel 3-prozentigem H_2O_2 auf 1 Glas warmes Wasser bewährt oder unverdünnt eine kleine Menge davon lokal angewendet, z. B. mit dem Finger aufgetupft.[243]

Ich wende Wasserstoffperoxid übrigens regelmäßig in den genannten Verdünnungen äußerlich an, um Sauerstoff in den Körper zu transportieren, und habe zu keiner Zeit Nebenwirkungen feststellen können. Für mich ist H_2O_2 ein ideales Mittel mit sagenhaften Vorzügen.

Innerliche Anwendung: Die Einnahme von Wasserstoffperoxid ist, wie bereits gesagt, **umstritten!** Manche Experten betrachten sie als bedenkenlos, während andere vehement davon abraten.
Hier gelten sämtliche Hinweise zur innerlichen Einnahme von Seite 138 f.

- H_2O_2 wird bei der sicheren Einnahme lediglich im Milligrammbereich, stark mit Wasser verdünnt, angewendet. Solch eine orale Anwendung mit nur wenigen Tropfen 3-prozentiger Lösung auf 1 Glas Wasser wird in den mir vorliegenden Quellen als völlig harmlos angesehen.[244]
- Professor Iwan Pawlovitsch Neumiwakin empfiehlt für die Einnahme eine handelsübliche 3-prozentige H_2O_2-Lösung. Man beginnt mit 2 bis 3 Tropfen auf 1 Esslöffel Wasser, 3-mal täglich. Diese Dosis wird dann täglich um 1 Tropfen erhöht. Nach 7 Tagen ist damit die Dosis von 3-mal 10 Tropfen auf 1 Esslöffel Wasser erreicht. So kann man eine 10-Tage-Kur mit 2-mal

täglich 10 Tropfen machen. Danach sollte man eine 2 bis 3 Tage lange Pause einlegen.[245]

Wichtig! *„Verwenden sie keinen Löffel aus Metall! Wasserstoffperoxid auf einen Löffel in etwas Wasser geben und dazu ein ½ Glas Wasser trinken."*[246] Man kann z. B. Löffel aus Holz, Keramik oder Plastik verwenden. Alternativ können die Tropfen auch direkt in ein Glas Wasser gegeben und dann schluckweise getrunken werden. – In der Ausgabe 20/2014 des Journals *Unser Wissen für Leben und Gesundheit* von Dr. h. c. Peter Jentschura las ich zur Anwendung von H_2O_2 Folgendes: *„Für die orale Einnahme eignet sich 3-prozentiges Wasserstoffperoxid in Tropfenform auf ein Glas Wasser. Ganz wichtig hierbei ist, dass Sie bei der inneren Anwendung immer darauf achten, dass das H_2O_2 nur auf nüchternen Magen und in stillem Wasser gelöst, eingenommen wird."*[247] Hier wird auf entsprechende Dosierungen plus Anleitungen in dem Buch *Das Wasserstoffsuperoxid* von Josef Pies verwiesen.

Wasserstoffperoxid (H_2O_2)

- Seit 1920 sind mehr als 6000 Artikel über die wissenschaftliche und therapeutische Anwendung von Wasserstoffperoxid geschrieben worden.[248]
- Die wissenschaftlichen Studien von Reinhard Ludewig (1923–2016) am Pharmakologischen Institut in Leipzig bewiesen die positiven Eigenschaften von Wasserstoffperoxid deutlich. Hier wurden verbesserte Durchblutung, antivirale, antibakterielle und fungizide Wirkung ohne Resistenzenbildung, schnellere Wundheilung sowie schnellere Heilung von diversen Hautkrankheiten, z. B. Schuppenflechte, Warzen, Fußpilz und Neurodermitis, festgestellt.[249]
- Im Rahmen der Leipziger Forschungsperiode gegen Ende der 1950er-Jahre wurde zudem entdeckt, dass entgegen der Meinung vieler Lehrbücher keine Verätzung bei einer Aufbringung von 30-prozentigem Wasserstoffperoxid auf die Haut eintritt.[250] Es konnte vielmehr unter Leitung des berühmten Pharmakologen

Fritz Hauschild (1908–1974) histologisch an tierischer und menschlicher Haut nachgewiesen werden, dass H_2O_2 die Haut unverändert rasch durchdringen kann und erst in tiefer liegenden Geweben durch das Enzym Katalase in Wasser und Sauerstoff zersetzt wird.[251] Dabei wurde nach einer Weißfärbung der Haut ein Kribbelgefühl beobachtet und schließlich eine intensive Rötung. Auch heute werden diese Erscheinungen noch als Anzeichen für eine Verätzung betrachtet, was aber laut den Erfahrungen aus den Leipziger Studien *nicht* der Fall ist, denn: Die Weißfärbung geht auf den Sauerstoff zurück, der im Gewebe frei wird. Die Rötung und das Kribbeln weisen auf eine stärkere Durchblutung hin.[252]

- 1954 erschien im Magazin *Nature* ein Bericht, wonach innerhalb weniger Wochen 90 Prozent der krebskranken Tiere nach der alleinigen oralen Verabreichung von Wasserstoffperoxid geheilt waren.[253]
- Unabhängige Untersuchungen in Japan haben ergeben, dass Krebszellen vorzeitig altern, wenn sie mit sehr geringen Mengen an Peroxid behandelt werden.[254]
- Deutsche Forscher fanden Ende der 1950er-Jahre heraus, dass bei Hauttumoren die Dosis der Bestrahlung mit Röntgenstrahlen halbiert werden konnte, wenn die Tumoren vorher mit Wasserstoffperoxid-Salbe behandelt worden waren.[255]
- 2003 wurde von A. Cordone und seinen Mitarbeitern in einer klinischen Studie beobachtet, dass eine einfache 3-prozentige H_2O_2-Lösung auf Watte sehr effektiv bei Infektionen der Vaginalschleimhaut wirkt. Darüber hinaus kam es zu einer Wiederherstellung des normalen pH-Wertes.[256] Diese Wirkung von H_2O_2 ist bereits seit 1890 bekannt.[257]
- Im Jahr 2009 konnte der Nachweis erbracht werden, dass Wasserstoffperoxid eine rasche Wundheilung ermöglicht.[258]
- 2017 konnte in einer Studie nachgewiesen werden, dass H_2O_2 eine bedeutende Rolle im kontrollierten Prozess der Wundheilung einnimmt.[259]

Keimfreie Zahnbürste dank Wasserstoffperoxid

H_2O_2 ist seit langer Zeit eines unserer wichtigsten Mittel im Haushalt und in der Hausapotheke. Du kannst deine Zahnbürste „entkeimen", indem du ab und an Wasserstoffperoxid darauf sprühst oder sie am besten ein paar Minuten lang in eine 3-prozentige Wasserstoffperoxid-Lösung legst.

H_2O_2 im Einsatz gegen Fuß- und Hautpilz

Bei Fußpilz ist die Haut schlechter durchblutet. Hier bekämpft Wasserstoffperoxid sowohl die Erreger als auch die schlechte Durchblutung der Haut.[260] Hautpilzerkrankungen kann man mit 3-prozentiger Lösung 2-mal pro Tag besprühen oder die Flüssigkeit auf einen Wattebausch geben und so auftupfen, dann trocknen lassen.[261]

Bezugsquellen für Wasserstoffperoxid findest du im Anhang unter der gleichnamigen Überschrift, Seite 429.

Bücher

Bio Academy: *Wasserstoffperoxid – Fit durch die Grippesaison mit dem natürlichen Antibiotikum. Nutzen Sie Wasserstoffperoxid um chronische Entzündungen, bakterielle Erkrankungen, Akne und Pilze leicht zu bekämpfen.* Independently published, 2019

Dr. habil. Jochen Gartz: *Wasserstoffperoxid. Anwendungen und Heilerfolge.* MobiWell Verlag, 2018

Peter Jentschura, Josef Lohkämper: *Zivilisatoselos. Leben ohne Zivilisationskrankheiten.* Peter Jentschura Verlag, 2009

Dr. Natalie Lauer: *Wasserstoffperoxid. Heilmittel und universelle Wunderwaffe.* Kopp Verlag, 2018

Oliver Muur: *Das Wasserstoffperoxid Handbuch. Wie Sie Wasserstoffperoxid richtig nutzen & verstehen lernen.* Independently published, *2018*

Josef Pies: *Wasserstoffsuperoxid. Natürlich und nebenwirkungsfrei – Gegen Viren und Bakterien – Für Gesundheit, Haushalt und Hygiene.* Verlag für Angewandte Kinesiologie, 2015

Zeolith-Klinoptilolith – Detoxspezialist vulkanischen Ursprungs

Kurz & knapp

- Zur innerlichen und äußerlichen Anwendung geeignet
- Basisprodukt zur Entgiftung und Ausleitung von Schadstoffen
- Liefert wertvolles Silizium
- Neutralisiert Elektrosmog
- Einfache Handhabung
- Zeolith kann täglich über einen längeren Zeitraum hinweg eingenommen werden (z. B. abwechselnd mit Chlorella und Spirulina).

Porträt

„Klinoptilolith-Zeolith", „Zeolith-Klinoptilolith" oder auch kurz „Zeolith" genannt, ist ein wasserhaltiges Alumo-Gerüstsilikat der Barrerit-Stilbit-Gruppe und der Gruppe der Blätterzeolithe.[262] Zeolith kann auf 12 verschiedene mineralogische Arten entstehen, im Handel ist jedoch vor allem das aus an Land abgelagerten vulkanischen Aschen und Tuffen erhältlich.[263] Sowohl als Mineralstofflieferant als auch zur Entgiftung wirksam, ist dieser Stoff für Prof. Dr. Enrico Edinger, deutscher Neurologe und Psychiater, *das* Produkt des Jahrhunderts.[264]

Wenn ich nur ein einziges Mittel auf eine einsame Insel mitnehmen dürfte, dann wäre es in Anbetracht der zunehmenden Belastungen durch gesundheitlich bedenkliche Umweltfaktoren: der Zeolith.

Zeolith besteht aus einer mikroporösen, tubulären Struktur, die charakteristisch für seine vielfältigen Eigenschaften ist. Dieses kristalline Gitter besteht vor allem aus Silizium (SiO_4) und zu einem geringen Teil auch Aluminium (AlO_4). Umgeben sind diese Silizium- und Aluminiumatome von jeweils 4 Sauerstoffatomen und bilden sogenannte SiO_4- und AlO_4-Tetraeder.[265] Das Aluminium liegt demnach bei Zeolith in oxidierter Form vor, sodass es für den Körper unschädlich ist. Durch die feste Einbindung in die Struktur ist eine unerwünschte Aufnahme von Aluminium in den Körper ausgeschlossen.[266] Es kursieren Gerüchte, dass Zeolith Aluminium in den Körper abgebe, doch das wurde eindeutig in umfangreichen Studien und Erfahrungen vor allem durch Prof. Dr. med. habil. Karl Hecht widerlegt.[267] Meist befinden sich im Zeolith noch weitere Mikronährstoffe wie Magnesium, Kalzium, Kalium und Natrium. Es kann genau die Nährstoffe abgeben, die der Körper gerade benötigt, und ist demnach Ionenaustauschsubstanz, Nährstofflieferant, Turboentgifter, Allzweckwaffe und Multitalent in einem.

Zeolith besitzt neben vielen anderen herausragenden Eigenschaften die Fähigkeit, Quecksilber, Kadmium, Ammonium, Histamin als auch Aluminium und Blei effektiv aus dem Körper auszuleiten: Wie ein Schwamm kann Zeolith den Magen-Darm-Trakt durchwandern und Schadstoffe an sich binden, die dann mit dem Zeolith auf natürlichem Wege über den Kot ausgeschieden werden, ohne den Stoffwechsel zu belasten. Man geht heutzutage davon aus, dass Zeolith nicht verstoffwechselt wird. Bislang gibt es keine Beweise für oder gegen diese Annahme.[268]

Nach Dr. Erwin Walraph leben wir heute im sogenannten Aluminiumzeitalter,[269] und Zeolith ist diesbezüglich ein hocheffektives Naturprodukt, um das Umweltgift Aluminium aus dem Körper herauszutransportieren. Laut Autor Werner Kühni ist der Klinoptilolith durch seine Kapillarstruktur am besten dazu in der Lage, die meisten Umweltgifte im menschlichen Körper zu binden und auszuscheiden.[270]

Zeolith findet heutzutage in zahlreichen Gebieten Anwendung und wird auch in Medizin, Fischzucht, Tierhaltung, Landwirtschaft, zur Wasserbehandlung, in Chemie und Industrie eingesetzt.

Geschichtliches & Pioniere

Der Begriff *Zeolith* wurde 1756 vom schwedischen Mineralologen Baron Axel Fredrick von Cronstedt (1722–1765) geprägt.[271] Er kommt aus dem Altgriechischen und bedeutet so viel wie „siedender Stein". Für gesundheitliche Zwecke wird aus der Reihe der verschiedenen Zeolitharten der Klinoptilolith verwendet. Mit „Zeolith" ist in diesem Fall also immer Klinoptilolith-Zeolith gemeint. Hauptbestandteil von Zeolith ist Klinoptilolith, der nach dem Abbau mit modernster Technologie weiterverarbeitet wird. Damit Klinoptilolith-Zeolith wirkungsvoller wird, wird es mikronisiert und dabei aktiviert: Erst mikrofein gemahlen, entfaltet Zeolith seine vielseitigen Hohlraumstruktur-Eigenschaften. Dieses Mahlen darf laut Werner

Kühni aber nicht so weit gehen, dass die Zeolithstruktur unterbrochen wird.[272] In unserem Jahrhundert gehört Zeolith aufgrund seiner unzähligen Anwendungsmöglichkeiten zu den von Selbstanwendern gern genutzten Heilmittln.

Da Klinoptilolith zudem als radioaktiver Entgifter wirksam ist, wird er auch zur radioaktiven Dekontamination eingesetzt. Er soll erstmals 1949 nach dem Atombombenabwurf in Hiroshima und Nagasaki von japanischen Ärzten verwendet worden sein und fand 1986 nach dem Reaktorunfall in Tschernobyl seinen bislang größten Einsatz in Europa mit mehreren Hunderttausend Tonnen Zeolith. Auch 2011 wurde der Klinoptilolith wieder großflächig in Fukushima zur Adsorption von ausgetretenen Radionukliden in Wasser verwendet.[273]

Die renommierte österreichische Medizinerin und Zeolith-Expertin Dr. Ilse Triebnig wandte Zeolith äußerst erfolgreich als sanftes Naturheilmittel bei mehr als 2000 meist schwerkranken Patienten an.[274] Von Dr. Wolfgang Thoma, ärztlicher Leiter der Privatklinik Villach, wurde 2005 ein Bericht veröffentlicht, in dem er über seine 5-jährige Erfahrung mit Zeolith in der Anwendung bei rund 500 Patienten mit unterschiedlichen Krankheitsbildern berichtet.[275] Prof. Dr. med. Dr. med. habil. Karl Hecht ist ein weiterer Pionier, der sich intensiv mit der Wirkung von Zeolith beschäftigt hat. Es lohnt sich, seine zahlreichen Publikationen zu studieren, die auch im Internet veröffentlicht sind.

Links zum Thema „Zeolith“ findest du bei den Website-Tipps am Ende dieses Abschnitts (Seite 151) und im Anhang, dort Seite 432.

Vorteile

- Nährstofflieferant und Entgifter zugleich
- Breites Anwendungsspektrum
- Zeolith kann die Folgen von Elektrosmog deutlich reduzieren.

Nachteile

- Hochwertiges Zeolith hat seinen Preis.

Kontraindikationen & Nebenwirkungen

Im Internet und in der Literatur wird Zeolith als absolut nebenwirkungsfrei beschrieben. Der Autor Werner Kühni merkt an, dass seiner Erfahrung nach als einzige Nebenwirkungen in seltenen Fällen kurzzeitig Stuhlverstopfung oder Durchfall auftreten können. Diese würden aber nach kürzester Zeit wieder von allein verschwinden.[276]

Eigenschaften[277, 278, 279, 280]

Antimykotisch, beeinflusst das Herz-Kreislauf-System positiv, bindegewebsstärkend, blut- und lymphreinigend, entgiftet durch Absorption von Säuren sowie Bakteriengiften und entzündungsfördernden Stoffen, entgiftet durch Ionenaustausch von Schwermetallen und radioaktiven Elementen, entlastet die Entgiftungsorgane – insbesondere Leber und Darm, entsäuernd, entzündungshemmend, erhöht den Antioxidantienspiegel, erhöht die ATP-Produktion in der Zelle und verbessert damit die Zellfunktionen, fördert die Darmgesundheit, fördert die Knochenbildung durch eine verbesserte Aufnahme von Magnesium und Kalzium, fördert die Remineralisierung des Körpergewebes, hält Knochen und Blutgefäße gesund, immunstärkend, kann radioaktive Nuklide wie Cäsium, Jod, Strontium sowie Rubidium absorbieren; wirkt krebshemmend, neutralisiert freie Radikale und Stoffwechselabfallprodukte, reduziert deutlich die negativen Auswirkungen von Elektrosmog im Körper, schlaffördernd, tumorreduzierend, verbessert die Aufnahme von Nähr- und Mineralstoffen im Darm, wirkt als Adaptogen, wirkt stabilisierend und ausgleichend auf das Hormonsystem, reduziert nach Erfahrungen von Patienten im Rahmen der Beobachtungen von Dr. med. Christoph Scholtes – Arzt für Akupunktur und Aurikulomedizin in der Schweiz – deutlich die negativen Auswirkungen von Elektrosmog im Körper[281]

Anwendungsgebiete[282, 283, 284]

Innerlich: Akne, Alkoholvergiftung, Allergien, Alzheimer, *Arthritis*, *Arthrose*, Autoimmunerkrankungen, Bindegewebsschwäche, Blähungen, Blutreinigung, Darmentzündungen, Depressionen, *Diabetes*, Durchfall, Entzündungen, Gicht, Immunschwäche, Jetlag-Syndrom, Krebs, Leaky-Gut-Syndrom, Knochenerkrankungen, Krampfadern, Magen-Darm-Erkrankungen, Menstruationsprobleme, *Migräne*, Müdigkeit – auch chronische, Nierenerkrankungen, Pilzinfektionen, *Rheuma*, Schwermetallbelastung, Strahlenschädigung durch Radioaktivität, Sodbrennen, Toxinbelastung, Tumoren, Übersäuerung, Viruserkrankungen, Zahnerkrankungen
Äußerlich: *Akne*, Entzündungen, Hauterkrankungen, Gelenk- und Gliederschmerzen, Mitesser, *Rheuma*

Räume mit Zeolith kostengünstig entstören

Zeolith kann sogar Elektrosmog in Gebäuden oder von Geräten sowie geologische Störfelder neutralisieren. So hat Dr. med. Christoph Scholtes – ausgehend von dem von Schweizer Aurikulomedizinern entwickelten Systems *PANTA ZEE®* – eine einfache Möglichkeit ersonnen, um mithilfe von Zeolith elektronische Geräte und sogar ganze Räume zu entstören (siehe im Anhang unter „Hilfreiche Websites", dort unter „Elektrosmog", Seite 432).[285] Die Effizienz soll direkt anhand des Polfelds messbar sein. Das Prinzip dieses Systems ist recht einfach: Man klebt – an alle vier Ecken eines Geräts, unter das Bett oder in alle Ecken eines Hauses bzw. einer Wohnung – eine bestimmte Menge des in Säckchen oder Röhrchen abgefüllten Zeoliths. Der Umweltberater Oskar Uch gab mir gegenüber an, dass sich die Wirkung durch Zugabe von EM-Keramik noch verstärken lasse.

Anwendungshinweise

- Zeolith kann nur wirken, wenn ausreichend Wasser vorhanden ist. Achte daher während einer Kur darauf, dass du genug Wasser trinkst.
- Zeolith mindestens 2 Stunden vor oder nach einer Mahlzeit einnehmen[286]
- Es sollte nicht mit anderen Medikamenten gleichzeitig eingenommen werden. Immer einen Abstand von mindestens 2 Stunden zur Medikamenteneinnahme und 1 Stunde zu den Mahlzeiten einhalten.[287]
- Zeolith kann auch über längere Zeit als Kur eingenommen werden.

Dosierungshinweise

- Es wird empfohlen, langsam mit einer geringen Dosis zu beginnen, z. B. mit 1-mal täglich ½ Teelöffel, dann bis zur gewünschten Dosis (etwa 1 gehäufter Teelöffel) steigern oder sich an den Verzehrempfehlungen des Herstellers orientieren. Je nach Produkt schwanken diese: Bei besonders fein vermahlenem Zeolith (wie *ZeolithMED® Vulkanmineralien* (Detoxpulver ultrafein) vom *Zeolith-Bentonit-Versand*) muss nur die Hälfte im Vergleich zum normal vermahlenen Zeolith-Pulver eingenommen werden, um dieselbe Wirkung zu erzielen. Je feiner das Pulver, desto größer ist die Oberfläche und dementsprechend geringer die Dosis.
- 1- bis 3-mal täglich oder nach Empfehlung eines Therapeuten einnehmen.

- Zur äußerlichen Anwendung wird Zeolith mit Wasser zu einer Paste verrührt.

Zeolith

- In verschiedenen Forschungsarbeiten aus China, Georgien, Japan, Kroatien, Russland, Slovenien wurde Klinoptilolith als effektives Heilmittel für chronisch Kranke dargestellt.[288]
- In einer Studie aus dem Jahr 2001 konnte gezeigt werden, dass Zeolith das Krebswachstum verlangsamen und sogenannte Tumorsuppressorgene (Gene, die Krebstumoren hemmen können) aktivieren kann.[289]
- Eine Studie aus dem Jahr 2013 zeigt, dass Zeolith Kalzium im Blut freisetzt, wodurch die Blutgerinnung beschleunigt wird.[290]
- 2003 wurden bleibelasteten Bergbauarbeitern 5 Gramm Klinoptilolith täglich verabreicht. Nach einer nur 5-wöchigen Behandlung waren diese laut Dr. O. A. Veretenina frei von Blei.[291]
- 2014 konnte eine Untersuchung belegen, dass Zeolith antimikrobielle Eigenschaften besitzt.[292]
- Es liegen zahlreiche Untersuchungen von Prof. Dr. Karl Hecht zur Unbedenklichkeit und Wirksamkeit von Zeolith vor. Diese können u. a. beim *Zeolith-Bentonit-Versand* angefordert oder online abgerufen werden (Link siehe Anhang unter „Bezugsquellen“, dort unter „Klinoptilolith-Zeolith“, Seite 429). In seinen Untersuchungen an 62 Testpersonen stellte er bei einer täglichen Einnahme von Zeolith bis zu einem Jahr keine gravierenden Nebenwirkungen fest.[293]

Zeolith & Kieselsäure - Das Dream-Team

Ich nehme 2-mal täglich ½ Teelöffel Zeolith, feine Mahlung, zusammen mit einem Kieselsäurepräparat (*Silicea*-Gel oder kolloidales Silizium) ein, da sich die beiden Mittel in ihrer Wirkung dadurch gegenseitig verstärken, sie wirken sozusagen synergetisch. Für mich ist Zeolith ein Basis-Naturprodukt, das in der heutigen Zeit für alle Menschen unverzichtbar ist, um die Belastung durch Umweltgifte abzupuffern und den Organismus von Giften zu befreien.

Bentonit für den sensiblen Magen

Leidest du unter einem empfindlichen Magen und Darm, lohnt sich ein Blick auf Bentonit: Seine Wirkung ist ähnlich wie die von Klinoptilolith-Zeolith, die Besonderheit ist aber sein Montmorrillonit-Gelfilm. Dieser kann beruhigend auf die empfindlichen Schleimhäute von Magen und Darm wirken und eignet sich aus dem Grunde hervorragend zur Entgiftung für alle, die eine sensible Magen- und Darmschleimhaut haben.

Zeolith plus Infomaterial

Der *Zeolith-Bentonit-Versand* (siehe Anhang, dort unter „Klinoptilolith-Zeolith", Seite 429) sendet dir neben hervorragendem Zeolith auch kostenlos ausführliches Infomaterial zu. Es lohnt sich, sich näher mit diesem Alleskönner auseinanderzusetzen.

Bezugsquellen für Klinoptilolith-Zeolith findest du im Anhang unter der gleichnamigen Überschrift, Seite 429.

Bücher

Karl Hecht: *Antworten auf 100 Fragen zur gesundheitlichen Wirkung des Naturzeoliths.* Spurbuchverlag, 2017

Werner Kühni: *Heilen mit dem Zeolith-Mineral Klinoptilolith. Ein praktischer Ratgeber.* AT Verlag, 2015

Knut Ochmann, Schwarmwissen e. V. (Hrsg): *Das Mineral Zeolith (Klinoptilolith) die Naturmedizin des 21. Jahrhunderts.* Sudden Inspiration Verlag e.K., 2015

Ilse Triebnig, Ingomar W. Schweiz: *Der Stein des Lebens. Wie das Vulkanmineral Zeolith-Klinoptilolith Ihre Gesundheit und Ihr Leben retten kann.* Hermagoras Verlag, 2012

Website von Prof. Dr. Karl Hecht: *www.profdrkarlhecht.de*

Einige abschließende Gedanken …

„Die einzige Krankheit, die es überhaupt gibt, ist Sauerstoffmangel in der Zelle!“ [294]

– Dr. Karl Johann Probst –

Die meisten der in diesem Kapitel aufgeführten Mittel haben in Bezug auf ihre Anwendungsgebiete ein sehr ähnliches Spektrum. Das liegt daran, dass chronische Erkrankungen häufig eine Gemeinsamkeit bzw. eine Ursache haben: den Mangel an zellulärer Energie und Sauerstoff, was u. a. in Kombination mit Dehydration, Nährstoffdefiziten oder *Azidose* zu chronisch degenerativen Erkrankungen führen kann. *„… Daher sind Arteriosklerose, Arthritis, Arthrose, Gicht, Osteoporose, Rheuma und Schuppenflechte unterschiedliche Spezialistenfächer, obwohl sie alle lediglich nur geringfügig unterschiedliche Bezeichnungen für die gleiche Problemkombination sind: chronische Übersäuerung und gespeicherter Frust,“* [295] so der Autor Karma Singh.

Mit im Boot sitzen in vielen Fällen noch Toxine, Schwermetalle und Erreger, die der Krankheit dann ihre individuelle Ausprägung und ihren Namen geben. Je nachdem, wo sich die persönlichen Schwachstellen des Patienten auf körperlicher, geistiger oder seelischer Ebene befinden, kommt es zu der einen oder anderen spezifischen Erkrankung bzw. einem bestimmten Symptom.

Die vorgestellten stofflichen Heilmittel lassen nicht nur die Symptome abklingen, sie sorgen auch dafür, dass die Selbstheilungskräfte aktiviert werden können und somit Heilung geschieht. Ganzheitlich arbeitende Ärzte und Heilpraktiker sind der Meinung, dass neben dem zellulären Energiemangel fast jede chronische Erkrankung mit mentalem und emotionalem Stress in Verbindung gebracht werden kann und damit auch mit einem Mangel an Energie bzw. einer Dysbalance auf seelisch-geistiger Ebene. Chronischer Stress (z. B. durch eine belastende Beziehung, einen unerfüllten Beruf, seelische Traumata, Angst, Trauer etc.) entzieht uns Energie und schwächt das Immunsystem in einem solchem Maße, dass es nicht mehr optimal funktionieren kann. Dieses Ungleichgewicht auf energetischer Ebene kann zu einer körperlichen Schwäche und damit zu einer Erkrankung führen.

Wie es Frau Dr. med. Antje Oswald in ihrem Buch über CDL *Das CDL Handbuch* so schön formulierte, ist der Mensch kein Reagenzglas, und keiner kann mit Gewissheit sagen, ob diese kraftvollen Helfer tatsächlich den gewünschten Erfolg bringen. Liegen die Ursachen nämlich auf der geistig-seelischen Ebene, muss tiefer gegraben werden. Stell dir die Krankheit wie eine Suppe vor, die aus vielen einzelnen Zutaten gekocht ist. Es sind darin Makronährstoffe, Mikronährstoffe und auch Energie – hier in Form von Wärme – enthalten, die zusammen eine Suppe – oder in diesem Fall eine Krankheit – entstehen lassen. Nicht anders verhält es sich mit Krankheiten. Diese brauchen meistens auf mehreren Ebenen Zutaten in Form von emotionalen und seelischen Dysbalancen, gewürzt mit den oben genannten Faktoren auf körperlicher Ebene. Das machte die Krankheit erst komplett. Jeder Patient kocht dabei sein eigenes Süppchen, und die Kunst ist es, die hauptverantwortlichen Zutaten bzw. Stressoren ausfindig zu machen und zu entfernen. Wenn die Suppe ausgelöffelt wurde, kann letztendlich auch die Krankheit gehen. Und bedenke: Aus naturheilkundlicher Sicht ist Krankheit ein Versuch des Körpers, sich von Übersäuerung zu befreien und vorhandene Dysbalancen in Ordnung zu bringen. Übrigens mögen Erreger (siehe Exkurs Seite 41 ff.) Säuren besonders gern und gedeihen in saurem Milieu prächtig.

Der bereits zitierte Naturarzt und Autor Dr. Karl Johann Probst (*1948) spricht von folgenden 4 Säulen auf dem Weg zur Gesundheit:[296]

- lebendige Nahrung
- Darmsanierung
- Entgiftung
- Spiritualität

In den folgenden Kapiteln werde ich dir noch einiges über diese vier elementaren Säulen erzählen und darüber hinaus auf andere wichtige Punkte eingehen. In Kapitel 3 beginne ich mit dem ersten Punkt: der lebendigen Nahrung.

Bücher

Thorwald Dethlefsen, Rüdiger Dahlke: *Krankheit als Weg. Deutung und Bedeutung der Krankheitsbilder.* Bassermann Verlag, 2008

Deepak Chopra, Rudolph E. Tanzi: *Das Heilende Selbst. Der Weg zu einem starken Immunsystem und lebenslanger Gesundheit.* Irisiana Verlag, 2019

Prof. Dr. Dietrich Grönemeyer: *Weltmedizin. Auf dem Weg zu einer ganzheitlichen Heilkunst.* S. Fischer Verlag, 2018

Christian Schubert, Madeleine Amberger: *Was uns krank macht – was uns heilt. Aufbruch in eine neue Medizin. Das Zusammenspiel von Körper, Geist und Seele besser verstehen.* Korrektur Verlag, 2019

Positiver Ausblick für mich

Ich wünsche mir, dass wir erkennen, dass Krankheit die Summe vieler Faktoren und der Mensch nun mal eine Einheit aus Körper, Geist und Seele ist. Eine ganzheitliche Behandlung betrachtet immer den ganzen Menschen und richtet ihre Aufmerksamkeit nicht nur auf das Symptom.

Positiver Ausblick für dich

....

....

....

Life
Food

3

Wie wir uns gesund und schön essen und trinken

Essen – Hält Leib und Seele zusammen

„Deine Nahrungsmittel seien deine Heilmittel …"

– Hippoktrates –

Wir brauchen uns gar nichts vorzumachen: Der oft zitierte Satz, der bei vielen nur noch ein Gähnen erzeugt: *„Du bist, was du isst"*, ist leider wahr. Wenn wir denken, dass wir jung, schön und gesund bleiben und uns dabei jeden Tag minderwertiges Junkfood einverleiben können, werden wir spätestens mit vierzig Jahren merken, dass die Rechnung nicht aufgeht, und dank der Fettpolster, Falten, Hängepartien, Kahlstellen und grauen Strähnchen entweder Besserung geloben oder auf die kostspieligen Reparaturhilfen der Schönheits- und Kosmetikindustrie zurückgreifen. Diese kann zwar äußerlich noch eine Zeit lang einiges kaschieren, wird uns aber spätestens zehn Jahre später garantiert zum Besuch beim Schönheitschirurgen verführen. *„Wahre Schönheit kommt von innen"* – noch so ein Besserwisser-Spruch. Hier sind zwar in erster Linie die inneren Werte gemeint, doch äußere Schönheit und Gesundheit kann man sich auch „an-essen", und dann kommen sie tatsächlich auch von innen.

„Du bist, was du isst" ist aber wie bei vielen anderen Dingen auch nur die halbe Wahrheit, wie der amerikanische Autor und „Ernährungspsychologe" Marc David feststellt, der hier mit „Du isst, was du bist" kontert. Die Auswahl unserer Lebensmittel wird eben auch maßgeblich durch unseren Charakter, unsere Lebensart, Lebenseinstellung sowie weitere persönliche Faktoren bestimmt. Der Dschungel der Ernährungstrends ist nicht leicht zu durchqueren, und in diesem Kapitel versuche ich, eine Schneise durchs Dickicht zu schlagen.

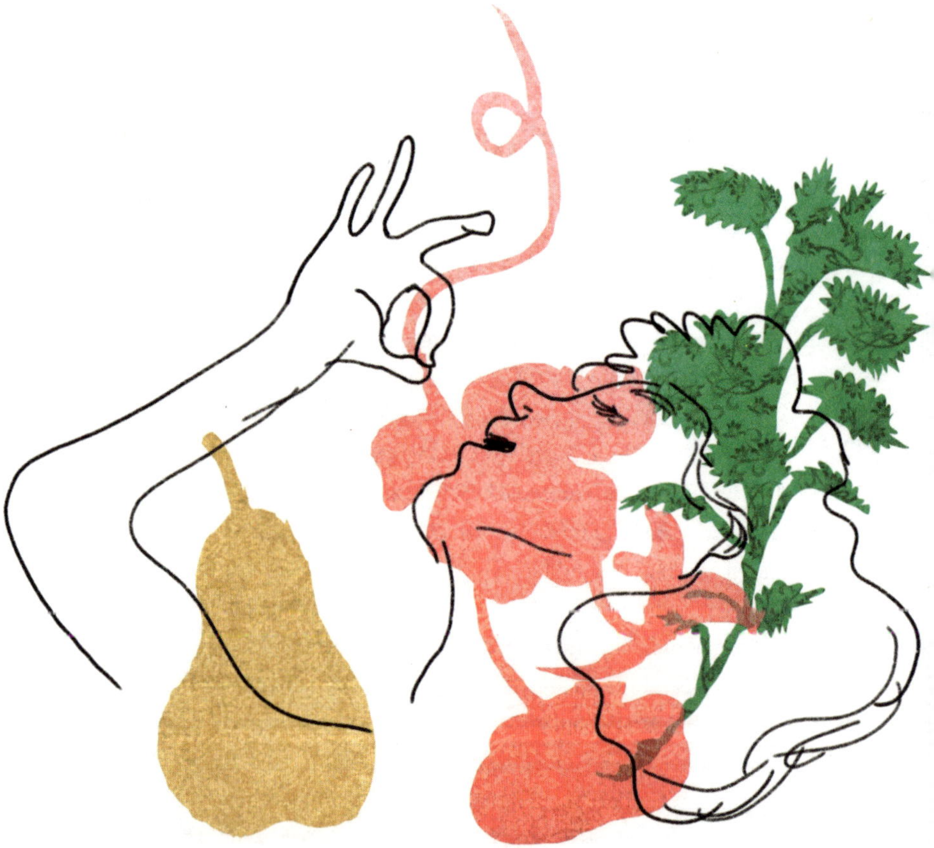

Ernährungstrends können auf dem Papier wunderbar funktionieren, sich aber im Einzelfall eben doch nicht als die „eierlegende Wollmilchsau" herausstellen. Besser als solche Ideologien einfach zu übernehmen ist es, auf das eigene Bauchgefühl zu achten: Spüre in dich hinein, wie du dich nach dem Essen fühlst. Hast du Energie, Kraft und einen frischen Geist, dann scheint dir das Essen gutzutun. Fühlst du dich nach einer Mahlzeit müde, schwer, schlapp und unkonzentriert, dann ist die Wahrscheinlichkeit (bei richtigem Kauen und langsamen Essen) hoch, dass dir die eine oder andere Zutat oder die komplette Mahlzeit bzw. die Ernährungsweise nicht bekommt. Es lässt sich keine generelle Aussage darüber treffen, welche Ernährungsform besser oder schlechter ist.

Jeder Mensch is(s)t anders und damit einzigartig. „Was dem einen guttut, bringt den anderen um", wie es die TCM-Ernährungsberaterin Pascale Neuens aus Wien in einem ihrer inspirierenden Newsletter so treffend formulierte.

Prüfe daher deine bisherigen Ernährungsgewohnheiten, suche dir aus dem Potpourri der vielfältigen Ernährungsformen die für dich passende – mit einer Kombination an hochwertigen, energiereichen Lebensmitteln – heraus und höre auf deinen Instinkt, auf dein Bauchgefühl. Kein noch so versierter Ernährungsspezialist kann diese Aufgabe für dich übernehmen, denn *die* Empfehlungen und *die* Beweise für *die* perfekte Ernährung des einen Experten wird vom nächsten widerlegt und du bist womöglich verwirrter als vorher. Ein neuer Trend aus den USA ist übrigens *Body Positivity* oder *Intuitive Eating*: Darunter versteht man, dass jeder selbst auf sein Bauchgefühl hört und das isst, worauf er intuitiv Lust hat – ganz ohne Nährstoff- und Diätplan. Wer eine gute Beziehung zu seinem Körper hat und sich liebt, greift intuitiv weniger zu Fast Food und Zucker und eher zu Nahrungsmitteln, die seinen Bedarf an Nähr- und Vitalstoffen optimal ausgleichen.

Was macht eine optimale Ernährung aus?

Eine optimale Ernährung sollte Körper und Geist Energie und Frische schenken, uns mit bestens bioverfügbaren Nähr- und Vitalstoffen versorgen, uns von Giften, Toxinen und Schwermetallen befreien (uns auf keinen Fall zusätzlich mit Schadstoffen belasten!) und möglichst leicht verdaulich sein. Für die Verdauungstätigkeit benötigt unser Körper Energie, die für andere Körperprozesse dann zur gleichen Zeit nicht in vollem Maße zur Verfügung steht.

Bevorzuge daher Lebensmittel aus biologisch-dynamischem Anbau, von regionalen Ökobauern deines Vertrauens oder vielleicht sogar aus dem eigenen Garten. Nahrungsmittel verdienen nur dann die Bezeichnung „Lebens-Mittel“, wenn sie dem Leben und der Gesundheit dienlich, d. h. reich an Vitaminen, Mineralstoffen, Spurenelementen und sekundären Pflanzenstoffen (Phytonährstoffen) sind. Auch der Energiegehalt eines Lebensmittels sollte stimmen: Es ist für dich sicher leicht nachvollziehbar, dass eine auf einer Gewächshaus-Plantage gezüchtete Tomate im Vergleich zu einer mit reichlich Sonnenlicht in lebendiger südlicher Erde herangereiften Artgenossin kaum Aussicht auf einen Platz auf dem Siegertreppchen in puncto Nährstoffgehalt, Geschmack und Energielevel hat. Oft enthalten diese in Massenproduktion hergestellten Lebensmittel gerade einmal ein Zehntel an Antioxidantien und Vitaminen im Vergleich zu Produkten aus kontrolliert biologischem Anbau. Wen wundert's, wo Erstere doch kaum viel mehr als Zellulose und Wasser enthalten und zudem einfach fade schmecken. Solche Nahrungsmittel haben kaum nennenswertes feinstoffliches Potenzial.

Nahrungsergänzungsmittel und Antioxidantien

Von Fachleuten kontrovers bewertet wird die Einnahme von Antioxidantien als Nahrungsergänzungsmittel. Unter einem Antioxidans versteht man eine chemische Verbindung, die das Oxidieren anderer Substanzen verlangsamen oder gar verhindern kann.

Es gibt Antioxidantien, die im Körper selbst gebildet werden und solche, die z. B. mit Obst, Gemüse und Nüssen zugeführt werden. Zu Letzteren zählen beispielsweise Vitamin C, Vitamin E, Selen, sekundäre Pflanzenstoffe wie Betacarotin, OPC (Oligomere Proanthocyanidine), Flavonoide, Lykopin (z. B. in Tomaten), Zeaxanthin (etwa in Paprika, Spinat) oder Allizin (wie in Knoblauch)[297]. All diesen Stoffen wird eine große physiologische Bedeutung durch ihre Wirkung als Radikalfänger zugesprochen. Das Karotinoid Astaxanthin, das es der Blutregenalge ermöglicht, 40 Jahre lang ohne Nahrung und Wasser zu überleben, hat sich in Hunderten von klinischen Studien – durch seine herausragenden Eigenschaften insbesondere für unsere Sehkraft, für die Herzgesundheit, den UV-Schutz, die Gehirnleistung, Anti-Aging, gegen Hautalterung sowie zur Steigerung der männlichen Fruchtbarkeit und der sportlicher Leistung – als eines der stärksten Antioxidantien herausgestellt. Kaum einer Substanz wird solch ein potenter Zellschutz nachgesagt wie dem Astaxanthin.[298]

Während der Verzehr von Antioxidantien im Rahmen einer gemüse- und obstreichen Ernährung zweifelsohne als positiv erachtet wird, ist es nach Meinung der Kritiker nicht bewiesen, dass isolierte Antioxidantien in Form von Nahrungsergänzungsmitteln auch tatsächlich vor Krankheiten schützen können. Kritikpunkte sind die isolierte Form (Antioxidantien wirken nie isoliert, sondern immer im Zusammenspiel mit anderen Antioxidantien, als „antioxidatives Netzwerk" sozusagen)[299] und eventuell eine zu hohe Dosierung. Befürworter sind der Meinung, dass es in unserer heutigen Zeit durch die ausgelaugten Böden und den hohen Verlust an Nähr- und Vitalstoffen in unserer Nahrung unbedingt solche Nahrungsergänzungsmittel braucht. Besteht ein hoher Bedarf, der durch eine gesunde und ausgewogene Ernährung nicht gedeckt werden kann, sollte auf eine hochwertige Qualität sowie eine angemessene Dosierung geachtet werden.

Es spielt eine entscheidende Rolle, wann und in welchen Dosierungen diese Nahrungsergänzungen eingenommen werden. Es kann hier auch zu unerwünschten Effekten im Körper kommen und u. U. können bei einer vorliegenden Schwermetallbelastung sogar Schwermetalle im Gehirn eingelagert werden, was unbedingt zu vermeiden ist. Deshalb sollten insbesondere die Einnahme sehr hoher Dosen Vitamin C oder Vitamin B_{12}, Glutathion, L-Cystein, Folsäure sowie Vitamin D_3 nur in Absprache mit einem Therapeuten eingenommen werden.[300] Ideal ist es, die Supplemente kinesiologisch auf Verträglichkeit und Dosis testen zu lassen.

Der Food Guide für wahre Lebens-Mittel

Die Basics – Grundlagen einer Ernährung, die dir guttut

- Der Nähr- und Vitalstoffgehalt sollte möglichst hoch sein: vorzugsweise Lebensmittel aus nachhaltiger biologischer Permakultur oder Homa-Anbau* ohne künstlichen Dünger, ohne Pestizide oder eben wild wachsende Pflanzen (Alternative: *demeter*). Leider gibt es auch im biologischen Anbau Monokulturen, die die Böden auslaugen, wodurch die geernteten Lebensmittel ebenfalls nährstoffarm sind.
- Nimm weniger, aber dafür Nähr- und Vitalstoffreiches zu dir: Der Körper braucht für die Verdauung generell Energie. Isst du also weniger, hast du mehr Energie für andere Dinge übrig.
- Integriere viele grüne, frische Lebens-Mittel in deinen Speiseplan: Chlorophyll wirkt u. a. stark basisch, blutbildend und antiparasitär. Es bringt massenweise Sauerstoff in den Körper und versorgt dich mit Lebensenergie und Kraft.
- Baue immer mal Phasen mit intermittierendem Fasten oder Intervallfasten ein: Das bedeutet, dass über einen längeren Zeitraum (14 bis 18 Stunden) am Tag nichts gegessen wird. Eine andere Variante ist, an einem oder mehreren Tagen pro Woche zu fasten. Diese Fastenkuren sorgen dafür, dass der Körper mit der Verdauungsarbeit pausieren kann. Es wird von zahlreichen gesundheitlichen Effekten wie einer Regulierung des Blutzuckerspiegels und des Cholesterinspiegels berichtet.
- Iss abends nicht zu spät (*Dinner-Cancelling*), denn die Verdauungsorgane stellen sich dann auch schon langsam auf „Schlaf" um. Möchtest du täglich intermittierend fasten, nimm z. B. am späten Nachmittag um 17 Uhr deine letzte Mahlzeit ein und starte am nächsten Tag um 9 Uhr oder sogar noch später mit deiner ersten Mahlzeit in den Tag.

---

* Siehe Fußnote auf Seite 13

- Finde den für dich individuell optimalen Abstand zwischen den Mahlzeiten. Manche Menschen haben nach 3 Stunden schon wieder Hunger, andere halten locker 5 Stunden durch.
- Eine zellverjüngende Wirkung erreicht man am besten durch Fasten oder indem man die Spermidin-Konzentration im Körper durch spermidinreiche Nahrungsmittel erhöht.[301] Spermidin kommt in allen Körperzellen vor und sorgt dort dafür, dass die Zellen sich selbst reinigen können. Dieser Prozess wird als *Autophagie* bezeichnet und meint den Abbau und die Verwertung von eigenen Bestandteilen in den Zellen. Mit dem Alter nimmt der Anteil an Spermidin in unseren Zellen ab. In Champignons, Kräutersaitlingen, Weizenkeimen, Pinienkernen, Äpfeln, Weintrauben sowie reifem Käse, Natto* und Kichererbsen ist dieser Wunderstoff in höherer Konzentration enthalten.
- Bevorzuge frische, unverarbeitete Lebens-Mittel ohne lange Lagerzeiten: Je frischer ein Lebensmittel ist, desto gesünder ist es und desto mehr Energie stellt es uns zur Verfügung. Durch lange Lagerzeiten, Licht und Feuchtigkeit verlieren Lebensmittel schnell ihre Vitamine und damit auch Lebenskraft.
- Iss täglich bittere Lebensmittel wie Kräuter (z. B. Löwenzahn) und bitteres Blattgemüse (etwa Chicorée). Bittere Lebensmittel haben zahlreiche positive Wirkungen auf die Gesundheit; sie regen u. a. die Verdauung an und lassen den Heißhunger auf Süßes verschwinden.
- Iss lieber einfache Mahlzeiten mit wenigen Zutaten als „komplexe" Mahlzeiten: Deine Verdauung liebt es *einfach*. Mit komplexen Mahlzeiten kannst du dein Verdauungssystem überfordern und es braucht dann außerdem mehr Energie für die Verdauung.
- Deine Ernährung sollte zu 90 Prozent aus basenbildenden Lebensmitteln bestehen. Da wir mehr oder weniger alles übersäuert sind, kann eine basisch verstoffwechselte Ernährung uns helfen, gesund zu bleiben.

---

* Ein traditionelles japanisches Lebensmittel aus Sojabohnen

- Kaue das Essen langsam und speichele es gut ein. Setze dich in Ruhe hin und sei ganz beim Essen. Ohne Ablenkung durch andere Tätigkeiten. Nimm dir zum Essen reichlich Zeit.
- Zelebriere deine Mahlzeit, segne dein Essen mit positiver Energie und freu dich über die Köstlichkeiten auf deinem Teller.
- Beachte die richtige Kombination der Zutaten: Kohlenhydratreiche Nahrungsmittel sollten nicht mit proteinreichen Nahrungsmitteln gemischt werden. Das kann zu Magen-Darm-Störungen führen.
- Eine optimale Ernährung ist weit mehr als „nur" ihre Inhaltsstoffe, ihr Vital- und Nährstoffgehalt. Es zählen auch Geschmack, Aroma, Ambiente, Stimmung bei Tisch, die Liebe, mit der die Nahrung zubereitet wurde, die Freude am Essen u. v. m. Mache aus dem Essen ein Fest der Sinne und einen Herzensschmaus.

Das bringt's: Optimale basische Lebens-Mittel in Bioqualität

In deiner Ernährung sollten folgende Zutaten auf keinen Fall fehlen:

- Reichlich frische (Wild-)Kräuter und grünes Blattgemüse, auch in Form von grünen Smoothies (siehe Seite Rezepte Seite 173 f. und 217) und Wildkräutersalaten. Diese enthalten eine lebendige Fülle an Vitaminen, Enzymen, bioaktiven Mineralstoffen, Biophotonen* und Chlorophyll.
- Weitere chlorophyllreiche Lebensmittel: Chlorella, Spirulina, Gerstengras, Brennnesseln
- Wildfrüchte wie Brombeeren, Heidelbeeren und Blaubeeren, denn wild wachsende Früchte haben ein größeres Potenzial als Kulturfrüchte
- Keimlinge und Sprossen sind wahre Nährstoff- und Vitaminbomben, die man selbst ganz leicht ziehen kann.
- Edelkastanien, z. B. in Form von Edelkastanien-Rohkostpulver, sind einfach verdaulich und hochbasisch.
- Samen und Nüsse als Snack sind auch für unterwegs ideal.

---

* Ein Begriff, der in Biophysik und Alternativmedizin von einigen Autoren verwendet wird, um das Phänomen der ultraschwachen Photonenemission in der Biologie zu beschreiben (nach: *Wikipedia*)

- Gewürze werten jede Mahlzeit geschmacklich auf und haben reichlich wertvolle Inhaltsstoffe.
- Gemüse in allen Farben, z. B. als Rohkost, in frisch gepressten Säften und schonend gedünstetem Gemüse (Letzteres ist für viele Menschen besser verdaulich).
- Täglich ungefähr 1 Handvoll reifes Obst: Man muss bei Früchten das richtige Reifestadium abwarten, denn unreif ist ungesund und schwer verdaulich und zu reif darf es auch nicht sein, weil dann schon wieder Fäulnisprozesse einsetzen. Die goldene Mitte ist hier gefragt.
- Gute Fette und Öle in Rohkostqualität (z. B. Kokosöl, MCT-Öl[*], Ghee, Weidebutter, Rohmilchbutter und Olivenöl) sowie Lebensmittel, die reich sind an Omega-3-Fettsäuren wie Austern, Sushi, Lachs, Makrelen, Kabeljau, Avocados, frisch gemahlene Leinsamen), Walnüsse
- Fermentierte und milchsauer vergorene Lebensmittel (wie Miso, Sauerkraut, Natto, Kimchi[**], *Trank des Lebens*[***], *Vita Biosa*®[#], *KANNE BROTTRUNK*®[##], Kefir, Kombucha[###], *EM*®[△]-Produkte): Diese lebendigen Lebens-Mittel

---

[*] MCT-Öl wird zum größten Teil aus Kokosöl und Palmöl gewonnen, ist also kein natürliches Produkt. Es ist geruchs- und geschmacksneutral sowie farblos bis leicht gelblich. „MCT“ steht für *Medium Chain Triglyceride*, das Öl enthält also mittelkettige Fettsäuren.

[**] Milchsauer vergorenes Gemüse, in der koreanischen Küche traditionell Chinakohl und koreanischer Rettich (nach: *Wikipedia*)

[***] Eine Mischung aus speziellen lebenden Milchsäurebakterien und Hefekulturen zur Herstellung eines gesunden Gärgetränks. Die Mikroorganismen produzieren hier Enzyme, Vitamine und Vitalstoffe für eine gesunde Darmflora

[#] Fermentgetränk mit Milchsäurebakterien und Kräutern

[##] Probiotisches Getränk, das durch monatelange Fermentation aus einem speziellen Biosauerteigbrot und Quellwasser

[###] Gärgetränk, das durch Fermentierung gesüßten grünen oder Schwarztees mit einer Kombuchakultur (sogenannter Kombuchapilz bzw. Teepilz) hergestellt wird und dessen Mikroorganismen positiv auf die Darmflora wirken können (nach: *Wikipedia*)

[△] ***E****ffektive* ***M****ikroorganismen*® ist eine Mischung regenerativer Mikroorganismen, die in nahezu allen Bereichen des Lebens positiv wirken. Ihre Entwicklung geht auf den Japaner Prof. Teruo Higa zurück, der entdeckte, dass sich nützliche und hilfreiche Mikroorganismen enorm positiv auf die Fruchtbarkeit des Bodens und auf ein dynamisches Bodenleben auswirken können.

sorgen für eine gesunde Darmflora, wirken wie ein Besen im Darm und enthalten bei richtiger Herstellung jede Menge Vitamine und Phytonährstoffe, die u. a. antioxidative sowie immunstimulierende Eigenschaften besitzen. Fermentierte Lebensmittel sind reich an rechtsdrehender Milchsäure L (+), die auch gegen Krebs wirken und die Entwicklung von Tumoren deutlich reduzieren kann. Dazu Krebsarzt Prof. Dr. Werner Zabel: *„Eine spezifische Krebstherapie liegt dann vor, wenn linksdrehende Milchsäure im Tumor durch rechtsdrehende Milchsäure neutralisiert und inaktiviert wird.*“[302]

- Gutes, naturbelassenes Salz (Steinsalz, *EMIKO® Urmeer-Salz**...) enthält eine Vielzahl an Mineralstoffen und Spurenelementen und kann sogar als Heilmittel eingesetzt werden.
- Eier von glücklichen Hühnern aus ökologischer Freilandhaltung: Es erübrigt sich, zu begründen, warum sich die Qualität von solchen Bio-Eiern im Vergleich zu Eiern aus konventioneller Haltung deutlich unterscheidet.
- Wenn Fleisch, dann vom Wild oder aus ökologischer Weidehaltung
- Sonstige vital- und nährstoffreiche, kraftvolle Lebensmittel in Rohkostqualität wie Hanfsamen, Ingwer, Kurkuma, Granatapfel, Honig und Zitrone
- Achte auf eine schonende Lebensmittelzubereitung beim Backen oder Kochen (am besten dünsten oder dämpfen), d. h gare unter gemäßigten Temperaturen. Beim Backen sind Temperaturen von etwa 160 °C empfehlenswert, um die Entstehung von Acrylamid zu vermeiden.[303]

Und – last but not least – ein paar „Not-to-dos“. Verzichte auf:

- Produkte mit Transfetten, die beim industriellen chemischen Härten von Fetten entstehen und auf der Verpackung als „gehärtete“ oder „teilweise gehärtete“ Fette deklariert werden.** Enthalten sind diese Transfette z. B. in Margarine, Backwaren, Frittiertem wie Pommes frites und Chips, Fast Food, Streichcremes sowie Snacks;

* *EMIKO® Urmeer-Salz* ist mit effektiven Mikroorganismen angereichert. Im Gegensatz zu herkömmlichem Meersalz, das aufgrund der darin enthaltenen Nanopartikel inzwischen leider als „nicht empfehlenswert“ eingestuft werden muss, ist dieses Urmeersalz frei von jeglichen Umwelteinflüssen, da es aus einem unterirdischen Urmeer in der Norddeutschen Tiefebene gewonnen wird.

** Es gibt in Deutschland hierfür leider keine Kennzeichnungspflicht.

- Pflanzenöle wie Rapsöl, Sojaöl, Sonnenblumenöl, Maisöl, Traubenkernöl, Distelöl enthalten überwiegend mehrfach ungesättigte Fettsäuren, die auf Hitze, Licht und Sauerstoff äußerst empfindlich reagieren: Sie oxidieren dann sehr schnell und bilden schädliche freie Radikale. Werden solche Pflanzenöle erhitzt, entstehen auch ungesunde Transfette. Es wird daher empfohlen, diese Öle auf keinen Fall zu erhitzen, denn dabei werden sie toxisch. Besser ist es, auf unempfindlichere Fette wie Butter, Ghee oder Kokosöl zurückzugreifen;
- Lebensmittelzusatzstoffe wie Geschmacksverstärker, Farb- und Konservierungsstoffe;
- Getreide im Übermaß, denn es enthält Anti-Nährstoffe* und kann Entzündungen und andere Erkrankungen hervorrufen. Als besser verträglich gilt gekeimtes oder fermentiertes Getreide.Weißmehlprodukte enthalten kaum noch Vitalstoffe und sollten gänzlich gemieden werden;
- Künstliche Süßungsmittel und Haushaltszucker. Greife hier lieber zu gesünderen Alternativen wie Biohonig in Rohkostqualität, Ahornsirup, Xylit (Birkenzucker), Erythrit**, Stevia-Blattpulver (keine Steviolglykoside, sondern die ganze Pflanze), Kokosblütenzucker, Mönchsfrucht (*Luo Han Guo*), Datteln und reife Bananen;
- Industriell verarbeitete Milchprodukte (ausgenommen Butter und Ghee). Diese können Entzündungen und Verschleimungen fördern und den Körper übersäuern. Eine Alternative für Liebhaber von Milchprodukten wären Ziegen- oder Schafsmilchprodukte oder Rohmilchprodukte – so die Meinung diverser Therapeuten und Gesundheitsautoren.
- Fleischprodukte von Tieren aus Massentierhaltung: Es ist sicher leicht nachvollziehbar, dass es sich hierbei nicht um ethisch akzeptable und gesunde Lebensmittel handelt! Abgesehen davon denke ich, dass es von

---

* Diese antinutritiven Substanzen schränken die maximale Verwertung der mit der Nahrung aufgenommenen Nährstoffe ein. Dazu zählen z. B. Gluten, Lektine, Phytinsäure.

** Ein Zuckeralkohol, der durch Fermentation von Traubenzucker (Glukose) hergestellt wird. Kommt in der Natur in einigen Obstsorten (z. B. Wassermelone, Birne, Weintraube), Pilzen, fermentierten Lebensmitteln (Sojasoße, Reiswein, Bier) und Käse vor (nach: *Wikipedia*)

der Schöpfung nicht vorgesehen wurde, dass wir Tiere essen müssen, um gesund zu bleiben.

Naschen & schnabulieren – Ausnahmen dürfen auch mal sein …

Setze dich mit solchen „Not-to-dos“ nicht unter Stress und lass auch mal alle Fünfe gerade sein. Wenn du schon mal einen „Zuckerbooster-Schokoriegel“ oder „Transfett-Pommes“ zu dir nimmst, dann iss sie wenigstens mit Genuss und Hingabe – als hättest du das leckerste, köstlichste Lebensmittel vor dir. Das sorgt dafür, dass dein Körper dann auch das Beste daraus macht.

Einfacher glutenfreier Pizzateig

Für 2 runde Pizzableche (Ø 28 cm)

1 EL Butter oder Kokosöl (zum Einfetten)
250 g Blumenkohl
1 EL Flohsamenschalenpulver
1 großes Ei oder (2 kleine)
ca. 50 g Sesammehl
1 TL Kräuter der Provence
Steinsalz und frisch gemahlener schwarzer Pfeffer zum Abschmecken

Den Backofen auf 160 °C vorheizen und das Backblech einfetten oder mit Backpapier auslegen.
Den rohen Blumenkohl waschen und auf einem Gemüsehobel ganz fein reiben, dann mit den restlichen Zutaten in einer Schüssel gut durchkneten. Anschließend den Pizzateig mit den Händen flachdrücken, gleichmäßig auf dem Blech verteilen und 30 bis 40 Minuten bei 160 °C auf mittlerer Schiene im Backofen vorbacken.
Das Blech aus dem Ofen nehmen, den Teig nach Herzenslust belegen und nochmals 30 Minuten bei 160 °C im Ofen weiterbacken.

Starke-Mitte-Kuchen

Dies ist unser absoluter Lieblingskuchen, den es bei uns in immer wieder leicht abgewandelter Form an besonderen Tagen gibt. Er ist leicht zuzubereiten und gelingt immer. Die Süßkartoffel hält die Menge an natürlichen Süßungsmitteln gering.

Für 1 mittelgroße Kastenform

ca. 600 g Süßkartoffeln
150 g Rosinen oder Datteln, vorher etwa 15 Minuten in heißes Wasser eingeweicht
100 g zerlassene Butter oder Kokosöl plus 1 TL zum Einfetten der Kastenform
5 EL Kakaopulver
4 Eier
etwas abgeriebene Bio-Zitronenschale
½ TL Natron oder 2 TL Backpulver
etwas Zimt, Kardamom, Vanille (nach Geschmack)
1 Prise Salz
200 g Mohn, fein gemahlen (alternativ Mandeln oder Cashewkerne)
ca. ⅛ l Milch oder Sahne (bei Bedarf, wenn der Teig zu fest sein sollte)
1–2 Äpfel oder 1 Handvoll frische Beeren

Den Backofen auf 160 °C vorheizen.
Die Süßkartoffeln grob in Stücke schneiden und in wenig Wasser in 10 bis 15 Minuten weichkochen. Rosinen oder Datteln (ohne das Einweichwasser) mit dem Pürierstab fein mixen. Fett, Kakaopulver, aufgeschlagene Eier, abgeriebene Zitronenschale, Natron, Gewürze und Salz in einer Schüssel cremig rühren. Den fein gemahlenen Mohn und die pürierten Rosinen oder Datteln untermischen.
Von den Süßkartoffelstücken die Haut abziehen und das Fleisch mit einer Gabel zerdrücken. Ebenfalls in die Schüssel geben und das Ganze zu einem Teig verarbeiten. Ist der Teig zu fest, etwas Milch oder Sahne dazugeben, dass eine schöne, homogene Rührteigkonsistenz entsteht.
Die Äpfel achteln, mit Schale in feine Scheiben schneiden, Beeren waschen. Den Teig in die mit Butter oder Kokosöl gefettete Kastenform füllen und das Ganze mit Äpfeln oder Beeren belegen. Den Kuchen 60 bis 70 Minuten auf mittlerer Schiene backen. Dann mit einem Holzstäbchen hineinstechen

und prüfen, ob noch Teig daran haften bleibt oder ob der Kuchen bereits fertig ist. Gegebenenfalls noch etwas länger im Ofen lassen und erneut mit dem Stäbchen testen.

Wärmende basische Detox-Suppe

Für 2 Portionen

1 mittelgroße Zwiebel
1 EL Ghee oder Kokosfett
2 mittelgroße Möhren
½ mittelgroße Sellerieknolle
½ mittelgroße Fenchelknolle
2 mittelgroße Kartoffeln
1 mittelgroße Stange Lauch
3 Tomaten
ca. 750 ml heißes Wasser
je 1 cm frischer Ingwer, Kurkumawurzel
2–3 Knoblauchzehen
Kräutersalz oder Meersalz zum Abschmecken
1 TL Bärlauchbutter, frisch gehackter Koriander und frisch gehackte Petersilie

Die Zwiebel fein würfeln und in einem Topf im Fett anschwitzen. Möhren, Sellerie, Fenchel, Kartoffeln, Lauch und Tomaten (bei den Tomaten die grünen Stielansätze entfernen) waschen, putzen und in mundgerechte Stücke schneiden, dazugeben und etwa 5 Minuten unter Rühren bei mittlerer Hitze mitandünsten. Heißes Wasser dazugießen und die Suppe etwa 20 Minuten im geschlossenen Topf köcheln lassen.
Ingwer, Kurkuma und Knoblauch schälen, sehr fein hacken, in die Suppe geben. Diese weitere 2 bis 3 Minuten köcheln lassen. Das Ganze zum Schluss mit Kräuter- oder Steinsalz abschmecken.
Die Suppe auf die Teller geben, als Topping je ½ Teelöffel Bärlauchbutter daraufsetzen und nach Belieben Petersilie und Koriander darüberstreuen. Der Ingwer wärmt den Körper im Winter von innen und gibt der Suppe eine wunderbare Schärfe. Guten Appetit!

Sauer macht glücklich

Die Fermentations-Manufaktur *Sauer macht glücklich* zeigt, dass Selbst-Fermentieren Spaß macht und kinderleicht ist und bietet hierfür ein umfangreiches Sortiment mit tollen Rezepten für diejenigen, die sich regelmäßig eine große Portion selbst gemachte Gesundheit durch rohe, lebendige, probiotische und biologische Köstlichkeiten gönnen möchten. Ich habe das Set ausprobiert und bin jetzt begeisterte „Hobby-Fermentiererin". Einfach machen und genießen!

Die Bezugsquelle zum Fermentationsset findest du im Anhang unter gleichnamiger Überschrift, dort unter „Fermentiertes und Starter-Set zum Selbst-Fermentieren", Seite 430.

Eine Prise Liebe – Die Energie von Mahlzeiten erhöhen

Neben den hochwertigen Zutaten kommt es natürlich auch darauf an, wie, mit welcher Haltung also, die Mahlzeiten zubereitet werden: Ruhe, Achtsamkeit und Liebe sind hier von großer Bedeutung. Betrachte das Kochen als Meditation. Spüre, wie sich die Lebensmittel anfühlen, wie sie riechen, wie sie schmecken. ... Sei bei jedem Schnitt, bei jedem Umrühren und Kneten präsent und widme dich ganz dem Tun in diesem Augenblick. Genieße jeden Handgriff. Für mich sind Kochen und Backen reine Sinnlichkeit. Ich bin der festen Überzeugung, dass man es schmeckt, mit wie viel Liebe eine Mahlzeit zubereitet wurde. Probiere es einfach aus.

Wenig Geld und trotzdem gut essen? Kein Problem!

- Hast du wenig Geld zur Verfügung, kaufe dir weniger, aber dafür qualitativ hochwertige Lebensmittel. Du wirst merken, dass das insgesamt nicht teurer ist. Vielleicht gibt es einen Biobauern bei dir in der Nähe oder eine *Food-Coop*, bei der du mitmachen kannst. Mittlerweile gibt es auch Bauernhöfe, die zum Mitmachen auf Feld und Hof einladen, was nicht nur Kindern Spaß macht. Als Dank für einen regelmäßigen Arbeitseinsatz und den monatlichen Vereinsbeitrag bekommt man die angebauten Lebensmittel günstiger. Diese

Vereine für eine gemeinschaftlich getragene Landwirtschaft – auch Solidarische Landwirtschaft (*SoLaWi*) genannt –, die gerade überall aus dem Boden schießen, setzen sich für regionales und saisonales Essen, Ökologie und Nachhaltigkeit ein. Erkundige dich über solche zukunftsträchtigen Projekte in deiner Umgebung (z. B. im Internet) – und mach mit! Adressen findest du auch im Anhang unter „Wichtige Adressen", dort unter „Solidarische Landwirtschaft", Seite 431.

- Lerne, einfach zu kochen und Einfaches zu genießen. Es müssen keine umständlichen und aufwendigen Menüs sein. Je weniger Zutaten, desto einfacher kann der Körper die Nahrung verwerten
- Im Grunde genommen braucht es die teuren Superfoods aus dem Ausland mit den exotischen Namen wie *Goji, Chia, Lucuma, Maca, Matcha, Camu-Camu, Astragalus, Mesquite* nicht. Greife zu unseren heimischen Superfoods wie Sanddorn, Oregano, Petersilie, Löwenzahn, Brennnessel, Hagebutte, Blaubeeren, Brokkoli – sie sind wahre Energie- und Nährstoffbomben, die ähnlich hohe ORAC-Werte* haben wie die oben genannten exotischen Superfoods, aber um einiges preiswerter sind als die teuren Importartikel. Jede Region bringt ihre eigenen Superfoods hervor und versorgt ihre Bewohner ausreichend mit Vital- und Nährstoffen. Der Griff nach dem importierten Luxusgut muss also nicht unbedingt sein. Zudem sind solche exotischen Superlebensmittel oft hochgradig mit Schwermetallen und Pestiziden belastet. Achte daher unbedingt auf Bioqualität und sieh dir die Prüfzertifikate des Herstellers an!
- Bereite deine Mahlzeiten so oft wie möglich selbst zu, dann weißt du, was drin ist, und hast es selbst in der Hand, mit welcher inneren Haltung das Essen zubereitet wird. Je nachdem, ob die Mahlzeit mit Liebe oder unter Stress zubereitet wurde, wird sie eine andere Energie haben. Man schmeckt den Unterschied – denk nur mal an die unvergleichlich leckeren Käsespätzle früher bei deiner Großmutter, oder an den letzten Geburtstagskuchen, den dir ein guter Freund oder eine

* ***O**xygen **R**adical **A**bsorbance **C**apacity* steht für die Fähigkeit eines Lebensmittels, Sauerstoffradikale unschädlich zu machen.

gute Freundin gebacken hat, bei dem jeder noch so kleine Kuchenkrümel so süß nach Liebe schmeckte wie der dicke, klebrig-weiße Zuckergussberg obendrauf.

- Wenn du die passenden Geräte (Hochleistungsmixer, Pürierstab, *Slow Juicer*) hast, greife immer mal auf grüne Smoothies und/oder frisch gepresste Gemüsesäfte zurück. Das ist geballte, leicht verdauliche Energie und eignet sich auch gut für Fastentage.

Wärmende frische Rohkostsäfte für eine starke Mitte mit Würze

Nach der traditionellen chinesischen Medizin (TCM) sind kalte Getränke für eine starke Mitte nicht ideal. Da ich selbst zum Frösteln neige, aber auf meine geliebten frisch gepressten Söfte zum Frühstück nicht verzichten möchte, gebe ich im Winter gern ein Stück frischen Ingwer oder Kurkuma mit in den Entsafter, die beide wärmen und würzen. Generell trinke ich die Säfte nie kühl, ich gebe immer etwas heißes Wasser dazu, damit sie körperwarm sind.

Das Auge trinkt mit – Farbtherapie mit Säften

Es ist schön, wenn man jeden Tag etwas Abwechslung im Glas hat. Daher mischen wir immer gleichfarbige Gemüse oder Obstsorten, um dadurch eine schöne Farbe zu erzielen. Farben wirken auf unsere Seele und stärken unsere Chakren. So kommt bei uns jeden Tag eine andere Farbe ins Glas: mal ein grüner Saft (z. B. mit Gurke, Zucchini und Sellerie), dann ein orangefarbener Saft (etwa mit Kurkuma und Möhre), zur Abwechslung dann auch mal ein roter Saft (beispielsweise mit Granatapfel, Roter Bete und entkernten Kirschen) oder ein gelber Saft (z. B. mit Orangen, Ananas und Pfirsich) ... Der Apfel ist bei fast jedem Saft dabei, da er einfach zu allem passt und lecker schmeckt.

Grüner Smoothie – Ein Basisrezept

Für 1 Portion

1 Handvoll Grünzeug (z. B. Wildkräuter, Gartenkräuter, Blattsalate, andere essbare Blätter o. Ä.)

½ Banane
½ Apfel oder 1 Handvoll frische Beeren
ca. 150 Milliliter warmes Wasser

Das Grüne waschen, grob in Stücke schneiden, die Banane schälen und in Stücke brechen, den Apfel vierteln (mit Kerngehäuse), die Beeren waschen.
Alle Zutaten im Hochleistungsmixer cremig pürieren. Lächelnd genießen.
Hinweise: Basis des grünen Smoothies ist immer Grünes, das durch etwas Obst schmackhaft gemacht wird. Möglichst wenige Zutaten verwenden und beim Trinken schluckweise gut einspeicheln bzw. die ersten Schlucke „kauen".
Trinke kein warmes Wasser direkt aus dem Wasserhahn, sondern koche kaltes Wasser ab und lass es anschließend abkühlen.

Kurzporträts: Superlebensmittel, die Lust auf mehr machen

Ich möchte an dieser Stelle einige Wunderlebensmittel exemplarisch nennen, damit du ein Gefühl dafür bekommst, welche Schätze in unserer Natur verborgen sind und was für ein unglaubliches Potenzial in ihnen steckt. Oft sind es nämlich die „ganz banalen" Lebensmittel, die wir viel zu selten würdigen, in denen wahre Nährstoff- und Kraftoasen stecken. Um ihre ganze Fülle und Kraft auszuschöpfen, kaufe sie am besten in Bioqualität, aus Permakultur oder Wildsammlung.

Diese Lebensmittel sind die wahren Heilmittel, die uns täglich zur Verfügung stehen. Probiere sie aus, variiere, schmecke, rieche, fühle, beiße hinein, lasse dich von den unterschiedlichen Geschmacksrichtungen – ob süß, bitter, salzig, sauer – und den feinen Nuancen verführen. Lasse das, was du isst, zu einem Fest für deine Sinne werden.

Es gibt nicht *das* Superlebensmittel, wie uns das oft die gehypten neuesten ORAC-Wert-Sieger glauben machen wollen, sondern es ist sowohl das synergetische Zusammenspiel der einzelnen Komponenten des jeweiligen Nahrungsmittels als auch die der verschiedenen Lebensmittel: Bereits ein einziges Lebensmittel aus der Natur ist in seiner Summe an stofflichen Komponenten und feinstofflichen Energien ein Orchester aus Mineralstoffen, Spurenelementen, Vitaminen, Enzymen, Coenzymen, sekundären Pflanzenstoffen (Polyphenolen, Flavonoiden …), Aminosäuren, Fettsäuren, Kohlenhydraten u. v. m. Viele davon sind bislang unbekannt oder noch nicht erforscht. Das Ganze ist eben weit mehr als die Summe seiner Teile. Und wenn du Lebensmittel, die reich sind an diesen Stoffen, in deinen Speiseplan einbaust, wartet jeden Tag ein anderer Genuss auf dich, jeden Tag eine neue Symphonie der Vielfalt an wertvollen natürlichen Substanzen, die sich in den verschiedenen Ebenen deines Seins entfalten. Alle aufgeführten Lebensmittel haben nicht nur eine körperliche, sondern auch eine besondere geistig-seelische Wirkung. Diese wurde von Anthony William in seinem Buch *Medical Food* eindrucksvoll beschrieben. Jede Pflanze vereint wie wir Menschen auch solche Aspekte in sich und kann uns dabei helfen, im ganzheitlichen Sinne auf allen Ebenen gesund zu bleiben und gesund zu werden. Wer sich näher mit der geistig-seelischen Wirkung beschäftigen möchte, dem empfehle ich unbedingt die Lektüre des genannten Buchs.

Erst das ganze Orchester lässt die Musik zu einem erfüllenden Erlebnis werden, und warum sollte ich mich nur auf *das* eine Superlebensmittel beschränken, wenn es daneben noch Hunderte anderer gibt, die in ihrer Einzigartigkeit ebenfalls ihre besondere Wirkung haben. Versuche einmal, dich auf ein einziges Lebensmittel (z. B. einen Apfel) achtsam einzulassen und dich ganz dem Genuss hinzugeben: Nimm dir Zeit zum Riechen, zum Kauen und Schmecken und genieße jeden einzelnen Bissen mit Hingabe und Respekt. Du wirst sehen, wie sich deine Wahrnehmung in Bezug auf Nahrung ändern wird, wenn du sie wieder als das erkennst, was sie ist: ein kostbares Geschenk der Natur an uns. Verzehrst du diese wertvollen Nahrungsmittel, bedanke dich bei ihnen und fühle in dich hinein. Nimm wahr, was du spürst.

Hier findest du nun eine (zugegebenermaßen sehr kleine) Auswahl der Superlebensmittel aus dem Reich der Natur:

Obst

- Der **Apfel** ist, wie das bekannte Sprichwort *„An apple a day keeps the doctor away!“* (Ein Apfel am Tag den Doktor verjagt!) sagt, ein wahrer Gesundheitsquell: Er kann Gefäßerkrankungen vorbeugen, den Cholesterinspiegel sowie das Risiko für Herz-Kreislauf-Erkrankungen wie *Arteriosklerose*, Herzinfarkt oder Schlaganfall senken.[304] Sein Pektin kann Schwermetalle und Toxine aus dem Körper lösen und hilft im Rahmen einer Reinigungskur, Leber- und Gallensteine auszuscheiden.
- Die **Avocado** ist nicht nur bei Keto-Liebhabern als hochwertiges, fettreiches Nährstoffpaket beliebt, sondern kann sogar gegen Krebs wirken: In Studien wurde festgestellt, dass Wirkstoffe aus der Avocado Leukämie-Stammzellen angreifen,[305] den LDL-Cholesterinwert senken und eine Zunahme von HDL („gutem“ Cholesterin) bewirken.[306] Des Weiteren spielen sie eine sehr wichtige Rolle im Herz-Kreislauf-System, bei der Verdauung, der Skelettgesundheit und allgemein bei den Organfunktionen.
- **Bananen** können den Blutzuckerspiegel regulieren, die Stimmung positiv beeinflussen und Sodbrennen lindern. Regelmäßig eine Banane zu verzehren kann die Wahrscheinlichkeit von Magengeschwüren reduzieren.[307] Außerdem unterstützen sie die Blutbildung und können das Immunsystem stärken.[308]
- Der **Granatapfel** gilt von jeher als Symbol für Gesundheit, Leben und Fruchtbarkeit und ist ein Superfood par excellence. In Studien wurde nachgewiesen, dass Granatäpfel eine hohe antioxidative Wirkung haben und sich insbesondere auf das Herz-Kreislauf-System, die Leber und den Magen-Darm-Trakt sowie auf den Lipid- und Zuckerstoffwechsel positiv auswirken.[309] Des Weiteren können Granatäpfel Entzündungen sowie virale und bakterielle Infektionen lindern und sogar maligne Tumore hemmen.[310] Die in vielen Kulturen verehrte Frucht soll außerdem die Libido steigern: Der Wunderapfel erhöht den Testosteronspiegel bei Männern und Frauen und sorgt für einen guten Blutfluss.
- **Heidelbeeren** sind ein wahrer Schönheitsbooster und gehören dank ihrer antioxidativen Wirkung zu den allerbesten Superfoods der Welt. Sie haben einen positiven Effekt auf das Herz-Kreislauf-System, fördern die Verdauung, haben eine entwässernde, blutstillende, entgiftende, antibak-

terielle und antivirale Wirkung und können zudem den Geist beruhigen. Eine besonders starke Wirkung haben wild wachsende Heidelbeeren.[311]

- **Melonen** enthalten viel Wasser und helfen uns, mit Genuss gründlich zu entgiften. Nebenbei versorgen sie uns noch mit wertvollen Mineralstoffen und Vitaminen und fördern die Durchblutung. Sie haben eine harntreibende Wirkung, können die Gesundheit des Herzens unterstützen, unseren Stoffwechsel anregen und unser Immunsystem stärken.[312]
- **Weintrauben** haben eine positive Wirkung auf das Herz-Kreislauf-System, den Verdauungsapparat und können Krebs, Alzheimer und Prostataerkrankungen vorbeugen. Mit ihrer antibakteriellen und antiviralen Wirkung sind sie hilfreich bei Infektionen und können das Blut sowie die Organe reinigen und die Knochengesundheit fördern.[313]

Gemüse

- **Artischocken** regen den Leber- und Gallenfluss an und werden traditionell bei Übelkeit, Erbrechen, Lebererkrankungen, Fettstoffwechselstörungen, *Arteriosklerose* sowie Völlegefühl und Blähungen eingesetzt. In Studien konnte eine lindernde Wirkung bei Symptomen von Verdauungsstörungen (etwa bei Reizdarmsyndrom sowie *Dyspepsie*) sowie eine Senkung des Cholesterin- und des Blutzuckerspiegels nachgewiesen werden. Zudem wird der Artischocke ein hohes antioxidatives Potenzial bestätigt.[314]
- Die **Gurke** ist eines der basischsten Lebensmittel überhaupt und kann das Risiko von Herzerkrankungen reduzieren und die Histamin-Freisetzung verhindern. Sie wirkt stärkend auf den Harnapparat und die Verdauungsorgane und bringt den Stoffwechsel in Schwung. Zudem stärken Gurken die Nebennieren und Nieren und können Neurotoxine aus dem Blut schwemmen.[315] Auch äußerlich angewendet ist die Gurke hilfreich, indem sie Hauterkrankungen aller Art lindern kann. Wenn du morgens geschwollene Augen hast, hilft es oft schon, eine Scheibe frisch aufgeschnittene Gurke auf die geschlossenen Augen zu legen. Laut TCM wirkt Gurke kühlend, entgiftend und leitet Feuchtigkeit aus.
- **Kohlgemüse**, zu denen z. B. Weißkohl, Spitzkohl, Rotkohl, Grünkohl, Brokkoli, Blumenkohl gehören, hat zahlreiche positive Eigenschaften auf

die Gesundheit und wurde in der Antike als Allheilmittel gepriesen. Kohl hat blut- und hautreinigende Eigenschaften und kann vor Krebserkrankungen schützen; zudem soll er eine antibakterielle und antimykotische Wirkung haben und bei Magenschleimhautentzündung, Sodbrennen und Speiseröhrenentzündung helfen. Des Weiteren kann Kohl den Magen-Darm-Trakt vor Geschwüren schützen und soll Entzündungen lindern können. Es konnte experimentell nachgewiesen werden, dass der wöchentliche Verzehr von Brokkoli und verwandtem Gemüse das Krebswachstum hemmen kann.[316] Bei diesen zahlreichen Wirkungen lohnt es sich, die wohlschmeckenden Kohlarten regelmäßig in den Speiseplan zu integrieren.

- **Möhren** sind jedem als Betacarotin-Bombe und Antioxidantienlieferant bekannt. Doch die Möhre kann noch viel mehr, als die Haut schön machen. So soll sie chronische Entzündungen reduzieren, die Augengesundheit verbessern, das Immunsystem stärken, den Blutdruck stabilisieren und für gesunde Zähne sowie ein gesundes Zahnfleisch sorgen. Auch gegen Krebs sollen die Inhaltsstoffe der Möhre wirksam sein, denn das darin enthaltene Falcarinol, das den Pflanzen als natürlicher Abwehrstoff zur Bekämpfung von Schädlingen, Erkrankungen und Pilzbefall zur Verfügung stehr, kann gegen Brustkrebs wirksam sein. Das wurde in wissenschaftlichen Studien nachgewiesen.[317]
- **Süßkartoffeln** sind hoch basisch, reich an Karotinoiden und haben eine beachtliche antioxidative Wirkung. Sie haben regulierende Wirkungen auf den Blutzuckerspiegel, können die Abwehrkräfte stärken, schützen das Herz und lindern sogar Stresssymptome. Zudem können sie die Leber reinigen und entgiften und sind laut Anthony William eine wirkungsvolle Begleitung in der Therapie viraler Erkrankungen.[318] Laut dem *Center for Science in the Public Interest* (CSPI) ist diese süße, wohlschmeckende Frucht aus der Gruppe der Windengewächse das nährstoffreichste und gesündeste Gemüse überhaupt.[319]
- **Zwiebeln** wurden aufgrund ihrer sagenhaften Heilwirkung zur Heilpflanze des Jahres 2015 gekrönt. Sie sind reich an Antioxidantien und sollen gegen vorzeitige Alterung und Krebs wirken. Die Zwiebel hat positive Effekte auf die Atmungsorgane (z. B. als Zwiebeltee), hilft bei

Ohrenentzündungen (etwa als Zwiebelsäckchen) und bei Halsschmerzen (z. B. als Zwiebelsirup). Sie entfaltet außerdem durch ihre verdauungs- und stoffwechselfördernden Enzyme bei Magen-Darm-Beschwerden ihre Wirkung, fördert die Fettverbrennung, schützt vor Herz-Kreislauf-Erkrankungen, hat einen positiven Einfluss auf den Cholesterinspiegel, beugt Nierensteinen vor und kann sogar helfen, Nierensteine oder Nierengries auszuscheiden. All das, und weil Zwiebeln außerdem so unglaublich lecker schmecken, sorgt dafür, dass wir die Zwiebel täglich in allen möglichen Kombinationen zu uns nehmen.

Keimlinge, Sprossen und Gräser

Sonnenblumenkeimlinge, Radieschensprossen, Kresse sowie Gersten- und Weizengras sind wahre Kraftpakete und der Inbegriff lebendigen Lebens. Sie sind reich an Vitaminen, Mineralstoffen und sekundären Pflanzenstoffen. Durch den Keimvorgang enstehen vermehrt Vitalstoffe, wodurch die Konzentration der Vitamine und Mineralstoffe auf mindestens das Doppelte ansteigt. Proteine und Kohlenhydrate werden durch den Keimvorgang so umgewandelt, dass die Nährstoffe im Darm besser aufgenommen werden können, was sie leichter verdaulich macht. Man sollte beim Keimen auf Hygiene achten und die Keimlinge und Sprossen roh verzehren, um in den Genuss aller gesunden Vitalstoffe zu kommen. Die Kresse hat beispielsweise eine positive Wirkung auf das Herz-Kreislauf-System, hilft bei Entzündungen und wirkt gegen Bakterien. Kreuzblütler wie Radieschen, Brokkoli oder Rucola sind reich an Senfölen und können laut Forschungsergebnissen das Krebswachstum hemmen sowie Tumorstammzellen angreifen.[320] Gräser wie Gersten- und Weizengras enthalten viele wertvolle Mikronährstoffe und werden gern als Pulver in grüne Smoothies gegeben.

(Wild-)Kräuter, Gewürze, Wildpflanzen

- ***Aloe vera*** ist eine exotische Wüstenpflanze und wird meist zur Hautpflege verwendet. Doch nicht nur hier entfaltet sie ihre Wirkung, sie kann auch als Heilmittel eingenommen werden. So ist die Aloe eine der Zutaten des bekannten Schwedenbitters aus dem Mittelalter. Sie soll das

Immunsystem stärken, Schmerzen lindern und gegen allerlei Erreger wie Parasiten, Pilze, Viren und Bakterien wirksam sein. Innerlich eingesetzt wird sie u. a. bei Verdauungsstörungen, Allergien, Pilzerkrankungen, *Asthma* und *Diabetes*, zur Regeneration des Darms und auch in der Krebs- sowie Aidstherapie als Nahrungsergänzungsmittel.[321]

- **Bärlauch** lässt besonders im Frühjahr die Herzen aller seiner Liebhaber höherschlagen. Bei uns ist die Bärlauchbutter ein absolutes kulinarisches Highlight. Die im Bärlauch enthaltenen Schwefelverbindungen wirken stark entgiftend und entzündungshemmend. Seine Wirkstoffe können bei Darmpilzen hilfreich sein, Verdauungsbeschwerden lindern und einer ganzen Reihe von Zivilisationskrankheiten wie Bluthochdruck und *Arteriosklerose* sowie Herzinfarkten vorbeugen. Seine Heilwirkung wird als antibiotisch, blutreinigend, harntreibend, krampflösend, schleimlösend, entzündungshemmend und schweißtreibend beschrieben.[322]
- **Basilikum** ist als äußerst wohlschmeckendes Gewürz bekannt und weckt sofort sommerliche Glücksgefühle. Es hat eine stimmungsaufhellende Wirkung, kann bei Verdauungsproblemen, Atemwegserkrankungen, Entzündungen und bakteriellen sowie viralen Infekten helfen. Bei Insektenstichen ist ätherisches Basilikumöl äußerst wirksam.
- Die **Brennnessel** gehört schon immer zu den Heilkräutern und hat sich als treuer Helfer bei Harnwegsinfekten erwiesen, denn die darin enthaltenen sekundären Pflanzenstoffe wirken leicht wassertreibend. Brennnesseln werden aufgrund der entzündungshemmenden Alkaloide als antientzündlich, entgiftend und entschlackend beschrieben und oft in Reinigungskuren als Tee eingesetzt. Darüber hinaus sollen sie bei chronisch entzündlichen Darmerkrankungen, bei *Arthritis* sowie bei Bluthochdruck helfen. Außerdem wird ihnen beispielsweise im Vergleich zu *Echinacea* (Sonnenhut) eine stärkere Wirkung auf das Immunsystem nachgesagt. Die Brennnessel enthält mit 30 Prozent Trockenmasse einen beachtlichen Anteil an pflanzlichem Eiweiß und ist auch in dieser Hinsicht besonders für Sportler interessant. Am besten ist es, die Brennnessel im Wildkräutersalat frisch zu genießen oder alternativ einen Tee aus Brennnesseln zu trinken.
- **Koriander** wird sehr gern als aromatisches Kraut in der asiatischen Küche verwendet, hat aber auch im gesundheitlichen Bereich eine

Menge zu bieten. Am besten wird er frisch geschnitten oder als Tinktur in konzentrierter Form eingenommen, damit er seine volle Wirkung entfalten kann. Koriander soll bei Blähungen und Völlegefühl helfen, als Magenstärkungsmittel, bei Durchfall, Appetitlosigkeit, Gelenk- und Muskelbeschwerden sowie *Rheuma* und geschwollenen Gelenken. Im Ayurveda wird er gegen Kopfschmerzen, Schwellungen und Durchblutungsstörungen eingesetzt.[323] Darüber hinaus hat Koriander eine stark entgiftende Wirkung und wird standardmäßig in der Therapie zur Ausleitung von Schwermetallen gegeben (siehe auch Exkurs Seite 86 f.). Er kann Gehirn und Nervengewebe von Schwermetallen befreien und – anders als die chemischen Chelatbildner – die Blut-Hirn-Schranke überwinden.

- **Löwenzahn** ist wie die Brennnessel ein Wildkraut. Er hat sagenhafte Wirkungen auf Leber und Galle und kann die Gallenproduktion in der Leber anregen, lindert Verdauungsbeschwerden wie Völlegefühl nach fettreichen Mahlzeiten und fördert den Appetit. Durch die Bitterstoffe wird mehr Speichel und Magensäure produziert, was die Verdauung fördert und die Gallentätigkeit stimuliert. Köstlich ist der Löwenzahn im Salat!
- **Petersilie** ist ein heimisches Superfood und kann Giftstoffe sowie Bakterien ausschwemmen, das Herz stärken, die Blutbildung fördern und durch seine entwässernde Wirkung dafür sorgen, dass die Harnwege gut durchgespült werden. Das kann Nieren- und Blasensteinen effektiv vorbeugen. Des Weiteren hilft die Petersilie bei zahlreichen Verdauungsbeschwerden, Bluthochdruck, Depressionen und Müdigkeit und ist auch bei Frauenleiden – von Menstruationsbeschwerden über Wechseljahresbeschwerden – wirksam.
- **Wildkräuter** – wie Löwenzahn, Brennnessel, Giersch, Gundermann, Bärlauch, Vogelmiere, Sauerampfer –, von denen ich einige oben erwähnt habe, sind mit ihrer Kraft und Eigenwilligkeit der Inbegriff lebendiger, natürlicher und unverfälschter Lebensmittel. Ihre Vitalität resultiert u. a. daraus, dass sie sich anders als ihre kultivierten Artgenossen hochwirksam vor Fraßfeinden, Umwelteinflüssen oder Keimen schützen müssen. Das macht sie so stark und wertvoll für uns. Sie enthalten eine geballte Ladung an Vitaminen, leicht verdaulichem Eiweiß, bioaktiven

Pflanzenstoffen wie Bitterstoffen, Flavonoiden, Gerbstoffen u. v. m., sodass man kaum ein anderes Lebensmittel findet, das einem Wildkraut das Wasser reichen kann. Dabei wachsen sie einfach überall und sind zudem kostenlos. Gesünder und günstiger geht es nicht!

- **Zimt** ist äußerst wohlschmeckend und bereichert jede süße Speise mit seinem angenehmen Aroma. Ihm werden aphrodisierende, krampflösende, durchblutungsstärkende, blutdrucksenkende, beruhigende, stimmungsaufhellende, schmerzlindernde, appetitanregende und desinfizierende Wirkungen nachgesagt.[324] Außerdem wirkt er stabilisierend auf den Blutzucker- und den Insulinspiegel. Daneben kann er Verdauungsbeschwerden wie Durchfall und Blähungen lindern und ist auch gegen Entzündungen und *Rheuma* wirksam.

Wenn du **Wildkräuter selbst sammeln** möchtest, nimm nur die Kräuter mit, die du kennst (und geh nicht ohne ein Wildkräuter-Bestimmungsbuch los) oder nimm an einer spannenden Kräuterwanderung teil, in der du nicht nur wertvolle Kräuter, sondern auch deine Umgebung besser kennenlernst. Wildkräuter an stark befahrenen Straßen und an Rebhängen solltest du stehen lassen. Schneide die Wildkräuter vorsichtig mit einem Messer oder einer Schere ab (Reiße sie niemals mit Wurzel heraus!), lege sie in einen luftigen Baumwollbeutel oder Korb und verzehre sie am besten bald, um in den Genuss all ihrer Nähr- und Vitalstoffe zu kommen. Alternativ kannst du die Pflanzen auch trocknen.
(Weitere wichtige Kräuter siehe Kapitel 2, dort Seite 51 ff.)

Kräuter & Gewürze: Gutes richtig lagern

Lagere getrocknete Kräuter und Gewürze immer lichtgeschützt und trocken (z. B. in Blauglas, Braunglas oder Blechdosen). Streue sie nicht direkt aus dem Behälter über das dampfende Kochgut, denn so kommt Wasserdampf an die Kräuter, wodurch sich Schimmel bilden kann. Besser ist es, die Kräuter mit einem Teelöffel in den Topf zu geben. Kräuter und Gewürze sind nicht ungrenzt haltbar: am besten also bald aufbrauchen und rechtzeitig für Nachschub sorgen.

Nüsse, Samen, Hülsenfrüchte

- **Chiasamen** sind vor allem bei Vegetariern und Veganern beliebt, denn sie enthalten einen hohen Anteil an ungesättigten Fettsäuren, machen lange satt und haben eine positive Wirkung auf den Muskelaufbau. Sie sollen den Blutzuckerspiegel stabilisieren, den Bewegungsapparat regenerieren, uns gesund erhalten und liefern außerdem viel hochwertiges pflanzliches Protein und zahlreiche Mikronährstoffe.[325] Chiasamen sind zwar reich an der Omega-3-Fettsäure, diese muss aber vom Körper erst in die für den Menschen physiologisch wichtigen EPA- und DHA-Fettsäuren* umgewandelt werden. Da die Umwandlung nur in begrenztem Maße stattfindet, sind Chiasamen – trotz ihrer gesundheitlichen Vorzüge – nach Meinung vieler Ernährungsexperten *kein* Ersatz für Fisch, Fischöl oder Krillöl.
- **Kakao** war bei den Azteken und den Mayas ein beliebtes und geschätztes Heilmittel. Sie stellten daraus ein richtiges Power-Getränk namens „Xocolatl" her, das aus Kakao, gewürzt mit Chili, Vanille und Honig bestand.[326] Kakao hat eine ungemein positive Wirkung auf den Menschen, denn es stärkt das Herz, sorgt für eine gute Durchblutung und senkt den Blutdruck. Außerdem hat er eine starke Wirkung auf das Gehirn, fördert die Konzentrations- und Reaktionsfähigkeit und kann sogar unser Gehirn merklich verjüngen, wie Forscher herausfanden.[327] Im Kakao sind Antioxidantien en masse enthalten, die uns gesund, jung und schön halten. Trotz all dieser positiven Wirkungen nehmen wir ihn meist deshalb zu uns, weil er so unglaublich gut schmeckt. Vielleicht merken wir intuitiv, dass Kakao für Lust und gute Laune sorgt? Kakao soll sogar – in Form von Bitterschokolade mit mindestens 90 Prozent Kakaoanteil – dem gefürchteten prämenstruellen Syndrom (PMS) vorbeugen.[328] Er entfaltet seine volle Wirkung, wenn er mit wenig Zucker zu sich genommen wird. Die beliebte zuckerreiche Vollmilchschokolade ist also kein gesunder

* Eicosapentaensäure (EPA) und Docosahexaensäure (DHA) sind zwei Vertreter aus der Gruppe der (drei) Omega-3-Fettsäuren. Sie gehören zu den mehrfach ungesättigten Fettsäuren. EPA ist besonders gut fürs Herz und DHA wichtig für das Gehirn und die Konzentration.

Kakao-Genuss. Es lohnt sich, in die Kunst der Chocolatiers einzutauchen und Schokolade selbst – mit weiteren wertvollen und leckeren Zutaten – herzustellen. Diese Schokolade schmeckt nicht nur ausgezeichnet, sie selbst zu machen ist auch eine riesige Freude!

- **Macadamia** wird als Königin der Nüsse bezeichnet und aufgrund ihres hohen Eiweißgehalts auch von Keto-Jüngern hochgeschätzt. Sie enthällt ungesättigte Fettsäuren in Hülle und Fülle und zudem Magnesium, Kalzium, Phosphor und B-Vitamine. Ihr Genuss soll sich positiv auf unser Herz-Kreislauf-System auswirken und den Blutdruck regulieren. Für Menschen, die gern gesund zunehmen möchten, ist die Macadamia perfekt geeignet, denn sie brilliert mit einem hohen Fett- und Kaloriengehalt.[329]
- **Mandeln** sind gebündelte Nähr- und Vitalstoffe und sollen die Knochen stärken, den Cholesterinspiegel senken, vor Diabetes schützen und beim Abnehmen unterstützen. Sie enthalten hochwertiges Eiweiß, machen satt und helfen als kleiner Snack zwischendurch, leistungsfähig zu bleiben. Kein Wunder also, dass sie unbedingt ins Studentenfutter gehören. Wenn du zwischendurch snacken willst, nimm Mandeln. Bereits 60 Gramm pro Tag schützen sich vor Diabetes, Herz-Kreislauf-Erkrankungen und hohem Cholesterinspiegel, wie eine Studie bewiesen hat.[330]
- **Echtes Süßholz** (*Glycyrrhiza glabra*) gehört zur Familie der Hülsenfrüchtler. Die Süßholzwurzel kennen wir als Zutat in Lakritze. Sie wirkt besonders in den Atemwegen, wo sie Entzündungen hemmt und Schleim löst sowie das Abhusten fördert. Des Weiteren ist Süßholz ausgezeichnet gegen Viren und Geschwüre wirksam und wird daher auch bei Magen- und Zwölffingerdarmgeschwüren sowie bei einer Magenschleimhautentzündung eingesetzt. Diese Wirkungen sind medizinisch anerkannt. Du kannst einen Tee aus der Süßholzwurzel machen oder ihn als Sirup verwenden.[331] Du bekommst Süßholzwurzeln z. B. in der Apotheke oder im Reformhaus. Laut Anthony William senkt die Süßholzwurzel die EBV-Produktion (**E**pstein-**B**arr-**V**irus) und wirkt stärkend auf Nieren und Nebennieren.[332] Süßholz sollte übrigens nur 4 bis 6 Wochen (ohne ärztlichen Rat) und bei Bluthochdruck auf keinen Fall eingenommen werden.
- **Walnüsse** schmecken nicht nur außerordentlich lecker, sie können auch unsere Gehirnleistung verbessern (Sieh dir mal eine aufgebrochene

Walnuss an: Erinnert sie nicht an unser Gehirn?), unser Herz schützen, Gefäßleiden vorbeugen und sogar Krebs hemmen. Diese Nüsse enthalten eine Menge an Omega-3-Fettsäuren, die unsere Zellen vor freien Radikalen schützen.[333]

Rohe Nüsse, Kerne und Samen aktivieren – Das gesunde Plus

Wusstest du, dass man die wertvollen Inhaltsstoffe von Saatgut potenzieren und diese für den Körper besser verwertbar machen kann? – Werden Nüsse, Kerne und Samen (je nach Sorte unterschiedlich lang) in Wasser eingeweicht, so wird eine bioaktive Substanz namens Phytinsäure deaktiviert und gleichzeitig werden die enthaltenen Nähr- und Vitalstoffe aktiviert, für den Körper besser verwertbar gemacht. Phytinsäure zählt neben Lektinen und Gluten zu den sogenannten Antinährstoffen und kann in größeren Mengen zu Unverträglichkeiten führen. Aktivierte Nüsse und Samen liefern höhere Mengen an Vitaminen und Mineralstoffen.
Du kannst rohe (unbehandelte) Nüsse, Kerne und Samen ganz einfach selbst aktivieren, indem du sie wäschst, dann in 3- bis 4-mal so viel Wasser (wie Saatgut) einweichst: Bei weichem Saatgut reichen 4 Stunden, hartes sollte mindestens über Nacht eingeweicht werden. Anschließend wird das Einweichwasser abgeschüttet und die Nüsse, Kerne oder Samen werden gründlich mit kühlem Wasser gewaschen, bis das Wasser klar ist. Für eine längere Haltbarkeit können die aktivierten Nüsse z. B. im Backofen oder – noch besser – schonend im Dörrautomaten bei etwa 45 °C getrocknet werden. Fertig ist der urgesunde Pausen-Snack!

Besonders effektiv im Einsatz gegen Krebs …

Neben und unter diesen sagenhaften Lebensmitteln für deine Gesundheit gibt es sogar einige, denen eine anerkannte Wirkung gegen Krebs zugestanden wird. Hier stelle ich dir eine kleine Auswahl der Top-Antikrebsmittel vor, die von Wissenschaftlern das Gütesiegel „besonders effektiv“ erhalten haben:

- **Artemisinin**, ein Inhaltsstoff des Einjährigen Beifußes (*Artemisia annua*): Dieser Wirkstoff der „Götterpflanze“ ist nicht nur zur Therapie von

Malaria interessant, sondern auch ein vielversprechendes Mittel in der Krebstherapie – so eine Mitteilung der Johannes Gutenberg Universität in Mainz.[334] Eine Doppelblindstudie[335] aus dem Jahre 2015 ergab, dass die Derivate von Artemisinin einen lebensverlängernden Effekt bei Darmkrebspatienten haben. Professor Thomas Efferth, einer der Studienautoren gab an, dass damit zwar der klinische Nachweis erbracht worden sei, *Artemisia annua* aber noch weiter entwickelt werden und ein genaues Profil erstellt werden müsse, bei welchen Tumorarten die Substanz tatsächlich wirksam sei.[336]

- **Avocado:** In einer Ausgabe *Cancer Research* aus dem Jahr 2015 war zu lesen, dass kanadische Forscher einen Inhaltsstoff der Avocado entdeckten, der hochwirksam Krebs bekämpfen kann. Besonders bei einer sehr aggressiven Form von Blutkrebs, der sogenannten **a**kuten **m**yeloischen **L**eukämie (AML) verspricht das in der Frucht enthaltene Fett Avocatin B großen Erfolg. Es setzt nämlich genau dort an, wo die Krankheit entsteht, nämlich an den Leukämie-Stammzellen.[337]
- **Brokkoli:** Prof. Dr. Ingrid Herr konnte nachweisen, dass der wöchentliche Verzehr von 1 Portion Brokkoli oder Blumenkohl die Streuung von Tumoren eindämmen kann.[338] Die darin enthaltenen Sulphorphane (sekundären Pflanzenstoffe) können das Tumorwachstum bremsen. Verstärkt wird die Wirkung, wenn Brokkoli *und* Brokkolisprossen gegessen werden. Wissenschaftler fanden heraus, dass nach dem Verzehr von Brokkoli und seinen Sprossen bei Probanden fast die doppelte Menge an krebsbekämpfenden Substanzen im Blut nachweisbar waren als nach alleinigem Verzehr von Brokkoli.[339]
- **Grapefruitkernextrakt:** In einer Ausgabe des amerikanischen Journals *Cancer Letters* vom Dezember 2012 wurde beschrieben, dass Grapefruitkernextrakt besonders effektiv im fortgeschrittenen Stadium von kolorektalem* Krebs wirkt.[340]

* Grimm- und Mastdarm betreffend

- **Graviola:**[*] Eine Studie aus dem Jahr 2002 konnte die Wirksamkeit der Graviola oder Stachelannone (*Annona muricata*) an Tierversuchen nachweisen.[341] Es gab 3 Kontrollgruppen, die zuvor mit Lungenkrebs verursachenden Zellen geimpft wurden. Die Mäuse der 1. Gruppe erhielten keine Medikamente. Die Mäuse der 2. Gruppe wurden mit Adriamycin, einem Chemotherapie-Medikament behandelt, die 3. Gruppe mit Annonacin, einem Inhaltsstoff der Graviola. Nach 14 Tagen war aus der 1. Gruppe der unbehandelten Tiere nur noch 1 Tier am Leben. Aus der 2. Gruppe wurde zwar eine Verkleinerung der Tumormasse um fast 55 Prozent beobachtet, jedoch starben 50 Prozent der Tiere aufgrund der Toxizität des Wirkstoffs. Aus der 3. Gruppe der mit dem Graviola-Wirkstoff behandelten Tiere überlebten alle und die Tumoren waren um fast 58 Prozent kleiner als die in der Kontrollgruppe. Im *Journal of Natural Products* wurde Graviola als hocheffektives Antikrebsmittel bezeichnet.[342]
- **Ingwer:** Eine Studie der spanischen Universität Complutense Madrid bestätigt, dass der regelmäßige Verzehr von Ingwer Brustkrebs vorbeugt. Die Forscher konnten dabei eine positive Wirkung von Ingwer auf die Zerstörung der Krebszellen feststellen. Die Aktivität bestimmter Proteine, die die Krebszellen normalerweise schützen sollen, wird gehemmt. Bei einem Angriff durch Inhaltsstoffe des Ingwers setzt ein Selbstmordprogramm der Krebszelle ein, die sogenannte *Apoteose*: Die Krebszelle zerstört sich selbst.
- **Kurkuma:** Laut diverser Studien soll Curcumin, der allein in der Kurkumawurzel enthaltene Wirkstoff, effektiv Tumorzellen abtöten und das Wachstum von Krebszellen hemmen. Es kann im Gegensatz zur Chemotherapie zwischen gesunden, normalen Zellen und erkrankten Krebszellen entscheiden. *„Es tötet selektiv nur die Zellen des Tumors und deformierte, von Krebs befallene Zellen.“*[343]

---

[*] Die Stachelannone (*Annona muricata*) gehört zur Familie der Annonengewächse (*Annonaceae*). Die Pflanze liebt warmes, tropisches Klima. Im Deutschen wird sie auch als „Sauersack“ bezeichnet. Die Frucht ist eine bis 40 Zentimeter lange und bis 4 Kilogramm schwere Beere. In dem weichen, weißen Fruchtfleisch sitzen große, schwarze (giftige) Samen. Die Fruchthülle ist mit weichen Stacheln besetzt. (Nach: *Wikipedia*)

- **Oregano:** Das Kraut kann das Wachstum maligner Zellen einschränken. Forschungsergebnisse bescheinigen ihm eine deutliche tumorhemmende Wirkung bei Brustkrebs- und Prostatakrebszellen.[344]
- **Silibinin** (Wirkstoff der Mariendistel [*Silybum marianum*]): Aus einer Studie aus dem Jahr 2018 geht hervor, dass Silibinin das Wachstum von Metastasen stoppen oder wenigstens deutlich hemmen kann. Die durchschnittliche Lebenserwartung der Probanden mit Lungenkrebs und Hirnmetastasen erhöhte sich.[345]
- **Zimt:** In einer Studie aus dem Jahr 2010 fanden indische Wissenschaftler heraus, dass eine wässrige Lösung aus Cassiazimt-Extrakt* zum Zelltod von Gebärmutterhalskrebszellen führt. Eine deutsche Studie aus den 1990er-Jahren zeigte, dass der in Cassiazimt enthaltene aromatische sekundäre Pflanzenstoff Cumarin in täglichen Dosen von 40 Milligramm die Zahl von Lungenmetastasen um fast 50 Prozent reduzieren konnte.[346]

Außer den genannten gibt es noch viele andere Naturheilmittel, die laut einschlägiger Literatur nachweislich dem Krebswachstum vorbeugen oder antikanzerogen wirken können, z. B. Ashwagandha (Schlafbeere; *Withania somnifera*), Blaubeeren, Frauenkraut, gesättigte Fette (z. B. in Butter oder Kokosöl), Grapefruit, grüner Tee, Honig (roh), Jasmin, Kamille, Karotten, Knoblauch, Mutterkraut (Falsche Kamille; *Tanacetum parthenium*), Oliven, Thymian, Tomaten; Vitalpilze, z. B. Reishi (*Ganoderma lucidum*), Mandelpilz (*Agaricus blazei murrill*), Igel-Stachelbart (*Hericium erinacaceus*) sowie chinesischer Raupenpilz (*Cordyceps sinensis*)[347]; Weihrauchöl, Zitrone, Zwiebeln und nicht zu vergessen: Detox, ausreichend Vital- und Nährstoffe, Sonnenbäder, Prä- und Probiotika, Aufräumen auf der Seelenebene sowie vieles andere mehr ...

Unter den sekundären Pflanzenstoffen wird (teilweise durch epidemiologische Studien bestätigt) vor allem Monoterpenen, Saponinen, Sulfiden, Glukosinolaten, Karotinoiden und Phenolsäuren eine krebsreduzierende bzw. krebsvorbeugende Wirkung nachgesagt.[348] Neben antioxidativen, entzündungshemmenden, immun-

* *Cassia* und *Ceylon* sind die wirtschaftlich bedeutendsten Zimtsorten. Ceylon-Zimt stammt aus Sri Lanka (ehemals: Ceylon), Cassia-Zimt aus China.

modulierenden und zahlreichen anderen Eigenschaften unterstützen des Weiteren auch Flavonoide, Phenolsäuren und Phytoöstrogene maßgeblich die Gesunderhaltung und Gesundwerdung des Menschen. (siehe auch das Kapitel „Pflanzliche Antibiotika").

Wie du siehst, sind oft die ganz einfachen Dinge, die man in seiner Küche hat und gut im Alltag verwenden kann, wirksam. Diese oben aufgeführten Heilmittel haben laut wissenschaftlichen Studien alle eine krebsbekämpfende Wirkung. Warum diese also nicht regelmäßig in die tägliche Ernährung miteinbeziehen?

Bücher

Marc David: *Vom Segen der Nahrung. Das erste ganzheitliche Konzept des Essens. Psychologische und spirituelle Aspekte der Ernährung.* Ansata Verlag, 1994

Dr. med. William David: *Weizenwampe. Warum Weizen dick und krank macht.* Goldmann Verlag, 2013

Christian Dittrich-Opitz: *Befreite Ernährung. Wie der Körper uns zeigt, welche Nahrung er wirklich für Gesundheit und Wohlbefinden braucht.* Hans-Nietsch-Verlag, 2010

Constanze von Eschbach: *Selbstversorgung aus der Natur mit essbaren Wildpflanzen*. Kopp Verlag, 2013

Siegrid Hirsch, Felix Grünberger: *Die Kräuter in meinem Garten.* Freya Verlag, 2014

Dr. med. Joachim Mutter: *Grün essen! Die Gesundheitsrevolution auf Ihrem Teller.* Verlag für Angewandte Kinesiologie, 2018

Christine Schneider: *Wildkräuter finden. Der Blitzkurs für Einsteiger.* Verlag Eugen Ulmer, 2017

Anthony William: *Medical Food. Warum Obst und Gemüse als Heilmittel potenter sind als jedes Medikament.* Arkana Verlag, 2017

TCM-Spezialistinnen:

Katharina Ziegelbauer: *www.ernaehrungsberatung-wien.at*;

Pascale Neuens: *www.neuensausderkueche.com*

Positiver Ausblick für mich

Ich wünsche mir, dass wir die wahren Lebens-Mittel dankbar als das erkennen, was sie sind: lebendige Geschenke aus der Natur, welche uns mit Energie und Wohlbefinden beschenken.

Positiver Ausblick für dich

....

....

....

Trinken – Elixier des Lebens

Gutes Wasser – Die Basis der Gesundheit

„Das Prinzip aller Dinge ist Wasser; aus Wasser ist alles und ins Wasser kehrt alles zurück."

– Thales von Milet –

Reines, natürliches Wasser ist die wahrscheinlich wichtigste Quelle unserer Gesundheit, denn ohne Wasser läuft in unserem Körper buchstäblich gar nichts. Während der Mensch bei seiner Geburt noch bis zu 95 Prozent aus Wasser besteht, sinkt im Erwachsenenalter der Wasseranteil des Körpers auf „nur noch" etwa 70 Prozent, was aber immer noch durchschnittlich um die 40 Liter ausmacht. Das ist Grund genug, sich über dieses wichtige Element Gedanken zu machen.

Gutes Wasser sollte den Großteil deines flüssigen Getränkekonsums ausmachen. Der Körper benötigt ausreichend Wasser für eine Vielzahl an Stoffwechselprozessen, um Nahrung zu verwerten und um Abfallstoffe zu beseitigen. An jeder biologischen Funktion ist Wasser beteiligt und Wasser spielt auch beim Alterungsprozess eine große Rolle – das sieht man an der Haut: Sie wird mit der Zeit dünner und kann nicht mehr so viel Wasser einlagern, was sich durch Falten, schlaffe und trockene Haut bemerkbar macht. Etwa 1,5 bis 2 Liter Wasser am Tag zu trinken hilft der Haut, elastisch zu bleiben, da das Wasser direkt in die Zellen gelangt.[349] Auch beim Ausleiten z. B. von Schwermetallen oder Toxinen braucht der Körper genug Wasser, um u. a. auch die Gifte effektiv aus dem Körper herauszuspülen.

Nach Aussage des freien Journalisten Max Zander, der sich in seiner Arbeit intensiv dem Thema „Gesundheit und alternative Heilmethoden“ widmet, ist Wasser in der besonderen Form des sogenannten Kristallwassers nach Dr. Norbert Fenten (siehe auch Tipp Seite 200) sogar dazu in der Lage, die feinstofflichen Informationen von Toxinen, Medikamenten, elektromagnetischen Feldern, Schwermetallen … zu „überschreiben“ bzw. zu löschen.[350]

Wasser ist also nicht nur das wichtigste stoffliche Lösungsmittel für uns, sondern wirkt in Form eines solchen besonderen Kristallwassers dazu auch noch als energetisches Reset. Das Kristallwasser nach Dr. Fenten ist durch seine einzigartige Struktur zellgängig, geht mit unseren Zellen in Resonanz und wirkt somit zellregenerierend. Dr. Fenten konnte beobachten, dass durch das natürliche Schwingungsfeld von speziell geschliffenen Kristallen und Mineralstoffen, das er stabil in Wasser speichern konnte, gesundheitliche Verbesserungen entstehen. So können die Selbstheilungskräfte des Körpers mit der Wiederherstellung des ursprünglichen Zustands beginnen. Viele feinfühlige Anwender berichten von der Einzigartigkeit und hohen feinstofflichen Energie dieses besonderen Wassers. Mitunter wird auch von einem besseren und tieferen Schlaf berichtet und damit einhergehend von einer gesteigerten Immunabwehr.[351] (Zur Bedeutung eines gesunden Schlafs siehe Seite 328 ff.)

Neben dem energetischen Aspekt des Wassers spielt natürlich auch der quantitative eine große Rolle: Oft enstehen chronische Erkrankungen gerade auch infolge einer länger andauernden Dehydrierung. Durch schrittweises und vorsichtiges Rehydrieren, indem man nach und nach ausreichende Mengen an gutem Wasser trinkt, kann man bereits vielen Krankheiten den Garaus machen, wie Bestsellerautor und Arzt Dr. med. Fereydoon Batmanghelidj (1930–2004) in seinen jahrelangen Untersuchungen bestätigen konnte. Wer vorher ein sparsamer Wassertrinker war, sollte sich daher mit Geduld und Spucke an die optimale Menge herantasten, damit der Körper sich an daran gewöhnt und nicht überfordert wird.

Nach dem Ayurveda startest du am besten mit dem Genuss von reinem, frisch gekochtem und körperwarm getrunkenem Wasser in den Tag. Das bringt den Stoffwechsel in Schwung und stärkt die Verdauungsorgane. Außerdem soll diese Kur eine sehr gute Tiefengewebsreinigung und Zellentgiftung bewirken und den Körper dazu anregen, Abfallstoffe effektiv aus dem Körper auszuleiten.

Die ayurvedische Heißwasserkur

Hierfür 1 Liter (Menge für den ganzen Tag) gutes Ausgangswasser 15 bis 20 Minuten im offenen Topf köcheln lassen und anschließend in eine Thermoskanne füllen. Davon jede ½ Stunde ein paar Schlucke trinken. Die Kur kann mehrmals im Jahr jeweils 7 bis 10 Tage lang durchgeführt werden. Während der Kur kann man ganz normal essen – es ist keine Fastenkur!

Die Krux mit unserem Leitungswasser

Leitungswasser bekommen wir zwar frei Haus, jedoch gleichzeitig damit verbunden auch einen Mix aus Hunderten oder sogar Tausenden von belastenden Einzelstoffen aus Pestiziden, Chemikalien, Arzneimitteln, Schwermetallen, Toxinen und Parasiten.[352] Obwohl es als das am strengsten kontrollierte Lebensmittel in Deutschland gilt und die Grenzwerte unbedingt eingehalten werden müssen, ist es alles andere als ein gesundes Lebensmittel. Im Rahmen der Trinkwasserverordnung wird Leitungswasser auf 64 Stoffe überprüft.[353] Für Medikamente, Medikamentenrückstände, Hormone etc. gibt es überhaupt keine Grenzwerte, d. h, sie werden nicht kontrolliert. Für optimales Wasser sollten nicht nur gesetzlich festgelegte Grenzwerte eingehalten werden, es sollte möglichst keine Schadstoffe enthalten.

Neben der Belastung mit unerwünschten Stoffen spielt für das Wasser auch seine Vitalität eine große Rolle: Anders als natürliches, energetisch lebendiges Wasser wird Leitungswasser durch den Leitungsdruck, die unnatürliche Lenkung und lange Verweildauer in den kilometerlangen Wasserrohren biophysikalisch stark verändert. Letzteres hat nichts mehr mit einem lebendigen, energiereichen und Leben spendenden Wasser gemeinsam. Beobachte die Kraft sprudelnder Quellen oder Wasserfälle in der Natur, koste das natürliche Nass und vergleiche es mit Leitungswasser. Spürst und schmeckst du den Unterschied?

Selbst wenn alle Schadstoffe physikalisch aus dem Wasser entfernt wurden, bleiben die feinstofflichen Informationen im Wasser enthalten, denn Wasser besitzt eine Art „Gedächtnis“. Dr. Mu Shik Jhon und M. J. Pangman bezeichnen in ihrem Buch *Hexagonales Wasser* den Gebrauch von solch einem recycelten, aufbereiteten Leitungswasser als ähnlich „riskant“ wie den von chemisch verschmutztem Wasser.[354] Ein guter Indikator für die Qualität des Wassers ist u. a. dein Verlangen danach: Hält sich dein Drang nach Leitungswasser in Grenzen, auch wenn du immer noch durstig bist? Fühlst du dich energetisiert nach dem Trinken? Hat es einen faden, muffigen Geruch oder Geschmack? Ist es ein Genuss für dich, Leitungswasser zu trinken? Trinken deine Haustiere gern das Wasser in ihrem Napf und gedeihen deine Pflanzen gut? Besonders Tiere merken intuitiv, wie gut oder schlecht Wasser ist, und lassen minderwertiges Wasser stehen, wenn daneben ein Schälchen mit frischem Quellwasser steht.

Auch Umkehrosmoseanlagen stellen nach Meinung vieler Wasserexperten keine ideale Möglichkeit dar, gesundes Wasser zu erzeugen. Trinkt man dieses Wasser – dessen pH-Wert zwischen 5 und 6 liegt, also niedrig ist – über einen längeren Zeitraum, kann es im Körper zur Entmineralisierung kommen, da das Umkehrosmosewasser laut Dr. Walter Irlacher wie ein Schwamm die lebensnotwendigen Mineralstoffe aus der Zelle saugt.[355] Zudem sollen im Umkehrosmosewasser Nanopartikel der Kunststoffmembran, durch die das Wasser gereinigt wird, nachweisbar sein.

Lebendiges Wasser direkt von Mutter Natur

Als lebendig und rein gilt z. B. das Wasser aus einer artesischen Quelle, das aus tieferen Erdschichten kommt und frei von umweltbedingten Verunreinigungen ist. Kein noch so gut gefiltertes und energetisiertes Wasser kommt an die Qualität von natürlichem Wasser aus der Tiefe der Erde heran. Es gibt zahlreiche bekannte und weniger bekannte Quellen in Deutschland und ältere Menschen kennen diese oft aus früheren Zeiten. Falls du dein Wasser von einer nicht artesischen Quelle holst, solltest du es vorsichtshalber auf Nitrat untersuchen lassen, da Oberflächenwasser durch die intensive Düngung in der Landwirtschaft häufig stark von Nitrat belastet ist. Bist du dir unsicher, ob es in deiner Umgebung eine Quelle gibt, frage ältere Menschen oder suche im Internet: Wir haben unsere Quelle auch so gefunden. Alteingesessene kennen sich oft gut aus und wissen meist, wo in der Gegend eine Quelle zu finden ist. Sowohl in ländlichen Gegenden als auch in der Stadt gibt es solche Quellen, die die Menschen auch heute noch magisch anziehen.

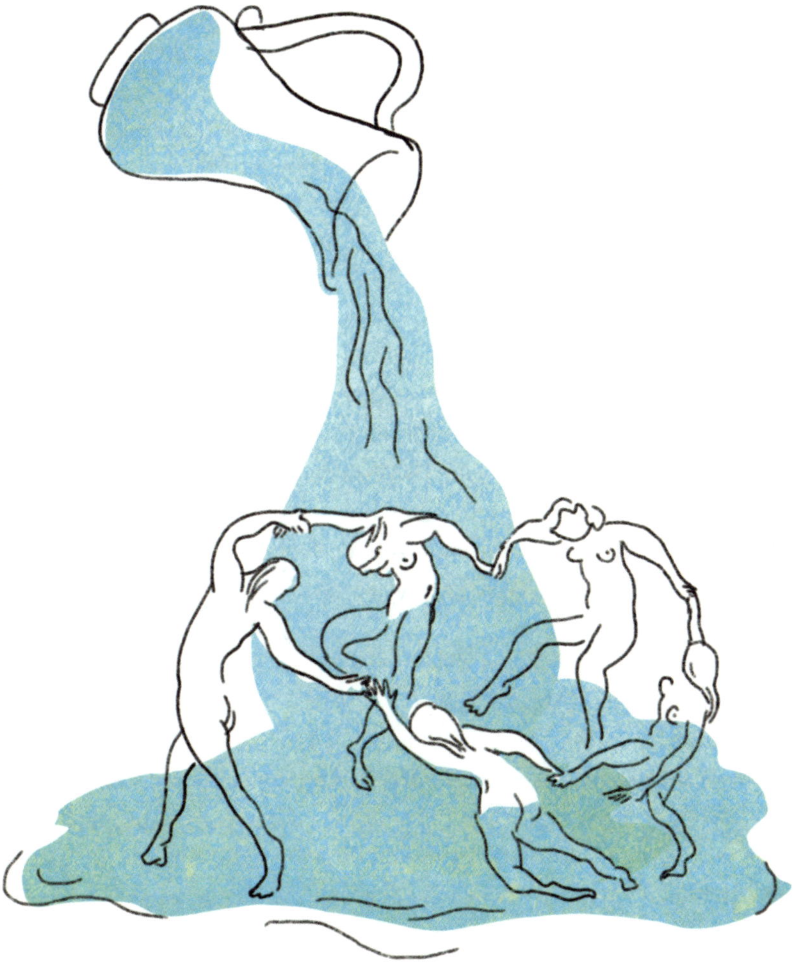

An Kraftorten in der Natur auftanken

Wusstest du, dass Quellen zu den Kraftorten in der Natur zählen? Unter einem Kraftort versteht man einen Platz, der eine positive Wirkung auf den Menschen hat. Er mag Ruhe oder Kraft schenken oder sogar das Bewusstsein erweitern. An solchen Orten ist meist eine besondere Erdstrahlung zu finden. Kraftorte in der Natur können Berge, Wasserfälle, Waldlichtungen, Steinkreise, besondere Bäume, ungewöhnliche Felsformationen oder eben auch Quellen sein.

> Quellen, Seen, Flüsse sind *Yin*, also weiblich, und genau die richtigen Plätze, um mit der Intuition und den Gefühlen in Kontakt zu kommen. Dagegen haben Berge beispielsweise eher *Yang*-Qualität, sind also männlich und gut geeignet, um Klarheit und Einsicht zu erlangen.[356]

Wir selbst sind begeisterte Quellen(be)sucher und treffen dort jedes Mal auf freundliche und interessierte Menschen. Wasser verbindet. Meist sind es die ersten verwunderten Blicke auf die vielen 5-Liter-Blauglasgallonen, aus denen sich dann ein anregendes Gespräch entwickelt – angefangen vom Wasser, über die Quelle bis hin zu Gott und der Welt. Erst kürzlich trafen wir einen Radrennfahrer an „unserer" Quelle, mit dem wir ins Gespräch kamen. Er erzählte uns, dass er immer mal von hier sein Wasser hole, weil ihm das Wasser aus der Leitung einfach nicht mehr schmecke und er sich nicht wohl dabei fühle. Also hole er sich einfach alle paar Tage das Quellwasser und verbinde das gleich mit einer schönen Fahrradtour. Solch einem natürlichen, lebendigen Wasser ist meiner Meinung nach immer der Vorzug zu geben: Es ist Plan A.

Plan B wäre ein Trinkwasserfilter bei dir zu Hause. Diesen gibt es von „ganz einfach und günstig" (Aktivkohlefilter) bis „ganz exklusiv und hochpreisig" (Ionisatoren, hochkomplexe Verwirbelungs- und Energetisierungsgeräte). Das gefilterte Wasser kannst du je nach Vorbehandlung noch weiter mit EM-Pipes*, Bergkristallen sowie Edelschungit reinigen, energetisieren und informieren. Wichtig ist hierbei, dass der Stein, den du kaufst, die korrekte Bezeichnung „**Edel**schungit" trägt: Der normale Schungit ist hier nicht geeignet, weil er Stoffe enthält, die wir im Wasser nicht haben wollen. Man kann die beiden Steine optisch leicht unterscheiden: Edelschungit hat eine glänzende, glatte Struktur, Schungit eine matte, poröse. Für den kleinen Geldbeutel wäre auch

---

* Die aufbauenden und lebensfördernden Eigenschaften der *EM Effektiven Mikroorganismen*® lassen sich auf alle lebenden Organismen und das Wasser übertragen. Einige der enthaltenen Mikroorganismen (vor allem Milchsäurebakterien und Fotosynthesebakterien) besitzen die Fähigkeit, hohen Temperaturen (von mehr als 1000 °C!) standzuhalten. So wurden diese in Ton gebrannt: Die *EM-X*®-Keramik entstand. Für die Wasserbehandlung sind u. a. graue und rosafarbene Pipes verfügbar. (Siehe auch Fußnote auf Seite 165, und in meinem Buch *Kieferostitis & NICO*, Seite 237 f.)

ein Binchotan-Aktivkohlestift denkbar, der zumindest einige Stoffe aus dem Wasser filtern kann.

Wenn du in deiner Nähe weder eine Quelle findest noch an Plan B interessiert bist, greife auf Plan C zurück und suche dir regionale Wasserlieferanten, die gut aufbereitetes, gereinigtes und z. B. levitiertes Wasser liefern. Kommt auch das nicht für dich infrage, kannst du dir nach Plan D hochwertiges Wasser in Glasflaschen z. B. im Bioladen besorgen. Wasser in Plastikflaschen ist nicht empfehlenswert, da Schadstoffe und Weichmacher aus dem Kunststoff ins Wasser übergehen können.

Hexagonales Wasser selbst herstellen

Der österreichische Naturforscher und Erfinder Viktor Schauberger (1885–1958) hat durch die Erfindung von Wasserwirblern eine wunderbare Möglichkeit geschaffen, vitales energiereiches Wasser zu gewinnen. Durch speziell gearbeitete Wirbelkammern wird das gereinigte Ausgangswasser hier in Anlehnung an die Natur aufbereitet und kommt mit der damit erzeugten, hexagonalen Struktur sowie kleineren Clusterbildung nah an natürliches Wasser heran. Es gibt mittlerweile auch kleinere, preisgünstige Handgeräte (z. B. der *Hexagonwasser®- Wirbler (Hand)* von *Cellavita®*), die „hexagonales Wasser“, d. h ein zellgängiges, verjüngendes und stoffwechselanregendes Wasser erzeugen können. Hexagonales Wasser, auch „EZ-Wasser“ (von „Exclusion Zone“; H_3O_2) genannt, ist negativ geladen, hat eine gelartige Viskosität, einen veränderten elektronischen Widerstand, ist selbstreinigend, selbstordnend und hat eine kristallartige hexagonale Struktur.[357] Es gilt als der „vierte Aggregatzustand“ von Wasser, zwischen „gefroren“ und „flüssig“ und wurde von dem amerikanischen Ingenieur für Elektrotechnik und Biowissenschaften und *Professor of Bioengineering* an der *University of Washington*, Gerald Pollack, entdeckt. In der Natur finden wir EZ-Wasser vor allem in sehr reinen Gletscherquellen, in tiefen Quellen und als Schneeflocken. Beim Entsaften von Früchten entstehen laut Pollack ebenfalls größere Mengen EZ-Wasser.

Mithilfe von solchen Verwirblern können negative, energetische Informationen aus dem Wasser fast vollständig gelöscht und grobe Clusterstrukturen aufgehoben werden. Dennoch sollte das Leitungswasser vor der Verwirbelung gereinigt werden. Für den normalen Gebrauch gibt es bereits einfachere Geräte, die nur um die 100 Euro kosten. Mit dem Filtergerät zusammen hätte man dann für um die 200 Euro schon ein gutes Wasser für zu Hause. Der geschmackliche Unterschied solch eines vorgereinigten und im Anschluss verwirbelten, vitalen „Sternenwassers“* im Vergleich zu unverwirbeltem Wasser ist bisher von all unseren Gästen auf Anhieb bemerkt worden. Der kinesiologische Test ergab, dass es energetisch noch besser ist als das auch schon sehr gut testende Quellwasser. Für Pflanzen und Tiere ist es ebenfalls eine Wohltat – sie wachsen und gedeihen besser und sind weniger anfällig für Erkrankungen.

Ein weiterer Effekt der Verwirbelung ist die Wirkungsverstärkung von Substanzen wie Essenzen, Nahrungsergänzungen oder homöopathischen Mitteln, die man mit dem Wasser zu sich nehmen möchte. Gibt man diese unmittelbar vor dem Verwirbeln ins Wasser, so werden diese Informationen bzw. Frequenzen von der hexagonalen Struktur des Wassers aufgenommen und an den Körper weitergegeben. Laut den Wasserexperten Dr. Mu Shik Jhon und M. J. Pangman kann hexagonales Wasser an sich bereits eine Reihe von Krankheiten bzw. Beschwerden, z. B. Stoffwechselstörungen, *Osteoporose*, Darmerkrankungen, Immunschwäche, Energiemangel, Dehydrierung, *Diabetes*, Krebserkrankungen, Hauterkrankungen u. v. m., sowie vorzeitiges Altern positiv beeinflussen.[358] Neben solchen Wirblern kann hexagonales Wasser auch durch Ionisatoren sowie durch spezielle, spiralförmig gearbeitete Geräte oder Energieprodukte erzeugt werden.

Die Qualität von Leitungswasser verbessern

Die Sparvariante, die (neben dem kostenlosen Quellwasser) gar nichts kostet, ist, das Wasser direkt aus dem Wasserhahn zu trinken, nachdem man zuerst einmal einige Liter „abgestandenes“ Wasser ablaufen lässt. Da du nun weißt, dass Leitungswasser nicht optimal ist, empfehle ich dir diese Methode nicht unbedingt. Du willst ja mit dem Wasser Toxine ausleiten und den Körper nicht zusätzlich mit bedenklichen Stoffen belasten. Wenn du zu dieser Sparvariante greifen musst, nimm das Glas in deine Hand und segne das Wasser zuerst. Schicke hochschwingende Energien wie Liebe, Freude und Dankbarkeit durch deine Hand ins Wasser, und stelle dir vor,

* Dieser Name leitet sich von der sternenförmigen Gestalt der nach Masaru Emoto (1943–2014) unter dem Mikroskop fotografierten, eingefrorenen Wassertropfen ab.

wie alle negativen Stoffe darin unschädlich gemacht werden. Alternativ kannst du das Wasser auf einen Blume-des-Lebens-Untersetzer stellen, denn dieses Symbol hat auch eine hohe Schwingung.
Eigentlich müsste hier ein weiteres Mal die (artesische) Quelle gewürdigt werden (siehe auch Seite 194), denn das Wasser von dort ist ja kostenlos, sozusagen ein Geschenk der Natur. Doch diese kostenlose Möglichkeit ist entweder längst aus den Köpfen der Menschen verschwunden oder der gestresste Mensch hat zu wenig Zeit, sich auf die Suche zu machen und den Weg auf sich zu nehmen, sodass wirklich „selbst gezapftes" Quellwasser inzwischen zum Luxusgut geworden und in unserer Zeit schlichtweg nicht alltagskompatibel ist. Wir verbinden die Fahrt zu einer „unserer" artesischen Quellen entweder mit einem Tagesausflug in den Wald oder mit einem Besuch bei Freunden, sodass wir auch gleich Erholung und Freu(n)de mit ins Boot holen.

Spüre in dich hinein, was gut für dich ist …

Manche sensitive Menschen empfinden die energetische Aufwertung durch einen Blume-des-Lebens-Untersetzer als zu stark und fühlen sich durch das Wasser dann unter Umständen zu sehr „aufgeputscht".
Auch die Beschriftung von Zetteln mit Begriffen wie Liebe, Dankbarkeit oder Freude bewirken laut der eindrucksvollen Forschung von Dr. Masaru Emoto eine Veränderung der Wasserstruktur, wenn du dein Wasserglas oder den Wasserkrug auf den Zettel stellst. Probiere es selbst aus, bleib experimentierfreudig. Es gibt viele Möglichkeiten, Wasser zu reinigen und aufzuwerten, sodass du sicher eine für dich passende findest. Wasser ist ein dankbares Element: Es nimmt alle Energien und Stoffe auf, die mit ihm in Berührung kommen, sowohl die guten als auch die schlechten. Sei also im Umgang mit ihm respektvoll und dankbar.

Bulletproof Coffee: Bringt Kaffeeliebhaber zum Schwärmen

Dave Asprey, amerikanischer Unternehmer, Autor und Erfinder des legendären *Bulletproof Coffee*, beschreibt in seinem neuen, 2019 erschienenen Buch *Game Changers*, dass man EZ-Wasser erhalte, wenn man

Butterfett (Ghee) in Wasser mische. Auf diese Weise entstehe eine „riesige“ Menge an EZ-Wasser,[359] was der Forscher in Laborversuchen bestätigte. Damit ist seiner Meinung nach das Geheimnis des *Bulletproof Coffee* gelöst. Das offizielle Rezept lautet wie folgt:[360] 2 Tassen kochend heißen Kaffee aufbrühen (aus toxinarmen Kaffeebohnen). Den Kaffee mit jeweils bis zu 2 Esslöffeln Weidebutter* oder Ghee sowie Kokosöl in einem Mixer pürieren, bis oben eine dicke Schaumschicht zu sehen ist. Am besten noch Zimt, Vanille oder ein Süßungsmittel (z. B. Stevia, Xylit oder Erythrit**) dazugegeben. Falls kein richtiger Mixer zur Hand ist, reicht auch ein Stabmixer.

Kristallwasser für einen guten Schlaf

Ich trinke regelmäßig das hochschwingende Kristallwasser von *Nova Vitalis* und nutze es gern in allen erdenklichen Lebenslagen. So hilft es mir z. B., mich tagsüber durch hochfrequente Strahlung weniger gestresst zu fühlen, und es hat auch dazu beigetragen, dass sich meine Schlafqualität spürbar verbessert hat. Hierfür nehme ich kurz vor dem Schlafengehen ein Schnapsglas Kristallwasser zu mir. Manche Anwender legen sich sogar ein kleines Fläschchen dieses Wassers ins Bett und berichten von ähnlichen positiven Effekten.

Bezugsquellen für in diesem Abschnitt genannte Produkte findest du im Anhang unter gleichnamiger Überschrift, dort unter „Wasser & Co.“, Seite 427.

* Butter von der Milch von Kühen, die sich ausschließlich von Gras auf der Weide ernähren

** Kommt natürlich in Pilzen, Käse, Obst (Erdbeeren, Pflaumen) oder Pistazien vor. Für die von der Lebensmittelindustrie als Zuckeraustauschstoff benötigten Mengen wird Erythrit durch Fermentation hergestellt (nach: *Wikipedia*)

Bücher

Olof Alexandersson: *Lebendiges Wasser. Viktor Schauberger und das Geheimnis natürlicher Energie.* Ennsthaler Verlag, 2017

Dr. med. F. Batmanghelidj: *Wassertrinken wirkt Wunder. Erfolgsberichte von chronisch Kranken.* Verlag für Angewandte Kinesiologie, 2014

Masaru Emoto: *Die Antwort des Wassers, Band 1.* KOHA Verlag, 2010

Dr. Mu Shik Jhon, M. J. Pangman: *Hexagonales Wasser. Der Schlüssel zur Gesundheit.* MobiWell Verlag, 2008

Gerald H. Pollack: *Wasser – Viel mehr als H_2O.* VAK Verlag, 2014

Infos zu Schadstoffen im Wasser:
www.wasserklinik.com/schadstoffe-im-trinkwasser

Infos zu hexagonalem Wasser: *www.sternenwasser.info; www.umh.at/pdf/Prof_Pollack_Energetisiertes_Wasser.pdf*

Veröffentlichungen zum Kristallwasser nach Dr. Fenten:
www.max-zander.org/pdf-download-2

Positiver Ausblick für mich

Ich wünsche mir, dass jeder von uns – egal wo auf der Welt – täglich in den Genuss von reinem, natürlichem und lebendigem Wasser kommen kann.

Positiver Ausblick für dich

....

....

....

Natürliche Power für die Organe

4

Eine Reise durch unseren Körper

„Ich habe gelernt, dass Heilung kein abgeschlossenes Thema ist, sondern ein weites, offenes Feld.“

– Dr. Dietrich Klinghardt –

Pflanzen umgeben uns Menschen schon immer und sind uns auch auf geistiger Ebene sehr nah. Wir sind mit ihnen verbunden. Ihre liebevoll dienende Existenz ist ein unglaublicher Schatz und Schutz für uns: Sie können auf allen Ebenen unterstützen, den Körper gesunden lassen, die Psyche stärken und die Seele wieder in einen harmonischen Zustand bringen. Wir sollten uns daher ihnen gegenüber wie ein achtsamer Gärtner verhalten, sollten sie würdigen und schätzen. Auch für unsere Organe hält die Natur einen reichhaltigen Schatz an Heilmitteln bereit, von denen ich dir hier einige näherbringen möchte.

In diesem Kapitel gehe ich also vorwiegend auf natürliche Helfer wie Heilpflanzen und gesunde Lebensmittel ein, die unsere Organe dabei unterstützen, gesund zu werden und zu bleiben. Wenn an der einen oder anderen Stelle doch einmal ein artfremder Spezialist aus dem nichtpflanzlichen Bereich auftauchen sollte, dann ist es ein besonders effektives Mittel, das seinen ihm gebührenden Platz neben all den Power-Pflanzen verdient.

Zur Orientierung: Tipps, Rezepte, Übungen und Buchempfehlungen findest du am Ende des jeweiligen Abschnitts.

Wie du in Kapitel 2, dort unter „Antibiotika aus der Natur“ (Seite 32 ff.) bereits erfahren hast, kommt es immer darauf an, zu welchem Zweck du eine Heilpflanze nutzen möchtest: Je konzentrierter der Pflanzenauszug (z. B. als Extrakt, ätherisches Öl und Teeaufguss), desto stärker ist seine Wirkung. Eine schwächere Wirkung erzielst du, wenn du die Heilpflanze in deine Ernährung integrierst (siehe Rezepte und Tipps im gesamten Buch). Beginnen wir nun mit der Reise durch unseren Körper und statten wir einigen Organen einen Besuch ab:

Die Haut – Unser empfindsamer Schutzmantel

Mit der Haut steigen wir in die komplexe Wechselwirkung der Organe untereinander ein, denn Schönheit und Gesundheit unserer Haut ist die Summe verschiedener Faktoren im Körper. Die Haut ist mit ihrer Oberfläche von 1½ bis 2 Quadratmetern unser größtes und gleichzeitig wichtigstes (Sinnes-)Organ. Sie sorgt dafür, dass alle anderen Organe gut umhüllt und geschützt werden, und hat damit einen besonders anspruchsvollen Status unter den Organen. Dabei ist die Haut robust und sensibel zugleich und kann auch unsere innersten Emotionen deutlich sichtbar zum Ausdruck bringen, indem sie z. B. vor Scham errötet oder vor Schreck kreidebleich wird. Sie ist nur 1½ bis 4 Millimeter dick und besteht aus drei Schichten: Oberhaut, Lederhaut und Unterhaut.

Die Funktionen der Haut im Überblick

- Sinnesorgan (verschiedene Rezeptoren und Nervenenden in der Haut nehmen Druck-, Berührungs-, Temperatur- und Schmerzreize auf)
- Schutz vor äußeren Faktoren

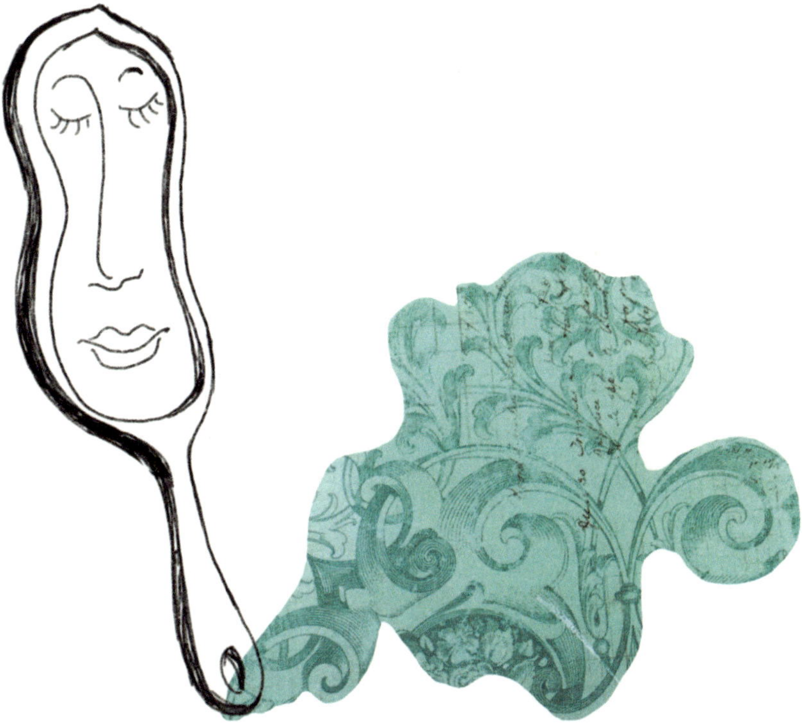

- Schutz vor Kälte und Wärme
- Schutz vor Krankheitserregern und Strahlung
- Speichern von Nährstoffen und Wasser
- Ausscheiden von Abbauprodukten des Stoffwechsels
- Aufnahme von Hormonen, Medikamenten und anderen aufgetragenen Substanzen

Erkrankungen der Haut

Deine Gesichtshaut verrät viel über dich und deine Gesundheit und ist quasi deine Visitenkarte: Die Haut wird gern als „Spiegel unserer Seele" bezeichnet. Hautkrankheiten sind oft ein Zeichen für ein inneres Ungleichgewicht: Ist der Körper mit der Ausleitung von Toxinen, Erregern und Schlacken überfordert, scheidet er diese Belastungen verstärkt über die Haut aus, um sie schnell loszuwerden, denn die Haut ist auch unser größtes Ausleitungsorgan. Das kann sich dann z. B. in Hautunreinheiten, Flecken, Rötungen, Pusteln, dünner Haut, Falten, ledriger Haut oder *Neurodermitis* zeigen. Hier gilt es in allererster Linie, die Haut nicht zusätzlich mit Giften zu belasten, sondern die Ausleitungsorgane zu reinigen und zu stärken, damit die Gifte und Schlacken auf diesem Wege rasch ausgeschieden werden können. Eine begleitende Entsäuerung (z. B. durch eine basenbetonte Ernährung, Mineralstoffpräparate oder Basenbäder) kann Wunder wirken, wenn es darum geht, Hauterkrankungen zu heilen.

Anhand der sogenannten Anlitzdiagnostik kann man – genauso wie an Zunge, Ohren, Händen und Füßen – auch vom Gesicht Rückschlüsse auf Störungen und Erkrankungen und Erkrankungen im Körper und die betroffenen Bereiche ziehen. Diesem Diagnoseverfahren aus der Alternativmedizin, das auf den Erfahrungen der traditionellen chinesischen Medizin (TCM) beruht, liegt der Gedanke zugrunde, dass sich organische Beschwerden auch im Gesicht zeigen. Treten im Gesicht beispielsweise an bestimmten Stellen Falten, Pickel, Rötungen oder andere besondere Auffälligkeiten auf, so gibt das dem Therapeuten wertvolle Hinweise auf eventuell vorliegende Krankheiten.

Das mag die Haut …

… auf der stofflichen Ebene

Die Haut mag es gern basisch mit einem pH-Wert von etwa 7, und nicht, wie in der Werbung oft angepriesen, pH-neutral, was einem pH-Wert von 5 bis 5,5 entspricht. PH-neutrale Produkte bewirken, dass das Gewebe über die Haut nicht mehr in ausreichendem Maße entschlackt wird und die verschiedensten Hauterkrankungen und Hautirritationen auftreten können. Eine basische Hautpflege hilft, die Haut gesund und den Säure-Basen-Haushalt in Balance zu halten sowie den Stoffwechsel zu entlasten. Pioniere auf dem Gebiet der basischen Hautpflege sind Peter Jentschura und Josef Lohkämper (gest. 2018; siehe auch Seite 212).

Du tust deiner Haut etwas Gutes, wenn du sie regelmäßig mit Basenbädern, basischen Abwaschungen oder Wickeln (z. B. mit Natron oder speziellen Basensalzmischungen) sowie Bürstenmassagen verwöhnst. Für die Gesichtspflege eignet sich eine Pflege in Bioqualität – bestenfalls liegt ihr pH-Wert im basischen Bereich. Bedenke: Alle in Cremes enthaltenen Stoffe werden sofort von der Haut aufgenommen und sind in kürzester Zeit im Blut nachweisbar. Also gilt auch hier: je weniger desto besser und je hochwertiger und unbelasteter, desto besser für deine Haut und allgemeine Gesundheit.

Multitalent „Silizium"

„Kieselsäure ist dazu bestimmt,
in Zukunft eine große wichtige Rolle
bei der Therapie verschiedener Krankheiten zu spielen."

– Louis Pasteur –

Das Multitalent Silizium verdient es, hier besonders gewürdigt zu werden. Geht es um gesunde und schöne Haut, kommt man am Silizium nicht vorbei: Hierbei handelt es sich neben Sauerstoff und Eisen um das wichtigste Element der Erde. Alle Lebewesen benötigen ausreichende Mengen an Silizium, damit Knochen, Knorpel, Bindegewebe sowie Haare, Nägel, Hörner, Hufen, Federn und eben auch die Haut gesund bleiben können. In Pflanzen kommt dieses lebenswichtige Element ebenfalls vor: Es ist elementarer Bestandteil des Stützgewebes und dient der Widerstandsfähigkeit gegen Schädlinge und Krankheitserreger.

Für den Menschen bedeutet eine ausreichende Siliziumversorgung „Schönheits- und Gesundheitspflege von innen", denn Silizium nährt das Bindegewebe, kräftigt Haut, Haare und Nägel und verbessert die Nährstoffversorgung unserer Zellen. Auch unser Immunsystem und unser Verdauungssystem profitieren von Silizium. Eine gestörte Wundheilung, Hautjucken, Bandscheibenschwäche, Haarausfall und eine Neigung zu Infekten kann durch einen Mangel an Silizium verursacht sein. Untersuchungen ergaben, dass über die Nahrung aufgenommenes Silizium einen positiven Effekt auf die Hautfeuchtigkeit sowie die Haardicke hat.[361] Wenn wir älter werden, steigt der Bedarf an diesem essenziellen Spurenelement, denn dann beginnen Knochen und Knorpel, die Haut sowie das Kollagenbindegewebe der Arterien, spröde zu werden und an Substanz zu verlieren.

Kieselsäure wird oft im selben Atemzug mit Silizium genannt. Der Unterschied besteht darin, dass es sich bei Kieselsäure um eine Verbindung von Silizium und Wasser handelt. In dieser Form ist Silizium wasserlöslich und kann am besten vom Körper aufgenommen und an die richtigen Stellen transportiert werden.
Weitere interessante Aspekte zu Kieselsäure in Verbindung mit der Ausleitung von Aluminium findest du in dem Tipp auf Seite 411 ff. Hier ist die Kieselsäure ebenfalls ein wahres Heilmittel und ein Segen für die Menschheit.

Neben den oben genannten Maßnahmen solltest du darauf achten, insbesondere Leber, Darm und Nieren gesund zu halten: Eine Darmsanierung bzw. eine intensive Leber- oder Nierenreinigung hat schon manchen Patienten mit hartnäckigen Hautproblemen den gewünschten Erfolg gebracht. Wenn Darm, Leber und Nieren nicht optimal funktionieren, ist das Resultat mitunter auch eine kranke Haut. Chronische Hauterkrankungen oder Hautprobleme sind also nie zur lokal (auf einen bestimmten Bereich beschränkt) zu betrachten, sondern immer systemisch, d. h. den ganzen Organismus betreffend (mehr dazu unter „Darm“, Seite 225 ff., „Leber“, Seite 239 ff., und „Nieren“, Seite 247 ff.). Heilfastenkuren können ebenfalls dazu beitragen, dass der Körper entgiftet und in diesem Zuge auch die Haut insgesamt verjüngt und entschlackt werden kann. Im Übrigen liebt es die Haut, wie unser übriger Körper auch, wenn du dich von Umweltgiften, Giften in Lebensmitteln und Giften im Mundraum fernhältst.

Hautgesundheit beginnt im Mund mit der Gesundheit der Zähne und des Mundraums. Zahnherde, bedenkliche Zahnmaterialien sowie Entzündungen im Mundraum wirken sich negativ auf die Gesundheit allgemein und damit auch auf die Gesundheit der Haut aus. Bei mir war die Ursache eines jahrelangen juckenden Ausschlags ein Zahnherd im Kieferknochen. Man kann also nicht nur von außen etwas Gutes für seine Haut tun, ihre Gesundheit ist vielmehr das Resultat verschiedenster innerer Faktoren – und dazu gehört natürlich auch eine gesunde Ernährung, denn wahre Schönheit kommt tatsächlich größtenteils von innen.

Elementar für die Gesundheit der Haut ist es, auf entzündungsfördernde Stoffe in der Ernährung zu verzichten sowie Lebensmittel von hoher Qualität und Energie zu sich zu nehmen. Hier brillieren vor allem hautgesunde Lebensmittel wie Holunderbeerensaft, Himbeeren, Zucchini, Kurkuma, Ingwer, Zimt, dunkle Schokolade, dunkle Beeren, Paranüsse, Walnüsse, fetter Fisch (wie Makrele oder Lachs), Omega-3-Fettsäuren (z. B. in Leinöl, Walnussöl oder Nachtkerzenöl), betacarotin- oder lykopinhaltige Lebensmittel (etwa Möhren, Tomaten, Spinat, Süßkartoffeln, Granatäpfel, Wildkräuter, grüner Tee sowie *Cistus*-Tee). Ausreichend Ballaststoffe sowie milchsauer vergorene Lebensmittel, wie Sauerkraut oder Kimchi, sorgen ebenfalls für eine schöne, strahlende Haut, indem sie den Darm wie mit einem Besen reinigen und für ein gesundes Darmmilieu sorgen. Hautexperten wie Prof. Dr. Michaela Axt-Gadermann, Ärztin, Autorin und Professorin für Integrative Gesundheitsförderung und *Medical Wellness* an der Hochschule Coburg, und Prof. Dr. Peter Axt, Gesundheitswissenschaftler, Autor und Lehrender an der Hochschulde Fulda, führen u. a. folgende Antioxidantien, Vitamine, Mineralstoffe und Spurenelemente für eine gesunde, strahlende und entzündungsfreie Haut auf: Astaxanthin, Vitamin A, Vitamin B_1, B_2, B_3, B_6, B_{12}, Vitamin C, Vitamin E, Biotin, Kupfer, Zink sowie Coenzym Q_{10}.[362]

In Kapitel 3 (Seite 156 ff.) bekommst du noch allerlei Tipps, wie du deine Haut „schön essen" und „schön trinken" kannst. (Ja, auch gutes Wasser ist unabdingbar wichtig für eine gesunde Haut.) Es lohnt sich zudem, für deine Haut einen „Ölwechsel" zu machen und nur noch die Öle oder Fette zu dir zu nehmen, die im Körper keine Entzündungen hervorrufen und die Haut nicht alt, schlaff und krank aussehen lassen. Zu diesen entzündungsfördernden Pflanzenölen gehören u. a. Distel-, Sonnenblumen- und Traubenkernöl, die einen hohen Anteil an Omega-6-Fettsäuren enthalten. Dasselbe wird durch freie Radikale ausgelöst, die durch die oben aufgeführten antioxidativ wirkenden Lebensmittel und Nahrungsergänzungsmittel effektiv reduziert werden können. Das natürliche Licht von wohldosierter Sonnenstrahlung – und damit ausreichend Vitamin D – erwies sich in zahlreichen Studien ebenfalls als zuverlässiger Partner im Einsatz gegen entzündliche Hauterkrankungen.[363] Die gezielte Vitamin-D-Substitution wird demzufolge auch erfolgreich bei diversen Hautkrankheiten wie *Psoriasis* (Schuppenflechte), *Neurodermitis*, *Akne*, *Vitiligo* und *Lupus erythematodes* eingesetzt.[364] Besonders bei *Neurodermitis* und Schuppenflechte hat sich die Vitamin-D-Therapie ausgezeichnet bewährt, da diesen Erkrankungen eine Fehlfunktion des Immunsystems zugrunde liegt.[365]

Neben Licht ist auch ein gutes Maß an Bewegung (vor allem in der Natur) für die Gesundheit der Haut unerlässlich: Durch Bewegung kommt es zu einer stärkeren Durchblutung der Haut, wir beginnen zu schwitzen, der Stoffwechsel kommt in Schwung und die Leistungs- sowie Regenerationsfähigkeit aller Körperfunktionen wird verbessert. Dadurch wirke die Haut straffer, frischer und jünger, so Dr. med. Michael Tank, Dermatologe, Allergologe, Sportmediziner und Fachbuchautor.[366] Und natürlich wirkt sich alles, was das Immunsystem stärkt, wie Barfußlaufen (siehe Seite 349), Sauna (siehe Seite 373), Kältetherapie (siehe Seite 374 ff.), Reduzierung von Entzündungen vor allem im dentalen Bereich (siehe auch Seite 274 ff.) stärkend und regenerierend auf die Gesundheit unserer Haut aus!

... auf der energetischen Ebene

Die irritierte Haut liebt es sanft und ruhig. So können zarte Streicheleinheiten oder sanfte Massagen die Haut beruhigen und außerdem den unruhigen Geist nähren. Alles, was aufbauend, nährend, entschlackend und harmonisierend ist, tut auch der Haut gut und bringt sie wieder ins Gleichgewicht. Mit speziellen, fernöstlichen und ganzheitlichen Akupressur- und Massagemethoden kann ihre Gesundheit und Strahlkraft enorm verbessert werden: Hierbei wird der Lymphfluss angeregt, tiefere Muskeln werden gekräftigt, Energiebahnen aktiviert sowie die Gesichtsmuskeln entspannt. Gut und ausreichend lang zu schlafen ist für die Gesundheit der Haut essenziell, und spätestens nach mehreren durchgemachten Nächten sieht man, wie mitgenommen sie aussieht, wenn der Körper zu wenig Schlaf bekommt (siehe auch Seite 328 ff.).

Mit einer liebevollen Haltung sich selbst gegenüber und einer ordentlichen Portion Selbstwertgefühl, Lebensfreude und innerer Stabilität kannst du nicht nur dich selbst, sondern auch deine Haut „tunen“, sodass sie gesund ist und du dich wohlfühlst in deiner Haut. Das kommt übrigens auch den anderen Organen zugute! Sag dir einfach jeden Tag, wie schön du bist und dass das Leben dich liebt!

Das mag die Haut nicht …

… auf der stofflichen Ebene

Produkte, die ihre Atmungs- und Entschlackungsfähigkeit behindern, schaden der Haut. Oft sind solche konventionellen Pflegeprodukte ein aggressiver Mix aus zahlreichen bedenklichen chemischen Stoffen, die durch die Haut in den Blutkreislauf gelangen können.

Zu den No-Gos gehören außerdem entzündungsfördernde Stoffe in der Ernährung: Haushaltszucker, gehärtete Fette oder Pflanzenöle mit einem hohen Anteil an Omega-6-Fettsäuren (z. B. Sonnenblumenöl und Distelöl), sowie Wurstwaren, übermäßiger Alkohol, Schweinefleisch, Weißmehlprodukte, Limonaden und Süßstoffe. Eine *Darmdysbiose*, ein Ungleichgewicht der Darmflora also, die oft mit *Candida* (Darmpilz) u. a. einhergeht, hat ebenfalls Auswirkungen auf die Haut, denn bereits Hippokrates, der Urvater unserer heutigen Medizin, wusste, dass alle Krankheiten im Darm beginnen. Bei Hautbeschwerden ist das nicht anders. Es gilt also, das Darmmilieu durch die geeigneten Maßnahmen zu stärken und damit Krankheiten den Garaus zu machen. Auch im Körper hängt alles mit allem zusammen (siehe auch unter „Darm", Seite 225 ff.).

Natürlich ist exzessives Sonnenbaden mit Sonnenbrand für die Gesundheit der Haut alles andere als förderlich – vor allem, wenn sie überhaupt nicht an so hohe Dosen Sonnenstrahlen gewöhnt ist. Auch hier solltest du ein gesundes Maß finden und die Vorteile der Sonne zwar auskosten, die Haut aber nicht überstrapazieren (siehe auch Seite 204 ff.).

… auf der energetischen Ebene

Leidest du unter Stress, innerer Unruhe, Unausgeglichenheit oder Depressionen, kann sich das auch auf der Haut, im Hautbild zeigen. Forscher konnten nachweisen, dass unsere Gefühlslage das Immunsystem und somit auch die Entstehung oder den Verlauf zahlreicher Hauterkrankungen beeinflussen kann.[367]

Hautpflege – Gesund und preisgünstig!

Die günstigste und unter Minimalisten heiß geliebte Hautpflege ist kalt gepresstes natives Bio-Kokosöl. Gib etwas davon auf die Hand und massiere es sanft in die Haut ein. Du kannst auf dein Gesicht vorher etwas biologisches Rosenwasser sprühen, dann wird das Öl besser von der Haut aufgenommen.

Kokosöl macht die Haut streichelzart, ist basisch und eine wahre Wohltat für den Körper. (Mehr zum Thema „Kokosöl“ siehe Seite 104 ff.)

Um den Körper mit Sauerstoff zu versorgen, besprühe ich ihn morgens nach der Dusche mit einer Lösung aus 1,5-prozentigem Wasserstoffperoxid. (Dazu mische ich 3-prozentiges H_2O_2 aus der Apotheke und Wasser zu gleichen Teilen und fülle die Flüssigkeit in ein kleines Sprühfläschchen.) Beim Aufsprühen von H_2O_2 gelangt Sauerstoff in die unteren Hautschichten und wird hier durch das Enzym Katalase in elementaren Sauerstoff (O_2) und Wasser (H_2O) gespalten.[368] Ich lasse das kurz antrocknen und genieße den Frischekick. Es gibt übrigens auch ein „fertiges“ Kosmetikprodukt namens *MiraVera®*, ein Spray-Hautwasser aus dem Hause *P. Jentschura®*, das Wasserstoffperoxid in einer Komposition aus Wasser und basischen Kräutern enthält. Normales Wasserstoffperoxid aus der Apotheke tut es meiner Meinung nach bei einem kleinen Geldbeutel auch. Nach der Anwendung von Wasserstoffperoxid feuchte ich die Haut leicht an (z. B. mit Rosenwasser) und massiere ein paar Tropfen ozonisiertes Olivenöl ein. Dieses besondere Öl verbessert zudem die Sauerstoffversorgung der Haut, wirkt gegen alle Arten von Erregern und sorgt für eine gut durchblutete, falten- und entzündungsfreie Haut – ein wahres Wundermittel, das meiner Ansicht nach in keiner Hausapotheke fehlen darf! Manchmal mixe ich das Öl auch mit einer verdünnten DMSO-Lösung (siehe auch Seite 90 ff.), die seine Inhaltsstoffe noch tiefer ins Gewebe transportiert.

Für samtweiche Hände – Die preiswerteste Handpflege der Welt mit H_2O_2

Ich sprühe mir 3-prozentiges H_2O_2 aus der Apotheke bei Bedarf 2- bis 3-mal in meine Hände und verreibe es. Das macht die Haut sofort spürbar weich und entfernt raue Stellen. Dieser Tipp stammt aus Peter Jentschuras und Josef Lohkämpers Buch *zivilisatoselos*. Die Autoren berichten dort u. a. von ihren gepflegten Händen, die sie der Kraft des Sauerstoffs aus dem Wasserstoffperoxid zu verdanken haben.[369]

Bei der **Anwendung von Wasserstoffperoxid** und **DMSO** sind die Anwendungs- und Dosierungshinweise in den Abschnitten „Wasserstoffperoxid (H_2O_2) – Der Sauerstoffbooster“ (Seite 131 ff.) und „DMSO (Dimethylsulfoxid) – Geweberegenerierender Tausendsassa“ zu beachten (Seite 90 ff.). Hier findest du außerdem viele Anwendungstipps zu diesen Mitteln.

Silicea-Gel bei Hautirritationen

Hier kommt Kieselsäure, sprich *Silicea*-Gel, zum Einsatz. Bei Insektenstichen, Hautrötungen, schwer heilenden Wunden, Pickeln, Entzündungen etc. gebe ich etwas *Silicea*-Gel auf die betroffene Stelle und lasse es etwa 30 Minuten einwirken. Danach wasche ich das Gel ab. Wunden heilen dadurch viel schneller, Irritationen lassen in kurzer Zeit nach.

Anti-Aging mit ätherischen Ölen - Wohltuend und duftend

Durch oxidativen Stress entstehen besonders viele freie Radikale im menschlichen Körper. Ätherische Öle (siehe auch Seite 48 und 384 ff.) können durch ihre hohe antioxidative Kapazität freie Radikale bekämpfen. Sie sind ein wahres Wundermittel bei Hauterkrankungen und wirken insbesondere auch gegen Hautalterung. Man kann sie durchaus als „ganzheitliche Naturheilmittel“ bezeichnen, denn sie wirken sowohl auf Körper als auch auf Geist und Seele. Zudem bestechen sie durch ihre teilweise astronomisch hohen ORAC-Werte*. Zu den Spitzenreitern unter den ätherischen Ölen in Bezug auf die enthaltenen Radikalenfänger gehören:[370] Gewürznelkenöl**, Grapefruitöl, Karottensamenöl, Muskatellersalbeiöl, Myrrheöl, Patchouli-Öl, Weihrauchöl, Ylang-Ylang-Öl. (Mehr zur innerlichen und äußerlichen Anwendung ätherischer Öle siehe Seite 384 ff.).

---

* Siehe Fußnote auf Seite 53

** Mit dem höchsten ORAC-Wert (siehe Fußnote auf Seite 387) von über 1 Million µmolTE pro 100 Gramm

Kräutersud – Zum Betupfen, als Auflage, Tee ...

Du kannst deiner Haut etwas Gutes tun und Hautprobleme lindern oder heilen, indem du bestimmte Kräuter (siehe im Folgenden) z. B. als konzentrierten Sud äußerlich als Auflage anwendest, Problemzonen damit betupfst oder sie in Form von Tee trinkst. Wichtig dabei ist, dass die Kräuter Arzneimittel- oder Bioqualität haben.

Das Grundrezept ist wie folgt: Gib etwa 2 Teelöffel des getrockneten Krauts (Auswahl siehe im Folgenden) in 200 Milliliter kaltes Wasser und lasse sie etwa 30 Minuten ziehen. Dann langsam bis zum Siedepunkt erhitzen und weitere 5 Minuten ziehen lassen. Anschließend gießt du den Sud durch ein feines Sieb oder einen Teefilter in ein verschließbares Glas- oder Porzellangefäß und stellst es in den Kühlschrank. Das ist der konzentrierte Sud für die äußerliche Anwendung oder, mit Wasser verdünnt, zum Trinken.[371]

Für die **äußerliche Anwendung** betupfst du die entsprechenden Hautstellen mehrmals nacheinander mit einem mit dem Sud befeuchteten Wattepad und lässt das Ganze antrocknen. Du kannst auch dein gesamtes Gesicht behandeln, indem du ein in den Sud getränktes Baumwolltuch – aus dem du zuvor die Bereiche für Augen und Nase ausgeschnitten hast – auf dein Gesicht legst. Die Firma *P. Jentschura®* beispielsweise bietet hierfür fertig zugeschnittene Vliesmasken fürs Gesicht an. Der Vorteil dieser Art der Anwendung ist, dass die Kräuter ihre Wirkung länger entfalten können. Die Maske lässt du 10 bis 20 Minuten auf deinem Gesicht. Danach reinigst du die Haut sanft mit Wasser, tupfst sie trocken und pflegst sie wie gewohnt.

Als äußerlich angewendete Auflage sowie innerlich als Tee genossen, eignen sich alle Kräuter, die eine entschlackende, basenbildende und entgiftende Wirkung haben. Aus diesem reichhaltigen Schatz aus der Natur möchte ich dir ein paar Pflanzen vorstellen:

***Cistus* (Zistrose):** Neben zahlreichen positiven Effekten dieser Pflanzengattung auf die Gesundheit (siehe auch Seite 63 f.) entfaltet die Zistrose auch bei äußerlicher Anwendung in bzw. auf der Haut ihre Wirkung. Sie kann die Haut straffen, glätten, Fältchen reduzieren, antioxidativ, adstringierend sowie wundheilend wirken und Juckreiz lindern. Aus diesem Grund kann das Kraut auch gegen *Neurodermitis* und Akne eingesetzt werden.[372]

***Hamamelis* (Zaubernuss):** Die Vertreter dieser Pflanzengattung haben auf die Haut viele positive Effekte. Sie wirken u. a. antibakteriell, können Juckreiz lindern und die Wundheilung fördern. In Studien konnte gezeigt werden, dass Hamamelis-Salben bei der Behandlung von leichten, kleinflächigen Hautverletzungen und Hautentzündungen wirksam sind.[373] Die Anwendung von Hamameliswasser als Gesichtswasser ist ideal und kann bei entzündlicher, gereizter Haut sowie zur Linderung von Sonnenbrand eingesetzt werden.

Ringelblume (*Calendula officinalis*): Die Ringelblume hat heilende und entzündungshemmende Effekte auf die Haut und soll zudem keimtötend und abschwellend wirken. Aus einem Bericht der Fachzeitschrift *PTA-Forum* aus dem Jahr 2006 geht hervor, dass sich eine Ringelblumen-Vaseline-Mischung bei Hautschäden nach einer Strahlentherapie bei Krebs als wirksamer erwiesen hat als die schulmedizinische Behandlung mit Trolamin-Gel.[374] An dieser Untersuchung hatten 254 Brustkrebspatientinnen während einer Strahlentherapie teilgenommen.

Zinnkraut (Acker-Schachtelhalm; *Equisetum arvense*): Zinnkraut enthält wertvolle Flavonoide, Pflanzensäuren, Glykoside, Kalium, Magnesium, Karbonsäuren und 10 bis 12 Prozent Kieselsäure.[375] Insgesamt hat das Kraut einen stärkenden Einfluss auf Knochen, Haare, Nägel und Bindegewebe sowie entzündungshemmende und desinfizierende Wirkungen. Es soll auch einen glättenden Effekt auf Falten haben und kann demnach als „Quelle der Gesundheit und des schönen Aussehens"[376] betrachtet werden.

Aloe vera – Ein Multitalent für die Hautregeneration

Die Wüstenlilie *Aloe vera* ist bei Hautproblemen ein Tausendsassa. Sie kann Verbrennungen (z. B. bei Sonnenbrand) lindern, allergische Reaktionen und Entzündungen mildern sowie die Hautregeneration fördern und versorgt darüber hinaus die Haut mit viel praller Feuchtigkeit. Am besten ist es, Aloe konzentriert auf die Haut aufzutragen. Es gibt immer mehr Bioläden, die frische Aloe-Blätter verkaufen. Du kannst dir ein kleines Stück von dem Blatt abschneiden, es mit einem Messerchen der Länge nach aufschneiden, die geleeartige Masse aus dem Inneren mit einem Löffel herausschaben und mit einer Gabel gut vermengen, dann pur auf die Haut auftragen. Lasse die gelartige Masse so lange einwirken, bis die Masse angetrocknet ist, und wasche sie dann ab. Diese Maske kühlt angenehm und tut vor allem im Sommer strapazierter Haut und bei Sonnenbrand sehr gut.

Meine kostengünstige, naturgesunde Gesichtspflege

Dieses Rezept wende ich wie folgt an:

1. Zuerst wasche ich mein Gesicht mit Basenwasser. Dazu gebe ich 1 Prise Basensalz auf einen angefeuchteten Wattepad und wasche damit meine Haut sanft ab.
2. Danach sprühe ich 3-mal Bio-Rosenwasser sowie 1-mal 3-prozentiges Wasserstoffperoxid auf meine Hand, vermische beides und bringe es dann anschließend leicht klopfend auf meine Haut auf. Das sorgt für einen erfrischenden Sauerstoffkick am frühen Morgen.
3. Während die Haut noch leicht feucht ist, gebe ich ein etwa erbsengroßes Stück natives Bio-Kokosöl mit etwas Rosenwasser in meine Hand und massiere das Ganze sanft in meine Gesichtshaut ein. (Schau selbst, welche Menge du brauchst, denn es sollte nicht zu viel überschüssiges Fett auf der Haut verbleiben.)

Danach kann man seine gewohnte Tagespflege auftragen. Im Sommer reicht bei mir diese (1. bis 3.) Pflege völlig aus. Kokosöl hat zudem einen natürlichen Sonnenschutzfaktor von etwa 8, sodass meine empfindliche Haut bei einem Aufenthalt im Freien auch während der Sommermonate gut geschützt ist und keine Rötungen auftreten.

Stangensellerie – Für eine Haut wie Samt und Seide

Es ist der Stangensellerie, der derzeit im Sturm die Welt der Celebrities erobert, und so ist in nahezu jeder Hochglanzillustrierten momentan ein grünes Anti-Aging-Detox-Saft-Rezept zu finden. Durch Anthony William wurde der frisch gepresste Selleriesaft auf den Olymp der Superlative der Superfoods und Beauty-Wunder schlechthin gehoben, und er soll seinen zahlreichen illustren Anhängerinnen und Anhängern zufolge neben allerlei anderen gesundheitlichen Effekten einen unwiderstehlichen „Glow“ auf die Haut zaubern. Stangenselleriesaft ist reich an Bitterstoffen, sekundären Pflanzenstoffen, Antioxidantien, Vitaminen, ätherischen Ölen u. v. m. Anthony William empfiehlt, täglich 500 Milliliter Selleriesaft morgens auf nüchternem Magen zu trinken.

Hautgesunder grüner Smoothie

Für 1 Portion

1 Handvoll Grünkohl

1 Handvoll frische Wildkräuter (alternativ: 1 EL Wildkräuter-Pulver)

1 mittelgroßer Apfel (ideal sind alte Sorten wie Boskop)

1 etwa daumendickes Stück frische Kurkumawurzel

¼ TL Zimt

Grünkohl und Wildkräuter waschen, grob hacken und in den Mixer geben. Den Apfel (mit Kerngehäuse) achteln.

Alle Zutaten im Hochleistungsmixer cremig pürieren und den Drink sofort genießen.

Der Smoothie enthält eine geballte Ladung an Chlorophyll, Bitterstoffen, Vitaminen, Mineralstoffen, Spurenelementen, sekundären Pflanzenstoffen, ätherischen Öle u. v. m. Als Detox-Mix wirkt er insgesamt entgiftend, reinigend, regenerierend, entzündungshemmend und bindegewebsstärkend. Zimt wirkt übrigens stabilisierend auf den Blutzucker- und den Insulinspiegel, wodurch die Talgproduktion verringert und Entzündungen reduziert werden können.

Bücher

Prof. Dr. Michaela Axt-Gadermann, Prof. Dr. Peter Axt: *Skin Food. Mit der richtigen Ernährung zu strahlend schöner Haut.* Herbig Verlag, 2017

Michael Droste-Laux: *Gift auf unserer Haut. Warum herkömmliche Kosmetik schadet und wie basische schön und gesund macht.* Knaur Verlag, 2016

Anne Maguire: *Hauterkrankungen als Botschaft der Seele.* Patmos Verlag, 2009

Christina Schmid: *Chi statt Botox. Fernöstliche Geheimnisse zur Faltenreduzierung und Straffung der Gesichtshaut.* BACOPA Verlag, 2014

Online-Haut-Kongress: *www.haut-und-gesundheit.de/haut-kongress*
Unter ***www.codecheck.info*** (auch als App herunterzuladen) kannst du alle Haushalts-, Kosmetik-, Babypflegeprodukte etc. auf ihre Unbedenklichkeit hin prüfen und dir zu den einzelnen Stoffen genaue Informationen holen.

Vorschau: Die folgenden Abschnitte rund um die Organgesundheit sind auch für die Gesundheit der Haut elementar, denn sie spiegelt, wie bereits erwähnt, deinen allgemeinen Gesundheitszustand wider. Bei Problemen mit deiner Haut lohnt es sich also weiterzulesen.

Der Magen – Die starke Mitte in uns

Dass der Magen wirklich fleißig ist, beweist die Menge an Nahrung und Flüssigkeit, die er im Laufe unseres Lebens durchschnittlich verarbeitet: Das sind rund 50 000 Liter Flüssigkeit und 30 Tonnen Nahrung.[377] Doch obwohl er also tatkräftig und von Natur aus robust ist, ist er ein äußerst empfindsames Organ, das bei belastenden Emotionen wie Stress oder Sorgen schnell einmal kneift oder drückt. Sorgen können Probleme bekanntlich „auf den Magen schlagen", manches mag „schwer im Magen liegen" und bei schlimmen Ereignissen „dreht sich einem der Magen um". Der Magen hat – wie alle Verdauungsorgane – am Vormittag und am frühen Nachmittag seine aktivste Zeit: Er kann jetzt auf Hochtouren arbeiten. Wie Bauchspeicheldrüse und Milz gehört er zu den Organen der Körpermitte, wo auch das vegetative Nervengeflecht – der sogenannte *Solarplexus* oder das Sonnengeflecht – wirkt.

Die Funktionen des Magens im Überblick

- Der Magen speichert die aufgenommene Nahrung kurzfristig, zerkleinert und vermengt sie durch kräftige, wellenförmige Bewegungen und beginnt sie mithilfe des Magensafts zu verdauen. Angeregt wird die Abgabe des Magensafts

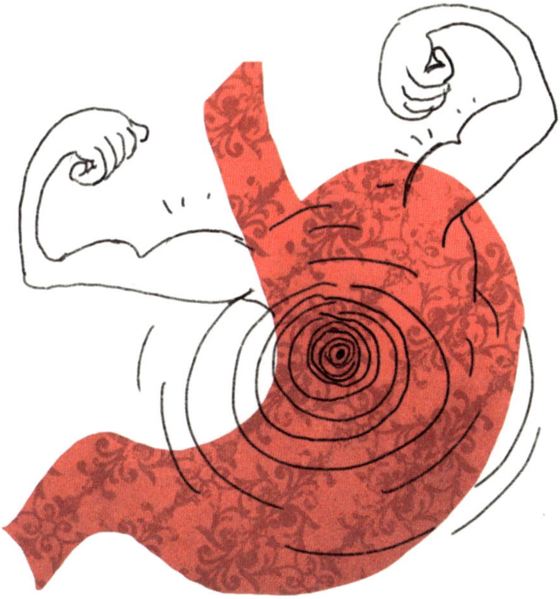

durch den Vagus-Nerv: Das passiert entweder beim bloßen Anblick, durch den Geschmack oder Duft der köstlichen Speisen, oder weil sich die Magenwand durch die Nahrungsmenge dehnt. Anschließend gibt der Magen die Nahrung zur weiteren Verdauung in kleinen Mengen an den Darm weiter.

- Ist ausreichend Magensäure (Hydrochlorsäure, HCl) vorhanden, werden Bakterien oder Parasiten effektiv abgetötet, die mit der Nahrung in den Körper gelangen. Die Magensäure ist die erste Barriere im Körper, die Erregern den Garaus macht, und zwar mit Schmackes. Es ist für den gesamten Stoffwechsel von essenzieller Bedeutung, dass eine ausreichende Menge an Magensäure vorhanden ist, denn Eiweiße, Mineralstoffe und bestimmte Vitamine, z. B. Vitamin B_{12}, können sonst nur unzureichend aufgenommen werden. Man geht davon aus, dass der Magen jedes zweiten Erwachsenen über 50 Jahre zu wenig oder gar keine Magensäure mehr produziert.[378]
- Je nach Art der Nahrung liegt das Verzehrte unterschiedlich lang im Magen: Obst und Gemüse beispielsweise verbleiben 1 bis 2 Stunden, fettreiche schwer verdauliche Nahrungsmittel bis zu 8 Stunden im Magen.

Erkrankungen des Magens

Dass es dem Magen nicht gutgeht, kann sich an verschiedenen Symptomen wie Druckgefühl im Oberbauch, Übelkeit, Völlegefühl, Erbrechen oder Appetitlosigkeit zeigen. Oft werden diese Symptome durch eine Magenschleimhautentzündung (*Gastritis*) ausgelöst. Eine chronische *Gastritis* kann aber auch vom Bakterium *Helicobacter pylori* herrühren. Dieses nistet sich in der Magenschleimhaut ein und kann sie reizen, was eine Entzündung zur Folge haben kann. Zwar gehen Experten davon aus, dass etwa die Hälfte der Menschen diesen Erreger in sich trägt, jedoch entwickelt sich nur bei 1 bis 2 von 10 Menschen ein Magen- oder ein Zwölffingerdarmgeschwür.[379] Es gibt zudem noch den sogenannten Reizmagen, bei dem zwar Beschwerden auftreten, aber keine krankhaften Veränderungen nachgewiesen werden können, sowie Magenkrebs. Dieser kann mitunter auch durch *Helicobacter pylori* ausgelöst sowie durch eine ungesunde Ernährung, Rauchen oder Alkohol begünstigt werden.[380]

Das mag der Magen …

… auf der stofflichen Ebene

Der Magen mag es einfach, übersichtlich und unkompliziert. Laut der traditionellen chinesischen Medizin (TCM), bei der Magen und Milz* gemeinsam als Quelle des *Qi*, d. h. der Lebensenergie und damit als Grundlage der Gesundheit gelten, mag es der Magen „warm, saftig und regelmäßig“[381]: Er freut sich also über mindestens zwei gekochte Mahlzeiten am Tag, über Suppen, Eintöpfe oder Kompotte und über regelmäßige Mahlzeiten im gewohnten Rhythmus. Das ist zwar eine gut gemeinte und in vielen Fällen hilfreiche TCM-Empfehlung, ist aber nicht für alle Menschen optimal. Jeder Mensch ist anderes, und wenn dem einen warme Suppen guttun, heißt es noch lange nicht, dass ein anderer sich nicht mit Rohkost wunderbar gesund fühlen kann (siehe auch Seite 157 ff.). Bei der Ernährungsform kann man keine generell gültigen Aussagen treffen, und es gilt, in sich hineinzuspüren und zu beobachten, wie man sich nach der Mahlzeit fühlt: Liegt sie einem wie ein Stein im Magen oder fühlt man sich schlapp, müde und „bettreif“ nach dem Essen? Es gilt

---

* Gemeint ist hier ein gut funktionierendes Verdauungssystem mit starkem Magen und Darm sowie einer starken Bauchspeicheldrüse und nicht die Milz als Organ an sich.

also zu analysieren, ob entweder die Art der Nahrungszubereitung, die Nahrungsmittel selbst, die Menge oder der Magen selbst das Problem ist.

Im Ayurveda, der traditionellen indischen Heilkunst, ist ein starkes Verdauungsfeuer dann gegeben, wenn von den Drüsen eine optimale Menge an Enzymen und Magensäure produziert und abgegeben wird. Die Grundlage einer jeden ayurvedischen Therapie ist es, zuerst das Verdauungsfeuer zu stärken, damit die Therapie erfolgreich sein kann.[382] Apropos Feuer: In der Chakrenlehre* ist der Magen dem *Solarplexus*-Chakra zugeordnet und damit dem Element Feuer, im Sanskrit auch *Agni* genannt. Die Farbe ist ein leuchtendes Gelb. Du kannst den *Solarplexus* mit gelben Nahrungsmitteln oder mit gelben Farben (z. B. durch gelbe Kleidung, eine gelbe Wandfarbe oder eine gelb getönte Farbbrille) stärken.

Um genügend Magensäure zu produzieren (von der wir übrigens meist zu wenig und nicht zu viel haben), muss im Körper ausreichend Salzsäure vorhanden sein. Oft produzieren gerade Vegetarier oder Veganer viel zu wenig Magensäure, was zu Völlegefühl oder dem bekannten „Stein im Magen"-Gefühl führen kann. Um die Magensäureproduktion anzuregen, bietet es sich an, etwa ½ Stunde vor der Mahlzeit 1 Glas warmes Wasser zu trinken oder eine dünne Scheibe Ingwer, mit 1 Prise Steinsalz oder EM-Salz bestreut, zu sich zu nehmen.
Übrigens mag es der Magen ungemein, wenn wir jeden Bissen vor dem Hinunterschlucken mindestens 30-mal kauen. Schließlich haben wir nicht umsonst die Zähne im Mund und nicht im Magen.

… auf der energetischen Ebene

Unser Magen freut sich, wenn wir uns beim Essen tatsächlich „nur" auf die Nahrungsaufnahme konzentrieren und mit Hingabe, Lust und Leidenschaft zerkleinern, einspeicheln und nach ausgiebigem Kauen hinunterschlucken. Dann hat er viel weniger zu tun und muss sich nicht mit dem Zerkleinern großer Brocken beschäftigen. Eine achtsam und mit Genuss verspeiste Mahlzeit fördert die Verdauung, d. h., wenn du das isst, was dir wirklich schmeckt und gleichzeitig guttut, kannst du den Magen tatkräftig bei seiner Arbeit unterstützen.

---

* Gemäß der indischen Chakrenlehre gibt es sieben Hauptchakren oder Hauptenergiezentren. Unter *Chakra*, was im Sanskrit „Rad" bedeutet, versteht man rotierende oder wirbelnde kreisförmige Gebilde im feinstofflichen Energiefeld des Menschen.

Nach dem Essen lohnt es sich, sich das alte Sprichwort ins Gedächtnis zu rufen: *„Nach dem Essen sollst du ruhn oder tausend Schritte tun."* Für den einen mag das Ausruhen nach einer schweren Mahlzeit, die durchaus auch mal über mehrere Stunden im Magen verbleiben kann, die Rettung sein. Für den anderen verstärkt sich beim Ausruhen das Sodbrennen, weil beim Liegen der Rückfluss des Mageninhalts provoziert werden kann. Fakt ist, dass man nach einer leichten, bekömmlichen Mahlzeit durchaus auch einmal tausend Schritte gehen kann. Es hängt also sowohl von der Art der Mahlzeit als auch vom Verdauungsfeuer ab, ob man nach dem Essen eher Bäume ausreißen kann oder sich der Müdigkeit hingibt.

Das mag der Magen nicht …

… auf der stofflichen Ebene

Je „komplexer" eine Mahlzeit und je schwerer verdaulicher sie ist, desto mehr hat der Magen zu tun. Zu viel, zu scharfes oder zu fettes Essen kann einem buchstäblich *„auf den Magen schlagen"*, was sich in Übelkeit, Völlegefühl, Druck und Schmerzen äußern kann. Dasselbe gilt für Alkohol, zu viel Fleisch oder zu viel Kaltes.

Auch spätes Essen am Tag ist für die Gesundheit nicht besonders förderlich, denn der Magen will sich in der Nacht nach einem anstrengenden Tag ausruhen. Die Nacht ist zum Regenerieren und Abschalten da und nicht zum Verdauen. Du kannst den Magen etwas besänftigen, wenn du zu deiner späten „Ausnahmsweise-Mahlzeit" etwas frisch geriebenen Ingwer isst. Das regt das Verdauungsfeuer an und sorgt dafür, dass die Mahlzeit besser und schneller verdaut werden kann.

… auf der energetischen Ebene

Eine hastig hinuntergeschlungene, zu wenig eingespeichelte Mahlzeit bekommt dem Magen ebenso wenig wie Stress oder psychische Belastungen. Auch zu große „Brocken" wie Sorgen und Grübeln können dieses Organ schwächen und das Verdauungsfeuer reduzieren. Die Emotionen sorgen für Unzufriedenheit und Niedergeschlagenheit, was den Energiefluss verlangsamen und die Stoffwechseltätigkeit schwächen kann. Unsere Mitte ist dann stark, wenn wir selbst emotional im Gleichgewicht sind, und umgekehrt sorgt eine stabile Mitte für eine ausgeglichene emotionale Balance.

Zu viel oder zu wenig Magensäure? – Ein Test

Es gibt einen einfachen, kostenlosen Test, um festzustellen, ob du zu viel oder zu wenig Magensäure hast: Schlucke 1 Esslöffel Apfelessig oder Zitronensaft, und prüfe, ob deine Beschwerden dadurch zu- oder abnehmen. Werden sie besser, liegt es daran, dass du zu wenig Magensäure hast, werden sie schlimmer, hast du zu viel Magensäure.[383]

Wenn du **starke Magenbeschwerden** hast, solltest du **mit deinem Arzt sprechen,** bevor du diesen Test machst.

Enzian, die Magensäurestimulanz

Nach Dr. Dietrich Klinghardt ist der Enzian die beste Stimulanz, um die Magensäure-Produktion anzuregen. Nimm vor dem Essen einige Tropfen z. B. des *Enzian Magentonikums* von *WALA*® ein. Alternativ eignet sich auch ein Salzsäurepräparat (z. B. Betain-HCl), um die Magensäureproduktion anzukurbeln. Ingwer mit etwas Salz ist hier natürlich auch eine Option (siehe Seite 221).

Stangenselleriesaft – Grünes Detoxwunder für mehr Magensäure

Nicht nur für deine Haut ist Sellerie ein wahres Wundergemüse, sondern auch für deinen Magen: Morgens frisch gepressten Stangenselleriesaft auf nüchternem Magen zu genießen ist laut Anthony William eine ideale Möglichkeit, die Magensäureproduktion anzuregen.[384] Durch die Mineralsalze des Selleries wird sie unterstützt. Mit der passenden Menge Magensäure können Eiweiße rascher in ihre kleinsten Bausteine zerlegt werden. Zudem tötet Magensäure mit der Nahrung aufgenommene Erreger wie *Helicobacter pylori* ab.

Diese Kur sollte mindestens 2 Wochen durchgeführt werden. Wie bereits erwähnt, ist das häufigste Problem von Verdauungsbeschwerden nicht ein Zuviel, sondern ein Zuwenig an Magensäure. Außerdem hat Selleriesaft zahlreiche weitere positive Effekte auf den Körper: Er wirkt außerordentlich entzündungshemmend, stärkt die Galle, ist reich an bioaktivem Natrium, ein perfekter Basenbildner und versorgt den Körper mit

Mineralstoffen, Vitaminen und Elektrolyten. Ganz nebenbei ist Sellerie auch ein kraftvoller Entgifter und hilft der Leber, effektiv Toxine auszuscheiden.

Ein paar kostengünstige Magen-Helden

- Fenchel und Kreuzkümmel fördern die Verdauung: Man kann entweder den wohlschmeckenden Kreuzkümmel ins Essen geben (in indischen Gewürzmischungen enthalten) oder nach dem Essen ein paar Fenchelsamen kauen. Fencheltee, zwischen den Mahlzeiten genossen, harmonisiert die Verdauungsfunktion.
- Haferflocken sind reich an Eiweiß und Stärke und können überschüssige Säuren im Magen binden. Sie sind damit ein wirksames Mittel gegen saures Aufstoßen bzw. Sodbrennen.
- Ingwer hilft hervorragend bei Übelkeit: einfach ein Stück Ingwer kauen oder Ingwertee genießen.
- Die zart duftende Kamillenblüte ist ein kraftvoller Diener bei Magenbeschwerden: Sie wirkt beruhigend, entkrampfend und harmonisierend auf einen gestressten Magen und kann bei Magenentzündungen als Rollkur (siehe Spar-Tipp Seite 74) über eine längere Zeit hinweg angewendet werden.
- Salbei enthält ein Enzym, das bei der Zersetzung der Nahrung hilft und die Verdauung einleitet. 1 Tasse Salbeitee, ½ Stunde vor dem Essen genossen, kann die Verdauung unterstützen.
- Zimt wirkt entzündungshemmend und ist ein Gaumenschmaus in allen süßen Speisen.

Feigen – Machen den Bakterien im Magen den Garaus!

Um Bakterien zu bekämpfen, die gern die Magenschleimhaut besiedeln, gibt es ein einfaches, preiswertes und sehr effektives Heilmittel: Feigen. Sie enthalten Enzyme, die die Magenschleimhaut schützen können, und wirken durch ihren hohen Gehalt an Vitaminen, Antioxidantien und Mineralstoffen als wirksames Mittel gegen Erreger. Daneben haben Feigen eine sanft abführende Wirkung.

Nimm 20 bis 30 Trockenfeigen, extra natives Olivenöl und eine saubere Schüssel. Die Trockenfeigen halbieren und in ein Glasgefäß legen, dann mit so viel Olivenöl übergießen, bis die Früchte bedeckt sind. Das Ganze 1 bis 1½ Monate zugedeckt stehen lassen.
Anschließend isst du 3 bis 4 Feigen als Kur morgens auf nüchternen Magen, z. B. mit etwas Brot.[385] Das Öl kannst du für deine Speisen verwenden.

Bücher

Yoshinori Nagumo: *Ein leerer Magen macht gesund. Wie wir ein machtvolles Gen aktivieren.* Goldmann Verlag, 2014
M. D. Jonathan V. Wright, Ph. D. Lane Lenard: *Ein Lob der Magensäure. Natürliche Linderung von Sodbrennen, Reflux und Verdauungsbeschwerden.* Mobiwell Verlag, 2016

Der Darm – Sitz der Verdauung und des Bauchgefühls

Vom kompakten Magen geht es weiter zum Darm – bestehend aus Dünndarm (der aus Zwölffingerdarm, Leerdarm und Krummdarm besteht), Dickdarm (Blinddarm, Grimmdarm) und Mastdarm, der in den Anus, den Ausgang, mündet.

Insgesamt erstreckt sich der Darm vom Magenpförtner bis zum After und wartet gleich mit mehreren sensationellen Trümpfen auf. So ist er mit seinen durchschnittlich 5,5 bis 7 Metern nicht nur das längste, sondern auch noch das größte Organ. Obwohl der Durchmesser nur wenige Zentimeter misst, ergibt die durch die Millionen von Darmzotten eine Oberfläche von 400 bis 500 Quadratmetern,[386] was ungefähr der Größe eines Fußballfeldes oder von zwei Tennisplätzen entspricht. Die ZEIT bezeichnete den Darm gar als „Tennisplatz im Bauch".[387] Auf diesem Tennisplatz tummeln sich um die 100 Billionen Bakterien in mehr als

500 verschiedenen Arten, das sind 10-mal mehr als unser Körper Zellen hat. Würde man diese Bakterien wiegen, käme man auf 1 Kilogramm Gewicht.[388] Diese individuelle Kultur mit verschiedensten Bakterienstämmen nennt man Darmflora, die wiederum ein Teil des sogenannten Mikrobioms ist. *Mikrobiom* bezeichnet die Gesamtheit aller rund 38 Billionen[389] auf und in einem Menschen lebenden Mikroorganismen. Sie sind insbesondere im Darm, auf der Haut, auf den Haaren, in Mund, Nase, Rachen Magen, Blase und den Geschlechtsorganen zu finden. Die Bakterien, Viren und Pilze bringen Schätzungen zufolge zusammen rund 8½ Kilogramm auf die Waage.[390] Die Erforschung der genauen Zusammensetzung und spezifischen Funktion des menschlichen Mikrobioms steckt derzeit noch in den Kinderschuhen. Fakt ist, dass unser Darm fast alles im Körper beeinflusst, und es gibt nichts, was nicht direkt oder indirekt mit unserem Darm zusammenhängt. Wie bereits erwähnt (siehe Exkurs zum Thema „Immunsystem", Seite 33 ff.), hat der Darm einen wesentlichen Einfluss auf unser Immunsystem und damit auf unsere Gesundheit. Das darmassoziierte Immunsystem (GALT)*, das in der Darmschleimhaut zu finden ist, stellt die größte Ansammlung von Immunzellen im Körper dar und beeinflusst das gesamte körpereigene Abwehrsystem.

Außerdem gibt es eine Verbindung zwischen Darm und Gehirn, die wir als „Bauchgehirn" oder „Bauchhirn" kennen. Dass diese durchaus wissenschaftlich korrekt ist, beweist die Tatsache, dass sich in unserem Verdauungstrakt ein unabhängig vom Gehirn funktionierendes und eigenständig operierendes System befindet, das sogenannte enterische Nervensystem. Dieses besteht aus rund 100 bis 200 Millionen Nervenzellen und wird gern als „kleines Gehirn" oder umgangssprachlich als „Bauchhirn" bezeichnet.

Die Funktionen des Darms im Überblick

- Der Nahrungsbrei gelangt nach dem Magen in den Dünndarm, wo er weiter verdaut wird. Während seiner mehrere Stunden langen Verweildauer im Dünndarm kommt er eng mit den Verdauungsenzymen der

* Von englisch *gut associated lymphoid tissue* (darmassoziiertes lymphatisches Gewebe).

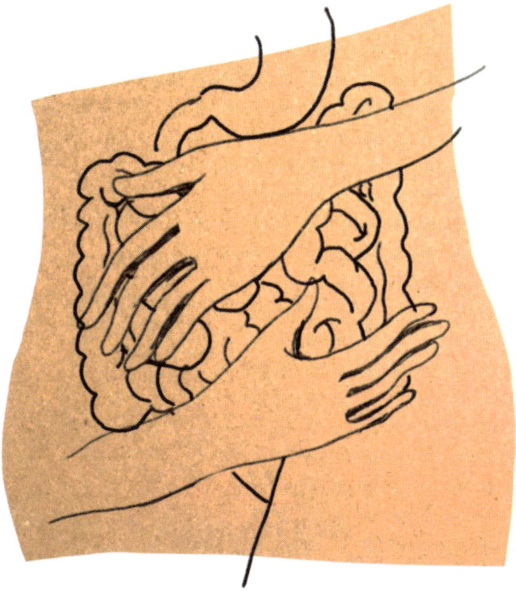

Darmoberfläche in Kontakt, die die lebenswichtigen Bausteine der Nahrung in Blut und Lymphe aufnimmt. Rhythmische Bewegungen, *Peristaltik* genannt, sorgen hier für eine gute Durchmischung und den Weitertransport des Nahrungsbreis. Im Dünndarm werden dem Nahrungsbrei 80 Prozent des Wassers entzogen, wodurch er stark eindickt. Die restlichen 20 Prozent werden im Dickdarm resorbiert.

Übrigens: Etwa 95 Prozent des menschlichen Serotonins befinden sich in Magen und Darm und werden auch zu 90 Prozent im Dünndarm und im Dickdarm hergestellt.[391] Der Botenstoff Serotonin wird auch als „Glückshormon“ oder „Wohlfühlhormon“ bezeichnet und ist an der Regulation zahlreicher Körperfunktionen beteiligt. Ein Serotoninmangel kann u. a. zu Depressionen, Angst, Libidoabnahme und Schlafstörungen führen. So ist es auch möglich, dass eine psychische Störung ihren Ursprung im Darm hat.[392] Das zeigt die oben beschriebene enge Verbindung von Gehirn und Bauchhirn.

- Im Dickdarm wird dem Speisebrei noch einmal Wasser entzogen und Schleim beigemengt, damit er gut gleitfähig als Kot ausgeschieden werden kann.

- Im Mastdarm verbleibt der Kot einige Zeit, bis er ausgeschieden wird. Je nach Zusammensetzung der Nahrung schwankt die Menge des produzierten Stuhls und die Häufigkeit des Stuhlgangs.
- Das darmassoziierte Immunsystem macht Krankheitserregern den Garaus und ist dabei gleichzeitig „freundlich" zu einer Vielzahl von Nahrungsbestandteilen, nützlichen Mikroorganismen sowie körpereigenen Zellen. Hier spielen unsere Darmbakterien eine wichtige Rolle.

In der Medizin spricht man von einer normalen Stuhlfrequenz, wenn man in einem Bereich von 3-mal täglich bis hin zu 3-mal wöchentlich Stuhlgang hat. Aus naturheilkundlicher Sicht gilt es als optimal, wenn man den Darm 1- bis 2-mal täglich, d. h. nach jeder großen Mahlzeit, entleert. Du siehst, dass es hier eine große Spannweite gibt und es individuell verschieden ist, wie oft man auf dem stillen Örtchen sein großes Geschäft macht. Wenn dein Stuhl an eine wohlgeformte Wurst erinnert und du kein oder kaum Toilettenpapier benötigst, ist das ein Indiz dafür, dass deine Darmflora nicht die schlechteste ist und du in puncto „Ernährung und Darmgesundheit" auf dem richtigen Weg bist.

Übrigens: Nach der traditionellen chinesischen Medizin ist ein zu fester, trockener Stuhl verbunden mit seltenem Stuhlgang ein Zeichen für zu viel Hitze und Trockenheit im Körper und ein weicher, klebriger Stuhl verbunden mit häufigem Stuhlgang steht für zu viel Kälte und Feuchtigkeit. Verändert und optimiert man seine Ernährung und Lebensgewohnheiten – z. B. indem man den Stress reduziert, sich in regelmäßig, nähr- und vitalstoffreicher und seinem Typ entsprechend ernährt, auf unverträgliche Nahrungsmittel verzichtet, gut kaut, das Essen mit jedem Bissen genießt ... –, kann man diese Verdauungsprobleme nur allein dadurch schon sehr gut in den Griff bekommen.

Bei Neigung zu Verstopfung oder Durchfall liefert die traditionelle chinesische Medizin (TCM) wertvolle Hinweise. Sieh dich in Blogs zum Thema „TCM" (Adressen siehe „Website-Tipps" Seite 189) um oder suche einen Ernährungsberater oder TCM-Arzt auf.

Übrigens: Die Reflexzonen des Dickdarms stehen in direkter Verbindung zu anderen Organen, so wie sich auch auf den Fußsohlen oder an den Ohren jedes Organ an einer bestimmten Stelle spiegelt.

Erkrankungen des Darms

Die Erkrankungen in diesem langen und großen Organ sind ebenso vielfältig wie bestimmend für unser Immunsystem, denn, wie bereits erwähnt, befinden sich 70 Prozent unseres Immunsystems im Darm (siehe auch Seite 225 ff.). Liegen dort Störungen vor, ist auch unser Abwehrsystem nicht in Topform. So reichen die Erkrankungen von Darminfektionen durch Erreger, dem Reizdarmsyndrom, Blähungen, Durchfällen, Bauchschmerzen, Verstopfung, Blinddarmentzündung, Leaky-Gut-Syndrom, *Candida*, *Dysbiose* (Ungleichgewicht der Darmflora), *Zöliakie* (durch Glutenunverträglichkeit verursachte Erkrankung des Magen-Darm-Trakts) über entzündliche Darmerkrankungen wie *Morbus Crohn*, *Colitis ulcerosa* bis hin zu gutartigen oder bösartigen Tumoren wie Darmkrebs. Auch *Hämorrhoiden* sind häufig unangenehme Symptome eines kranken Darms, die oft durch eine ballaststoffarme Ernährung oder ungesunde Lebensweise entstehen. Unter „Leaky-Gut-Syndrom" versteht man den immer häufiger anzutreffenden „durchlässigen Darm", bei dem die Schutzbarriere der Darmschleimhaut nicht intakt ist. Dadurch können schädliche Stoffe ungehindert in den Blutkreislauf gelangen, worauf das Immunsystem mit allergischen und entzündlichen Prozessen reagiert. Nachgewiesen werden kann das Leaky-Gut-Syndrom in Laboruntersuchungen durch Zonulin, einen Serummarker für Darmdurchlässigkeit.

Das mag der Darm …

… auf der stofflichen Ebene

In einem gesunden Darm lebt eine Vielzahl guter, harmonisch kooperierender Darmbakterien. Der Darm hat einen leicht sauren pH-Wert, der zwischen 6 und 6,8 liegt und freut sich über alles, was die guten Darmbakterien stärkt und gedeihen lässt und was dafür sorgt, dass der pH-Wert in diesem für den Darm optimalen Bereich bleibt. Eine gesunde Ernährung mit ballaststoffreichen, präbiotischen sowie vital- und nährstoffreichen Lebensmitteln, z. B. Chicorée, Zwiebeln, Topinambur, Wildkräutern, chlorophyllhaltigen Lebensmitteln, Gemüse, Obst und Sprossen, macht den Darm gesund und glücklich. Des Weiteren sorgen fermentierte und milchsauer vergorene Lebensmittel wie Sauerkraut, Kimchi, probiotische Fermentationsgetränke mit *Effektiven Mikroorganismen*®*, Kombucha und Kefir dafür, dass sich die nützlichen Darmbakterien vermehren und die pathogenen Keime verdrängt werden können. Auch kalte Kartoffeln (z. B. als Kartoffelsalat) sind eine Wohltat für den Darm: Beim Abkühlen von stärkehaltigen Lebensmitteln entsteht „resistente Stärke", die von den körpereigenen Enzymen nicht abbaubar ist und vor komplexen Erkrankungen wie Darmkrebs oder Diabetes schützen soll.[393] In einer Studie konnte nachgewiesen werden, dass insbesondere die Bakteriengattung *Firmicutes*** von einer Ernährung mit viel resistenter Stärke profitiert.[394] Wurzelgemüse wie Pastinaken, Schwarzwurzeln, Radieschen, Petersilienwurzel und Möhren mag der Darm ebenfalls sehr – ruhig öfters mal Nudeln und Reis durch solches Gemüse ersetzen.

Außerdem tut dem Darm ein regelmäßiger, gründlicher Hausputz gut. Hier sind Darmreinigungen wie die Colon-Hydro-Therapie, Einläufe oder entgiftende und reinigende pflanzliche Mittel wie Röhren-Kassie (*Cassia fistula*)*** empfehlenswert. Im Laufe unseres Lebens bildet sich im Darm ein „Biofilm": eine toxische, geleeartige Masse, die an den Darminnenwänden klebt und in der sich eine beeindruckende Menge an Fäulnisbakterien, Viren, Parasiten und Giftstoffen ansammeln kann. Es gibt eine sehr effektive Darmreinigung, die u. a. Ölpalmfaserpulver und Okrapulver enthält und den Biofilm in einer nur 4 Tage dauernden Kur in einem Rutsch aus dem Darm befördern kann. Diese Express *Darmkur Premium* von *REGENBOGENKREIS* hat sich bei zahlreichen Anwendern bewährt.

Nach Meinung vieler Heilpraktiker stellt diese Biofilmentfernung die effektivste Möglichkeit dar, um den Darm grundlegend zu reinigen und danach die reinigende Feinarbeit zwischen den Darmzotten anzugehen. Erst wenn der Biofilm im Darm entfernt ist, können sich gute Bakterien in Probiotika dauerhaft im Darm ansiedeln, weil jetzt der richtige Nährboden dafür da ist, so Marlene E. Kunold, Heilpraktikerin Referentin und Autorin aus Hamburg.[395] Die Einnahme von Probiotika macht also erst nach der Entfernung des Biofilms wirklich Sinn.

---

* Mischungen regenerativer Mikroorganismen, die in nahezu allen Bereichen des Lebens positiv wirken

** Ein artenreicher Stamm innerhalb des Reichs der Bakterien

*** Das Geheimnis von *Cassia fistula* (zu den Johannisbrotgewächsen gehörend) steckt in ihrer Schote, auch „Manna" genannt: Das Mark der schwarzbraun glänzenden, langen Früchte birgt viele positive Eigenschaften, die Samen sind giftig.

Im Anschluss an die Biofilmentfernung mit der *Express Darmkur Premium* ist es sinnvoll, die *Amazonas Darmreinigung* von *REGENBOGENKREIS* für die Feinarbeit einsetzen. Diese enthält viele wertvolle Inhaltsstoffe in Rohkostqualität (*Una de Gato*-Rinde, Papayablätter, Boldoblätter, Topinamburknolle [mit *Effektiven Mikroorganismen®* behandelt], Löwenzahnwurzel u. v. m.), die den Darm schonend reinigen und gesunden lassen. Die beiden Kuren sind zusammengenommen kostenmäßig zwar eine kleine Investition, die sich in meinen Augen aber lohnt, bedenkt man, wie wichtig ein gesunder Darm für das Immunsystem ist.

Eine sehr angenehm schmeckende Unterstützung für den Darm soll an dieser Stelle nicht vergessen werden: der Lapacho-Tee. Dieser aus den Regenwäldern Südamerikas stammende Tee, der aus der Rinde des Lapacho-Baums gewonnen wird, wirkt antiviral, antibakteriell und antimykotisch, unterstützt das Immunsystem und wirkt stärkend, entgiftend und regulierend auf den Darm und die inneren Organe.

… auf der energetischen Ebene

Der Darm liebt Streicheleinheiten, z. B. eine Bauchmassage: Hier kann beispielsweise die Bauchdecke sanft mit bestimmten kreisenden Bewegungen behandelt werden und dabei wird tief und langsam in den Bauch hineingeatmet. Diese Massage eignet sich besonders gut zur Selbstanwendung und kann täglich zwischendurch zu Hause gemacht werden. Die Bauchmassage kann aus Büchern, von CDs oder bei Therapeuten erlernt werden (siehe „Bücher“ am Ende des Abschnitts). Unabhängig von der Bauchmassage kannst du deine Verdauungsorgane mit der richtigen Atmung entlasten bzw. stärken, denn: Bei der Bauchatmung wird der gesamte Bauchraum mit dem Einatmen gedehnt und mit dem Ausatmen entspannt. Mit jedem Einatmen übt das Zwerchfell einen Druck auf den Darm aus, wodurch es in seiner Tätigkeit unterstützt und der Blut- und Lymphfluss gefördert werden. Gleichzeitig wird die Bauchdecke nach oben gewölbt, wodurch ein Sog im Brustraum entsteht und die Lungen sich mit Luft füllen können. Die Bauchatmung hat eine stärkende Wirkung auf das Immunsystem und die Gehirnleistung, führt zu einer verbesserten Versorgung der Körperzellen mit Nährstoffen, kann Schmerzen lindern sowie die Entgiftung des Körpers effektiv unterstützen.

Mit deiner inneren Einstellung kannst du den Darm natürlich ebenfalls beeinflussen: Gehst du mit einer inneren Leichtigkeit und Gelassenheit durchs Leben, stärkst du deinen Darm.

Das mag der Darm nicht …

… auf der stofflichen Ebene

Der Darm ist ein sensibles Organ und kann ein Zuviel an ungesundem Zucker, industriell verarbeiteten Speiseölen, Getreide, Fleisch- und Wurstwaren aus Massentierhaltung, Zigaretten, Fast Food, Milchprodukten, Alkohol, chemischen Zusatzstoffen und Antibiotika nicht leiden. Du tust ihm etwas Gutes, wenn du diese Dinge deutlich reduziert bzw. sogar ganz von deinem Speiseplan streichst.

Daneben kommt es auch auf die richtige Reihenfolge und Kombination der Lebensmittel an, die du zu dir nimmst: Es ist bekömmlicher, bei einer Mahlzeit zuerst die Lebensmittel zu sich zu nehmen, die schneller verdaut werden (wie Salat, Gemüse oder Obst) und jene miteinander zu kombinieren, die eine ähnlich lange Verdauungszeit benötigen. Auch das wilde Kombinieren von Makronährstoffen sollte vermieden werden: So vertragen sich z. B. kohlenhydratreiche Nahrungsmittel nicht besonders gut mit proteinreichen, da das zu unangenehmen Symptomen wie Verstopfung oder Blähungen führen und sich letztendlich ungünstig auf die Darmflora auswirken kann.

… auf der energetischen Ebene

Wenn du dein Essen zu wenig und zu hastig kaust und dabei zu viel Luft herunterschluckst, reagiert dein Darm mit Blähungen. Genauso wenig mag er belastende Emotionen wie Kummer und Trauer sowie Anspannung oder das ständige, angestrengte Bemühen um irgendetwas. All das schwächt deinen Darm.

Köstlicher, darmgesunder Kartoffelsalat mit viel Grünzeug

Diesen köstlichen Kartoffelsalat mit deinen Lieben genießen, denn: Am besten schmeckt es mit anderen gemeinsam.

Für 2 Portionen

½ kg festkochende Kartoffeln

1 mittelgroße Zwiebel

2 Tomaten

½ Salatgurke

½ Paprikaschote (rot oder gelb)

etwa 4 EL fein gehackte Kräuter (Petersilie, Schnittlauch, Dill und Wildkräuter) nach Wahl

Für das Dressing
2 EL Olivenöl, kalt gepresst
2 EL Apfelessig
150 ml Gemüsebrühe (ohne Glutamat und Hefeextrakt)
2 EL Wildkräuterpesto
¼ Teelöffel Steinsalz
1 fein gehackte Knoblauchzehe
1 TL Senf

Die Kartoffeln gut waschen und garkochen. Das Wasser abschütten, die Kartoffeln abkühlen lassen, pellen und in kleine Würfel oder Scheiben schneiden. Diese in eine Schüssel geben.
Die Zwiebel fein würfeln, die Salatgurke (mit Schale) würfeln und den Paprika (ohne Kerne und weiße Innenhäute) in feine Streifen schneiden. Gemüse und Kräuter zu den Kartoffeln geben.
Die Zutaten für das Dressing gut miteinander verquirlen oder im Schüttelbecher mixen und über die Salatzutaten geben. Alles gut vermengen und 1 bis 2 Stunden ziehen lassen.

Darmgesundheit für Minimalisten

Wer wenig Zeit und wenig Geld hat, der nutzt die Kraft der Fermentierung: Lass dir jeden Tag 1 Esslöffel mit unpasteurisiertem, frischem Sauerkraut schmecken (entweder selbst gemacht oder aus der Kühltheke im Bioladen). Damit fütterst du – ratzfatz! – deine Darmbakterien mit gesunder, rechtsdrehender Milchsäure.

Entschleunigende Bauchatmung

Lege dich auf den Rücken und lasse deine Handflächen auf dem Unterbauch ruhen. Entspanne dich und atme tief durch die Nase in den Bauch hinein … ein und aus. … Spüre, wie sich deine Hände dabei heben und senken. Halte die Luft nach dem Einatmen kurz an … und lasse sie dann langsam aus dem Mund herausströmen. … Zwischen den Atemzügen gibt es kleinere Pausen. Atme ungefähr 10-mal auf diese Weise.

Bezugsquellen für die *Express Darmkur Premium* und die *Amazonas Darmreinigung* sowie *Cassia fistula* findest du im Anhang unter gleichnamiger Überschrift, dort unter „Vitamine, Mineralstoffe, Detox & Co.“, Seite 426.

Bücher

Prof. Dr. Michaela Axt-Gadermann: *Schlank mit Darm. Mit der richtigen Darmflora zum Wunschgewicht.* Südwest Verlag, 2014

Prof. Dr. Michaela Axt-Gadermann: *Schön mit Darm. Strahlendes Aussehen durch einen gesunden Darm – Schöne gesunde Haut, glänzendes Haar und eine schlanke Figur mit der richtigen Ernährung und Darmflora.* Südwest Verlag, 2017

Andrea Christiansen: *Bauchmassage. Wohlbefinden, optimale Verdauung und eine Straffung der Bauchmuskulatur*. Kopp Verlag, 2016

Giulia Enders: *Darm mit Charme. Alles über ein unterschätztes Organ.* Ullstein Verlag, 2017

Maria Köllner: *Die Bauchselbstmassage. Der leichte Weg zur optimalen Verdauung und einer guten Figur*. Bio Verlag Ritter, 2007

Martin Rutkowsky: *Alles Gute für den Darm. Ein praktischer Leitfaden mit wohltuenden Rezepten und wirksamen Mitteln aus der Naturheilkunde*. Königsfurt-Urania Verlag, 2017

Webseite zum Buch „Darm mit Charme“: *www.darm-mit-charme.de*

Die Lunge – Atmen verleiht Flügel

Wie die Haut hat auch die Lunge einen direkten Kontakt zur Außenwelt, weil wir mit jedem Atemzug die Luft von außen einatmen und dabei eine direkte Beziehung zur Welt um uns herum herstellen. Die Lunge – linker und rechter Lungenflügel – liegt im Brustkorb und füllt diesen fast vollständig aus. Nach der traditionellen chinesischen Medizin (TCM) steht die Lunge in Zusammenhang mit dem Dickdarm, und bei vielen Krankheiten finden sich interessante Parallelen zwischen diesen beiden Organen. So entspricht z. B. der Durchfall dem Husten und der Reizdarm kann als „Asthma des Darms" bezeichnet werden.[396] Die Lunge ist das einzige Organ, das wir willentlich beeinflussen können: Wir können unsere Atemfrequenz verändern. Sie hat mit Themen wie „Loslassen", „Klarheit erlangen", „Ordnung" und mit der „Reduktion auf das Wesentliche" zu tun. All das, was wir nicht mehr brauchen können, darf losgelassen werden. Das spiegelt uns die Lunge in ihren Wesensmerkmalen sehr gut wider.

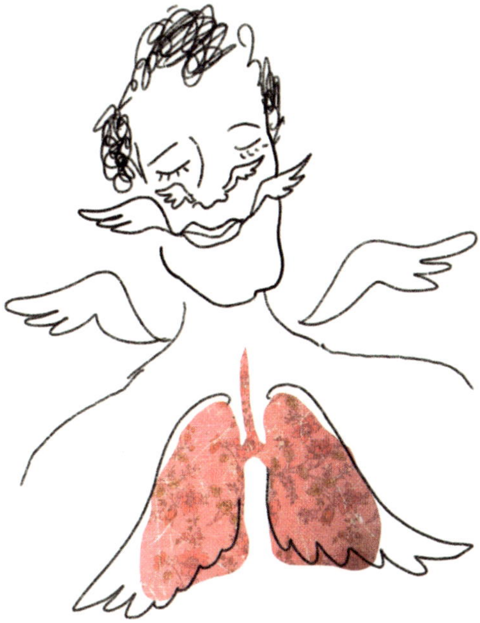

Die Funktionen der Lunge im Überblick

Die Lunge ist dafür zuständig, beständig Sauerstoff aus der Atemluft ins Blut aufzunehmen und durch die Ausatmung Kohlendioxid (das im Zellstoffwechsel als Abfallprodukt entsteht) aus dem Blut wieder an die Luft abzugeben. Die eingeatmete Luft gelangt dabei über die Luftröhre in die beiden Hauptbronchien, die sich weiter in die Bronchien und Bronchiolen verästeln. Hier werden auch Krankheitserreger und Fremdkörper abgefangen, die an dem von der Schleimhaut der Bronchien gebildeten, zähen Schleim haften bleiben. Am Ende der zahlreichen Bronchiolen, wo über 300 Millionen winzige Alveolen (luftgefüllte Lungenbläschen) sitzen, findet der eigentliche „Warenexport bzw. -import", sprich der Gasaustausch mit dem Blut statt. Hier gelangt der Sauerstoff aus der Atemluft ins Blut und Kohlendioxid aus dem Blut geht zurück in die Atemluft und wird ausgeatmet. Normalerweise atmen wir 12- bis 15-mal pro Minute ein und aus. Bei körperlicher Betätigung kann diese Atemfrequenz zunehmen, und wenn wir im Ruhemodus sind, sinkt sie automatisch. Durch gezielte Atemübungen, die du in diesem Buch findest (siehe auch „Liste der Übungen ‚Tun & Spüren'", Seite 438 f.), kannst du die Atemfrequenz optimieren und so wertvolle gesundheitliche Effekte erzielen..

Erkrankungen der Lunge

Erkrankungen der Lungen- und Atemwege haben sicher schon jeden von uns das eine oder andere Mal betroffen. Sie zeigen uns, wie sensibel dieses Organ ist. Diese Erkrankungen, die zu den schwerwiegendsten gesundheitlichen Problemen weltweit führen und für ein Sechstel aller Todesfäll verantwortlich sind,[397] werden allgemein als „Atemwegs-", „Lungen-" oder „pulmonale Erkrankungen" bezeichnet, im Einzelnen sind das z. B. *Asthma,* Lungenentzündung, Lungenfibrose, *Bronchitis,* COPD (chronisch obstruktive Lungenerkrankung) oder Lungenkrebs. Übrigens stellt bei Frauen inzwischen nicht mehr der Brustkrebs, sondern der Lungenkrebs die häufigste krebsbedingte Todesursache dar.[398] Als typische Symptome einer kranken Lunge können beispielsweise Husten, Atemnot, Brustschmerzen, Schnappatmung, Keuchatmung oder Kurzatmigkeit auftreten, des Weiteren auch Husten mit blutigem Auswurf und aufgrund des Sauerstoffmangels im Blut unter Umständen auch eine bläuliche Verfärbung der Haut.

Das mag die Lunge …

… auf der stofflichen Ebene

Die Lunge liebt es natürlich, saubere, frische Luft einzuatmen. Diese ist leider in vielen Gebieten der Erde und insbesondere im städtischen Umfeld inzwischen Mangelware, und so zieht es vor allem Asthmatiker oder Lungenkranke häufig an die Meeresküste, wo sogenanntes Reizklima mit einem erhöhten Feuchtigkeits- und Salzgehalt herrscht. Dieses Klima hat eine positive Auswirkung auf die Schleimlösung in den Atemwegen. Auch Bergregionen bieten mit ihrer sauberen Luft ein ideales Klima für diejenigen, die mal wieder richtig durchatmen möchten.

Eine Ernährung mit vital- und nährstoffreichen Lebensmitteln unterstützt neben den anderen Organen auch die Gesunderhaltung der Lunge, denn ab dem 30. Lebensjahr beginnt die Lungenfunktion bereits schwächer zu werden. Die Bedeutung für die Ernährung für COPD-Erkrankungen wurde auch in Studien belegt: *„Die Ernährung – so wissen wir jetzt – ist ein wichtiger Weg, die immer häufiger werdenden COPD-Erkrankungen zu bekämpfen“,*[399] so Dr. Vanessa Garcia-Larsen, Studienautorin.

Die Natur hält eine Vielzahl an effektiven Lungenheilmitteln bereit. Das sind insbesondere Thymian, Süßholzwurzel, Huflattich, Eukalyptus, Salbei, Pfefferminze und der Vogelknöterich. Auch kieselsäurehaltige Präparate wie *Silicea*-Gel haben auf das Lungengewebe eine Heilkraft.

… auf der energetischen Ebene

Die Lunge liebt also gute, saubere Luft und natürlich: Bewegung. So wird aus einem Wanderurlaub in den Bergen ein idealer Lungenstärker, da ein gesundes Maß an Bewegung der Lunge gut gefällt. Auch ein mit langsamer, bewusster, richtiger Atmung ausgeführtes Yoga kann sich positiv auf die Lungengesundheit auswirken. Außerdem stärken innere Reisen zum Thema „Loslassen und Abgrenzen“ die Lunge in ihrer Funktion.

Das mag die Lunge nicht …

… auf der stofflichen Ebene

Zu den größten Stressoren auf stofflicher Ebene gehören Zigarettenrauch durch aktives und passives Rauchen, Feinstaub[400] durch Straßen- und Flugverkehr, Industrieanlagen und private Heizanlagen,[401, 402] Bakterien oder Viren und chronische Entzündungen der Atemwege sowie Zahn- und Zahnbetterkrankungen. Auch durch laute Musik, beispielsweise einen zu lauten Bass – Techno-Liebhaber aufgepasst! –, kann die Lunge Schaden nehmen, wie eine Studie unlängst bewiesen hat. Er kann zu feinen Rissen in der Lunge führen und schließlich zum Lungenkollaps.[403] Zur signifikanten Zunahme von Lungenkrebs in Verbindung mit Feinstaub gibt es eine interessante Studie aus Kopenhagen aus dem Jahr 2013: Demnach kann eine bestimmte Konzentration an Feinstaub, die noch unter den von der Europäischen Union festgelegten Höchstwerten liegt, bereits zu einem erhöhten Risiko für *Adenokarzinome* in der Lunge führen.[404]

… auf der energetischen Ebene

Die Lunge hat nach der traditionellen chinesischen Medizin (TCM) in den frühen Morgenstunden zwischen 3 bis 5 Uhr ihre energetische Hoch-Zeit. Chronische Trauer, Kummer, Sorgen, nicht bewältigte Trennungen und Stress schwächen dieses Organ und lassen uns häufig zu dieser Zeit aufwachen, denn da wird der Einfluss des beruhigenden *Parasympathikus* schwächer und der aktive *Sympathikus* nimmt an Fahrt auf. Wenn es der Lunge nicht gut geht, zeigt sich das vor allem in diesem Zeitfenster: Hier treten die meisten Asthmaanfälle auf sowie der plötzliche Kindstod. Und in diesen beiden Stunden am frühen Morgen sterben die meisten Menschen, ganz unabhängig von der Grundursache.[405]

Ballast mit dem Atem gehen lassen – Eine Loslass-Übung in der Natur

Eine kleine, feine und kurze Übung in der Natur kann die Lunge stärken und ihr dabei helfen loszulassen. Geh an einen schönen Platz in die Natur. Atme die Luft in einem tiefen Atemzug durch die Nase bewusst ein und stoße sie durch den Mund kräftig aus … zusammen mit allem, was dich belastet. … Das kann sowohl all der Schmutz sein, den du im Laufe deines Lebens eingeatmet hast … als auch der emotionale Ballast wie chronischer Kummer, der deine Lunge schwächt. … Du kannst dir dabei vorstellen, wie der ausgeatmete Ballast als Rauch in den Himmel aufsteigt und sich dort langsam auflöst … bis er nicht mehr zu sehen ist. Das kannst du einige Male wiederholen, bis du dich besser fühlst und wieder freier und tiefer durchatmen kannst.

Bücher

Dr. Michael Barczok: *Luft nach oben. Wie richtiges Atmen uns stärker macht.* Bastei Lübbe Verlag, 2018

Dr. med. Kai-Michael Beh: *Die atemberaubende Welt der Lunge. Warum unser größtes Organ Obst mag, wir bei Konzerten husten müssen und jeder Atemzug einzigartig ist.* Heyne Verlag, 2018

Die Leber – Nummer eins in Sachen „Stoffwechsel"

Die Leber ist mit einem Gewicht von ungefähr 1,5 Kilogramm beim erwachsenen Menschen die größte Drüse des Körpers und das zentrale Organ des gesamten Stoffwechsels – sprich dessen Chef. Normalerweise spürst du die Leber nicht, denn wenn es ihr gut geht, erledigt sie heimlich, still und leise ihr Tages- und sogar Nachtwerk, denn nachts zwischen 1 bis 3 Uhr arbeitet die Leber gemäß der chinesischen Organuhr mit Hochdruck: Sie entgiftet unseren Körper. Wer nachts um diese Zeit aufwacht, sollte sich Gedanken darüber machen, ob es seiner Leber gut geht, und diese bestmöglich bei ihrer wertvollen Arbeit unterstützen. Wie – das erfährst du im Folgenden. Das Partnerorgan für die Leber ist übrigens die Galle, und alles, was der Leber guttut, bekommt auch der Galle.

Die Funktionen der Leber im Überblick

Die Leber liegt unterhalb des Zwerchfells, füllt einen großen Teil der rechten Hälfte des Oberbauchs aus und steht in enger Beziehung zu Magen, Gallenblase, Bauchspeicheldrüse, Dünndarm sowie der rechten Niere und Nebenniere. Sie besteht aus zwei großen und zwei kleinen Lappen und kann in acht Segmente eingeteilt werden, wovon jedes Segment aus vielen 1 bis 2 Millimeter großen Leberläppchen

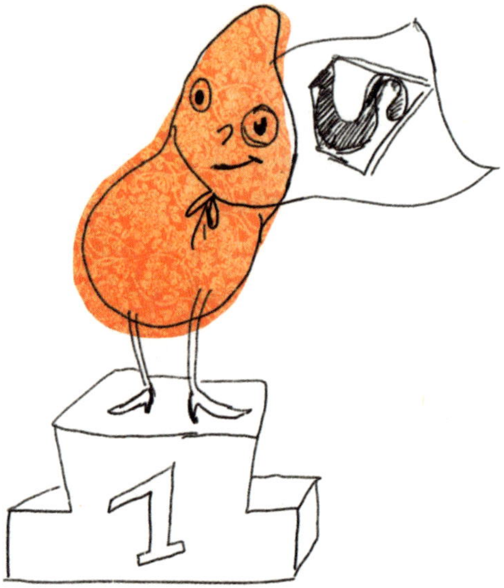

besteht. Die Einteilung in acht Segmente ergibt sich aus der Versorgung der einzelnen Segmente durch jeweils einen Leberarterienast, einen Pfortaderast und einen Gallengang.[406] Die Leber ist ein Multitasking-Künstler und erledigt gleich mehrere elementare Dinge auf einmal. Kurz und bündig: Sie ist Energielieferant und Entgifter in einem. Laut Professor Christian Trautwein kann man sich die Leber als Fabrik vorstellen. Sie ist sowohl emsige Stoffwechselfabrik als auch wichtiges Speicherorgan.[407] Sie ist nach Andreas Moritz außerdem das Organ, das hauptsächlich für die Alterung bzw. die Erhaltung der Jugendlichkeit verantwortlich ist. Die verschiedenen Funktionen werden von allen Leberzellen in unterschiedlichem Ausmaß wahrgenommen. Nach der traditionellen chinesischen Medizin (TCM) ist die Leber das Organ der Wandlung, d. h., bei allen Veränderungen auf körperlicher und seelisch-geistiger Ebene ist die Leber involviert.

Die wichtigsten Funktionen der Leber sind:[408, 409, 410]

- Produktion von Gallensaft
- Bildung von Traubenzucker, Ketonkörpern, Cholesterin und Eiweißen im Blut
- Speicherung von Traubenzucker in Form von Glykogen, Fett und Vitaminen
- Hormone: Produktion von Wachstumshormonen, Freisetzung des hormonähnlichen Vitamins D, Umbau der Schilddrüsenhormone und Steroidhormone

- Herstellung von Gerinnungsfaktoren
- Abbau verschiedenster Stoffwechselprodukte
- Entgiftung und Abbau von körpereigenen und körperfremden Substanzen wie Ammoniak, geschädigten roten Blutkörperchen, Bilirubin, Hormonen, Bakterien, defekten Zellen, Weichmachern, Steroidhormonen, Alkohol und Medikamenten

Erkrankungen der Leber

Die Leber verfügt über eine besonders hohe Regenerationsfähigkeit, d. h., sie kann ihre Leistungsfähigkeit lang erhalten und akute und chronische Schäden beheben. Erst wenn etwa 80 Prozent des Lebergewebes geschädigt sind, kapituliert sie.[411] Die Erkrankungen der Leber sind vielfältiger Ausprägung und können sich z. B. bei einer *Hepatitis* (Leberentzündung) durch Müdigkeit, Gelbsucht oder Juckreiz zeigen. Ebenso können ein Druck- und Völlegefühl im Oberbauch, Übelkeit oder Erbrechen, einhergehend mit einer Gewichtsabnahme, auf eine Leberzirrhose hindeuten. Neben der *primär biliären* und sowie der *primär sklerosierenden Cholangitis* (PBC, PSC) und der *alveolären* sowie der *zystischen Echinokokkose*[412] gehören Schädigungen durch Alkohol oder Lebertumore zu den Lebererkrankungen. Aber auch andere Symptome können auf eine Störung der Leberfunktion hinweisen, etwa Schlafprobleme zwischen 1 und 3 Uhr nachts, Nachtschweiß, Gereiztheit, Depressionen, Erschöpfung, Hauterkrankungen, Antriebslosigkeit, Libidoverlust, *prämenstruelles Syndrom* (PMS), *Hämorrhoiden*, hohe Cholesterinwerte, *Reflux*, Ekzeme, Gelenkschmerzen, Gedächtnisstörungen u. v. m.[413] In der TCM heißt es: „*Die Leber öffnet sich in den Augen*", d. h., dass auch Augenprobleme wie rote, trockene, tränende und gelblich verfärbte Augen eine Störung der Leberfunktion anzeigen können.

Das mag die Leber …

… auf der stofflichen Ebene

Wie der Darm, freut sich auch die Leber über Lebensmittel, die ihr guttun: Das sind vital- und nährstoffreiche sowie chlorophyllhaltige Lebensmittel, insbesondere Artischocken (kurbeln den Stoffwechsel an), Rote Bete (enthält leberschützende Vitamine und Mineralstoffe), Avocados (unterstützen die Leber durch reichlich

Glutathion), Heidelbeeren (enthalten reichlich Polyphenole, haben also eine entzündungshemmende, leberschützende Wirkung) und Wildkräuter wie Löwenzahn, Schafgarbe, Wermut und die Wegwarte: Die darin enthaltenen Bitterstoffe regen den Leberstoffwechsel an und haben eine stimulierende, stärkende Wirkung auf Leber, Galle, Magen und Darm. Früher, bis ins 20. Jahrhundert hinein, verzehrten die Menschen täglich eine größere Portion bitterstoffhaltiger Nahrungsmittel – Gemüse, Salate oder Wildpflanzen. Leider bringt es der moderne Mensch heute nur noch auf kleinste Mengen bitterstoffhaltiger Lebensmittel pro Tag, da die moderne Lebensmittelindustrie die Bitterstoffe aus Gemüsen und Salaten „herausgezüchtet“ hat, weil wir sie wohl nicht so sehr mögen. So wurde der Siegeszug des Süßen auf Kosten des Bitteren und damit einer natürlichen, gesunden Medizin gefördert.

Die Mariendistel ist eine Heilpflanze für die Leber, denn ihr Wirkstoff Silymarin hilft dem Organ, sich zu regenerieren, zu entgiften und sich vor schädlichen Einflüssen zu schützen. Auch Rettich und Radieschen wirken anregend auf die Leber- und Gallentätigkeit, regen die Produktion von Gallensaft an und können sogar Gallengries und damit die Vorstufe von Gallensteinen, auflösen.[414] Grund dafür sind ihre sekundären Pflanzenstoffe, hier die Senfölglykoside. Übrigens kann zu wenig Gallensaft dazu führen, dass sich Parasiten im Verdauungstrakt ansiedeln. Aus diesem Grund sollte man seine Leber immer wieder einmal mit Bitterstoffen bei ihrer Arbeit unterstützen.

Entschlackende Reinigungskuren liebt die Leber (wie der Darm). Eine davon hat Andreas Moritz als Leber- und Gallenblasenreinigung entwickelt bzw. perfektioniert. Bei dieser Kur werden Leber- und Gallensteine sowie Parasiten, Schleim und Gries ausgeschieden, was zur Folge hat, dass Leber und Galle wieder besser arbeiten können. Das ist nicht verwunderlich, denn diese Steine verstopfen die Leber- und Gallengänge, was die Organe schwächt. Die Steine sind sowohl ganz unterschiedlich in Größe, Form und Farbe als in der Konsistenz: In manchen befinden sich z. B. abgestorbene Parasiten (wie Spulwürmer, Madenwürmer, Trichomonaden), es gibt vollständig kalzifizierte, teilverkalkte Steine, rote Bilirubinsteine, Gallengries nebst Cholesterinsteinen, Kalkgries, grüne Gallensteine in allen möglichen Schattierungen und dunkle Pigmentsteine. Betrachtet man diese Steine, die teilweise bis zu mehreren Zentimetern oder sogar hühnereigroß werden können, so könnte man sie für Schmuckstücke halten. Navena Widulin, medizinische Präparatorin an der Charité in Berlin, hat für Gallensteine eine Vorliebe entwickelt und sammelt sie am Berliner Medizinhistorischen Museum der Charité seit achtzehn Jahren. Diese Sammlung ist wahrscheinlich die größte der Welt und zeigt eine faszinierende Vielfalt an verschiedenen Farben und Formen.[415] Gallensteine kommen übrigens nicht nur bei älteren Menschen vor, sondern auch Kinder und Jugendliche sind bereits davon betroffen.

Andreas Moritz empfiehlt, die Leber- und Gallenblasenreinigung so lange anzuwenden, bis keine Steine mehr kommen, und dann nur noch 1-mal pro Jahr auszuführen. Die genaue Anleitung erhältst du im Internet oder in seinem Buch *Die wundersame Leber- und Gallenblasenreinigung*. Es ist nicht ungewöhnlich, dass der Effekt einer solchen Kur sich gleich positiv in den Blutwerten niederschlägt. Auf jeden Fall tritt bei vielen Patienten eine spürbare Verbesserung ihrer allgemeinen Befindlichkeit auf. Es gibt daneben auch noch andere, abgewandelte Leber- und Gallenblasenreinigungen (z. B. nach Florian Sauer von *NAKURAPIE*; Link siehe Website-Tipp Seite 246). Die Leber als Entgiftungszentrale des Körpers ist Dreh- und Angelpunkt eines gesunden Körpers. Damit ist die gründliche Leber- und Gallenblasenreinigung, ergänzt durch weitere stoffwechselentgiftende Maßnahmen (z. B. Einläufe, Nieren- und Lebertees sowie gutes Wasser, ausreichend Bewegung, Kräuter zur Blutreinigung) eine hocheffektive und einfach auszuführende Möglichkeit, die man ideal in Eigenregie umsetzen kann.

Eine weitere sehr effektive Methode der Reinigung ist die Zitronensaftkur (siehe Seite 245 f.). Daneben stellt das Trinken von Kamillentee laut Andreas Moritz ebenfalls eine wirkungsvolle Methode dar, sich von Leber- und Gallensteinen zu befreien, da Kamillentee die Steine auflöst. Es stellen sich aber nicht so schnell Erfolge ein und es müssen über den Tag hinweg 2 bis 3 Tassen Kamillentee getrunken werden.[416] Auch der sogenannte Steinbrechertee *Chanca Piedra* kann die Leber stärken, Steine in Leber, Niere und Blase auflösen und Ödeme ausschwemmen. Daneben wird er traditionell bei Magen- und Darmentzündungen, Darmkrämpfen sowie Magenschmerzen angewendet.[417]

Wer keine Leber- und Gallenblasenreinigung durchführen mag, für den gibt es eine andere (nicht ganz so effektive) Methode: den Kaffee-Einlauf nach Dr. Gerson. Damit können aber anders als bei der Leber- und Gallenblasenreinigung *keine* Steine ausgeschieden werden. Genaueres erfährst du in *Das große Gerson Buch*. Beim Kaffee-Einlauf wird im Gegensatz zum normalen Einlauf die Leber angeregt, Toxine auszuscheiden. Das stellt eine enorme Entlastung für das Organ dar. Entwickelt wurde dieser Einlauf von Dr. Gerson für eine Saftkur, bei der durch die starke Entgiftungswirkung eine Menge Toxine von der Leber verarbeitet werden müssen. Man kann den Kaffee-Einlauf täglich anwenden, bis das Wohlbefinden spürbar zunimmt.

... auf der energetischen Ebene

Die Leber liebt es entspannt und ruhig: Dann kann sie am besten arbeiten und die Gallensäfte können die Gallengänge störungsfrei und in ausreichendem Maße passieren. Außerdem freut sie sich über gut gekautes Essen, das in einer entspannten Atmosphäre eingenommen wird.

Das mag die Leber nicht ...

... auf der stofflichen Ebene

Der Leber schadet all das, was zusätzlich Arbeit und Kraft kostet – weil sie etwa bestimmte Stoffe abbauen muss –, z. B. Alkohol, Schwermetalle, Medikamente, ungesunde Fette, Zucker, Übergewicht, Infektionen mit Viren (*Hepatitis*) und ein Zuviel an Kohlenhydraten: Ursache einer nichtalkoholischen Fettleber ist nämlich nicht ein Zuviel an Fett, sondern ein Übermaß an Kohlenhydraten und Zucker.[418, 419] Weisst du Bescheid über die armen Gänse, die für die heißbegehrten Gänseleberpasteten qualvoll zu Tode gemästet werden? Das geschieht nicht etwa durch Alkohol oder Fett, sondern durch Unmengen an kohlenhydratreicher Mastnahrung, die den Tieren in großen Mengen in den Schlund gestopft werden. Solch eine Tierquälerei darf es nicht geben! Wir entscheiden mit unserem Konsumverhalten mit, ob Produkte wie Gänseleberpasteten irgendwann aus den Regalen verschwinden. Auch übermäßiges Essen (besonders am Abend), kalte Getränke, zu viel Eis, Light-Produkte, *Dehydration*, übermäßiger Eiweißkonsum und Zahnherde schaden nach Andreas Moritz der Leber.

... auf der energetischen Ebene

Für die Taoisten ist die Leber der Sitz von Aggressionen, Wut, Bitterkeit und Hass. Es lohnt sich, die Leber auch im Hinblick auf diese Emotionen zu betrachten und sich zu fragen, ob einem *„eine Laus über die Leber gelaufen ist"*, ob man *„eine Wut um*

Bauch hat". Eine Harmonisierung der Leberenergie kann solche Gefühle wieder ins Gleichgewicht bringen: Werde dir dieser Emotionen bewusst, sieh sie freundlich an und lasse sie los. Daneben wirken sich Schlafdefizit, Stress, Überarbeitung und zu wenig Bewegung negativ auf die Leber aus.

Entspannende Leberauflage – Eine wohltuende Auszeit

Für dieses alte Hausmittel 1 Esslöffel Schafgarbe in 250 Millilitern Wasser zum Kochen bringen, 10 Minuten köcheln lassen, dann abseihen und ein wenig abkühlen lassen. Ein Baumwolltuch in den Schafgarbenaufguss oder einfach nur in warmes Wasser tauchen, auswringen und auf den rechten Rippenbogen (wo die Leber sitzt) legen. Darauf ein zweites, trockenes Tuch platzieren und darauf eine Wärmflasche.

Durch die feuchtwarme Auflage wird die Durchblutung von Leber, Gallenblase sowie der Gallengänge angeregt. Die Gefäße werden geweitet, was den Abtransport der Gallenflüssigkeit und der Giftstoffe beschleunigt. Insgesamt wirkt die Leberauflage stoffwechselanregend, dadurch kann die Leber wieder besser arbeiten und sich regenerieren. Solch eine Leberauflage wirkt ungemein wohltuend und entspannend und kann während Fastenkuren oder einfach beim Mittagschlaf angewendet werden.

Die Zitronensaftkur – Sauer macht basisch und munter!

Ich trinke morgens gleich nach dem Frühstück den Saft von 1 frisch gepressten Zitrone in einem Glas warmem Wasser. Ich mische zusätzlich 1 Teelöffel Honig (oder Ahornsirup) und etwas Cayennepfeffer hinein. Die Zitrone wirkt laut traditioneller chinesischer Medizin abkühlend, daher ist sie für Menschen, die leicht frierend, in dieser Form besser verträglich. Zitrone ist ein stark basisch wirkendes Lebensmittel, reich an Vitaminen und Mineralstoffen, sie aktiviert zudem – als derzeit einziges bekanntes aus Anionen bestehendes Lebensmittel – bestimmte Leberenzyme und wirkt positiv auf Bauchspeicheldrüse und Gallenblase. Außerdem weckt Zitronensaft, morgens getrunken, die Lebensgeister, er ist also ein Muntermacher! Die intensivere Form der Zitronensaftkur ist die „Master Cleanse Diät":

Hier trinkt man kurmäßig über einen Zeitraum von bis zu 10 Tagen ausschließlich ein Gemisch aus 3 Esslöffeln Zitronensaft, 2 Esslöffeln Ahornsirup, 1 (oder mehr nach Geschmack) Prise Cayennepfeffer, und 300 Millilitern warmem Wasser.[420] Dieser Drink wird immer bei Hunger zu sich genommen.

Selbst gemischter Leber-Galle-Tee

Für diesen Tee mischst du ganz nach deinem Gusto folgende Kräuter und Gewürze (entweder frisch oder getrocknet): Pfefferminze, Schafgarbe, Löwenzahn, Kurkuma, Kümmel, Mariendistel). Brühe etwa 1 Teelöffel der getrockneten Kräutermischung (bei frischen Kräutern: 2 bis 3 Esslöffel) mit 1 Tasse heißem Wasser auf und lasse den Tee 10 Minuten ziehen. Anschließend abseihen und genießen.

Bücher

Andrea Freund, Lucia Schmidt: *Leber an Milz. Wie wir lernen, auf die geheimen Signale unserer Organe zu hören.* Ecowin Verlag, 2018

Andreas Moritz: *Die wundersame Leber- und Gallenblasenreinigung. Ein kraftvolles Verfahren zur Verbesserung Ihrer Gesundheit und Vitalität.* Narayana Verlag, 2014

Anthony William: *Heile deine Leber. Die Wahrheit über chronische Erschöpfung, Reizdarm, Gewichtsprobleme, Diabetes und Autoimmunerkrankungen.* Arkana Verlag, 2019

Leberreinigung nach Florian Sauer: *NAKURAPIE; www.nakurapie.de*

Die Nieren – Hüterinnen des Qi

Die bohnenförmigen, etwa faustgroßen Nieren kommen wie die Lunge gleich im Doppelpack daher und gelten nach der traditionellen chinesischen Medizin (TCM) als Wurzel des Lebens, Trägerinnen der Essenz, Hüterinnen der Lebensenergie *Qi* und der Ursprungsenergie. Die TCM unterscheidet zwischen der *Yin*-Niere und *Yang*-Niere: In der *Yin*-Niere wird die Ursprungsenergie, d. h. die von den Ahnen und Eltern übertragene Lebensessenz gespeichert, und in der *Yang*-Niere die Grundlage für Wärme und Aktivität unseres Körpers. Nach der Organuhr hat die Niere in der Zeit zwischen 17 und 19 Uhr ihre stärkste Aktivität und zwischen 5 und 7 Uhr morgens die schwächste. Nach der TCM ist die Niere das „Seelen- und Winterorgan“[421]: Pflege deine Niere, so pflegst du gleichzeitig deine Seele. Wie Mensch, Erde und Natur im Winter neue Energien sammeln, um diese dann im

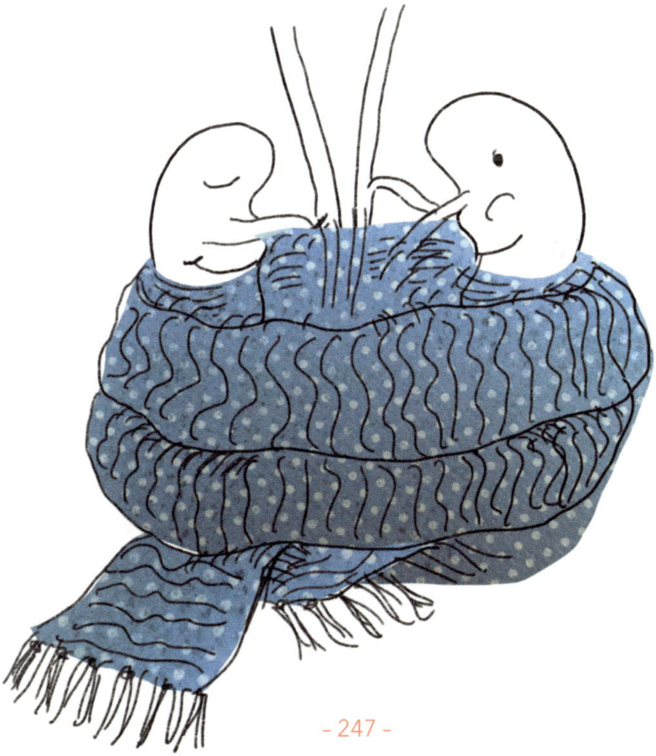

Frühjahr wieder kraftvoll nach außen zu bringen, so sollten das auch die Nieren tun und damit genügend aufbauende Kräfte für Herz, Kreislauf und Leber zur Verfügung stellen können. Besonders bei der Regeneration macht sich eine geschwächte Niere bemerkbar, wenn wir nur sehr langsam wieder auf die Beine kommen. Wie die Blase wird auch die Niere dem Element Wasser zugeordnet – einem sanften und gleichzeitig sehr kraftvollen Element, denken wir daran, mit wie viel Wucht und Druck Wasser sich seinen Weg bahnen kann. Wenn wir „im Fluss", also „im Flow" sind, ist das ein Zeichen für ausgewogene Nierenenergie und gleichzeitig eine auch dem Wasser zugeschriebene Qualität, so TCM-Expertin Pascale Neuens.[422]

Die Funktionen der Nieren im Überblick

Im Wesentlichen lassen sich den Nieren die drei Funktionsbreiche „Ausscheidung", „Regulation" sowie „Produktion" zuordnen. Oft werden die Nieren auch als „Klärwerke des Körpers" bezeichnet: Sie reinigen das Blut und sorgen für die Ausscheidung von Stoffwechselprodukten und Toxinen über den Urin. Des Weiteren regulieren sie den Wasser- und Elektrolythaushalt sowie das Säure-Basen-Gleichgewicht. Die Nieren passen die Produktion der Urinmenge an die Trinkmenge an und können somit Unterschiede im Wasserhaushalt des Körpers ausgleichen. Damit das Blut nicht zu sauer oder zu basisch wird, passen die Nieren den pH-Wert im Blut an. Neben diesen Aufgaben fungieren die Organe auch als Hormonproduzenten, indem sie z. B. Erythropoetin (regt die Bildung der roten Blutkörperchen im Knochenmark an), Renin (reguliert den Blutdruck) und die aktive Form des Vitamin D_3, das Kalzitriol (fördert die Aufnahme von Kalzium und Phosphat im Darm), herstellen.[423]

Neben der wichtigen Aufgabe als Ausscheidungsorgan hat die Niere aber noch eine andere, ebenso wichtige Funktion: Sie entscheidet also nicht nur darüber, was aus dem Körper ausgeschieden werden muss, sondern auch darüber, was im Körper bleiben darf. Somit ist sie eine Art „Dirigentin" im Körper. Nach der traditionellen chinesischen Medizin (TCM) hat die Niere, unter energetischen Gesichtspunkten betrachtet, also auch einen aufnehmenden Charakter, der für die Gesunderhaltung des Körpers genauso wichtig ist wie der ausscheidende. Hierbei wird die Niere von dem wichtigen Spurenelement Kupfer unterstützt, das diesen

Prozess ermöglicht.[424] Laut Heilpraktiker und Autor Lothar Ursinus sind die Nieren das Organ der Individualität und entscheiden darüber, was gut für uns ist und was nicht.[425] Hilfreich ist z. B. die *Kupfer Salbe rot* von *WALA®*, die, an die richtigen Stellen an den Fußsohlen aufgetragen (dort nämlich, wo der Nierenmeridian seinen Ursprung nimmt), die beschriebenen Prozesse der Nieren im ganzheitlichen Sinne unterstützt.

Das Partnerorgan der Nieren ist die Blase, und was den Nieren guttut, bekommt auch der Blase.

Erkrankungen der Nieren

Wenn die Niere krankt, kann sich das an Symptomen wie einem erhöhten Blutdruck, Ödemen, rot gefärbtem oder einer vermehrten Ausscheidung von wenig gefärbtem Urin äußern. Zu den häufigsten Nierenerkrankungen zählen z. B. die chronische Nierenerkrankung, eine akute Nierenentzündung, eine Nierenschwäche und Nierenkrebs.

Menschen mit einer schwachen Nierenenergie erkennt man daran, dass es Ihnen an Grundvertrauen, Willensstärke, Selbstvertrauen, innerer Kraft und Geborgenheit fehlt. Auf der körperlichen Ebene kann sich eine Irritation des Nierenmeridians durch ein schwaches Immunsystem, brüchige Knochen, kranke Zähne, kalte Füße, Schlafprobleme, Hitzewallungen, *Tinnitus*, Rückenbeschwerden, Zahnherderkrankungen wie Kieferostitis oder NICO*, *Hämorrhoiden*, Zähneknirschen, Ödeme, Ohrentzündungen etc. bemerkbar machen.

Das mögen die Nieren …

… auf der stofflichen Ebene

Um die Nieren gut in ihrer Tätigkeit zu unterstützen, braucht es in allererster Linie genug Wasser. Die Nieren sind nämlich dem Element Wasser zugeordnet. Trinke also über den Tag verteilt ausreichend Wasser, nach der traditionellen chinesischen Medizin (TCM) am besten körperwarm, eben nicht zu kalt. Des Weiteren lieben

---

* Ausführlich beschrieben in meinem Buch *Kieferostitis & NICO*

die Nieren entschlackende Lebensmittel, die die Urinausscheidung anregen, einer Steinbildung vorbeugen und dabei helfen, kleinere Steine auszuscheiden. Dazu gehören Kresse, Zwiebeln, frisch gepresster Selleriesaft, Petersilie, chlorophyllhaltige grüne Smoothies und Spargel. Eine Knochenbrühe stärkt laut TCM die Nierenenergie und soll auch für die Knochengesundheit eine wertvolle Unterstützung sein.

Daneben gibt es zahlreiche Kräuter, die die Niere kraftvoll unterstützen, wie Brennnessel (wirkt blutreinigend, blutbildend, antirheumatisch, regt die Harnausscheidung an), Löwenzahn (verbessert den Fettstoffwechsel, regt die Gallenproduktion an, fördert die Ausscheidung von Salzen), Schachtelhalm (harntreibend, regt Hautstoffwechsel an), Birkenblätter (harntreibend), Hafertee (fördert die Durchspülung der Nieren), Goldrute (entzündungshemmend, regt die Wasserausscheidung an), Kamille (entzündungshemmend, fördert die Harnproduktion) und Bärentraube (wirkt antibakteriell, desinfizierend). Diese Kräuter können auch im Rahmen einer Nierenreinigung zur Anwendung kommen. Der Steinbrechertee *Chanca Piedra* ist hier ebenfalls angesagt. Er soll innerhalb weniger Tage Nieren- und Blasensteine auflösen können. Der wärmende Ingwer hat auf die Nieren und Nebennieren übrigens eine anregende Funktion und hilft dem Körper dabei, Ausdauer und Kraft zu gewinnen.

Zink stärkt laut Ärztin und Autorin Dr. Jutta Mauermann zusätzlich die Nierenenergie. Am besten nimmt man bei einem Mangel ein geeignetes Präparat in der Zeit zwischen 17 und 19 Uhr ein[426] – das ist nach der Organuhr die Nierenzeit. In dieser Zeit trinkt man ausreichend Wasser oder macht es sich bei einem Tee gemütlich. Stress wäre jetzt für die Nieren nicht besonders förderlich.

… auf der energetischen Ebene

Die Niere liebt es warm und ruhig. Ein geregelter Tagesablauf, ein erholsamer, ungestörter Schlaf, warme Füße und eine starke Mitte: All das bekommt den Nieren ungemein gut. Damit stärkst du die Nieren und deine Lebensenergie.

Das mögen die Nieren nicht …

… auf der stofflichen Ebene

Wenn wir generell zu wenig und nicht genug reines Wasser trinken, schwächt das die Nierenfunktion, und es können sich im Zuge dessen Nieren- und Blasensteine bilden. Zucker erhöht die Bildung von Steinen und sollte daher eher sparsam verwendet werden. Auch Alkohol erweist sich für die Nierenfunktion nicht als förderlich, denn alkoholische Getränke erhöhen die Urinausscheidung und fördern damit das Risiko einer Austrocknung, was wiederum die Wahrscheinlichkeit der Steinbildung ansteigen lässt. Außerdem erhöht Alkohol die Gefahr, dass sich Harnsäuresteine bilden.[427]

... auf der energetischen Ebene

Kalte Füße, Stress, hastig eingenommenes Essen, Angst, Furcht, Schock, Schlafmangel und Unsicherheit schwächen die Nieren. Wenn wir Angst haben, ist die Lebensenergie *Qi* nicht mehr im Fluss und der Lebenswille ist dementsprechend beeinträchtigt. Emotional belastende Situationen *„gehen uns an die Nieren"* und ziehen diese sensiblen und für uns so wichtigen Organe in Mitleidenschaft.

Ingwerfußbad für warme Füße und glückliche Nieren

Auch ein Ingwerfußbad hilft bei kalten Füßen. Hierfür nimmst du etwa 70 Gramm Ingwer, schneidest ihn in dünne Scheiben oder reibst ihn auf einer Ingwerreibe fein und übergießt ihn anschließend in einer großen Schüssel mit kochendem Wasser.

Wenn das Wasser auf Körpertemperatur heruntergekühlt ist, badest du deine Füße so lange darin, wie es angenehm für dich ist. Nach dem Fußbad trocknest du die Füße ab und legst deine Beine hoch oder tauchst die Füße kurz in kaltes Wasser. Dieses Fußbad schenkt dir warme, gut durchblutete Füße und macht deine Nieren glücklich.

Die Nieren lieben es schön warm, und die Füße haben einen direkten Bezug zur Niere. Laut TCM-Expertin Katharina Ziegelbauer sind die Nieren für die Körperwärme zuständig und haben im Winter ihre energetische Hoch-Zeit. Daher ist es besonders wichtig, in der kalten Jahreszeit auf seine Nieren zu achten. Warme Füße bedeuten gleichzeitig starke Nieren und bieten somit einen guten Schutz vor Kälte und Schwäche.[428]

Nierensteine auflösen – Mit der Kraft der Zitrone

Die Zitrate der Zitrone können manche Nierensteine regelrecht auflösen. Dazu gibt man einfach mehrmals am Tag etwas frischen Zitronensaft in ein Glas Wasser oder trinkt morgens 1 Glas warmes Wasser mit dem Saft von ½ Zitrone. Über einen längeren Zeitraum angewendet, soll das der Bildung von Nierensteinen vorbeugen und bereits vorhandene auflösen.

Bücher

Christiane Krohn: *Die Sprache der Niere (Harnwege). Symptomerklärungen.* Books on Demand, 2013

Rosina Sonnenschmidt: *Nieren und Blase. Basis der Selbstverwirklichung. Band 5. Schriftenreihe Organ, Konflikt, Heilung.* Narayana Verlag, 2009

Das Herz – Rhythmusgeber und „Tor zur Seele"

Unter biologischen Gesichtspunkten betrachtet, ist das Herz ein Hohlmuskel. Durch eine Scheidewand ist es in eine linke und rechte Hälfte unterteilt. In jeder Hälfte sitzen ein kleiner Vorhof und eine große Herzkammer, die jeweils von der Herzwand umschlossen werden. Im Durchschnitt ist das gesunde Herz eines Menschen so groß wie seine Faust, wiegt 250 bis 300 Gramm und befindet sich ein wenig links von der Mitte des Brustkorbs im *Mediastinum*: Zu etwa zwei Drittel liegt es links vom Brustbein und zu einem Drittel rechts davon. Soweit die medizinische Seite.

Aus spiritueller Sicht ist das Herz unser Sonnenorgan, der Zugang oder die Brücke zur inneren Welt, zu unseren Emotionen, der Seele und zu „Allem, was ist". Das Herzchakra ist das zentrale Chakra im Körper und liegt genau in der Mitte der Chakren. Es ist die Brücke zwischen den oberen und den unteren Chakren, zwischen Energie und Materie, Geist und Körper. Hier wohnen bedingungslose Liebe, Freude, Vertrauen, Mitgefühl, Vergebung und Hingabe – aber auch Schmerz und Trauer.

Das Herz besitzt sein eigenes, unabhängiges neuronales Nervensystem, das auch als „Gehirn des Herzens" bezeichnet wird und aus mehr als 40 000 Nervenzellen besteht. Wissenschaftler haben bestätigt, dass von unserem Herzen ein weitaus größeres elektromagnetisches Energiefeld erzeugt wird als von unserem Gehirn: Es soll bis zu 2½ Meter groß sein.[429] Diese elektromagnetischen Felder kommunizieren mit allen übrigen Organen, mit jeder Zelle und jeder Faser unseres Körpers. Besonders hervorzuheben ist die Wechselwirkung zwischen den Organen Gehirn und Herz. Die *HeartMath*®-Forschung konnte zeigen, dass nicht nur das Herz auf das Gehirn reagiert, sondern das Gehirn auch kontinuierlich auf das Herz. So sollen Herzsignale einen wesentlichen Einfluss auf Gehirnfunktionen haben – auf die emotionale Verarbeitung und auf höhere kognitive Fähigkeiten wie Aufmerksamkeit, Gedächtnis, Wahrnehmung und Problemlösung[430] (siehe auch Seite 260 ff.).

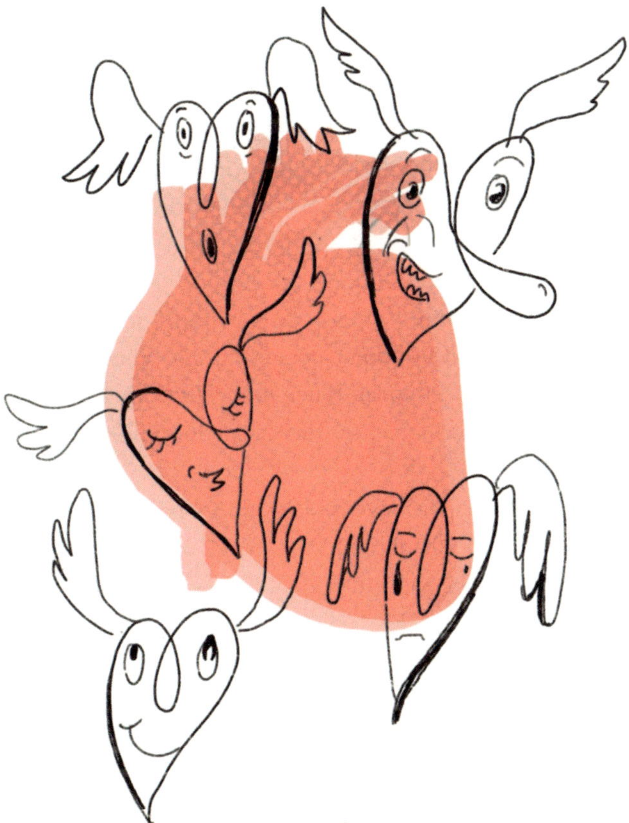

Die Funktionen des Herzens im Überblick

Die wichtigste Funktion des Herzens ist es, mithilfe der etwa 100 000 Kontraktionen pro Tag bis zu 10 000 Liter Blut[431] täglich durch unseren Körper zu pumpen und damit alle Organe ausreichend mit Sauerstoff zu versorgen. Das Herz ist also der stärkste Rhythmusgeber bzw. -generator im Körper; sein Rhythmus gibt den Ton für alle anderen Körpersysteme an.

Erkrankungen des Herzens

Wenn das Herz krank ist, betrifft das den ganzen Menschen auf allen Ebenen. Die Verengung der Herzkranzgefäße, Herzrhythmusstörungen (Herzklopfen, Herzstolpern, Schwindel, Vorhofflimmern) sowie eine Herzmuskelschwäche gehören nach Prof. Wolfram Delius, Facharzt für Innere Medizin und Kardiologie, zu den drei wesentlichen Gründen für eine Herzerkrankung.[432] Statistisch sterben die meisten Menschen in Deutschland immer noch an Herz-Kreislauf-Erkrankungen, allein 2015 erlagen 51 000 Menschen einem Herzinfarkt, allerdings deutlich mehr Männer als Frauen.[433] Auffällig ist, dass das durchschnittliche Alter der Herzinfarkt-Patienten stetig sinkt. Besonders bei Frauen ist dieser Trend zu beobachten: 1995 waren nur 4 Prozent der Herzinfarkt-Patientinnen jünger als 50 Jahre, 2010 bereits 11 Prozent.[434]

Das mag das Herz ...

... auf der stofflichen Ebene

Auf stofflicher Ebene stärkt eine basenbetonte vital- und nährstoffreiche Ernährung mit grünen Smoothies, gesunden Fetten u. a. dein Herz. Folgenden Lebensmitteln wird aus wissenschaftlicher Sicht ein positiver Effekt auf die Herzgesundheit bestätigt:

- Laut einer Oxford-Studie aus dem Jahr 2013 sorgen die Flavonoide der Äpfel dafür, dass das schädliche LDL-Cholesterinspiegel gesenkt und Herzinfarkten vorgebeugt werden kann.[435] Die Volksweisheit „*An apple a day keeps the doctor away*" (Ein Apfel am Tag den Doktor verjagt) ist also durchaus berechtigt.
- Bananen besitzen eine blutdrucksenkende Wirkung,[436] stärken Herz, Nerven und Muskulatur.

- Avocados können der Bildung von *Plaques* in den Blutgefäßen vorbeugen und dazu beitragen, einen Herzinfarkt zu verhindern. Bereits 1 Avocado oder 1 Banane pro Tag reicht aus ärztlicher Sicht aus, um einen positiven Effekt auf die Herzgesundheit zu erzielen.[437]
- Wasser- und Honigmelonen verhindern ein Verkleben der Blutplättchen und können somit Blutgerinseln (und damit Thrombose) vorbeugen.[438]
- Täglich etwa 200 Gramm geriebene Möhren, gekocht oder roh, (am besten in Kombination mit etwas nativem Öl) können den Cholesterinspiegel positiv beeinflussen.[439]
- 1 Handvoll Walnüsse täglich hat einen positiven Effekt auf das Herz. Mit ihrer blutverdünnenden Wirkung und ihrer ausgewogenen Zusammensetzung üben Walnüsse außerdem einen günstigen Einfluss auf den Cholesterinspiegel aus.[440]
- Ingwer kann Gefäßverengungen und Thrombosen vorbeugen und hat zudem eine blutverdünnende Wirkung. Um von diesen Vorteilen zu profitieren, kannst du täglich etwas Ingwer über deine Mahlzeit reiben oder einen Ingwertee trinken.
- Knoblauch hat eine positive Wirkung auf das Herz-Kreislauf-System und schützt die Gefäße.[441]
- Zwiebeln wird ebenso wie Knoblauch eine blutverdünnende und cholesterinsenkende Wirkung nachgesagt. Sie können zudem Blutgerinnsel reduzieren.
- In einer placebokontrollierten Doppelblindstudie konnte nachgewiesen werden, dass Granatapfelsaft die stressinduzierte *Myokardischämie* (eine zu geringe Versorgung des Herzmuskels mit arteriellem Blut) bei koronarer Herzkrankheit signifikant reduzierte. Es kam zu einer um 17 Prozent stärkeren Durchblutung des Herzmuskels und einer Reduzierung der *Angina pectoris*-Anfälle um satte 50 Prozent.[442]
- Grazer Biologen haben in Tierversuchen herausgefunden, dass Spermidin in Käse die Gesundheit des Herzens verbessern und zu einem längeren Leben verhelfen kann.[443]
- L-Carnosin, ein körpereigener Stoff, der sich aus den beiden Aminosäuren Alanin und Histidin zusammensetzt und vor allem in langlebigen

Zellen, Muskel- und Nervenzellen, im Herzmuskel und neben Nieren, Leber, Gehirn und auch in anderen Organen vorkommt, kann als Nahrungsergänzungsmittel akutem Herzversagen vorbeugen, da es die Kontraktionsstärke des Herzmuskels sowie dessen Pumpeffizienz steigern kann.[444] Die Konzentration von L-Carnosin im Körper sinkt mit dem Älterwerden.

Lebensmittel mit einem hohen Anteil an Omega-3-Fettsäuren – etwa Eier, Butter, Avocados, Fisch und Nüsse – sollte man regelmäßig in seinen Speiseplan integrieren. Und kalt gepresstes, biologisches Kokosfett wirkt genauso unterstützend auf die Gesundheit des Herzens[445] wie Krillöl, das reich ist an den Omega-3-Fettsäuren EPA und DHA und Cholin enthält. Die besonders gesundheitsfördernden Wirkungen des Krillöls und die höhere Bioverfügbarkeit sind darauf zurückzuführen, dass seine Omega-3-Fettsäuren als Phospholipide vorliegen, was Krillöl zu einer der wenigen natürlichen Quellen für Omega-3-Phospholipide macht.[446] In einer über 16 Wochen laufenden Studie konnte aufgezeigt werden, dass Kokosöl und die darin enthaltenen gesättigten Fettsäuren sowohl das Herz als auch sämtliche andere Körperzellen vor dem Angriff freier Radikale schützen kann.[447]

Traditionell wird Weißdorn (*Crataegus*) zur Stärkung des Herzens und der Herz-Kreislauf-Funktion eingesetzt. Besonders die darin enthaltenen Flavonoide und Procyanidine werden für die herzstärkende Wirkung verantwortlich gemacht.[448]

Neben allen diesen Empfehlungen für die Herzgesundheit sollten tagsüber möglichst 1,5 bis 2 Liter stilles Wasser getrunken werden, damit Schadstoffe aus dem Körper schnell ausgeschwemmt werden können.

… auf der energetischen Ebene

Regelmäßige, leichte Ausdauersportarten wie *Nordic Walking*, Trampolinspringen, Wandern und Radfahren tun dem Herzen gut. Des Weiteren sorgen eine ausreichende Menge an gutem Schlaf, entspannende Therapien wie Yoga und Meditation für ein gesundes Herz-Kreislauf-System. Und nicht zu vergessen: Das Herz mag nichts mehr als die Liebe – die Liebe zu sich selbst, zu seinen Mitmenschen, den Tieren, der Erde und all den wunderbaren Dingen im Leben. Bedingungslose Liebe füllt das Herz mit der höchsten Frequenz, harmonisiert und energetisiert den gesamten Menschen. Dass Liebe, eine erfüllende Partnerschaft und gute soziale Beziehungen dem Herzen guttun, haben jüngst zwei Arbeitsgruppen – eine aus Dänemark und eine aus der Schweiz – nachgewiesen: Sie untersuchten die Lebensumstände von Menschen im Alter von 30 bis 69 Jahren, die an einem plötzlichen Herzinfarkt gestorben waren. Die Untersuchungen ergaben, dass Alleinstehende ein 4-mal höheres Risiko hatten, einen plötzlichen Herztod zu erleiden. Ein kinderloser Haushalt könnte ebenfalls solch ein Risikofaktor für die Gesundheit sein.[449]

Neben der Liebe gibt es noch weitere hochschwingende Emotionen wie Mitgefühl, Freude oder Dankbarkeit, die dafür sorgen, dass Herzschlag, Atem und Pulsfrequenz synchron und gleichmäßig verlaufen. Hierbei spricht man von „Herzkohärenz" (*Kohärenz* bedeutet „Gleichklang"), die auf den gesamten Körper eine positive, harmonisierende Wirkung hat. (Zur wissenschaftlichen Bedeutung der Herzkohärenz siehe auch Seite 338; Übungen zur Erzeugung von Herzkohärenz siehe Seite 296 f.)

Das mag das Herz nicht …

… auf der stofflichen Ebene

Rauchen, Übergewicht, zu viel Alkohol und eine ungesunde Ernährung mit viel Fast Food, Kochsalz, Konservierungsstoffen, Farbstoffen und Geschmacksverstärkern sowie Transfetten belasten das Herz-Kreislauf-System. Laut Dr. Ulrich Strunz sind es insbesondere Transfette, die eine gravierende Auswirkung auf die Gesundheit haben: Bereits geringe Mengen davon sollen das Risiko für Herz-Kreislauf-Erkrankungen verdoppeln.[450] Daneben können bestimmte Erreger Influenzaviren vom Typ B Herzinfarkte auslösen, was 2018 in einer Fall-Kontroll-Studie im *New England Journal of Medicine* veröffentlicht wurde: Demnach stieg das Erkrankungsrisiko innerhalb der ersten 7 Tage nach einer Grippe um das 6-Fache an.[451] Wusstest du, dass Herzerkrankungen oft die Folge einer katastrophalen Mundhygiene sind? Langzeitstudien an mehreren Tausend Patienten haben gezeigt, dass schlechte Zähne das Risiko für Herz-Kreislauf-Erkrankungen erhöhen. Ebenso verhält es sich mit Zahnfleischentzündungen: Bereits die relativ häufig vorkommende *Gingivitis* (Zahnfleischentzündung) erhöht das Risiko eines Herzinfarkts. Eine gute Mundhygiene ist somit gleichzeitig ein effektiver Schutz vor Herzinfarkten – so eine schwedische Untersuchung.[452] (Zum Thema „Mundhygiene" siehe auch Seite 366 ff.)

… auf der energetischen Ebene

Auf der energetischen Ebene wirkt sich Dauerstress, etwa Liebeskummer, Arbeitsstress und Geldsorgen, schwächend und belastend auf das Herz aus. Auch mangelnde Bewegung oder Extremsportarten können dem Herzen schaden. Nach einem Infekt sollte man aus ärztlicher Sicht erst dann wieder Sport treiben, wenn man völlig gesund ist.

Meditieren für eine starke Herzensenergie

Setze oder lege dich bequem hin. schließe deine Augen und komme zur Ruhe. … Richte deine Aufmerksamkeit nach innen … spüre, wie deine Atmung gleichmäßig über die Nase ein- und ausströmt. … Du darfst dich jetzt vollkommen entspannen, alles loslassen … einfach sein. Lege beide Handflächen auf dein Herz und gehe mit deiner Aufmerksamkeit direkt dort hin. Spüre deinen Herzschlag und verbinde dich mit der Herzensenergie. … Nun stelle dir vor, wie aus deinem Herzen ein warmes, golden strahlendes Licht in alle Zellen deines Körpers hineinfließt. … Nimm wahr, wie das Licht jeden Winkel deines Körpers durchflutet … und wie dein Herz erfüllt ist von dem goldenen Licht. … Sage zu dir selbst, laut oder leise: „Ich bin liebenswert." … Spüre ganz tief in diese Worte hinein. … Wie fühlen sie sich an? … Spüre nach, ob es Widerstände in dir gibt, ob Verletzungen hochkommen oder alte Enttäuschungen. … Fühle in dein Herz hinein, und erlaube dir, dich selbst zu lieben und dich so anzunehmen, wie du bist. … Mit allen Ecken und Kanten. … Lasse mit deiner Atmung Widerstände los … mehr und mehr. … Atme sie einfach aus und lasse sie in Liebe gehen. … Du spürst jetzt vielleicht, wie sich ein Gefühl der Erleichterung einstellt. … Nun gehe noch einmal mit deiner Aufmerksamkeit zu deinem Herzen, und sage zu dir selbst, laut oder leise: „Ich bin liebenswert." Wiederhole diesen Satz immer wieder … so lange, wie du möchtest. … Bedanke dich dann, wenn du dich ganz wohlfühlst mit diesem Satz, bei deinem Herzen und bei dir selbst für die Meditation.

Strophanthin – Der schützende Herzfreund

Strophanthin – eine Substanz, die aus der afrikanischen Liane der Gattung *Strophanthus* isoliert wurde[453] – wird auch als das „verschwundene Herzmedikament“ bezeichnet. Früher ein geschätztes Herzmedikament, spielt es heutzutage kaum mehr eine Rolle bei der Behandlung von Herz-Kreislauf-Erkrankungen. Das verwundert, wo es doch mit einer langen Liste an positiven Effekten aufwarten kann. So reguliert es z. B. Blutdruck und Herzrhythmusstörungen sowie die meisten anderen Herz- und Gefäßprobleme. Bei leichten Herzproblemen oder zur Vorbeugung verordnen naturheilkundlich arbeitende Ärzte gern Strophanthin, entweder als homöopathisches Präparat in der Potenz D4 (z. B. *Strophanthus D4*-Tabletten von DHU) oder als Urtinktur (z. B. *Strophanthus gratus*-Urtinktur von *MAROS Arznei*).

Bücher

Andreas Beutel: *Das erwachte Herz. Anleitung zu Harmonie und innerer Ausgeglichenheit.* KOHA Verlag, 2014

Dr. Knut Sroka: *Herzinfarkt. Ein Medizinskandal. Fundierte Alternativen zur Schulmedizin.* Verlag für Angewandte Kinesiologie, 2019

Dr. med. Ulrich Strunz: *77 Tipps für ein gesundes Herz. Fit für ein langes Leben. So halten Sie Ihre Gefäße jung und senken das Herzinfarktrisiko.* Heyne Verlag, 2019

Eberhard J. Wormer: *Strophanthin. Comeback eines Herzmittels. Die Ouabain-Strophanthin-Story.* Kopp Verlag, 2015

Ein wundervoller spiritueller Roman fürs Herz

Jill A. Moebius: *Der Gesang des Windes. Eine Parabel vom Leben und der Liebe.* Via Nova Verlag, 2014

Das Gehirn – Steuerzentrale on top

Vom Herzen kommen wir nun zum Gehirn, denn diese beiden Organe stehen in einer sehr engen Beziehung zueinander. *Gehirn* meint sowohl den Verstand (umgangssprachlich auch: „Hirn") als auch den im Kopf gelegenen Teil des zentralen Nervensystems, der gut geschützt und von den Hirnhäuten umhüllt in der Schädelhöhle liegt. Hauptsächlich besteht das Gehirn aus Nervengewebe und bildet gemeinsam mit dem Rückenmark das Zentralnervensystem (ZNS). Das Gehirn mit Großhirn, Zwischenhirn, Mittelhirn, Kleinhirn und Nachhirn hat je nach Bereich unterschiedliche Funktionen und besteht insgesamt aus etwa 100 Milliarden Nervenzellen, auch „Neuronen" genannt.

René Descartes (1596–1650), der Begründer des Rationalismus, rückte mit seinem berühmten *„Ich denke, also bin ich"* den Verstand in den Mittelpunkt allen Seins und gilt als Vater des „Leib-Seele-Problems", denn er vertrat die Theorie, dass Leib und Seele voneinander getrennte Einheiten sind.

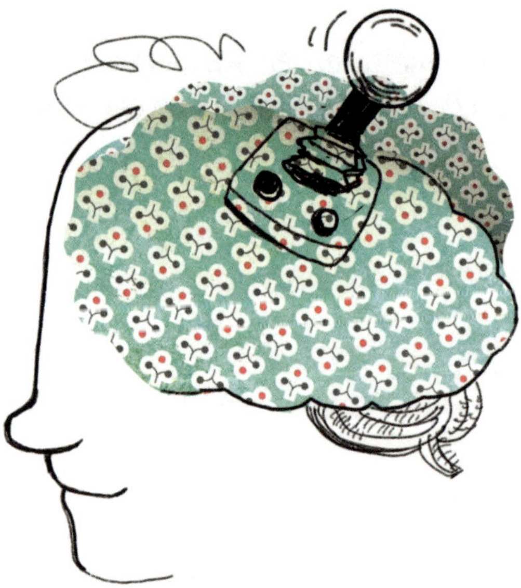

Die Funktionen des Gehirns im Überblick

Das Gehirn als Steuerungszentrale des Körpers ist für sämtliche im Körper ablaufenden bewussten und unbewussten Prozesse zuständig und ein Wunderwerk, das niemals durch die Technik kopiert werden kann, auch wenn neueste Entwicklungen versuchen, uns vom Gegenteil zu überzeugen. Selbst wenn wir schlafen, ist das Gehirn aktiv: Es verarbeitet die Erlebnisse des Tages in Träumen.

In diesem Zusammenhang möchte ich noch näher auf den Vagus-Nerv eingehen. Er bildet nämlich die Hauptkomponente des parasympathischen Nervensystems und kann somit als der Hauptakteur in Sachen „Ruhe, Regeneration und Entspannung" angesehen werden. Der Vagus-Nerv (vom lateinischen Begriff *vagus*, „umherwandernd"), auch als „10. Hirnnerv" bezeichnet, läuft vom Hirnstamm am Hals entlang durch den Brustkorb zum Herzen und von dort aus zu den Bauch- und Verdauungsorganen. Dieser Nerv kann als wichtigstes Bindeglied zwischen Geist und Körper bezeichnet werden. Bei der Gesunderhaltung unseres Körpers spielt er eine zentrale Rolle – auch im Hinblick auf starke Selbstheilungskräfte. Der Vagus-Nerv sorgt u. a. dafür, dass Entzündungs- und Krebszellen ihre schädliche Wirkung nicht entfalten können. Ist er kräftig ausgebildet, gelingt es dem Körper, schneller und leichter zu entspannen.

Die Blut-Hirn-Schranke trennt die Flüssigkeitsräume des Blutkreislaufs von denen des Zentralnervensystems. Sie funktioniert wie ein selektiver Filter und lässt aufgrund ihrer Semipermeabilität nur bestimmte Stoffe ins Gehirn passieren, wodurch Giftstoffe, Antikörper und Krankheitserreger aus dem Blut in der Regel nicht ins Gehirn gelangen können. Leider gibt es in unserer Umwelt einige sehr problematische Substanzen, die die Blut-Hirn-Schranke eben doch überwinden können. Wissenschaftler haben übrigens herausgefunden, dass die mütterliche Darmflora einen entscheidenden Einfluss auf die Entwicklung der Blut-Hirn-Schranke des Embryos im Mutterleib hat.[454] Da haben wir sie wieder, die wichtige Verbindung von Bauch und Gehirn (siehe auch oben unter „Darm", Seite 225 ff.).

Erkrankungen des Gehirns

Schätzungen zufolge leiden rund 450 Millionen weltweit an einer Erkrankung des Gehirns.[455] Zu den 10 häufigsten neurologischen Erkrankungen gehören Schlaganfälle, Hirnblutungen, Schädel-Hirn-Trauma, *Parkinson, multiple Sklerose,* Hirnhautentzündungen, *Epilepsie, Migräne, Polyneuropathie* und Hirntumoren.[456] Auch psychische Störungen wie Depressionen, Psychosen, Angststörungen sowie bipolare Störungen sind Erkrankungen, die immer mehr Menschen betreffen. Laut Schätzungen ist jeder Dritte mindestens einmal im Leben von einer psychischen Erkrankung betroffen, Tendenz: steigend.[457] So belegen Daten der Rentenversicherung und gesetzlichen Krankenkassen im Jahr 2010, dass psychische Erkrankungen rasant zunehmen: In den Jahren 2000 bis 2010 erhöhte sich die Zahl der Krankheitstage aufgrund psychischer Erkrankungen um 37 Prozent und die „Krankenhausfallhäufigkeit" um satte 70 Prozent.[458] Der Anteil der Frühverrentungen aufgrund psychischer Erkrankungen liegt nach Aussage von *Swiss Life* inzwischen bei 37 Prozent und ist demnach die häufigste Ursache für eine Berufsunfähigkeit in Deutschland.[459] Man geht davon aus, dass inzwischen etwa 400 000 Menschen in Deutschland von einer Psychose betroffen sind.[460] Liegt die Zunahme an psychischen Erkrankungen, wie von *Swiss Life* vermutet, am zunehmenden Stress, Leistungsdruck oder fehlendem Ausgleich im Arbeitsleben[461] – oder ist diese Entwicklung eine Folge der dramatischen Zunahme an Umweltgiften und Elektrosmog, wie von Umweltmedizinern vermutet?

Es gibt unter den Experten verschiedene Ansichten darüber, was psychische Störungen eigentlich sind. Nach Auffassung des Direktors des Münchener Max-Planck-Instituts für Psychiatrie, Florian Holsboer, sind psychische Störungen selbstverständlich Hirnerkrankungen. Seiner Meinung nach sollten diese in Zukunft auf der Hirnebene festgestellt und ursächlich durch „therapeutische Manipulationen" des Gehirns behandelt werden. Er ist der Meinung, dass es sich im Kern immer um ein Ungleichgewicht in der Biochemie der Zellen des Gehirns handelt.[462] Diese Meinung teilen nicht alle Wissenschaftler, denn nach Ansicht des Psychopharmakologen Felix Hasler beispielsweise ist es zu einfach, psychische Erkrankungen ausschließlich mit Störungen im Gehirnstoffwechsel zu erklären. Auf die Frage hin, wie Gehirn und Psyche zusammenhängen, macht er klar, dass das bis dato noch alles andere als wissenschaftlich geklärt sei: *„Das ist natürlich eine zutiefst philosophische Frage. Die ernüchternde Antwort ist: Man weiß es nicht."*[463]

In der Ausgabe 03/19 des Magazins *Spektrum Psychologie* wurde genau diese Problematik thematisiert. Die Ausgabe titelt: „Wie der Körper die Seele krank macht – oft unentdeckt: Psychische Leiden können organische Ursachen haben" und erläutert, dass womöglich bei jeder zehnten psychiatrischen Diagnose eine versteckte organische Ursache übersehen werde. Wenn nicht erkannt werde, dass ein Vitaminmangel, Hormonmangel oder eine Organstörung der Grund für die psychische Erkrankung sei, d. h., der Körper in diesem Falle die Seele krank macht, könne die Behandlung in vielen Fällen nicht richtig anschlagen. Tenor ist, ganz genau hinzusehen, welche Symptome auftreten, und dabei der Ursache auf den Grund zu gehen. Schon die kleinsten Abweichungen vom typischen Krankheitsbild könnten ein wichtiges Puzzlestück im Gesamtbild einer optimal wirksamen Therapie sein. An dieser Stelle möchte ich noch auf eine interessante Sendung auf *arte* mit dem Titel „Depression – Neue Hoffnung?" vom 9. November 2019 hinweisen. Hier wurde darauf hingewiesen, dass Forscher vermuten, dass das Immunsystem der Schlüssel sei, um diese Krankheit zu verstehen und sie wirkungsvoll zu bekämpfen. Die Frage sei, ob Stress oder falsche Ernährung Infektionen auslösen könnten, die bei der Entstehung einer Depression eine entscheidende Rolle spielten.[464]

Der Arzt, Wissenschaftler und Lehrer Dr. med. Dietrich Klinghardt vertritt die Meinung, dass eine Zunahme an Umweltgiften wie Aluminium, Glyphosat, Quecksilber & Co. in Kombination mit Elektrosmog die massive Zunahme an neurodegenerativen Gehirnerkrankungen wie *Alzheimer, Parkinson* und *Autismus* fördere.[465] Er erläutert in einem Vortrag einen experimentellen Laborversuch, bei dem sämtliche Neuronen durch einen toxischen Mix aus Quecksilber und Aluminium innerhalb kürzester Zeit abstarben.[466]

Das mag das Gehirn …

… auf der stofflichen Ebene

Die Aussage: *„Man ist, was man isst"* gilt auch für unser Gehirn: Aktuelle wissenschaftliche Untersuchungen belegen, dass unsere Ernährung einen unmittelbaren Einfluss auf unsere seelische Gesundheit sowie geistige Verfassung hat.[467] Dieser neue Wissenschaftszweig an der Schnittstelle zwischen Neurologie und Ernährungswissenschaft wird übrigens als „Neuro-Nutrition" bezeichnet.[468] Sogenanntes Brain-Food sorgt dafür, dass es dem Gehirn gut geht und dass es gesund bleibt. In diese Kategorie gehört in allererster Linie gutes Wasser, denn ohne Wasser läuft im Gehirn buchstäblich gar nichts. Dieses Organ ist mit zu 75 Prozent Wasser das wasserreichste Organ unseres Körpers, und es braucht genug Flüssigkeit, damit der Austausch von Informationen zwischen den Nervenzellen optimal vonstatten gehen kann. Des Weiteren sorgen rohe gesättigte Fettsäuren, z. B. in Rohmilchbutter und Kokosöl, sowie Omega-3-Fettsäuren, etwa in Krillöl, Fisch, Chiasamen, Eiern, Nüssen und Avocado, nebst anderen natürlichen „Gehirn-Boostern", wie Ginkgo, Ginseng, Kurkuma, Wassermelonen, Weintrauben, Äpfel, Pfefferminze, Kokosöl und grünes Gemüse, dafür, dass das Gehirn gesund bleibt. Besonders B-Vitamine, Vitamin D_3 sowie das Karotinoid Astaxanthin stärken die Nerven und fördern die Gedächtnisleistung. L-Carnosin (siehe auch Seite 255 f.) schützt nicht nur das Herz, sondern auch das Gehirn und wird deshalb auch als „Neuropeptid" bezeichnet. In der Alternativmedizin wird es als „Wundermittel" u. a. auch gegen neurodegenerative Erkrankungen wie *Alzheimer, Autismus* und *Parkinson* eingesetzt. Kurzum: Alle nähr- und vitalstoffreichen Lebensmittel, die dem Darm und dem übrigen Körper guttun, unterstützen auch die Gesundheit des Gehirns und fördern damit die Denkleistung.

Übrigens können auch Fastenkuren dem Gehirn auf die Sprünge helfen. Dieser „Sparstoffwechsel" soll wie ein Antidepressivum wirken und Abbauprozessen (wie bei Demenz) vorbeugen.[469] Erinnerst du dich noch an den Begriff „Bauchhirn"? Der Darm ist, wie bereits erwähnt, eng mit dem Gehirn verknüpft. Ein gesunder Darm sorgt für ein gesundes Gehirn und somit kann eine entschlackende Darmreinigung das Gehirn entlasten bzw. entgiften. Spermidin (siehe auch Seite 163) hat auf das Gehirn ebenfalls positive Effekte: Eine kleine Studie ergab, dass sich nach einer dreimonatigen Einnahme von Spermidin aus Weizenkeimen die Gedächtnisleitung der Probanden tendenziell verbesserte – bei einer sehr guten Verträglichkeit der Kapseln.[470]

Besonders interessant in Zusammenhang mit der Gesundheit des Menschen sind die sogenannten Adaptogene: Darunter versteht man natürliche Substanzen, die dem Organismus helfen können, besser mit belastenden Situationen umzugehen bzw. sich diesen anzupassen (*to adapt*, „sich anpassen"). Sie regulieren unser Hormonsystem sanft und sorgen dafür, dass wir wieder ins Gleichgewicht kommen: Haben wir Angst, können sie uns gelassener machen, fühlen wir uns ausgelaugt, wirken sie aufbauend, und sind wir gestresst, können sie beruhigende Effekte entfalten. Die Europäische Arzneimittelagentur (EMA) hat bisher offiziell vier Heilpflanzen als Adaptogene anerkannt:[471] Rosenwurz (*Rhodiola rosea*), den Echten Ginseng (*Panax ginseng*), die Borstige Taigawurzel (*Eleutherococcus senticosus*) sowie das Chinesische Spaltkörbchen (*Schisandra* *chinensis*). Daneben zählt man Kurkuma sowie Heilpilze[472], wie *Reishi* oder *Cordyceps*, zu den Adaptogenen. Meist sind beim Verzehr bzw. der Einnahme innerhalb von 2 Wochen deutliche Antistress-Effekte wahrzunehmen. Zeigt sich nach dieser Zeit kein deutlicher Behandlungserfolg, so gilt man als *Non-Responder** und kann sich die weitere Einnahme sparen, so die Empfehlung aus der *ÄrzteZeitung*.[473]

Kräuter und traditionelle Naturheilmittel, die eine positive Wirkung auf das Gehirn haben:

Basilikum (*Ocimum basilicum*) kennen wir als Primadonna der italienischen Küche, und sein Duft lässt uns sofort in sommerlichen, froh gelaunten Bildern schwelgen und uns das Wasser im Munde zusammenlaufen. Vielleicht neigen Italiener auch deshalb weniger zu Depressionen, weil sie täglich Basilikum verzehren? Dass Basilikum auch eine Heilpflanze ist, wissen die wenigsten, dabei ist es ein wahrer Tausendsassa. Seine Wirkung entfaltet das Kraut im psychischen Bereich vor allem bei Schlafstörungen, Depressionen, Stimmungsschwankungen, Erschöpfung, Stress und Angstzuständen.

Ginseng (*Panax ginseng*) wird auch „roter Panax Ginseng" genannt und ist eine beliebte Heilpflanze, deren Wurzel traditionell als Stärkungsmittel angewandt wird – seit Jahrtausenden. Die Wirkung von Ginseng ist inzwischen wissenschaftlich anerkannt; er wird bei Müdigkeit, nachlassender Konzentration und bei Schwäche empfohlen, zudem soll er Depressionen lindern. Die Wirkung von Ginseng beruht auf den wertvollen Ginsenosiden, die vor allem in der äußeren Wurzelrinde enthalten sind. Meist wird der Extrakt verwendet.

Johanniskraut (*Hypericum perforatum*) ist ein uraltes Heilmittel und gehört mittlerweile zu den am gründlichsten untersuchten Phytopharmaka. Der Hauptwirkstoff Hyperforin kann Effekte hervorrufen, wie sie von klassischen Antidepressiva bekannt sind.[474] Das ist aber nur eine Wirkung des vielfältigen Johanniskrauts, das auch Angstzustände lösen und nervöse Unruhe lindern kann. Es enthält – wie alle Naturheilmittel – noch viele andere Inhaltsstoffe, wie Flavonoide, darunter die Biflavone, Anthranoide, Oligomere Procyanidine,[475] die insgesamt synergetisch zusammenwirken. In Studien konnte die hohe Wirksamkeit bei Depressionen

---

* Patient oder Proband, der auf ein bestimmtes Verfahren nicht wie erwartet anspricht

nachgewiesen werden bei einer sehr guten bis guten Verträglichkeit. Johanniskraut kann in Form von Kapseln, Dragees, Tee oder Öl angewendet werden.

Kamille (*Matricaria chamomilla L.*) ist unschlagbar bei Stress, innerer Anspannung und Ängsten. Kanadische Untersuchungen haben gezeigt, dass Kamille eine „signifikante Auswirkung" auf Angststörungen hat. Sie enthält Substanzen, die im Gehirn ähnlich wie pharmazeutische Beruhigungsmittel wirken. Ihre Auswirkungen auf die Gehirnrezeptoren seien sogar vergleichbar mit denen von Valium.[476] Kamillenblüten können einfach als Tee genossen oder in einem wohlduftenden kleinen Kräuterkissen genutzt werden.

Koriander (*Coriandrum sativum*), auch *Cilantro* genannt, ist dazu in der Lage, Gehirn und Nervengewebe von Schwermetallen zu befreien und kann die Blut-Hirn-Schranke überwinden. Aus diesem Grund wird das Kraut gern von Ganzheitsmedizinern oder Heilpraktikern in Kombination mit Chlorella und/oder Zeolith bei einer Schwermetallausleitung bzw. Entgiftung verwendet. Es sollte allerdings erst dann zur Anwendung kommen, wenn das Bindegewebe frei von Schwermetallen ist!

Korianderkrautextrakt solltest du **nach Empfehlung deines Arztes oder Heilpraktikers** vorsichtig mit 2-mal 1 Tropfen am Tag zu den Mahlzeiten einschleichen. Möglich ist auch eine Anwendung über die Haut.

Bezugsquellen für Korianderkrautextrakt (z. B. von *Biopure.eu)* findest du im Anhang unter gleichnamiger Überschrift, dort unter „Vitamine, Mineralstoffe, Detox & Co.", Seite 426 f.

Die **Passionsblume** (*Passiflora*) hat eine schützende Wirkung auf das Gehirn, wirkt krampflösend und beruhigend und wird hauptsächlich bei nervösen Beschwerden, wie Ängsten, Unruhe, Nervenschwäche und Einschlafstörungen, angewendet. Die Inhaltsstoffe der Passionsblume regen die Produktion des Neurotransmitters Gamma-Aminobuttersäure (GABA) an und entfalten dadurch ihre beruhigende Wirkung auf das Gehirn. GABA ist ein natürliches Sedativum, das der Körper selbst herstellen kann.

Rosenwurz (*Rhodiola rosea*), eine Anti-Stress-Pflanze par excellence, wächst in vielen Ländern Europas und Asiens und gilt in Skandinavien und Russland als traditionelles Heilmittel. Die Wirkung des anerkannten Adaptogens wurde in mehreren Studien bestätigt. Es zeigte sich bei Probanden eine deutliche Besserung der Symptome wie Erschöpfung, Konzentrationsstörungen und Reizbarkeit. Bereits ab dem 3. Tag kam es zu signifikanten positiven Veränderungen. Außerdem konnten typische Burnout-Symptome deutlich reduziert werden.[477] *Rhodiola rosea* wird traditionell auch bei Höhenkrankheit, Infekten, Magen-Darm-Beschwerden, Kopfschmerzen, *Anämie* sowie Schmerzen und Potenzstörungen angewendet.[478]

Weihrauch ist das luftgetrocknete Gummiharz, das aus dem Weihrauchbaum, der zur Gattung *Boswellia* gehört, gewonnen wird. Das Harz gilt wohl als das älteste Heilmittel der Welt und jeder Katholik kennt seinen Duft aus der Kirche. Einst war er so kostbar wie Gold und wurde schon vor Jahrtausenden als kraftvolles seelisch und körperlich wirkendes Heilmittel eingesetzt. Weihrauch hat zahlreiche Wirkungen auf das Gehirn, so soll er u. a. psychoaktiv, antidepressiv, entzündungshemmend wirken und wird auch gern im Rahmen einer Aromatherapie eingesetzt, um den Menschen innerlich zu öffnen, wenn ihm selbst das schwerfällt. In einer Studie wurde festgestellt, dass sich bei Hirntumorpatienten mit Weihrauchbehandlung die Hirnödeme in 60 Prozent der Fälle verringerten. Ein weiterer sehr interessanter Effekt war das verbesserte Ansprechen des Tumors auf die Radiotherapie.[479] Es kann unter Einnahme von Weihrauchpräparaten unter Umständen zu Magen-Darm-Beschwerden kommen. Ansonsten konnten bislang keine Nebenwirkungen beobachtet werden. Weihrauch wird auch als „pflanzliches Cortison" bezeichnet.

... auf der energetischen Ebene

Körperliche Bewegung hält das Gehirn fit, denn hierbei wird ein Nervenprotein gestärkt, das eine Art Düngerwirkung im Gehirn entfaltet.[480] Diese Substanz mit der Bezeichnung BDNF (*Brain-derived neurotrophic factor*) spielt bei der Entwicklung von Demenz, Depressionen, starken Ängsten sowie bei Schizophrenie eine große Rolle. Durch Sport und Bewegung wird diese Substanz stimuliert.[481]

Einer Studie zufolge kann auch Körperkontakt deutlich die Gehirnentwicklung verbessern. Das wurde in Bezug auf Frühchen herausgefunden, wonach sich diese durch die Känguru-Methode deutlich besser entwickelten als Babys, die keinen engen Körperkontakt hatten.[482]

Eine weitere äußerst hilfreiche Methode fürs Gehirn ist die Meditation: Laut diverser Studien verfügen Langzeitmeditierende – neben vielen anderen positiven

Effekten dieser Praxis – auch über mehr Gehirngewebe. Sarah Lazar, Hirnforscherin am *Massachusetts General Hospital*, stellt dazu fest, dass sich durch eine regelmäßige Meditationspraxis bereits nach nur 2 Monaten erste Veränderungen im Gehirn, z. B. in Form einer Erhöhung der Dichte der grauen Substanz, zeigen. *„Unsere Daten legen nahe: Je häufiger ein Mensch das Meditieren übt, desto stärker wächst sein Gehirn. Wir wissen, dass verschiedene Mechanismen am Werk sein können. Dazu gehört eine vermehrte Bildung von Blutgefäßen im Gehirn sowie eine Zunahme der Verbindungen zwischen den Nervenzellen.“*[483]

Besonders freut sich das Gehirn darüber, wenn die Rhythmen von Herzschlag, Atem und Pulsschlag synchron und gleichmäßig laufen: In diesem Falle spricht man von Herzkohärenz (siehe auch Seite 338), die besonders bei hochschwingenden Emotionen wie Mitgefühl, Dankbarkeit oder Liebe erzeugt wird. Es ist wissenschaftlich erwiesen, dass Herzkohärenz zu klareren Gedanken und einer erhöhten Leistungsfähigkeit führt.

Übrigens funktioniert das Gehirn wie ein Muskel: Je mehr wir damit arbeiten, desto besser funktioniert er. Klingt einleuchtend, oder? Studien beweisen, dass Gehirntraining sich positiv auf die Gehirnleistung auswirkt und dass hier viel tatsächlich auch viel bewirkt: Je mehr ein Studienteilnehmer trainierte, desto deutlicher war die Steigerung der Gehirnleistung – und dieser Effekt hielt sogar bis mehrere Monate nach dem Training an.[484]

Das mag das Gehirn nicht …

… auf der stofflichen Ebene

Die Liste der Dinge, die dem Gehirn schaden, ist leider sehr lang und enthält Substanzen, denen man in der heutigen Zeit kaum aus dem Weg gehen kann. Dazu gehören Toxine, Schwermetalle (z. B. Blei, und Quecksilber), Umweltgifte (wie Aluminium und Glyphosat), Alkohol, Zucker, Drogen, Fast Food, Transfette, Weichmacher, Lösungsmittel, Mobilfunkstrahlung, verschiedene Medikamente (z. B. Anticholinerge* Medikamente[485], Opiate, *Parkinson*-Mittel, Antidepressiva und

---

* In der Medizin (Neben-)Wirkungen, die sich aus der Hemmung des Neurotransmitters Acetylcholin ergeben (nach: *Wikipedia*)

Antiepileptika)[486]. Sie können u. a. Kognitionsstörungen wie Verwirrtheit und Vergesslichkeit hervorrufen.

Nach Meinung von Dr. med. Max Daunderer, deutscher Internist, klinischer Toxikologe, Umweltmediziner und Autor, macht insbesondere Quecksilber, das in speziellen Hirngebieten eingelagert wird, stark depressiv und kann mitunter sogar zu Selbstmord führen. Das macht er an der hohen Selbstmordrate von Zahnärzten (und früher Hutmachern, die oft mit Quecksilber zu tun hatten) fest. Er geht davon aus, dass bei jedem Amalgamträger psychische Probleme vorliegen, die er je nach Konstitution mehr oder weniger gut kompensieren kann. Schizophrenie tritt in der Durchschnittsbevölkerung bei 1 Prozent auf, jedoch bei 80 Prozent der Amalgamvergifteten.[487]

... auf der energetischen Ebene

Wenn wir chronisch gestresst sind, verändert das auch das Gehirn und das kann die Handlungskontrolle und das Gedächtnis schwächen.[488] Leider ist der permanente Stress für viele inzwischen zur Dauerbegleitung geworden, und es ist es kein Wunder, wenn es infolge dessen zu neuronalen oder psychischen Störungen kommt. Auch Einsamkeit ist für das Gehirn nicht gut, denn diese bedeutet letztendlich Stress und kann psychische Störungen hervorrufen.[489] (Noch mehr interessante Informationen über den nervzehrenden Faktor „Stress“ siehe Seite 400 ff.)

Eine besorgniserregende Entwicklung ist die Übernahme von immer mehr Denkprozessen durch Maschinen oder elektronische Geräte wie Smart-Geräte oder Navis: Diese sollen uns das Denken erleichtern bzw. gleich ganz abnehmen. So warnt z. B. Roger Mc Kinley, der einstige Präsident des *Royal Institute of Navigation* (das die Navigation technisch weiter voranbringen will), dass die Wegfindung per Navi unsere natürlichen Fähigkeiten in Form unserer inneren Orientierung untergräbt.[490] Wenn man vorhandene Fähigkeiten nicht nutzt, so kann man sie mit der Zeit verlernen, und das Gehirn baut entsprechende Kapazitäten ab.

Deine grüne Sommeroase

Du kannst Basilikum wunderbar auf kleinstem Raum auf dem Fensterbrett ziehen und im Sommer täglich deine Speisen mit einem Hauch *Bella Italia* würzen. Basilikum ist sowohl auf dem Teller als auch für die Stimmung ein Genuss!

Den Vagus-Nerv aktivieren

Es gibt sehr einfache und hocheffektive Atemübungen, um den Vagus-Nerv zu aktivieren, etwa die folgende: 4 Sekunden durch die Nase entspannt einatmen, den Atem kurz anhalten … und dann durch die Nase oder mit gespitzten Lippen durch den Mund doppelt so lang – also etwa 8 Sekunden – mit einem stimmlosen „*Ffffff*" ausatmen. … Wieder kurz innehalten … und erst dann einatmen, bis der Impuls zur Einatmung kommt ...
Mache die Übung so viele Atemzyklen lang, wie es angenehm ist und du Entspannung spürst. Die Wirkung kann übrigens um ein Vielfaches verstärkt werden, wenn man beim Ausatmen durch den Mund zusätzlich summt.[491]

Basilikum – Stress lass nach!

Ich gebe etwa 5 Tropfen ätherisches Basilikumöl in einen Diffusor und atme den Duft von Basilikum entspannt ein. Das Öl wirkt in diesem Falle beruhigend, ausgleichend und stimmungsaufhellend.

Lavendel – Für einen erholsamen Schlaf

Ich fülle ein kleines, selbst genähtes Kissen (etwa 12 mal 12 Zentimeter) mit Lavendelblüten aus dem Bioladen und lege es auf mein Kopfkissen direkt neben mich. Man kann es auch ab und an ein wenig kneten, damit es wieder duftet. Alternativ kann man auch einen Duftstein mit 2 bis 3 Tropfen Lavendelöl beträufeln und ihn in unmittelbarer Nähe des Betts platzieren.

Sauerstoffmangel ausgleichen – So geht's

Viele Probleme des zentralen Nervensystems und des Gehirns gehen mit Sauerstoffmangel einher. Daher ist eine konsequente Sauerstoffversorgung durch Bewegung an der frischen Luft und bewusstes Atmen enorm wichtig. Auch indem man 0,5- bis 3-prozentiges Wasserstoffperoxid auf die Haut sprüht, kann man Sauerstoff in den Körper bringen. Hierfür empfiehlt die Firma *P. Jentschura®* Betroffenen, sich jeden Morgen den ganzen Rücken hinauf bis zum Haaransatz mit *MiraVera®* einzusprühen – hierbei kann dir dein Partner helfen – und die Haut von selbst trocknen lassen.

Bücher

Brant Cortright: *Das bessere Gehirn. Wie Sie lebenslang die Bildung neuer Gehirnzellen anregen.* Scorpio Verlag, 2017
Dr. Joe Dispenza: *Schöpfer der Wirklichkeit. Der Mensch und sein Gehirn. Wunderwerk der Evolution.* KOHA Verlag, 2010
Stanley Rosenberg: *Der Selbstheilungsnerv. So bringt der Vagus-Nerv Psyche und Körper ins Gleichgewicht.* Verlag für Angwandte Kinesiologie, 2018
David Winston, Steven Maimes: *Adaptogene. Kraft, Ausdauer und Stressabbau mit Heilpflanzen.* Kopp Verlag, 2019

Spezial-Buch-Tipp für alle Glückshormon-Mangeltypen
Kyra Kauffmann, Sascha Kauffmann: *Natürlich HIGH. Die körpereigenen Glückshormone aktivieren und Antriebslosigkeit, Depressionen und Ängsten vorbeugen.* systemed Verlag, 2020
(All jenen, die unter Depressionen, Antriebslosigkeit und Ängsten leiden, möchte ich dieses Buch ans Herz legen. Es hat einen ganzheitlichen Ansatz und beinhaltet ein 8-Wochen-Programm, das dazu beitragen kann, die körpereigene Produktion an Glückshormonen anzuregen.)

Rundum gesund – Allgemeine Empfehlungen zur Stärkung der Organe

Du hast in diesem Kapitel wertvolle Infos zur Gesunderhaltung der Organe bekommen. Kein Organ kann für sich allein betrachtet werden, es agiert immer mit anderen Organen zusammen und diese Organe beeinflussen sich mehr oder weniger stark gegenseitig. Alles hängt mit allem zusammen. Bei der Behandlung eines Organs sollte neben der körperlichen Ebene auch der seelisch-geistige Aspekt beachtet werden, damit du im ganzheitlichen Sinne gesund werden und gesund bleiben kannst. Belastende Emotionen können sich schwächend oder blockierend auf Organe und Meridiane auswirken: Sorgen schlagen bekanntlich auf den Magen, Ängste schwächen die Nieren, Wut und Ärger wirken sich negativ auf die Leber- und Gallenblasenenergie aus. Schicke also deinen Organen – wie übrigens allen anderen Teilen deines Körpers auch – immer wieder einmal einen Herzensgruß.

Neben den bereits genannten Möglichkeiten gibt es noch weitere Methoden und Heilweisen, die die Organe stärken und regenerieren können, indem sie beispielsweise die Meridiane (Energieleitbahnen) im Körper aktivieren. Dazu gehören Yoga, Shiatsu, Tai-Chi, Qigong, *Jin Shin Jyutsu*, Chakrentherapie, Tao Songs (nach Master Sha), Fußreflexzonenmassage (nach Hanne Marquardt), Füßedrücken (nach Frank Baars) und Affirmationen (nach Louise Hay).

Und nun möchte ich dir noch eine ganz einfache Übung vorstellen, die du jeden Abend im Bett machen kannst:

Deinen Organen ein Lächeln schenken

Am besten machst du diese Übung abends, kurz vor dem Einschlafen, wenn du schon im Bett liegst: Atme ein paar Mal tief ein und aus und komme zur Ruhe. … Nun gehe mit deinem Gewahrsein von oben nach unten durch deinen Körper – Organ für Organ. Schenke jedem Organ Aufmerksamkeit und schicke ihm ein Lächeln und danke ihm dafür, dass es an diesem Tag so gut für dich gearbeitet hat. … Du wirst merken, dass diese kleine Geste sowohl dich als auch das Organ erfreut und nährt. … Danke zum Schluss deinem ganzen Körper und dir selbst.

Jiaogulan – Das chinesische Kraut der Unsterblichkeit

Jiaogulan (*Gynostemma pentaphyllum*) ist auch als Kraut der Unsterblichkeit bekannt und hat unzählige positive Wirkungen auf die Gesundheit, u. a. auch auf das Gehirn. Es könnte aufgrund seiner enormen Bandbreite übrigens für jedes Organ angewendet werden. Jiaogulan soll im Vergleich zu Ginseng mit „nur" 28 Saponinen satte 82 Saponine enthalten und daneben eine ganze Reihe an Wirkstoffen wie Polysaccharide, Aminosäuren, Vitaminen, Flavonen, Mineralstoffe und Spurenelemente, die zusammengenommen für die antioxidative und adaptogene Wirkung verantwortlich sind. Jiaogulan kann den Blutdruck regulieren, hat positive Eigenschaften auf das Fortpflanzungssystem, die Verdauung, das Immunsystem und die Vitalität sowie die Energieversorgung. Es senkt die Wahrscheinlichkeit für Schlaganfälle, beugt Herzinfarkten vor und kann den Körper entgiften und übermäßige Hitze ausleiten. In der chinesischen Medizin wird es seit langer Zeit traditionell verwendet und erobert inzwischen auch unseren Markt. Die chinesischen Ärzte sind der Meinung, dass der regelmäßige Verzehr der Pflanzenblätter die Lebenserwartung enorm steigern kann. Du findest diese Wunderpflanze in verschiedenen Onlineshops und im Kräuterladen. Ich selbst verwende Jiaogulan von der Firma *Tausendkraut*.

Die Webadresse von *Tausendkraut* findest du im Anhang unter „Bezugsquellen“, dort unter „Vitamine, Mineralstoffe, Detox & Co.“, Seite 426.

Bücher

Dagmar Hemm, Andreas Noll: *Organbalance. Körper und Seele im Einklang mit den 5 Elementen.* Graefe und Unzer Verlag, 2014

Kurt Tepperwein: *Die Botschaft Deines Körpers. Die Sprache der Organe.* mvg Verlag, 2004

Lothar Ursinus: *Die Organuhr, leicht erklärt. Unseren Energiekreislauf verstehen und Erkrankungen erkennen.* Schirner Verlag, 2016

Dr. med. Georg Weidinger: *Die Heilung der Mitte. Die Kraft der Traditionellen Chinesischen Medizin.* Ennsthaler Verlag, 2018

Positiver Ausblick für mich

Ich wünsche mir, dass wir erkennen, was für ein Wunderwerk unser Körper ist, und erfahren, wie in uns alles mit allem harmonisch verbunden ist.

Positiver Ausblick für dich

Zahn-Organ-Beziehungen – Alles ist mit allem verbunden

Zähne und Organe stehen in einer engen Wechselbeziehung zueinander und so ist jedes Zahnfach durch Meridiane mit einem bestimmten Organ bzw. Organkreislauf verknüpft. Meridiane sind laut der traditionellen chinesischen Medizin (TCM) Energiebahnen im Körper, die diesen mit der Lebensenergie *Qi* versorgen. Sie verbinden Organe und Strukturen miteinander und haben so auch eine energetische Beziehung zu den Zahnfächern. Stelle dir die Zähne und die dazugehörigen Zahnfächer als Sicherungskasten im Körper vor: „Brennt an einer Stelle im Gebiss die Sicherung durch" (z. B. durch einen Zahnherd), so fließt in dem dazu-

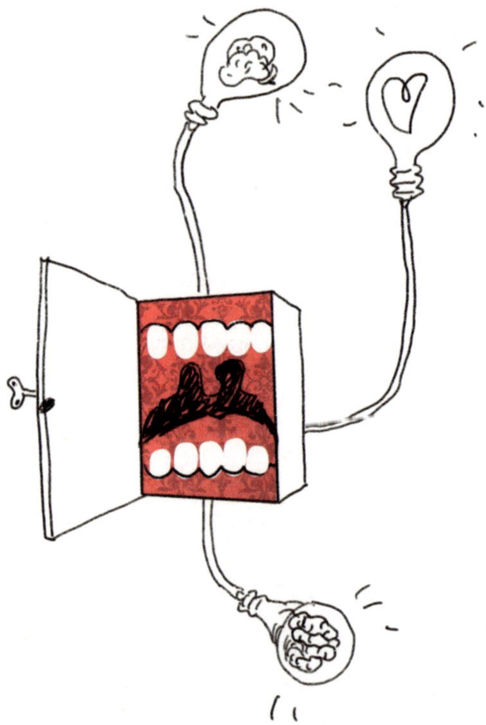

gehörigen Meridian nicht mehr genug „Strom". Es kommt aufgrund der energetischen Unterversorgung zu Störungen im Körper – man wird krank.

So kann beispielsweise bei unklaren Magenbeschwerden ohne erkennbare Ursache auch ein Zahn die Ursache sein: Ein kranker, toter oder wurzelbehandelter „Magenzahn", wie der 16/17er, 26/27er, 34/35er oder 44/45er, oder ein Zahnherd in derselben Region im Kieferknochen kann sich negativ auf den Magen oder umgekehrt ein kranker Magen negativ oder schwächend auf die jeweiligen Zahnfächer auswirken. Die Auswirkungen solcher Zahnherde bzw. Zahnstörfelder kann zu den vielfältigsten Krankheitsbildern wie Bluthochdruck, Depressionen, Herzerkrankungen, Lebererkrankungen oder Krebs führen.

Von den Ärzten Dr. Voll und Dr. Kramer wurde ein Zahnschema entwickelt, das die Zusammenhänge zwischen Zähnen, Organen und Meridianen anschaulich verdeutlicht. Durch dieses Zahnschema lassen sich Rückschlüsse zwischen Krankheiten und Zahnstörfeldern ziehen.

Es ist sowohl möglich, dass sich Zahnstörfelder negativ auf bestimmte Meridiane oder Organe auswirken, als auch umgekehrt, dass sich belastete oder blockierte Meridiane oder Organe negativ auf Zähne oder den Heilungsprozess bei der Therapie von Zahnstörfeldern auswirken. Ein Grund, weshalb solche Zahn-Organ-Verbindungen aus dem Lot geraten können, sind z. B. Traumata oder negative, „eingeschlossene" Emotionen.

Zahnstörfelder entstehen durch:

- tote Zähne, wurzelgefüllte Zähne (können mit dem sogenannten TOPAS-Test* ausfindig gemacht werden)
- verlagerte und retinierte Zähne
- Leerkieferstellen mit Wurzelresten
- Zysten
- *Parodontitis*
- Fremdmaterial im Knochen oder in der Kieferhöhle, wie Metallsplitter, Amalgamklumpen

---

* ***Toxicity Pre-screening Assey***; von Prof. Dr. Boyd Haley entwickelter Test, der dem Nachweis von Zahntoxinen dient

- Zahnfüllmaterialien wie Amalgam, Gold, Titan, Palladium, Kunststoffe (Wichtig: Amalgam sollte unbedingt unter strengsten Schutzmaßnahmen entfernt werden!)
- Narben
- Zahnersatz, wie Prothesen, Kronen, Implantate
- Zahnspangen
- *Kieferostitis* und *NICO* (entzündiche und degenerative Erkrankungen im Kieferknochen)

Zahnfüllungen aus Kunststoffen – Besser härten!

Manche Zahnärzte greifen heute – statt zu Amalgam – zu Kunststoff. Leider trifft bei vielen Kunststofffüllungen die Redewendung „vom Regen in die Traufe kommen“ zu. Nach Untersuchungen des Dentaltoxikologen Franz Reichl geben Kunststofffüllungen eine Vielzahl von Stoffen ab, die verschluckt werden können, darunter auch solche, die im Körper in potenziell krebsauslösende „Epoxy-Verbindungen“ umgewandelt werden können.[492] Diese Füllungen werden meist durch sogenannte *Bonder** mit dem Zahn verklebt, damit sie besser im Zahn festsitzen. Die Molekülgröße dieser Bonder ist im Vergleich zur eigentlichen Füllung viel kleiner. Damit sind sie gleichzeitig toxischer, denn der Grad der Toxizität steigt, je kleiner ein Molekül ist.[493] Außerdem enthalten viele Bonder niedermolekulare Kunststoffe, wie TEGDMA oder Glutaraldehyd, die potenziell mutagen sind. Es ist zu beachten, dass bei jeder Kunststoff-Polymerisation** mit Formaldehyd ein toxisches Nebenprodukt entsteht, das über viele Monate hinweg aus den Kunststofffüllungen in den Mundraum abgegeben wird. Somit ist auch die Kunststofffüllung *keine* unbedenkliche Alternative zum Amalgam. Kunststoffe im Mund können zur Schwächung des Immunsystems, zu Lungenkrankheiten, Hauter-

** Der Bonder stellt eine dichte chemische Verbindung zwischen dem Zahnschmelz und der Kunststofffüllung her bzw. beim Inlay zum Kunststoffkleber.

** Vorgang, der während des Aushärtens mit dem blauen Licht einer Polymerisationslampe ausgeführt wird

krankungen, Allergien, ADS, Schwindel, Schlafstörungen, Übelkeit, Gelenkschmerzen, Herzrasen etc. führen.[494, 495]
Beim Härten gilt daher: Je höher der Grad der Polymerisation, umso härter und verträglicher ist das Material.[496] Oft sind mehrere Durchgänge in bestimmten Intervallen unter Berücksichtigung bestimmter Sicherheitsmaßnahmen notwendig, um eine Kunststofffüllung verträglicher zu machen.[497] Sprich mit deinem Zahnarzt über diese Möglichkeit.
Zudem gibt es immer mehr Zahnärzte, die die Verträglichkeit von Zahnfüllmaterialien kinesiologisch austesten. Suche dir einen darin ausgebildeten Zahnarzt, um ganz auf Nummer sicherzugehen!

Besser metallfrei im Mund?

Es ist nicht alles Gold, was glänzt, und leider sind auch Goldlegierungen nicht ohne Nebenwirkungen. Mitunter kommt es sogar bei hochwertig goldhaltigen Legierungen vor, dass sich Metallionen durch den Abrieb beim Kauvorgang lösen.[498] Durch die Mundschleimhaut werden diese vom Körper aufgenommen und können mit körpereigenem Eiweiß Verbindungen eingehen, die wichtige Schaltstellen in Enzymen, Mitochondrien und Neurotransmittern blockieren.[499] Kritisch zu beurteilen ist auch die Antennenwirkung der Metalle,[500] da Metalle ja Strom leiten können. *„Ein Grund für die große Bedeutung von Elektrosmog bei Metallträgern besteht darin, dass bei Belastung durch elektromagnetische Strahlen die Metalle in den Zahnfüllungen einkoppeln, d. h. anfangen zu schwingen und vermehrt Metalle in den Körper freigesetzt werden.“*[501]
Demnach verstärken Metalle im Mund die Elektrosmogbelastung des Gehirns.[502] Durch die fast überall vorhandene hochfrequente Strahlung kommt es in den metallgefüllten Zähnen außerdem zu deutlichen Erwärmungen. Das ist auf Infrarot-Wärmebildaufnahmen zu sehen.[503] Wenn gleich mehrere Metalle im Mund eingesetzt werden, kann es zur Verstärkung und zu gegenseitigen Wechselwirkungen zwischen diesen Metallen kommen.[504]

Keramik ist das neue Gold!

In puncto biokompatible Zahnimplantate sind Keramikimplantate aus dem Werkstoff Zirkonoxid auf dem Vormarsch. Dieser Hochleistungswerkstoff wird seit längerer Zeit in der Orthopädie in Form künstlicher Hüftgelenke genutzt. Durch die exzellenten Materialeigenschaften und gute Verträglichkeit haben sich Keramikimplantate für viele Umweltmediziner inzwischen zur Premiumlösung entwickelt und sie ziehen diese den Titanimplantaten vor. Laut *Swiss Dental Solutions*, eines führenden Schweizer Herstellers für Keramikimplantate, heilen diese bei deutlich geringerem Entzündungsrisiko in den Knochen ein und können bereits nach wenigen Wochen belastet werden.[505]

Schäden von Röntgenstrahlen reduzieren

Die Suche nach Zahnherden geht oft einher mit dem Einsatz von Röntgenstrahlen. Naturheilkunde und Homöopathie bieten diverse Möglichkeiten, vor negativen Folgen dieser Strahlung zu schützen. Als Beispiele sind hier das homöopathische Mittel *X-Ray* (homöopathisch aufbereitete Röntgenstrahlen) und Olivenblattextrakt zu nennen. In Versuchen konnte nachgewiesen werden, dass Olivenblattextrakt wirksam vor DNA-Schäden durch Röntgenstrahlung schützt, wenn er vor oder nach der Bestrahlung eingenommen wurde.[506] Johanniskraut soll hier ebenfalls Schutz bieten, insbesondere für Knochenmark und innere Schleimhäute.[507]

Kommuniziere mit deinen Zähnen

Genauso, wie du mit deinen Organen Kontakt aufnehmen kannst, kannst du auch mit deinen Zähnen kommunizieren, denn sie sind ebenfalls lebendige Teile des Körpers, die auf energetische Einflüsse reagieren, wobei jeder für sich ein eigenständiges Individuum ist. Ich kenne Zahnärzte, die tatsächlich in den Behandlungen gedanklich mit den Zähnen der Patienten Kontakt aufnehmen. Sie haben die Erfahrung gemacht, dass Zähne dadurch leichter gezogen werden können, Patienten den neuen Zahnersatz besser vertragen und sich dadurch allgemein deren Gesundheitszustand verbessern kann. Oft können Beschwerden allein schon dadurch behoben werden, dass ein Energiemangel ausgeglichen wird.

Setze dich an einen ruhigen Ort und schließe deine Augen. … Fühle in dein Herz hinein und atme einige Male tief ein und aus. … Nimm dann bewusst Kontakt mit deinem „Problemzahn“ auf. … Zoome mit deinem Gewahrsein wie mit einer Kamera direkt zum Zahn hin. Begrüße ihn und spüre, wie er sich anfühlt … und nimm wahr, welche Emotionen und inneren Bilder hochkommen. … Sei einfach nur Zeuge dessen, was auftaucht, und bewerte es nicht. … Du kannst den Zahn auch fragen, was er braucht, damit es ihm besser geht. … Vielleicht antwortet er dir direkt. … Zum Abschluss schickst du einen goldenen Lichtstrahl aus deinem Herzen zu dem Zahn … und füllst ihn – von der Wurzel bis zur Krone – mit diesem heilsamen Licht. Durchflute ihn vollkommen damit, und sieh, wie er in diesem Licht strahlt und wie sich sein Energieniveau angehoben hat. … Verabschiede dich mit einem Dank und komme wieder im Hier und Jetzt an.

Den Blick nach innen wenden – Eine Reise zu deinem Zahn

Hast du an einem Zahn immer wiederkehrende Probleme und vermutest du einen Zusammenhang zu einem Organ, so kannst du mit dieser inneren Reise vielleicht der Ursache auf die Spur kommen:
Setze dich bequem und entspannt hin und nimm Kontakt zu deinem Zahn auf. Du kannst hierfür auch einen Finger auf den Zahn legen. Scanne nun in Gedanken deinen Körper von oben nach unten durch. Vielleicht indem du das Ganze mit der Handfläche deiner freien Hand begleitest. Wenn du das Gefühl hast, dass bei einem Organ oder einer bestimmten Stelle im Körper eine Resonanz zu diesem Zahn besteht, halte inne und nimm Kontakt mit dieser Stelle auf. … Du kannst vielleicht erspüren, dass Emotionen, Gedanken oder körperliche Reaktionen als Ziehen oder Kribbeln auftauchen. … Vielleicht ist es ein Thema, das dich schon länger begleitet, oder es ist eine konkrete Begebenheit oder ein Gefühl. … Schicke Liebe an die betreffende Stelle … fülle sie ganz und gar damit auf und lasse die heilende Energie wie einen goldenen Lichtstrahl zwischen deinem Zahn und der Stelle hin- und herfließen. … Wenn du das Gefühl hast, dass diese Energie leicht und ohne Widerstand fließen kann, bleibe noch kurz in der Stille, bedanke dich und komme zurück ins Hier-und-Jetzt.

Wohltuende Zahnfleisch-Massage

Neben den Zähnen möchte auch das Zahnfleisch liebevoll behandelt werden. Hast du Probleme mit dem Zahnfleisch, so gönne ihm eine wohltuende, stärkende und durchblutungsfördernde Massage. Nimm eine etwa erbsengroße Menge kalt gepresstes Bio-Kokosöl und vermische es in deiner Handfläche mit 1 Tropfen ätherischem Öl – beispielsweise Nelken-, Salbei- oder Teebaumöl. Massiere damit in kreisenden Bewegungen sowohl die Innenseiten als auch die Außenseiten des Zahnfleischs im Unter- und im Oberkiefer. Du wirst spüren, wie gut durchblutet sich der Mundraum danach anfühlt.

Betrachte deine Zahngesundheit ganzheitlich

Unser Körper kann mehr, als wir denken. Wenn du dich nähr- und vitalstoffreich ernährst, Stress reduzierst, Gifte vermeidest, regelmäßig entgiftest und auf der Seelenebene aufräumst, kann der Körper auch besser mit nicht ganz so optimalen Zahnmaterialien umgehen. Daher tust du gut daran, dir auf allen Ebenen Gutes zu tun und gesund zu leben.

Finde den richtigen Zahnarzt

Leidest du unter unspezifischen chronischen Erkrankungen ohne erkennbare Ursache, solltest du unbedingt auch deinen Kieferknochen ins Visier nehmen. Suche dir hierfür Zahnärzte, die routiniert in der Diagnostik dieser Erkrankungen sind und eine ganzheitliche, umfassende Therapie anbieten. Suche im Internet nach Begriffen wie „Herdsanierung“, „Störfeldsanierung“, „NICO“, „*Kieferostitis*“, „Umweltzahnmedizin“, „ganzheitliche Zahnmedizin“, „biologische Zahnmedizin“ und finde den Zahnarzt deines Vertrauens.*

* Siehe auch mein Buch *Kieferostitis & NICO*; hier findest du viele Tipps und Adressen

Bücher

Dr. Karin Bender-Gonser: *Ganzheitlich gesunde Zähne.* Eigenverlag, 2019

Caterina Teresa Guccione: *Kieferostitis & NICO. Stumme chronische Entzündungen im Kieferknochen erkennen und systemisch behandeln.* Hans-Nietsch-Verlag, 2019

Dr. Annette Jasper: *Verzahnt. Warum Zähne Bandscheibenvorfälle, Herzprobleme und andere Beschwerden verursachen können.* riva Verlag, 2018

Dr. med. Rosemarie Mieg: *Krankheitsherd Zähne. Wechselbeziehungen zwischen Störherden in Zahngebieten und dem Organismus.* Akse Verlag, 2019

Dr. Dominik Nischwitz: *In aller Munde. Unsere Zähne und ihre Bedeutung für die Gesundheit des gesamten Körpers.* Mosaik Verlag, 2019

Zahn-Organ-Tabelle: *www.oldenburk.de/index.php?article_id=143*
(Hier kann jeder Zahn einzeln angeklickt werden – für eine ganzheitliche Übersicht der Verbindungen.)

Positiver Ausblick für mich

Ich wünsche mir, dass immer mehr in unser aller Bewusstsein rückt, wie wichtig die Zähne für die allgemeine Gesundheit des Menschen sind und dass wir sie mit ganzheitlichen Maßnahmen gesund halten können.

Positiver Ausblick für dich

Energie
erzeugt
Materie

5

Kostenfrei, grenzenlos und wunderbar

„Das, was wir als ‚Materie' bezeichnen, unterliegt einem Wirkprozess, der von der geistigen Dimension gesteuert wird. Von der Entstehung bis zur Steuerung der materiellen Welt entspringt alles den geistigen Dimensionen."

– Burkhard Heim –

In diesem Kapitel zeige ich dir wunderbare Möglichkeiten auf, dich mit einfachen Hilfsmitteln auf ein höheres energetisches Niveau zu bringen, um gesund zu bleiben und gesund zu werden. Alles, was ich hier aufführe, kann zu einem wichtigen Standbein in deinem täglichen Leben werden. Probiere einfach aus, was zu dir passt und womit du dich gut fühlst. Auch hier gilt: Gehe langsam und mit Geduld an die Sache heran und entwickele dich in deiner eigenen Geschwindigkeit weiter. Diese Methoden kosten nichts und stehen jedem Menschen zur Verfügung. Es handelt sich hier also um ein Kapitel voll geballter Spar-Tipps. ☺

Der Mensch ist nicht nur das, was du rein äußerlich als Körper bzw. scheinbare Materie wahrnimmst, sondern weit mehr: ein energetisches oder „elektrisches"

Wesen, in dem in einem hochkomplexen Zusammenspiel verschiendene Prozesse gleichzeitig auf unterschiedlichen Ebenen stattfinden. Letztendlich ist die körperliche Gesundheit das Abbild des seelisch-geistigen Gleichgewichts im Menschen, d. h., der physische Körper wird in einem hohen Maße vom energetischen Körper bestimmt: Je harmonischer und gesünder dieser ist, desto gesünder ist der Mensch. Energetische Disharmonien können sich in körperlichen Erkrankungen manifestieren. So ist es kein Zufall, welche Krankheiten uns im Laufe unseres Lebens „befallen“. Sie entstehen vielmehr daraus, wie wir negative Situationen und Erlebnisse verarbeiten, aus unserer persönlichen Lebensweise und den Einflüssen unserer Eltern und Vorfahren, die wir in unser Leben mitgebracht haben. All das wird in unserer Biologie abgespeichert und hat eine unmittelbare Wirkung auf unsere Gesundheit.

Was ist der Körper: Energie oder Materie?

Wenn wir Atome näher betrachten, so stellen wir fest, dass sich deren Bestandteile – der Atomkern (aus Neutronen und Protonen) und die ihn umkreisenden Elektronen – in einem verhältnismäßig großen Abstand zueinander befinden. Das macht deutlich, dass sich in einem Atom nur wenig wirkliche Materie, aber umso mehr Schwingung bzw. Energie befindet. Genau genommen besteht ein Atom aus nur etwa 0,00000001 Prozent Materie. Das bedeutet im Umkehrschluss, dass 99,99999999 Prozent des Atoms leerer Raum ist.[508] Der Mensch besteht aus Muskeln, Knochen, Organen, diese wiederum aus Zellen, die aus Molekülen aufgebaut sind, und Letztere aus Atomen. Das bedeutet, dass unser Körper fast nur aus leerem Raum bzw. Energie besteht und der Mensch letztendlich ein Energiewesen ist.

Auch Einsteins berühmte Formel **$E=mc^2$**,[*] die die Energie-Masse-Äquivalenz ausdrückt, besagt letztendlich, dass es Materie im Sinne einer festen Masse, wie wir sie gewöhnlich definieren, nicht gibt und dass alles aus mehr oder weniger dichter, oszillierender Energie besteht.

---

[*] E: Energie, m: Masse, c: Lichtgeschwindigkeit

Jeder noch so kleine Prozess im Körper wird durch Energieimpulse ausgelöst, d. h. der Ursprung aller stofflichen Prozesse ist Energie in Form eines energetischen Impulses. Walter Häge, Autor bei *SELBSTHEILUNG ONLINE*, schreibt dazu Folgendes: „*Der primäre Stoffwechsel ist energetisch. Jedes Körperatom, jedes Molekül, jede unserer Körperzellen enthält somit die Informationen bis zurück in den Ursprung des Seins, denn alle gewesenen Informationen sind auch in den jetzigen Strahlen enthalten. Alle Materie ist somit Energie und Information bzw. Information, die in der zugesandten Energie enthalten ist.*“[509] Je intakter die energetische Zellkommunikation auf der feinstofflichen Ebene vonstatten geht, desto gesünder ist der Mensch – so der Wissenschaftler und Forscher Dr. Norbert Fenten (siehe auch Seite 192), der sich intensiv mit der Bedeutung des feinstofflichen Körpers im Hinblick auf die körperliche Gesundheit durch die Erforschung von Kristallwasser beschäftigt hat. Er bezeichnet beispielsweise eine Krebszelle als eine Zelle, die aus der Kommunikation des Körpers herausgefallen ist.[510] Wichtig in diesem Zusammenhang ist es, zu prüfen, wann die chronische Erkrankung ihren Ursprung nahm, und diesen Lebensabschnitt genau unter die Lupe zu nehmen. Daraus lassen sich wichtige Erkenntnisse für die ganzheitliche Heilung gewinnen.

Energie ist die Grundlage allen Seins und des gesamten Kosmos. Alles ist letztendlich Schwingung und Frequenz. Es ist bekannt, dass sich inzwischen auch im Bereich der Naturwissenschaften bisher als unumstößlich geltende Theorien ändern. So ergeben sich aus empirischen Daten Hinweise darauf, dass die Materie ein Epiphänomen der Energie ist und nicht, wie früher angenommen, die Energiefelder ein Epiphänomen der Materie sind. Nikola Tesla drückte das in seinem berühmten Zitat wie folgt aus: „*Wenn du die Geheimnisse des Universums ergründen möchtest, dann denke in den Begriffen Energie, Frequenz und Schwingung.*“[511] Damit spricht Tesla direkt auf das erste hermetische Prinzip* an, das lautet: „Die Natur des Universums ist geistig.“

Was bedeutet das nun für unsere Heilung? Wenn jeder Prozess im Körper durch Energieimpulse hervorgerufen wird und wir im Grunde genommen aus Energie bestehen, kann man heilsame Prozesse auch durch energetische Heilme-

---

* Die hermetischen Prinzipien sind benannt nach Hermes Trismegistos. Sie besagen, dass das Leben auf 7 universalen Prinzipien beruht. Ähnlich wie die physikalischen Naturgesetze die Materie beschreiben, so beschreiben die hermetischen Gesetze das Bewusstsein. Sie gelten als Wegweiser auf dem Weg des Lebens.

thoden anregen und sogar durch die Kraft seiner eigenen Gedanken. Wie würde sich das auf die heutige Medizin auswirken, wenn sie diesen Aspekt nicht gänzlich ausklammern und diese feinstoffliche Komponente in die vorrangig medikamentenbasierte Therapie integrieren würde?

Der Gründer des *National Institute for Integrative Healthcare* und preisgekrönte Autor Dr. Dawson Church fasst dieses Phänomen in der folgenden einfachen Gleichung zusammen:[512]

veränderter GEIST
= verändertes FELD
= veränderte ZELLEN

Diese simple und geniale Gleichung meint, dass der veränderte Geist ein neues Feld erzeugt, das Zellen verändern kann. Der Weg ist also: von der Energie zur Materie durch die Kraft des Geistes. Du fragst dich jetzt vielleicht, wie deine Gedanken so mächtig sein können, dass sie in deinem Körper tief greifende Prozesse erzeugen? Das kannst du im Folgenden durch ein einfaches Experiment nachvollziehen.

Das Gedankenexperiment mit der Zitrone

Schließe deine Augen, und stelle dir vor, dass auf dem Tisch vor dir eine frisch aufgeschnittene, reife, gelbe Zitrone liegt. … Du nimmst eine Hälfte in die Hand und führst sie langsam zu deiner Nase. … Du riechst an ihr und betrachtest sie genau. Dann beißt du hinein. …

Was passiert bei dieser kleinen Übung? Bei den meisten Menschen wird bei der Vorstellung, in eine saure Zitrone zu beißen, augenblicklich der Speichelfluss angeregt und das möglicherweise sogar schon vorher, **beim Gedanken** an die saure Zitrone. Dein Körper hat durch den bloßen Gedanken an eine saure, saftige Zitrone die Produktion von Speichel angeregt. Wie wunderbar wäre es denn, wenn du mit deinen bloßen Gedanken Heilung in dir anregen könntest?

Eine Möglichkeit zur Aktivierung der Selbstheilungskräfte stellt auch das geistige Heilen dar. Zu diesen Heilmethoden zählen Pranaheilen, Handauflegen, Aura- und Chakra-Heilung, Energiearbeit, Reiki u. v. m., die alle einen gemeinsamen Nenner haben: die Intention, jemand anderem (oder sich selbst) durch energetische Impulse zur Heilung zu verhelfen. Der Heiler überträgt bei der Geistheilung Energien auf den Klienten und dient dabei als Kanal für universelle Energien. Dabei spielt die Distanz zwischen Heiler und nach Heilung Suchendem – was in zahlreichen Experimenten bewiesen wurde – überhaupt keine Rolle. Der Impuls kommt an! Wie wundervoll wäre es, wenn sich diese Form der Heilung weltweit im Klinikalltag als wertvolle Ergänzung zur Medizin etablieren würde! Dass es funktionieren kann, belegt eine bemerkenswerte, in England durchgeführte Studie, über die Sandy Edwards in ihrem Buch *Spirituelles Heilen im Krankenhaus* eindrücklich berichtet. Ihre Botschaft: *„Jeder Mensch hat die Fähigkeit, sich selbst und andere mit spirituellem Heilen zu kurieren.“*

In dem Film *Heile dich selbst* von Wolfgang T. Müller ist die zentrale Botschaft: Aktiviere die Selbstheilungskräfte im Menschen, d. h., leite den Menschen dabei an, sich selbst zu heilen und wieder in seine eigene Kraft zu kommen. Das ist nach Aussage des Regisseurs die Aufgabe eines Geistheilers, denn wirklich heilen kann weder ein Arzt oder Heilpraktiker noch ein Heiler, der Mensch heilt sich vielmehr immer selbst durch die ihm innewohnenden Selbstheilungskräfte. In Wolfgang T. Müllers Film werden erfolgreiche Selbstheilungsmethoden aufgeführt, die in Eigenanwendung vom Patienten selbst ausgeführt werden können.

In diesem Kapitel möchte ich dich vor allem dazu animieren, vom Denken ins Fühlen zu kommen und dabei Kontakt mit deinem Körper aufzunehmen, ihn zu spüren und mit ihm zu arbeiten.

Bücher

Deepak Chopra, Rudolph E. Tanzi: *Das heilende Selbst. Der Weg zu einem starken Immunsystem und zu lebenslanger Gesundheit.* Irisiana Verlag, 2019

Sandy Edwards: *Spirituelles Heilen im Krankenhaus. Wissenschaftliche Belege für den Erfolg ganzheitlicher Heilbehandlungen.* Kopp Verlag, 2019

Brigitte Hamann: *Wie Sie Ihre Selbstheilungskräfte aktivieren. Das Geheimnis von Gesundheit, Vitalität und Glück.* Kopp Verlag, 2012

Jo Marchant: *Heilung von innen. Die neue Medizin der Selbstheilungskräfte.* Rowohlt Verlag, 2016

Joseph Mercola: Mühelose Heilung. *Neun einfache Wege, wie Sie Krankheiten vermeiden, überschüssiges Gewicht verlieren und Ihrem Körper bei der Selbstheilung helfen.* Kopp Verlag, 2015

DVDs

Sabine Goette: *Die Heilkraft des inneren Arztes. Wie jeder seine Selbstheilungskräfte wecken kann.* MensSana

Wolfgang T. Müller: *Heile dich selbst. Die besten und erfolgreichsten Selbstheilungsmethoden.* Horizon

Geistiges Heilen – Wege zur Selbstheilung. CreaCom Media Productions

Heal. Verändere dein Bewusstsein, verändere deinen Körper, verändere dein Leben. Momanda

Walter Häges Blog zum Thema „Selbstheilung“:
www.selbstheilung-online.com

ThetaHealing® **von Vianna Stibal:** *www.thetahealing.de*

Kinesiologische Testmethoden – Muskeltests als wertvolle Hilfsmittel

Jeder Mensch ist anders, und was dem einen guttut, kann dem anderen Probleme bereiten. Ganz deutlich wird das bei Nahrungsergänzungsmitteln und Medikamenten. Es gibt inzwischen viele Heilpraktiker und auch einige Ärzte, die Medikamente anhand kinesiologischer Methoden beim Patienten testen. Unter Kinesiologie (von griechisch *kinesis*, „Bewegung", und *logos*, „Lehre") versteht man sowohl ein Diagnosekonzept als auch eine Behandlungsmöglichkeit, und sie wird besonders im Bereich der Körpertherapie und Chiropraktik angewendet. Hierbei kommt die Philosophie des Meridiansystems aus der traditionellen chinesischen Medizin zum Tragen.

Das Werkzeug eines Kinesiologen ist der Muskeltest, mit dessen Hilfe er den Körper nach Blockaden, Störungen, Allergien und Krankheiten „befragt". Es ist aber auch möglich, über kinesiologisches Testen Medikamente auf ihre Verträglichkeit hin zu prüfen. Ganzheitlich arbeitende Zahnärzte nutzen diese Methode beispielsweise, um eventuelle Unverträglichkeiten von Zahnmaterialien auszuschließen und um die passende Therapie für ihren Patienten zu finden, indem sie seinen Körper „befragen", welche Schritte als Nächstes notwendig sind. Kein Patient gleicht dem anderen, und diese Methode bietet eine ideale Möglichkeit, um eine maßgeschneiderte Therapie zu finden.

Gängig ist das Austesten mit Arm, Bein oder Finger des Patienten: Je nachdem, wie stark oder schwach diese in der Ausgangslage gegen den Widerstand des Therapeuten bleiben, kann Letzerer wichtige Rückschlüsse ziehen. Es gibt diverse Formen der Kinesiologie in der Praxis, z. B. die *Applied Kinesiology* (AK; Angewandte Kinesiologie) oder die Psychokinesiologie nach Dr. med. Dietrich Klinghardt. Die Kinesiologie eröffnet dem Anwender ein breites Spektrum an Möglichkeiten und ist mittlerweile nicht nur im medizinisch-therapeutischem Bereich sehr beliebt.

Jeder Mensch hat die Fähigkeit, solche Testmethoden zu erlernen, und ich möchte dir hier die einfachsten davon vorstellen. Mit etwas Übung wirst du die Erfahrung machen, dass du damit zuverlässige Aussagen bekommst und immer unabhängiger wirst. Diese Tests helfen dir, die Dinge zu finden, die für dich optimal verträglich sind und die dich bei deiner Heilung effektiv unterstützen.

Der Neigetest

Diese Art zu testen gehört zwar nicht zu den klassischen Muskeltests, ist aber dennoch ein sehr einfaches Verfahren, um am Körper verschiedene Themen auszutesten:

Du stehst aufrecht und ohne Schuhe in einem ruhigen Raum, in dem du frei von Ablenkungen bist, und lässt alle Sorgen und Gedanken los. … Deine Füße stehen schulterbreit auseinander und du fühlst dich gut mit der Erde verwurzelt. Die Knie sind leicht gebeugt und dein Rücken ist gerade. Die Arme lässt du entspannt zu beiden Seiten des Körpers herabhängen. … Nimm Kontakt mit der Erde unter dir auf und stelle dir vor, dass dich von deinem Scheitelpunkt aus eine unsichtbare Schnur mit dem Himmel verbindet und dass sie dich aufrichtet. Nimm ein paar bewusste Atemzüge. … Atme dann langsam und ruhig ein und wieder aus … Wenn du ganz ruhig und zentriert bist, kannst du feststellen, wie dein Körper seine Haltung unentwegt ein ganz klein wenig verändert: Er wird ganz fein wie ein Pendel mal nach vorn, mal zur Seite oder nach hinten wanken und die Muskeln werden deine gerade Ausrichtung jedes Mal wiederherstellen. Nichts im Körper ist starr, alles ist lebendig und ständig in Bewegung – auch in den allerfeinsten, kaum wahrnehmbaren Nuancen.

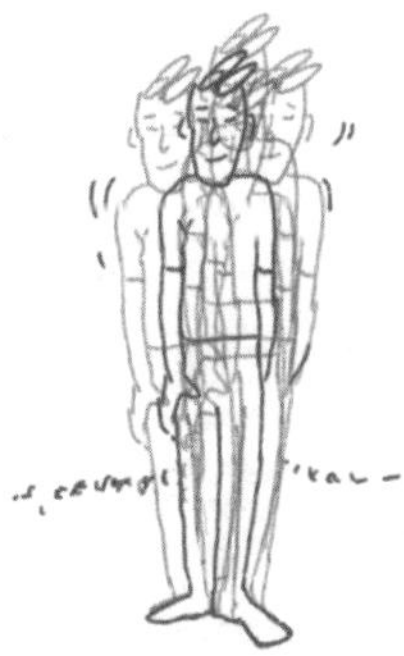

Nun sage laut oder leise „Ja“ oder denke an die bedingungslose Liebe. … Bei den meisten Menschen wird es hier innerhalb weniger Sekunden eine Bewegung nach vorn geben. … Bei dem Wort „Nein“ oder dem Gedanken an Hass wird sich dein Körper wahrscheinlich nach hinten neigen, weil es ihn von etwas Negativem wegzieht. Doch probiere es selbst aus, und nimm wahr, wie sich dein Körper verhält.

Dieses Phänomen lässt sich vielleicht am einfachsten dadurch erklären, dass unser Körper sich wie eine Pflanze zum Licht, zu etwas Positivem hinbewegen und bei negativen Dingen Abstand nehmen möchte. Wir nehmen unsere Umwelt zwar zu allen Seiten unseres Körpers wahr, aber unsere Aufmerksamkeit ist in der Regel eher auf den Bereich *vor* dem Körper, direkt vor unseren Augen gerichtet, und darauf reagiert der Körper in diesem Augenblick.

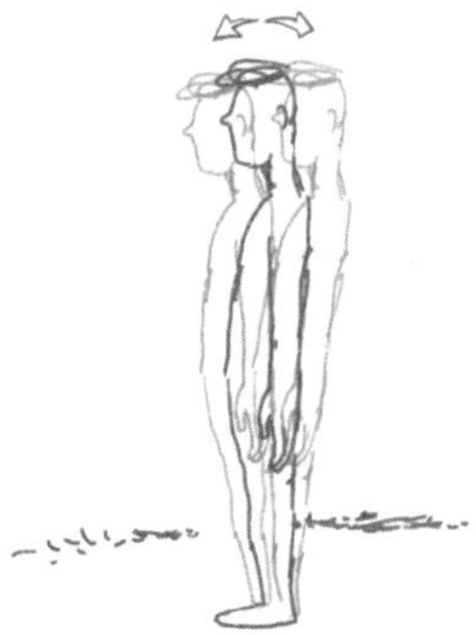

Mache jetzt laut oder leise eine „positive, wahre oder authentische Aussage“. Das kann z. B. dein Name oder dein Wohnort sein. „Ich heiße ...“ oder „Ich wohne in ...“. Dein Körper wird vermutlich erneut leicht nach vorn wanken, da er sich zu der positiven Aussage hingezogen fühlt. … Nennst du einen falschen Wohnort oder einen falschen Namen, so wird er wahrscheinlich nach hinten wanken, weil er sich von der negativen Aussage abwenden möchte. … Achte wieder auf die Reaktionen deines Körpers …

Probiere das ein paar Mal aus, bis du dir der Reaktionen deines Körpers sicher bist. Am besten ist es, du schaltest deinen Verstand ganz aus (so weit das gelingt) und überlässt die Regie deinem Unterbewusstsein. Es kennt die Antwort und dein Verstand darf sich jetzt ruhig einmal ausruhen.

Wenn du dir der Art der Antworten deines Körpers sicher bist, geht es ans eigentliche Testen: Du nimmst das Medikament oder das Nahrungsmittel in deine

Hände und hältst es vor deine Brust, etwa in Höhe der Thymusdrüse. Ist das Medikament für dich verträglich, wird sich dein Körper vermutlich nach vorn neigen (oder in eine Richtung bewegen, die für dich Positives anzeigt). Ist es unverträglich oder gar schädlich für dich, geht die Bewegung nach hinten (oder eben in eine Richtung, mit der er dich wissen lässt: „Das ist nicht gut für mich.“) Ist es neutral, wird er wenig Reaktion zeigen.

Es ist auch möglich, dem Körper Fragen zu stellen wie: „Brauche ich das Medikament unbedingt?“ oder „Tut mir diese Therapie gut?“ Wichtig ist, dass die Fragen eindeutig mit Ja oder Nein beantwortet werden können. Wenn du z. B. fragst: „Brauche ich jetzt die rote oder die grüne Paprika?“, wird dir der Körper nicht mit Ja oder Nein antworten können. Richtig wäre in dem Falle die Frage: „Ist die rote Paprika besser für mich als die grüne?“ Entweder-oder-Fragen kann dein Körper nicht beantworten …

Wichtig ist immer: Habe Geduld, bleibe mit deiner Aufmerksamkeit bei deiner Frage oder dem zu testenden Mittel und lasse dich nicht von störenden Gedanken oder Emotionen ablenken. Du lernst mit dieser Neigetechnik sehr gut und einfach, mit deinem Unterbewusstsein zu kommunizieren, und damit, deiner inneren Führung zu vertrauen.

Die Ring-in-Ring-Methode oder der Finger-Ring-Test

Was du mit dem ganzen Körper machen kannst, ist natürlich auch mit einzelnen Körperteilen möglich, etwa mit dem Arm, der Hand oder den Fingern. Hier stelle ich dir einen sehr einfachen Muskeltest vor:

Du sitzt oder stehst aufrecht, atmest ruhig und langsam ein und aus … und verbindest dich mit deinem Herzen. Lege bei *beiden* Händen Daumen und Zeigefinger (oder Mittelfinger, wenn das besser geht. Probiere es aus) zu einem Ring oder Kreis zusammen. Führe die beiden Kreise ineinander, sodass sie wie Kettenglieder miteinander verbunden sind. Versuche sie auseinanderzuziehen, um festzustellen, wie viel Kraft du in den Fingern hast.

Dann geht es ans Testen: Sprich laut oder leise das Wort „Ja“ aus oder deinen richtigen Vornamen und ziehe dabei die Finger der beiden Hände auseinander. Der Ring wird gut halten, du wirst ihn nicht ganz auseinanderziehen können, weil diese wahre oder positive Aussage keinen Stress in deinem Nervensystem erzeugt.

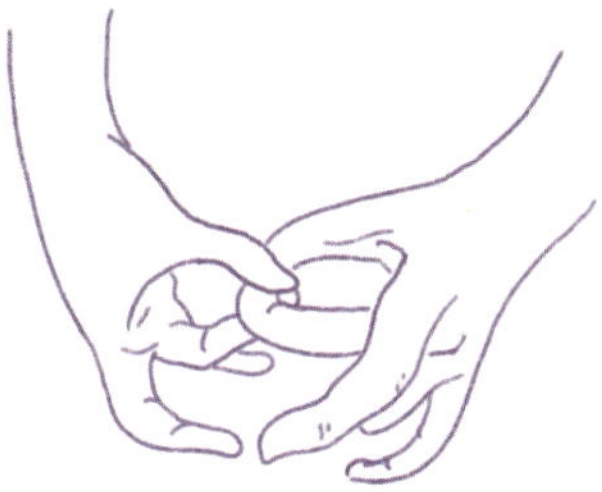

Jetzt sagst du laut oder leise „Nein“ oder einen falschen Vornamen und versuchst die beiden Ringe auseinanderzuziehen. Das wird dir dieses Mal gut gelingen, da die Aussage von deinem Unterbewusstsein als „falsch“ oder „negativ“ erkannt wird. Hier wird Stress im Nervensystem erzeugt, der Impuls wird an die Muskulatur weitergeleitet und der Muskel kann nicht mehr willentlich halten.

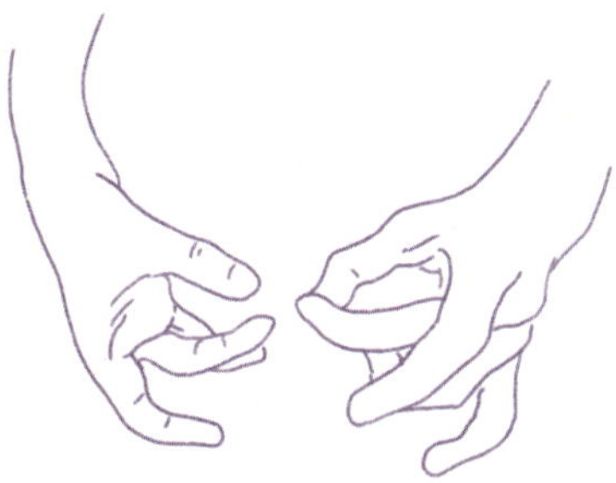

Der kinesiologische Finger-Ring-Test - Hier zählt Gespür, nicht Kraft

Es geht bei diesem Test nicht darum, dass du beim Auseinanderziehen der Finger immens viel Kraft aufwendest, es gilt vielmehr, den Kraftaufwand klein zu halten und ein Gespür dafür zu entwickeln, mit welchem minimalen Kraftaufwand du sicher ein „Ja“ erhalten kannst. Nicht Kraft, sondern Sensibilität ist hier also gefragt. ☺ Wenn du mit dem Zeigefinger oder dem Mittelfinger Probleme hast, probiere den Ringfinger aus. Der Finger, der am wenigsten Kraft hat, wäre dann ideal.

Mit etwas Übung kannst du dieses Austesten sicher ausführen und wirst merken, dass der Test zuverlässig ist. Falls du auch hier widersprüchliche Aussagen bekommst, funkt dein Verstand wahrscheinlich dazwischen:

Zeichne dann mit einer Hand ein paar Mal eine liegende 8 vor deinem Körper in die Luft und folge dieser Bewegung mit deinen Augen. Mit dieser Übung synchronisieren sich deine beiden Gehirnhälften und das Testen funktioniert wieder.

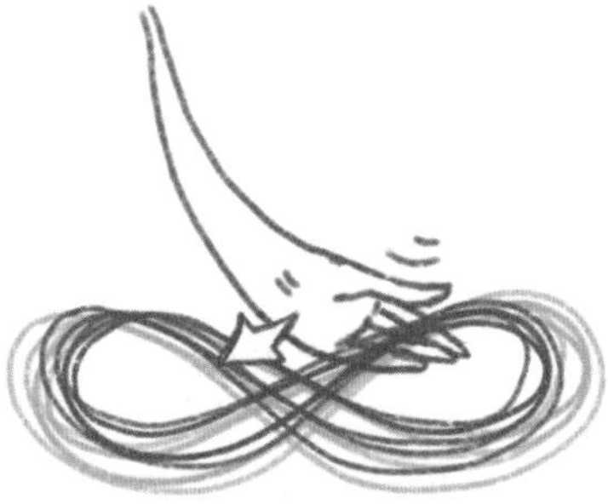

Eine andere Möglichkeit ist, dass du deine rechte Hand mit der Handfläche nach unten über deinen Kopf hältst und diese Hand dann umdrehst, sodass die Handfläche nach oben zeigt. Führe auch diese Bewegung ein paar Mal aus. Hiermit ordnet sich dein Energiefeld neu.

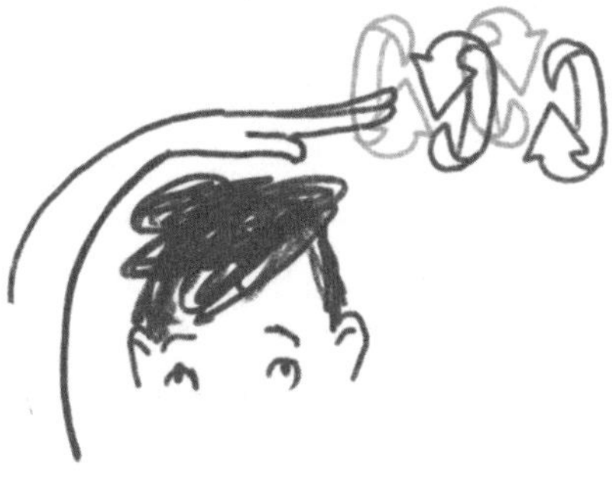

Du kannst aus den beiden Testmethoden – Neige- und Finger-Ring-Test – die für dich geeignete auswählen. Übe mit der Methode, die für dich passt, regelmäßig so lange weiter, bis du sicher darin bist, dann kannst du sie jederzeit und überall anwenden. Habe Geduld mit dir selbst und vor allem Spaß dabei, denn: Wenn du dich beim Testen verkrampfst oder in Stress gerätst, wirst du nicht viel Nutzen daraus ziehen.

Neben diesen Methoden kannst du auch mit Tensoren, Pendelruten oder Pendeln austesten. Auf diese gehe ich hier nicht näher ein, denn alles, was wir zum Testen brauchen, haben wir jederzeit bei uns – unseren Körper. Minimalismus bringt's!

Vor dem Testen: Wasser trinken!

Kinesiologische Testmethoden funktionieren nur, wenn der Körper ausreichend gut hydriert ist. Erst dann wird der Energie- bzw. Muskeltest zu einer zuverlässigen Methode. Trinke daher direkt vor dem Testen 1 Glas Wasser.

Buch

Brunhild Hofmann: *Stark oder schwach? Selbst-Muskeltests als Entscheidungshilfe in allen Lebenslagen.* KOHA Verlag, 2012

Der Atem – Die Heilkraft in dir

Unser Atem begleitet uns von der ersten Sekunde unseres Lebens auf dieser Welt bis zur letzten. Es ist ein steter Atemfluss mit Ein- und Ausatmen, der zum Glück ganz ohne unser bewusstes Zutun geschieht. Die Atmung gehört zu den autonomen Grundfunktionen des menschlichen Körpers und ist übrigens die einzige, die wir zumindest zeitweise mit unserem Willen beeinflussen können. Unser Atem passt sich wunderbar an die äußeren Gegebenheiten an: Bewegen wir uns schnell, atmen wir automatisch schneller, denn unser Körper braucht jetzt mehr Sauerstoff und muss das vermehrt entstandene Kohlendioxid wieder ausatmen. Die Atemfrequenz sinkt automatisch, wenn wir wieder zur Ruhe kommen.

Leider ist es so, dass der Großteil der Menschen aufgrund belastender Emotionen oder Stress nicht tief genug atmet, d. h., die Atemluft strömt nicht bis in den Bauch oder das Becken hinein und die Lungenkapazität wird nicht wirklich ausgenutzt. Diese tiefe Atmung brauchen wir aber, um die Körperzellen ausreichend mit Sauerstoff zu versorgen und das als Abfallprodukt des Stoffwechsels in der Zelle entstandene Kohlendioxid aus dem Körper zu transportieren, die Muskelspannung zu reduzieren sowie eine innere Ausgeglichenheit und Entspannung zu erlangen. Ein erwachsener Mensch atmet pro Minute durchschnittlich 12- bis 15-mal ein und aus,[513] bei mindestens 12 Atemzügen pro Minute sind das also jeweils maximal 2,5 Sekunden jeweils fürs Ein- und fürs Ausatmen. Schnelles, flaches Atmen kann den Körper auf Dauer krank machen. Die gute Nachricht ist hier allerdings, dass richtiges Atmen ihn auch gesund machen bzw. Beschwerden lindern kann und dass der Atem Heilungsprozesse jeglicher Art bestmöglich unterstützt. Es ist erwiesen, dass ein gut mit Sauerstoff versorgtes und gut durchblutetes Lymphsystem die Basis für die körperliche und geistige Energie und eine optimale Gesundheit ist.[514]

Das Fantastische ist, dass du dieses Gesundheitselixier immer bei dir trägst! Dein Atem ist immer da, er verbindet dich mit deiner Umwelt, mit Pflanzen und Bäumen – er schenkt uns Energie, hilft uns aber auch, das Alte und Verbrauchte loszuwerden. Du kannst überall und jederzeit mit deinem Atem arbeiten – in der Straßenbahn, an der Kasse im Supermarkt oder in der Warteschlange bei der Post.

Immer wenn du in Hektik bist, aufgeregt oder gestresst, kannst du damit beginnen, bewusst zu atmen. Durch das ruhige, bewusste Atmen wird der Vagus-Nerv aktiviert, der als Hauptnerv des *Parasympathikus* eine wichtige Rolle für die Entspannung spielt und uns sofort in den Chill-Modus katapultiert, unsere Selbstheilungskräfte in einem hohen Maße aktiviert und der Energiefluss in den Meridianen effektiv anregt und stärkt.

Ruhiges und gleichmäßiges Atmen zu praktizieren – am besten an einem schönen Ort in der Natur – wirkt sich positiv auf das vegetative Nervensystem aus und fördert die Selbstheilungskräfte in hohem Maße.

Zwei kleine Atemübungen – Herzkohärenz durch vertiefte regelmäßige Atmung und Herzfokus

Ich mache diese Übung etwa 10-mal am Tag und habe mir zur Erinnerung, wann sie wieder „dran" ist, den Wecker auf meinem Handy mit einem Gong eingestellt. Indem wir die Aufmerksamkeit auf unser Herz richten und dabei tief und gleichmäßig atmen entsteht Herzkohärenz (siehe auch Seite 268 und 338) Diese einfache Atemübung aktiviert zudem den *Para-*

sympathikus, d. h., sie sorgt für einen ausgeglichenen Zustand und Wohlbefinden. Die Kohärenz breitet sich vom Herzen ausgehend elektromagnetisch über den ganzen Körper aus. Durch regelmäßiges, über den Tag verteiltes Üben über einen längeren Zeitraum kann sich der Atem dieser Atemfrequenz immer mehr angleichen. Das kohärente Atmen hilft Stress abzubauen, stimuliert den Vagus-Nerv sowie das Immunsystem und sorgt für mehr Ausgeglichenheit und Wohlbefinden. Es entschleunigt und bringt dich ins Hier-und-Jetzt.

Eine Minute lang bewusst atmen ...

Schließe deine Augen und lege beide Handflächen auf dein Herz. ... Atme ruhig, tief und achtsam 5 Sekunden lang ein und 5 Sekunden lang aus. ... Stelle dir vor, wie du durch dein Herz ein- und ausatmest. ... Atme 1 Minute lang auf diese Weise. ... Spüre dabei deinen regelmäßigen Atem, und nimm wahr, wie sich Wohlgefühl und eine angenehme Ruhe in dir ausbreiten ...
Du kannst diese Atemübung ergänzen, indem du in dir positive Gefühle wie Dankbarkeit, Wertschätzung und Mitgefühl entstehen lässt. Öffne deine Augen und komme wieder im Hier und Jetzt an.

Die 4-7-8-Methode

Gehe hinaus in die Natur. Und spaziere oder laufe – am besten im Wald – in einem für dich angenehmen Tempo ... atme dabei langsam 4 Sekunden lang durch die Nase ein. ... Halte dann den Atem 7 Sekunden lang an ... und entspanne dich dabei. ... Nun atmest du 8 Sekunden lang kräftig durch den Mund aus.
Diese 4-7-8-Methode sorgt für eine schnelle Entspannung und hilft sogar effektiv bei Einschlafstörungen.[515]
Es gibt auch die 5-5-10-Methode, bei der man 5 Sekunden lang einatmet, den Atem 5 Sekunden lang anhält und dann 10 Sekunden lang ausatmet. Probiere einfach aus, mit welchem Rhythmus du besser klarkommst. Neue Forschungen zeigen, dass die Wirkung um ein Vielfaches verstärkt werden kann, wenn man doppelt so lang ausatmet wie man einatmet (also beispielsweise 4 Sekunden durch die Nase einatmet und 8 Sekunden durch die gespitzten Lippen ausatmet).[516]

Wenn du Lust auf mehr hast … Atmen hilft!

- Es gibt noch weitere hilfreiche Atemtechniken als Hilfsmittel bei Beschwerden wie Kopfschmerzen oder Sehstörungen.*
- In Kapitel 4 (Seite 202 ff.) findest du einen Tipp zur Aktivierung des Vagus-Nervs.

Bücher

Christian Dittrich-Opitz: *Befreite Atmung. Lebensenergie und Wohlbefinden fördern mit entspanntem, natürlichem Atem.* Hans-Nietsch-Verlag, 2012

Patrick Mc Keown: *Erfolgsfaktor Sauerstoff. Wissenschaftlich belegte Atemtechniken, um die Gesundheit zu verbessern und die sportliche Leistung zu steigern.* Riva Verlag, 2018

Markus Schirner: *Atemtechniken. Zahlreiche einfache Atemübungen zur Selbstheilung, Verjüngung und Harmonisierung.* Schirner Verlag, 2017

Mit den Händen heilen – Einfach und jederzeit

Heilen mit Händen gehört zu den ältesten und einfachsten Heilmethoden der Menschheit. Warum sollten wir sie also nicht für uns selbst nutzen? Vielleicht hast du dich oder andere schon öfters instinktiv durch deine Hände therapiert, indem du dir bei Bauchschmerzen die Hände auf den Bauch gelegt oder bei deinem Kind mit deiner Hand die schmerzende Stelle gestreichelt hast. Wenn wir unsere Hände mit der Absicht zu heilen bewusst auf bestimmte Körperstellen legen, baut sich dort ein Energiefeld auf. Das geschieht ganz automatisch, man muss nicht daran

* Genaueres siehe unter *www.zentrum-der-gesundheit.de/gesundes-atmen.html#toc-der-atem-passt-sich-an*

glauben. Das beweisen wissenschaftliche Studien eindrücklich. Von einem solchen Experiment berichtet Dawson Church in seinem Buch *Geist über Materie*[517], über das ich auch ausführlich in meinem Buch *Kieferostitis & NICO* berichte.[518] Mich hat dieses Experiment tief beindruckt, denn es löschte mein einschränkendes Glaubensmuster, dass nur heilerisch begabte Menschen dazu imstande sind, mit ihren Händen zu heilen. Es machte mir deutlich, dass es nicht notwendig ist, unbedingt an einen Heilerfolg zu glauben, wenn man seine Hände zum Heilen einsetzt. So hatten in diesem Versuch die Skeptiker unter den Heilenden (in dem Falle waren es Studenten, die den an Krebs erkrankten Versuchstieren mit ihren Händen Heilenergie senden sollten) genau dieselben Erfolge bei den Mäusen wie diejenigen, die an einen Heilerfolg glaubten. Dawson Church ist der Meinung, dass die Heilung demnach nicht auf der entsprechenden Überzeugung der „Heiler" basiere, sondern auf den Energiefeldern, die dabei entstehen.

Wie mag es sich erst auswirken, wenn wir – anders als die Skeptiker in diesem Experiment – an einen Heilerfolg glauben und mit dieser konstruktiven Energie heilende Impulse setzen möchten? Um das für dich zu erforschen, kannst du selbst aktiv werden und damit beginnen, mit deinen Händen energetisch zu arbeiten und zu experimentieren. Das Praktische ist, dass wir unsere Hände immer bei uns haben und dass wir diese jederzeit einsetzen können. Ein Spar-Tipp der Superlative!

Mit den Händen heilen

Du sitzt bequem, an einem ruhigen Ort und nimmst ein paar bewusste Atemzüge. … Lege deine Hand genau mit der Mitte der Handfläche auf die Stelle, die du behandeln möchtest. … Lasse die Hand einfach so lange dort ruhen, wie es sich gut anfühlt. … Vielleicht nimmst du einen Wärmestrom oder ein Kribbeln oder eine Energie wahr … oder du merkst einfach nur, dass es wohltuend ist. Du kannst alternativ auch die Handfläche mit wenigen Millimetern Abstand über die zu behandelnde Stelle halten. Probiere aus, was bei dir besser wirkt

Variation: Reibe deine Handflächen vor der Behandlung einige Male zum Energetisieren aneinander. … Schließe nun die Augen und halte eine Handfläche etwa 20 Zentimeter über den zu behandelnden Körperbereich. … Visualisiere, wie Heilenergie aus deiner Hand in diesen Bereich hineinfließt … und konzentriere dich auf eine optimale Heilung und Harmonisierung.

Halte deine Finger – Eine einfache und wirkungsvolle *Jin Shin Jyutsu*-Methode*

Eine einfache und sehr wirksame Methode aus dem *Jin Shin Jyutsu* ist das Halten der Finger. Dadurch können Emotionen harmonisiert und Organe gestärkt werden. Du kannst diese Übung, die für die tägliche Anwendung bestimmt ist, im Liegen, im Sitzen und im Stehen praktizieren.

Umfasse mit allen Fingern der einen Hand den entsprechenden Finger (siehe Aufstellung unten) der anderen Hand und halte ihn so lange ohne Druck umschlossen, bis das sanfte Pulsieren im gehaltenen Finger aufhört oder der Impuls zum Loslassen kommt. Meist reichen wenige Minuten. Du kannst einfach intuitiv einen Finger behandeln oder du behandelst sie alle – einen nach dem anderen. Du kannst alle 10 Finger behandeln oder nur die Finger einer Hand.

Ich wende das Fingerhalten gern beim Zug- und Straßenbahnfahren an, im Kino oder wenn ich irgendwo warten muss.

Die einzelnen Finger und die Handflächen sind im *Jin Shin Jyutsu* den im Folgenden aufgeführten Organen und den damit zusammenhängenden Emotionen zugeordnet:[519, 520, 521]

Den Daumen zu **halten** löst Sorgen auf, unterstützt die Magen- und Milzfunktionsenergie, bringt uns in unsere Mitte und stärkt unser Selbstbewusstsein.

Emotion: Sorge, Grübeln

Organe: Magen, Milz

Den Zeigefinger zu **halten** löst Angst auf, unterstützt die Nieren- und Blasenfunktionsenergie, hilft uns, wieder zu vertrauen, und stärkt unseren Lebenswillen.

* Die Kunst des Heilströmens ist eine uralte japanische „Harmonisierungskunst“. Wörtlich übersetzt bedeutet *Jin Shin Jyutsu*: „Die Kunst des Schöpfers durch den wissenden, mitfühlenden Menschen“. Mit dieser Heilkunst ist es möglich, Energieströme bzw. Energiebahnen im Körper zu harmonisieren und gleichzeitig negative, beschränkende und krank machende Emotionen aufzulösen.

Emotion: Angst, Unsicherheit
Organe: Nieren, Blase

Den Mittelfinger zu **halten** löst Wut auf, unterstützt die Leber- und Gallenblasenfunktionsenergie, lässt unsere Kreativität wieder fließen.
Emotion: Wut, Ärger, Eifersucht, Neid, Aggression
Organe: Leber, Gallenblase

Den Ringfinger zu **halten** löst Trauer auf, unterstützt die Lungen- und Dickdarmfunktionsenergie, hilft uns loszulassen und hoffnungsvoll neu zu beginnen.
Emotion: Trauer, Kummer, Enttäuschung, Depression
Organe: Lunge, Dickdarm

Den kleinen Finger zu **halten** löst Bemühung auf, unterstützt die Herz- und Dünndarmfunktionsenergie, verhilft uns zu mehr Freude, Leichtigkeit und Gelassenheit.
Emotion: Bemühung, Verstellung
Organe: Herz, Dünndarm

Die Handfläche zu **halten** harmonisiert den gesamten Menschen, stärkt das Urvertrauen, verbindet uns mit der unendlichen Energiequelle, verhilft uns zu mehr Ausgeglichenheit und innerer Ordnung.
Emotion: Verzweiflung
Organe: Zwerchfell, Nabel

Bücher

Vera Bartholomay: *Heilsame Berührung. Therapeutic Touch: Beschwerden lindern – Heilkräfte aktivieren – Lebensenergie stärken. Das ganzheitliche Praxisprogramm.* INTEGRAL Verlag, 2015
Otto und Eva Bong: *Selbstheilung mit den eigenen Händen. Blockaden aufspüren und auflösen.* Scorpio Verlag, 2018

Mary Burmeister: *Einführung in JIN SHIN JYUTSU IST (Fortsetzung). Spaß mit Fingern und Zehen. Drittes Buch.* Raphael Bonn Verlag, 1995
Anne Höfler: *Open Hands. Grundlagen und Praxis des Handauflegens.* Knaur Verlag, 2011
Waltraud Riegger-Krause: *Jin Shin Jyutsu. Die Kunst der Selbstheilung durch Auflegen der Hände.* Irisiana Verlag, 2012

Buch zum Thema „Hunde mit den Händen heilen"
Tina Stümpfig-Rüdisser:
Jin Shin Jyutsu. Heilströmen für Hunde. Schirner Verlag, 2016

Die Meridiane aktivieren – Alles ist im Fluss …

Meridiane sind der traditionellen chinesischen Medizin (TCM) zufolge Energiebahnen oder Leitbahnen im Körper. Sie lassen die Lebensenergie *Qi* im Körper zirkulieren, verbinden Organe und Strukturen miteinander und versorgen auch die Zahnfächer energetisch. Es gibt 12 Hauptmeridiane (*Jing Mai*), wobei jeder Meridian einem bestimmten Organfunktionskreis zugeordnet ist. Im Allgemeinen werden diese paarweise zusammengefasst. Dabei wird jeweils ein Organ der der *Yin*-Energie (dem Weiblichen, Ruhenden) und das andere der *Yang*-Energie (dem Männlichen, Aktiven) zugeordnet. Die Meridiane sind die folgenden:

- Niere–Blase
- Leber–Gallenblase
- Lunge–Dickdarm
- Milz/Pankreas–Magen
- Herz–Dünndarm
- Pericard–Dreifacher Erwärmer

Es gibt verschiedene Möglichkeiten, seine Meridiane zu aktivieren und damit die Lebensenergie zu erhöhen und die Organe zu stärken: Yoga, Tai-Chi, Qigong oder *Jin Shin Jyutsu*. Auch eine gesunde, basenbetonte Ernährung mit bestimmten Kräutern bzw. Heilpflanzen oder gezielte Klopftechniken können die Meridiane stärken und energetisieren.

Um herauszufinden, welche Methode dir zusagt, bieten sich Schnupperkurse an. Manche werden sogar von den Krankenkassen bezuschusst. Informiere dich bei deiner Krankenkasse.

Meine kleine morgendliche Meridiandusche[522]

Diese einfache und wirkungsvolle kurze Übung bringt die Energie in allen Meridianen in Schwung.

Klopfe deinen Körper ab – vom Scheitelpunkt (sanft mit den Fingerkuppen beider Hände) über den Kopf über das Gesicht nach unten zum Hals, (ab jetzt mit beiden Handflächen), über beide Arme, vorn über den Oberkörper, den Bauch, die Vorderseiten der Beine hinab bis zu den Füßen und dann an der Körperrückseite wieder nach oben über die Beine, den Po, den Rücken (soweit du eben mit deinen Händen kommst) … zum Scheitelpunkt.

Auf diese Weise erreichst du tatsächlich alle Meridiane, ohne ihre genaue Lage kennen zu müssen. Klopfe bitte im Gesichts- und Kopfbereich sehr sanft. Der restliche Körper verträgt etwas mehr Power.

Ich nehme diese Meridiandusche jeden Morgen vor meiner Yoga-Session. Sie energetisiert und erfrischt.

Bücher

Heike Höfler: *Natural Lifting. Entspannt und strahlend schön mit Akupressur und Meridian-Massage.* TRIAS Verlag, 2017

Prof. TCM (Univ. Yunnan) Li Wu: *TCM für jeden Tag. Entspannt und gesund durch die Woche: Ernährung und Heiltees, Akupressur und Meditation – Einfache Tai-Chi- und Qi-Gong-Übungen – Leicht umsetzbare Tagesprogramme.* mankau Verlag, 2017

Li Wu, Natalie Lauer: *Praxisbuch Energiemedizin: Die Selbstheilungskräfte aktivieren mit Traditioneller Chinesischer Medizin, Ayurveda und Chakrentherapie.* GRÄFE UND UNZER Verlag, 2015

Streicheleinheiten – Balsam für Körper, Geist und Seele

Streicheln macht glücklich ☺. Beim Streicheln werden Glückshormone ausgeschüttet, die Babys zum Glucksen, Kinder zum Strahlen und Erwachsene zum Dahinschmelzen bringen. Versuche zeigen, dass der Körper bei 40 Streichlern pro Minute die meisten Glückshormone ausschüttet.[523] Grund genug, zum „Marathon-Streichler" zu werden. Unsere Haut ist ein hochdichtes Netz von rund 20 Millionen Sinneszellen, die an den Fingerkuppen, an den Lippen und an der Zunge besonders dicht sitzen. Sicher ist dir auch schon aufgefallen, dass deine Zunge selbst die kleinsten Störenfriede im Mund bemerkt oder deine Finger feinste Unterschiede ertasten können. Und spätestens dann, wenn wir an wundervoll sinnliche Küsse denken, wird uns klar: All unsere Sinneszellen und freien Nervenenden senden in rasender Geschwindigkeit Signale ans Gehirn. Besonders die langsamen, gleitenden Bewegungen am Rücken, an den Oberschenkeln oder am Kopf, den Schultern und Oberarmen in Form von Streicheleinheiten bringen unser Gehirn buchstäblich in Wallung, denn es schüttet sogleich das Kuschel- und Bindungshormon Oxytocin aus, das dafür sorgt, dass wir uns entspannen und wohlfühlen. Es hilft uns, zu Menschen eine liebende und vertrauensvolle Verbindung aufzubauen, es lässt uns ruhiger atmen, senkt Blutdruck und Herzschlag.[524] Kuscheln ist tatsächlich Balsam fürs Herz und kann das Risiko einer Herzkrankheit senken. Kinder, die viel Körperkontakt bekommen, entwickeln sich laut Untersuchungen kräftiger und werden klüger,[525] da durch Streicheleinheiten im Gehirn neue Verknüpfungen entstehen. Frühchen entwickeln sich besser und schneller, wenn sie Körperkontakt mit den Eltern erfahren, und Schmerzen von Patienten reduzieren sich, wenn ihnen die Hand gehalten wird.[526] Ist das nicht viel schöner, als einfach eine Oxytocin-Pille zu schlucken?!

Eine Extraportion Streicheleinheiten

Lasse dich von deinem Partner ausgiebig streicheln und streichele du ihn ebenfalls mit Hingabe. Spüre in dich hinein, wie es ist, gestreichelt zu werden, und wie es sich anfühlt, selbst zu streicheln.

Falls du keinen Partner hast, streichle dich selbst. Du kannst dich liebevoll in den Arm nehmen und z. B. deine Oberarme und Schultern streicheln. Unabhängig davon sollte sich jeder ab und zu selbst in den Arm nehmen und sich dafür loben, wie wunderbar er oder sie ist.
Genieße eine wohltuende Streichelmassage. Besonders geeignet ist in meinen Augen die rhythmische Massage nach Dr. Ita Wegman. Diese hat eine tief greifende Wirkung auf Körper, Geist und Seele. Sie kann dabei helfen, dass der gesamte Organismus ins Gleichgewicht und damit in einen tiefen, erholsamen und nährenden Zustand kommt.

Bücher

Alice Burmeister, Tom Monte: *Heilende Berührung. Körper, Seele und Geist mit Jin Shin Jyutsu behandeln.* Knaur Verlag, 2000
Prof. Dr. Bruno Müller-Oerlinghausen, Gabriele Mariell Keibigs: *Berührung. Warum wir sie brauchen, und wie sie uns heilt.* Ullstein Verlag, 2018

Die Gedanken – Schöpfer unserer Realität

Die Vorstellungskraft ist der Anfang der Schöpfung.
Man stellt sich vor, was man will; man will, was man sich vorstellt;
und am Ende erschafft man, was man will.

Dass wir uns mit unserer Vorstellungskraft heilen können, beweist eindrücklich die zahlreichen Erfahrungsberichte von z. T. sogar unheilbar Kranken. In dem Buch *Geist über Materie* von Dawson Church habe ich die Geschichte von Adeline gelesen, die an Gebärmutterhalskrebs erkrankt war. Sie hatte nach ärztlicher Prognose nur noch wenige Monate zu leben und entschied sich nach reiflicher Überlegung gegen eine Chemotherapie. Sie nahm sich vor, ihre letzten Monate heiter und glücklich zu leben, meditierte regelmäßig, ernährte sich gesund, ging viel im Wald spazieren und nahm täglich ein wohltuendes, entgiftendes Bad. Sie stellte sich bei ihren langen Spaziergängen vor, wie winzige glitzernde Sterne vom Himmel regneten und ihre Krebszellen zum Platzen brachten. Nach neun Monaten konnten die Ärzte in ihrem Körper keine Spur mehr von Krebs finden.

In der Medizin ist dieser Effekt unter dem Begriff „Placebo" bekannt. In 30 bis 40 Prozent der Fälle passiert es bei der Einnahme von Placebos, dass die Heilung – nur durch die Vorstellungskraft des Patienten – eintritt, weil er sich sicher ist, dass ihm dieses Medikament helfen wird.[527] Dieser Effekt tritt auch bei Placebo-Operationen auf: Bei dieser Schein-Operation wird dem Patient vorgegaukelt, dass er operiert wird.

Der Placebo-Effekt kann noch gesteigert werden, wenn der Patient von seinem Arzt eine emotionale Unterstützung erhält, dieser sich viel Zeit nimmt, ihm aufmerksam zuhört und ihm bestätigt, wie gut das betreffende Medikament erfahrungsgemäß wirkt. Dann nämlich steigt die Erfolgsquote bei Placebo-Medikamenten sogar auf 60 Prozent an. Wohlgemerkt allein durch die Kraft der Gedanken!

Auch Hypnose arbeitet mit der Kraft der Suggestion. Bei der Hypnose ist das Gehirn des Patienten im Theta-Zustand und so ist der Mensch besonders empfänglich für Suggestionen des Therapeuten. Wir brauchen dazu nicht unbedingt einen Therapeuten, denn Selbsthypnose hat diesen Effekt ebenfalls. Bei Adeline war es die mentale Selbstsuggestion, die sie gesund machte. Du siehst, es braucht nicht unbedingt eine Unterstützung von außen, wir können die Materie durch die Kraft der Gedanken und durch unsere Vorstellungskraft verändern (siehe auch Dawson Churchs Gleichung, Seite 286). So einfach kann Heilung sein.

Dr. Joe Dispenza hat ebenfalls zahlreiche Bücher zu diesem Thema veröffentlicht und gibt weltweit Seminare, in denen Menschen die Kraft der Gedanken an sich selbst erfahren. In seinem neuesten Buch *Werde übernatürlich* stellt er seine aktuellsten Forschungsergebnisse aus den Bereichen der Neurowissenschaft, Epigenetik und Quantenphysik zusammen und führt darin zahlreiche Beispiele von sehr eindrücklichen Heilungserfolgen auf. Er geht dabei der Frage nach, wie sich Menschen von chronischen oder sogar tödlichen Krankheiten durch die Kraft der Gedanken und der Meditation selbst heilen können.

Dass sogar Gene durch die Kraft der Gedanken aktiviert werden können, haben Forscher der ETH Zürich in einem Experiment im Jahr 2014 herausgefunden, bei dem sich durch Konzentration, Entspannung oder Meditation ein bestimmtes Gen aktivieren ließ.[528] Laut Epigenetik kann unsere DNA auch durch Gedanken und Intention (Absicht) verändert werden. Das bedeutet, dass der genetische Determinismus, d. h. der Glaube, dass wir unseren Genen unterworfen sind, inzwischen überholt ist. Weltweit bekannte Wissenschaftler wie der bereits erwähnte Dawson Church und Dr. Joe Dispenza, Dr. Deepak Chopra, Gregg Braden sowie der Stammzellenforscher und Pionier der Epigenetik Dr. Bruce Lipton u. v. m. widmen sich seit Jahren intensiv in ihren Arbeiten diesem Gebiet und stellen ihre Ergebnisse in ihren Büchern, Vorträgen sowie Workshops dar.

Ein Post-it® zur Erinnerung

Schreibe dir Dawson Churchs einfache Gleichung: **veränderter Geist = verändertes Feld = veränderte Zellen**, auf einen Zettel (etwa ein *Post-it®*) und hänge ihn an einen Platz, wo er dir jeden Tag immer wieder ins Auge fällt. Je mehr wir uns diese Gleichung verinnerlichen, desto eher wird sich unser Unterbewusstsein daran erinnern, wie einfach Heilung geschehen kann.

Werde kreativ – Innere Bilder entwickeln

Entwickle deine eigenen Übungen, in denen du mit Bildern arbeitest, die dich persönlich ansprechen und denen du vertraust. Wenn du nicht wie Adeline an heilende Glitzersterne glaubst, wird dir diese spezielle Visualisierung nichts nützen. Vielleicht brauchst du dann ein anderes Bild, das für dich stimmig ist.

Die Lichtdusche

Manchmal, wenn es ganz schnell gehen muss und ich dringend Energie brauche, kommt die Lichtdusche zum Einsatz: Ich stehe aufrecht, gut geerdet auf dem Boden und nehme Kontakt zu Mutter Erde auf. Ich stelle mir vor, wie von oben golden funkelndes Licht auf mich herabrieselt. … Dieses goldene Licht fließt um meinen Körper herum und durch ihn hindurch … durch den Kopf in den Kiefer, durch den Hals hinab in Ihren

Oberkörper … dann weiter bis in die Hände und Finger … und durch den ganzen Körper bis hinunter in die Fußspitzen. … Das goldene Licht energetisiert jede einzelne Zelle in meinem Körper und nimmt all die negativen Emotionen, Blockaden, Schlacken, Gifte etc. mit, die meine Heilung behindern. … All das Negative schicke ich mit Liebe durch meine Füße direkt in die Erde. … Ich nehme wahr, wie energetisiert und lebendig sich mein Körper nach dieser Dusche anfühlt, und bedanke mich für dieses Geschenk.

Die Lichtdusche kannst du auch wunderbar abends machen, um energetisch die „Verunreinigungen" des Tages „abzuwaschen".

Bücher

Dawson Church: *Geist über Materie. Die erstaunliche Wissenschaft, wie das Gehirn die materielle Realität erschafft.* Momanda Verlag, 2018

Dr. Joe Dispenza: *Du bist das Placebo. Bewusstsein wird Materie.* KOHA Verlag, 2014

Bruce H. Lipton: *Intelligente Zellen. Wie Erfahrungen unsere Gene steuern.* KOHA Verlag, 2016

Dr. Lissa Rankin: *WARUM GEDANKEN OFT STÄRKER SIND ALS MEDIZIN: Wissenschaftliche Beweise für die Selbstheilungskraft.* Penguin Verlag, 2017

DVDs

Gregg Braden: *Im Einklang mit der göttlichen Matrix. Wie sie funktioniert und wie man lernt, sie anzuwenden.* KOHA Verlag

Dr. Joe Dispenza: *Evolve your Brain – Verändern Sie Ihr Bewusstsein e-motion.* Horizonworld

Ruhe – Der beste Arzt der Welt

„Die besten Ärzte der Welt sind Dr. Diät, Dr. Ruhe und Dr. Fröhlichkeit.“

– Jonathan Swift –

Befindest du dich in der Heilungsphase oder möchtest du besser regenerieren können, hat Ruhe oberste Priorität. Das Sprichwort *„In der Ruhe liegt die Kraft“* drückt das klar und einfach aus: im Zusammenhang mit Heilung kann der Körper seine Selbstheilungskräfte durch die notwendige Ruhe in einem hohen Maße entfalten und dadurch wieder zu Kräften kommen. Der beste Schutzfaktor für Heilung und Gesundung ist ein aktiver *Parasympathikus* und dieser wird z. B. dann aktiv, wenn du dich abends auf die Couch lümmelst, tief durchatmest und den Alltag Alltag sein lässt. Das vegetative Nervensystem steht in enger Verbindung zum Immunsystem, es steuert und reguliert nahezu alle lebenswichtigen Vorgänge im Organismus. Es beruht auf dem reibungslosen Zusammenspiel zwischen den beiden Gegenspielern *Parasympathikus* und *Sympathikus*: Den *Parasympathikus* kann

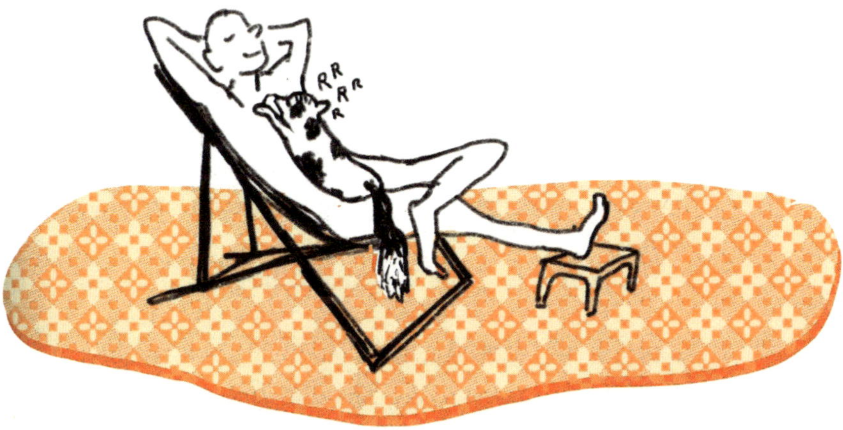

man eher mit einer Bremse und den *Sympatikus* mit einem Gaspedal vergleichen. Der *Parasympathikus* sorgt dafür, dass wir uns entspannen, sodass sich Herzschlag und Atmung beruhigen, die Blutgefäße erweitern und die Verdauungstätigkeit angeregt wird. Und ganz wichtig: Es werden auch die Selbstheilungskraft aktiviert. Der Antagonist *Sympathikus* dagegen ist dann aktiv, wenn wir uns in unmittelbaren Stresssituationen befinden, wir leistungsfähig sein müssen oder eine Gefahr droht. Dann nämlich befindet sich der Körper in einer Art Kampf-oder-Flucht-Modus!

Durch einen aktiven *Sympathikus* werden typische Stresssymptome wie Herzrasen, vermehrtes Schwitzen, verengte Blutgefäße und ein verminderter Harn- und Stuhldrang ausgelöst. Bei einem gesunden Körper pendelt das vegetative Nervensystem im „Wohlfühlbereich" ständig zwischen *Parasympathikus* und *Sympathikus* hin und her. Wenn wir tagsüber aktiv sind, befinden wir uns eher im Bereich des *Sympathikus*, nachts dagegen vorwiegend im *Parasympathikus*. Solange dieses Wechselspiel ausgewogen ist – ohne in Extreme zu verfallen – fühlt sich der Mensch wohl und gesund. Dementsprechend sollten Aktivität und Anspannung bzw. Passivität und Entspannung immer in einem ausgewogenen Verhältnis zueinanderstehen.

Dem Geheimnis der Hundertjährigen auf der Spur – 10 goldene Regeln

Die Ruhe gehört zu den 10 Lebensregeln der Hundertjährigen, die in einem kleinen Dorf im Norden der japanischen Inselgruppe Okinawa leben: Diese goldenen Regeln[529] möchte ich hier mit dir teilen:

1. Bleibe, so lange du lebst, aktiv.
2. Bewahre stets die Ruhe, denn Eile verkürzt das Leben.
3. Iss dich niemals ganz satt, sondern iss immer ein bisschen weniger, als es dein Hungergefühl verlangt.
4. Umgib dich mit guten Freunden, teile mit ihnen das Schöne, Lustige, Traurige, deine Träume und Sorgen und bitte sie auch um Rat.
5. Bleibe stets in Bewegung – so wie das Wasser niemals stillsteht.
6. Lächele und sieh, dass du in einer Welt voller Möglichkeiten lebst.
7. Pflege den regelmäßigen Kontakt mit der Natur, damit deine Seele auftanken kann und dein Geist zur Ruhe kommt.

8. Halte mindestens einmal pro Tag inne und bedanke dich für all das Schöne in deinem Leben.
9. Trauere nicht der Vergangenheit nach, sondern lebe jeden Tag so, dass er dir in Erinnerung bleibt.
10. Lebe deine Leidenschaft und deine Talente.

Buch

Stanley Rosenberg: *DER SELBSTHEILUNGSNERV. So bringt der Vagus-Nerv Psyche und Körper ins Gleichgewicht.* Verlag für Angewandte Kinesiologie, 2018

Balance - Behalte dein Gleichgewicht!

Von der Ruhe kommen wir nun zur Balance. Es gibt am Eingang des Orakels von Delphi aus dem antiken Griechenland drei Inschriften, die wie folgt lauten:

1. Erkenne dich selbst
2. Nichts im Übermaß
3. Du bist*

Punkt 1 und 3 werde ich im letzten Abschnitt dieses Kaptels ansprechen. Zuerst aber möchte ich auf das „*Nichts im Übermaß*" eingehen. Diese Regel hat auch besonders in unserer Zeit eine große Bedeutung, wo das Übermaß an allen Ecken

* Es ist nicht erwiesen, dass diese dritte Weisheit das Portal auch tatsächlich zierte. Aufgrund ihrer später gewonnenen Bedeutung wird sie jedoch heutzutage legitim als „dritte apollonische Weisheit" betrachtet. (Nach: *Wikipedia*)

und Enden lockt. „Zu viel des Guten“ bedeutet aber gleichzeitig auch „zu wenig von etwas anderem“. Ein Zuviel oder Zuwenig bringt die Waage sogleich aus der Balance.

Achte aus diesem Grund auf ein Gleichgewicht in deinem Leben – zwischen Ruhe und Aktion, Zeit für dich und Zeit für andere, innerer Einkehr und dem Leben im Außen, Arbeit und Erholung. Damit sorgst du sowohl gut für dich als auch für dein Umfeld.

Ein zu starkes Kippen in eine Richtung erzeugt eine Dysbalance, die sich körperlich, geistig und seelisch auswirken kann. Die Redensart *„Die goldene Mitte finden“* drückt das ganz gut aus und geht auch auf antike Wendungen zurück. Bei Horaz beispielsweise findet sich die Formulierung *Aurea Mediocritas*, was so viel wie „goldene Mitte“ bedeutet, und das mittelhochdeutsche Wort *maze* drückte die Tugend des Maßhaltens, der Mäßigung aus.[530] Obwohl diese Weisheiten dir vielleicht altmodisch erscheinen mögen, ist es nicht ganz von der Hand zu weisen, dass es sinnvoll ist, diese in den Alltag zu integrieren.

Gesundheit bedeutet letztendlich ebenfalls „Balance“ und damit „Harmonie und Wohlergehen mit sich und seiner Umwelt“. Eine Dysbalance im körperlichen sowie geistig-seelischen Bereich ist immer Ausdruck eines bestehenden Ungleichgewichts im Menschen und das äußert sich in Krankheit.

Wenn wir aufhören, die Krankheit als Makel oder Damoklesschwert zu betrachten, können wir erkennen, dass wir damit immer auch die Chance zur Heilwerdung erhalten, bei der die Seele die Entwicklung zur Ganzheit bekommt.

Stärke deine Mitte

Was braucht es, damit man aus der Dysbalance in die Balance kommt? Richtig: eine stabile Mitte. Neigst du dazu, immer wieder aus deiner Mitte zu fallen, suche dir eine Möglichkeit, die deine Mitte stärkt: Das kann ein Qigong-Kurs, Yoga, eine Geh-Meditation oder ein TCM-Kochkurs sein. Auch eine achtsam zubereitete und genossene nährende Mahlzeit hilft, die eigene Mitte zu stärken. Suche dir aus dem Potpourri der vielfältigen Möglichkeiten diejenige heraus, die dir dabei hilft, deine Mitte zu stärken und zu nähren. Ist deine Mitte stark, sind Dysbalancen nach der einen oder anderen Seite kein Problem, weil dich deine starke Mitte schnell wieder ins Gleichgewicht „zurückholt“.

Die Sonne – Leben spendende Universalarznei

„Die Sonne ist die Universalarznei aus der Himmelsapotheke.“

– August von Kotzebue –

Die Sonne gehört zu unseren größten Heilern und ist dabei völlig kostenlos. Leider gehört Sonnenbaden – glaubt man den Kritikern – mittlerweile zu den schädlichsten menschlichen Freuden unserer Zeit. Die Sonne, die etwa 4,5 Milliarden Jahre alte Himmelsgenossin, Glücks-, Lebens- und Wärmespenderin ist plötzlich „böse“ geworden und soll am besten ganz und gar gemieden werden. Nur noch mit Kopfbedeckung, Schutzbekleidung und schmieriger Paste sollen wir ihr entgegentreten, und lässt man sein Kind die ersten Sonnenfreuden des Frühlings ohne Hütchen genießen, sind böse Blicke und Kopfschütteln vorübergehender Passanten garantiert. Verrückte Welt. Dabei wurde die Sonne in allen Kulturen stets als göttlicher Lebensquell betrachtet und von vielen naturverbundenen Völkern in Riten als zentrales heiliges Symbol verehrt – als spiritueller und materieller Licht- und Energiekörper in einem.

Dem Phänomen der heutigen Sonnenphobie haben sich diverse Wissenschaftler und Autoren angenommen und sind zu dem Schluss gekommen, dass ein vernünftiger Umgang mit der Sonne unabdingbar für die Gesunderhaltung und Lebensfreude des Menschen ist. Unter einem „vernünftigen Umgang“ verstehe ich, die Sonne in unseren Breitengraden wohldosiert in gut verträglichen Maßen mit gesundem Menschenverstand respektvoll zu genießen und sich schon im Frühling nach der langen Zeit des sonnenarmen Winterschlafs langsam an die heißeren und sonnigeren Tage heranzutasten.

Sitzt du den ganzen Tag am Schreibtisch und streifst die Sonne, wenn überhaupt, nur beim Sonnenauf- und Untergang, so wäre es unklug, sich im Wanderurlaub in den Bergen exzessiv der Sonnenstrahlung auszusetzen oder stundenlang in der Karibik am Strand zu brutzeln. Jede Haut ist anders, und wenn die Haut Rötungen zeigt, bedeutet das, dass du definitiv zu lange in der Sonne warst und die Zeit beim nächsten Mal reduzieren solltest. Nimm dir ein Beispiel an den Italienern: Während sich zur größten Bruthitze nur die Touristen in Ringelshirt und Shorts mit hochroten Köpfen auf der Piazza verlustieren, sitzen die Einheimischen meist tief entspannt mit ihrem *caffè shakerato* in der Bar und blicken verwundert auf das *spettacolo* draußen mit diesen seltsamen, schwitzenden Spezies als Hauptdarsteller. Wen wundert's, dass Sonnenbrand und heißer Kopf dann als ungesundes und lästiges Reisesouvenir mit nach Hause genommen werden.

Die Sonne ist unsere wichtigste Vitamin-D-Quelle, sie ist essenziell für die Gesundheit von Pflanze, Mensch und Tier. Vitamin D_3 wird auch „Sonnenvitamin" genannt, und im Knochenstoffwechsel spielen Kalzium und Vitamin D eine zentrale Rolle, denn nur wenn Vitamin D in ausreichendem Maße vorhanden ist, kann genug Kalzium aus dem Darm aufgenommen und in den Knochen eingelagert werden. Vitamin D wird hauptsächlich durch die Sonneneinstrahlung (UVB-Strahlung) vom Körper in der Haut gebildet und kann nur zu 10 bis 20 Prozent mit der normalen Nahrung aufgenommen werden.[531] Die Versorgung über die Sonne ist in Anbetracht der evolutionären Entwicklung die natürlichste Form der Vitamin-D-Versorgung. Dazu müssen aber bestimmte Voraussetzungen erfüllt sein: Die Sonne muss höher als 45 Grad stehen (der Schatten des Menschen ist dann kürzer als der Mensch selbst), was für uns Mitteleuropäer nur im Sommer zwischen 10 und 16 Uhr der Fall ist. Zudem muss der unbekleidete Oberkörper etwa 30 Minuten lang der Sonne ausgesetzt werden.

80 bis 90 Prozent der Menschen in den nördlichen Breitengraden sollen an einem ausgeprägten Vitamin-D_3-Mangel leiden. Im Winter ist es hier so gut wie gar nicht möglich, seinen Vitamin-D-Speicher zu füllen, und die im Sommer aufgefüllten Depots reichen bei Weitem nicht aus, um in der dunkleren Jahreszeit einen ausreichend hohen Wert aufrechterhalten zu können.

Vitamin D_3 ist für zahlreiche Stoffwechselvorgänge im Körper verantwortlich und für einen gesunden Körper und Geist unverzichtbar. Es wird vor allem für den Aufbau von Knochen, Gelenken und Zähnen benötigt, für ein intaktes Immunsystem, die Zellteilung, die Reduktion von Entzündungen und oxidativem Stress. Außerdem hat es eine starke Auswirkung auf die Psyche und das seelische

Wohlergehen. Depressive Menschen haben oft einen erschreckend niedrigen Vitamin-D_3-Spiegel. Ein solcher Vitaminmangel kann zu einer Vielzahl an Beschwerden wie ADHS, Akne, Allergien, Alzheimer, *Asthma, Autismus,* Bluthochdruck, Depressionen, *Diabetes,* Gicht, Karies, Migräne, *multipler Sklerose* und Schlaganfällen führen.

Viele erfahrene naturheilkundlich arbeitende Ärzte und Heilpraktiker sind der Meinung, dass die Normwerte für Vitamin D_3 viel zu niedrig angesetzt sind. Sie empfehlen einen Spiegel von ungefähr 60 bis 80 Nanogramm pro Milliliter, um gesund zu werden und zu bleiben. Der Durchschnitt liegt in Deutschland laut Studien bei etwa 20 Nanogramm pro Milliliter. Aus diesem Grund empfehlen diese Ärzte und Heilpraktiker oft eine Substitution mit Vitamin D_3. Es ist vorteilhaft, einen 25-OH-Vitamin-D_3-Test zu machen und danach die korrekte Dosierung festzulegen. Außerdem wird ein Vitamin-K_2-Präparat empfohlen, da es synergetisch mit Vitamin D_3 wirkt. Es sorgt dafür, dass das Kalzium nicht in den Arterien, sondern in den Knochen zur Verfügung steht – also dort, wo es vom Körper benötigt wird. Am besten ist ein Kombipräparat in flüssiger Form, das vom Körper optimal aufgenommen werden kann. Ergänzend dazu ist beinahe immer ein Magnesiumpräparat notwendig, da heutzutage fast alle Menschen an Magnesiummangel leiden. Kalzium und Magnesium sollten in einem ausgewogenen Verhältnis von etwa 2 zu 1 im Körper vorliegen, und Vitamin D kann erst durch genügend Magnesium in seine aktive Form umgewandelt werden. Herrscht neben einem Vitamin-D-Mangel ein ausgeprägter Magnesiummangel, nutzt also die Vitamin-D-Einnahme gar nichts. Das bestätigte der Studienautor Dr. Mohammed S. Razzaque, Professor für Pathologie am *Lake Erie College of Osteopathic Medicine* in Ohio/USA: „*Viele Leute nehmen Vitamin-D-Präparate, aber berücksichtigen nicht dessen Stoffwechselwege. Ohne Magnesium nützt Vitamin D nicht viel – und besonders sicher ist es in diesem Fall auch nicht mehr.*“[532] Denke also an das kraftvolle Team aus den drei Musketieren D_3, K_2 und Magnesium!

Dr. Weston Price, Zahnarzt und Ernährungsforscher in den USA, entdeckte während seiner zahlreichen Forschungsreisen, dass es Gemeinschaften von Menschen gab, die sich einer hervorragenden Zahngesundheit erfreuten. Er führte dies auf die gute Ernährung mit einer hohen Menge an Vitaminen, Mineralstoffen und insbesondere fettlöslichen Vitaminen wie Vitamin A und D zurück. Er entdeckte ein weiteres fettlösliches Vitamin, das er nicht kannte und das er aufgrund seiner Fähigkeit, die DNA zu aktivieren, „Aktivator X" nannte. Price untersuchte Aktivator X und stellte fest, dass es in Kombination mit Vitamin D und A Karies effektiv zu heilen vermochte. Fortan bohrte er an den kariösen Stellen der Zähne nicht mehr, sondern verordnete seinen Patienten – mit Erfolg – eine Ernährung mit viel Vitamin A, D und Aktivator X (der z. B. in Rohmilch-Weidebutter vorhanden ist). Später wurde das Rätsel um Aktivator X von Wissenschaftlern gelüftet, denn dahinter verbarg sich nichts anderes als Vitamin K_2![533]

Ein paar Gedanken zu Sonnenbrillen und Sonnencremes

Die Augen als „Sonnensystem" im Körper sind zwar nicht besonders groß, aber umso wichtiger für die Aufnahme von natürlichem Tageslicht, das wir benötigen, um gesund zu bleiben. Wird draußen bei schönem Wetter stets eine Sonnenbrille getragen, kann es zu Hormonstörungen – oder bei Kindern sogar zu Entwicklungsverzögerungen –, zu depressiven Verstimmungen oder Störungen des Immunsystems kommen. Mit dem Sonnenlicht eng verknüpft ist die Serotoninbildung. Ein ausreichend hoher Spiegel des „Glückshormons" Serotonin ist dafür verantwortlich, dass wir uns fit, wach, glücklich und gesund fühlen. Wenn er zu niedrig ist, neigen wir zu Depressionen, Antriebslosigkeit und Müdigkeit. Mit Sonnenbrille gibt es weder einen optimalen Serotonin- noch einen optimalen Melatoninspiegel. Außer, dass wir mit einer Sonnenbrille cool rüberkommen, nützt uns das Tragen von Sonnenbrillen gesundheitlich betrachtet – außer z. B. beim Skifahren oder am Strand – wenig. Im Gegenteil: Auf lange Sicht können eine getrübte Stimmung sowie Schlaf- und Konzentrationsstörungen die Folge sein.

Was Sonnencremes anbelangt, so gibt es keinen gesicherten Nachweis, dass sie tatsächlich vor Hautkrebs schützen.[534] Stattdessen plädieren Fachleute vieler Länder dafür, die Sonne zur Mittagszeit zu meiden und körperbedeckende Kleidung zu tragen.[535] Sonnencremes oder -gels werden im Sommer standardmäßig bei exzessivem Sonnenkonsum auf die Haut aufgetragen, während im Frühjahr mit dem Sonnenbaden oft gegeizt wird. Dazu Dr. med. Simone Bendig, Fachärztin für Anästhesie und funktionelle Medizin aus Hamburg: *„Eine Gewöhnung der Haut an die Sonne wäre besser, weil* *dann schon ab dem Frühjahr eine leichte Bräunung eintritt, die Schlimmeres verhindert. Tatsächlich wird aber davon ausgegangen, dass die Vermeidung der Sonnenexposition zusammen mit dem Vitamin-D-Mangel und dem Einsatz vielfach toxischer Sonnenschutzmittel zu einer Zunahme der Hautkrebserkrankungen führt."*[536] Einzelne Filter wie Octocrylen erhöhen den oxidativen Stress der Zellen und sollten nicht verwendet werden.

Sonnencremes behindern also nicht nur die Vitamin-D_3-Bildung, sondern sorgen durch ihr häufig toxisches Potenzial auch noch für eine zusätzliche Belastung des Körpers. Oft wähnen sich exzessive Sonnenanbeter mit der Sonnencreme in Sicherheit und übertreiben es mit der Dauer des Sonnenbadens. Das ist nach Prof. Dr. Thomas Schwarz, Direktor der Klinik für Dermatologie, Allergologie und Venerologie des Universitätsklinikums Schleswig-Holstein, ein großes Problem, denn dazu müsste der Sonnenschutz extra dick und häufig genug aufgetragen werden. Erst dann werden die Filtersysteme aktiv und der tatsächliche Sonnenschutzfaktor ist gewährleistet.[537]

Man kann also eine Menge falsch machen mit der Sonnencreme, denn nur in Verbindung mit einem vernünftigen Verhalten und einer geeigneten Kleidung und Kopfbedeckung bietet sie laut Spezialisten einen optimalen Schutz. Ein unvernünftiges Verhalten wäre z. B., sich als blasser Mitteleuropäer in der Mittagssonne stundenlang der Sonne am Strand auszusetzen und dabei nur auf die Wirkung der Sonnencremes zu vertrauen. Mal abgesehen von den oftmals toxischen Inhaltsstoffen in Sonnencremes, verzichte ich lieber auf diese Variante und erfreue mich wohldosiert an der Sonne oder kaufe zur Not eine Sonnencreme im Bioladen.

Den Sonnenaufgang für dich allein genießen

Es lohnt sich unbedingt, sich einmal ganz in der Frühe aus dem Bett herauszuschälen, an einen stillen Ort in der Natur zu gehen und das Naturspektakel zu betrachten, wenn die Sonne sich aus der Dunkelheit erhebt. Es ist ein ungemein erfüllendes Erlebnis, zu sehen, wie die Welt um einen herum erwacht, wie die Formen nach und nach Gestalt annehmen, die Farben sich zeigen und zu leuchten beginnen und wie die verschiedenen Vogelarten nacheinander ihr Morgenlied anstimmen. Man bekommt eine tiefe

Verbindung zum Sein und hat das tragende Gefühl, dass der Tag mit einem erwacht und man selbst Teil der Natur ist. Entdecke diese kostbare, natürliche Kraft-Tankstelle für dich!

Bezugsquellen für Magnesium, Vitamin D_3 und K_2 findest du im Anhang unter gleichnamiger Überschrift, dort unter „Vitamine, Mineralstoffe, Detox & Co.“, Seite 426 f.

Bücher

Andreas Moritz: *Heile dich selbst mit Sonnenlicht. Nutze die geheimen Heilkräfte der Sonne, um Krebs, Herzerkrankungen, Diabetes, Arthritis, Infektionskrankheiten und vieles mehr zu heilen.* Unimedica Verlag, 2017

Prof. Dr. med. Jörg Spitz: *Vitamin D. Das Sonnenhormon für unsere Gesundheit und der Schlüssel zur Prävention.* mip-spitz-gbr, 2009

Alexander Wunsch: *Die Kraft des Lichts. Warum wir gutes Licht brauchen und schlechtes Licht uns krank macht.* riva Verlag, 2019

Prof. Dr. med. Jörg Spitz: *www.sonnenallianz.de*; *www.spitzen-praevention.de*

Vertrauen – Die stabile Basis der Heilung

Die Sonne ist eine schöne Brücke zum Vertrauen: Anthony William, weltweit bekanntes geistiges Medium und Heiler, beschreibt ein gesundes Vertrauen als den entscheidendsten Aspekt einer Heilung.[538] Wenn man ernsthaft erkrankt ist, hat man oft das Vertrauen in sich selbst, in die Heilung, in die Medizin und die Ärzte verloren. Dieser Verlust an Vertrauen wirkt sich negativ auf die Selbstheilungskräfte aus und kann den Heilungsprozess blockieren. Und das Vertrauen, dass Gesundheit und Heilung möglich sind, ist so wichtig. Vertrauen bedeutet auch, blockierende Ängste hinter sich zu lassen, die einem daran hindern, wieder in die eigene Kraft zu kommen und sich dem Fluss des Lebens hinzugeben. Es gibt ein schönes Bild für Vertrauen: Der Fallschirm geht erst auf, wenn du springst.[539]

Meditation zum Sonnenuntergang

Anthony William nennt in einem seiner Interviews eine ganz einfache, uralte Methode, die das Vertrauen stärkt: Nimm 3- bis 4-mal pro Woche achtsam den Sonnenuntergang wahr, und mache dir dabei bewusst, dass die Sonne am nächsten Tag wieder aufgehen wird. Du kannst dich darauf verlassen, dass die Sonne immer wieder aufgehen wird – jeden Tag, dein ganzes Leben lang … und sogar noch viel länger. Vertraue der Sonne: Sie wird dich nie enttäuschen und gibt dir sofort Vitalität.

Dieses kleine Abendritual kann nach Anthony William das Vertrauen in die Seele wiedererwecken, es stärkt das Vertrauen in dich selbst – dein Selbstvertrauen – und gibt deiner Seele Kraft und Zuversicht. Dadurch können auch deine Selbstheilungskräfte in einem hohen Maße aktiviert werden.

Eine andere Variante: Auch das Betrachten der Sterne am Nachthimmel gibt deiner Seele einen heilsamen Impuls, da du intuitiv spürst, dass hinter den Sternen ja noch viel mehr ist als das, was wir hier auf der Erde sind und wahrnehmen. Wir alle sollten diesen Teil in uns regelmäßig nähren und stärken. Solche befreienden Blicke – raus aus unserem engen Radius und rein in die Unendlichkeit des Seins! – verbinden uns mit „Allem, was ist".

Bücher

Kerstin Werner: *Vertrauen ist der Schlüssel.* CreateSpace Independent Publishing Platform, 2013

Anthony William: *Mediale Medizin. Der wahre Ursprung von Krankheit und Heilung.* Arkana Verlag, 2016

Intuition – Die Sprache deiner Seele

„Ich denke, wir alle haben eine leise Stimme in uns, die uns führt ... wenn wir nur all den Lärm und das Chaos aus unserem Leben beseitigen und dieser Stimme zuhören, wird sie uns sagen, wie wir uns richtig verhalten.“ [540]

– Christopher Reeve –

In diesem Buch kam nun schon öfters der Begriff „Intuition“ vor. Was hat es genau damit auf sich? Das Wort *Intuition* stammt aus dem Lateinischen und bedeutet so viel wie „unmittelbare Anschauung“. Unter Intuition versteht man einen weiteren Sinn – nach den bekannteren fünf Sinnen Riechen, Hören, Sehen, Tasten, Schmecken und dem etwas unbekannteren sechsten Sinn für die Körperwahrnehmung, der sogenannten Propriozeption[541] – nämlich die Sprache des Herzens, das verborgene Wissen im Unterbewusstsein oder auch unser Bauchgefühl. Gemäß Dr. Claus Eurich, Philosoph, Kontemplationslehrer und Publizist, will die Fähigkeit, Einsichten, Sichtweisen, Gesetzmäßigkeiten oder subjektive Stimmigkeiten ohne den Gebrauch des Verstandes zu erreichen, immer wieder neu entdeckt und geschult werden: *„Intuition ist ein feinstofflicher Sinn, der nichts mit unseren Körpersinnen zu tun hat. Mit ihm nehmen wir innere Welten wahr, über ihn haben wir die Verbindung zu unserem Seelenauftrag und auch die Verbindung zum Kosmos. Diese Intuition liegt in einen weitaus höheren Schwingungsbereich als unsere normalen fünf Sinne.“*[542] Laut Henri Bergson ist die Intuition eine Schau des Geistes durch den Geist, die immer wieder auch die Schranken des Unterbewussten überwindet.[543]

Jeder nimmt seine Intuition anders wahr: Manche vernehmen eine innere Stimme, andere haben ein klares Gefühl oder eine Eingebung. Intuition ist ein schneller Weg zu einer Antwort, wenn der Verstand keine Lösung findet. Seine Intuition kann und sollte man wie einen Muskel trainieren. Solch ein Training kann wie folgt aussehen:[544]

1. **Komme in die Stille!** In unserer Zeit haben viele Menschen die Verbindung zu ihrem inneren Navigationssystem verloren, weil sie kaum mehr zur Ruhe kommen. Ruhe ist aber eine Voraussetzung dafür, dass sich der Raum für die innere Stimme öffnet. Meist kommen wir erst dann so richtig innerlich zur Ruhe, wenn unser Geist ruhig wird: Unterstütze dich also selbst darin, Ruhe zu finden, indem du Yoga praktizierst, einen langen Spaziergang machst, malst, wundervolle Musik hörst, eine Mediation oder eine Atemübung machst.
2. **Spüre und lausche!** Wenn wir in der Ruhe sind, können wir uns spüren und achtsam Kontakt mit unserem Inneren und dem Herzen aufnehmen, dann können wir auch die Stimme unserer Intuition besser wahrnehmen. Sie kommuniziert nicht mit dem Verstand, sondern über unseren Körper zu uns. Lausche in dich hinein: Was nimmst du wahr und wie fühlt sich diese Stimme an?
3. **Übe!** Je öfter du dich darin übst, intuitiv zu entscheiden, desto mehr wirst du deiner Intuition vertrauen. Dein Vertrauen in dich selbst und deine Intuition werden stetig wachsen.
4. **Sei achtsam!** Wenn du Achtsamkeit mehr und mehr in deinen Tagesablauf integrierst, wirst du deinen Wahrnehmungsprozess immer weiter verfeinern. Achtsamkeit bringt dich ins Hier-und-Jetzt, beruhigt deine Gehirntätigkeit und bringt dich mit deiner Intuition in Kontakt.
5. **Sei empathisch!** Du kannst deine Empathie trainieren, indem du auf die Gefühle und Gedanken anderer Menschen achtest und versuchst, diese wahrzunehmen. Das hilft dir nicht nur, eine stärkere Verbindung zu anderen Menschen aufzubauen, sondern auch dabei, deine intuitiven Fähigkeiten zu verbessern.
6. **Sei kreativ!** *Kreativität* bedeutet übersetzt „schöpferische Kraft“: Sie ist Ausdruck unserer inneren Ideen, die dich wiederum wunderbar mit deiner inneren Stimme und damit auch mit deiner Intuition in Kontakt bringen.
7. **Vertraue deinem Körper!** Um deine Intuition wahrzunehmen, musst du deinem Körper vertrauen. Das gelingt dir am besten, wenn du ihn liebst. Er ist ein feines Instrument, wie sich auch in den Muskeltests (siehe Kapitel 5, dort Seite 289 ff.) gezeigt hat. Er „weiß“ genau, was gut für dich ist und was dir schadet, was richtig und was falsch ist.

8. **Stärke deine Wahrnehmung!** Achte auf Ideen, Träume, Gedanken, Impulse sowie Synchronizitäten in deinem Leben und notiere all das. Dadurch sensibilisierst du deine Wahrnehmung und gibst deiner inneren Stimme mehr Kraft.

Bücher

Alexandra Christina Bauer: *Intuition. Das Geheimnis von Bauchgefühl und innerer Stimme.* Schirner Verlag, 2019

Kurt Tepperwein: *Die geheimnisvolle Kraft der Intuition. Nehmen Sie Ihre innere Stimme wahr und verwirklichen Sie Ihre Träume.* Mvg Verlag, 2017

Meditation – Zwischen Lebenskunst und Nichtstun

„Wer nach außen schaut, träumt, wer nach innen schaut, erwacht."[545]

– Carl Gustav Jung –

Einige der frühesten schriftlichen Überlieferungen über Meditation findet sich aus der Zeit um 1500 v. Chr. in der hinduistischen Tradition der Veden.[546] Inzwischen ist diese vedische Tradition bis in die europäische Kultur vorgedrungen und hat längst Einzug in das tägliche Leben vieler Menschen in unseren Breitengraden gehalten. Es gibt heute eine unglaubliche Fülle an Meditationsformen, die sich grob in aktive und passive sowie in traditionelle und moderne Meditation kategorisieren lassen und von der Achtsamkeitsmeditation über die Dynamische Meditation, Gehmeditation, Konzentrationsmeditation, Transzendentale Meditation, Tantra, Yoga bis zu Zazen u. v. m. reichen. Laut verschiedener Studien sind Meditierende gesünder und schlafen besser, sie verfügen über mehr Gehirngewebe, altern langsamer und haben eine höhere Lebenserwartung.[547]

Neben entspannenden und bewusstseinserweiternden Effekten hat Meditation auch eine eindrucksvolle Wirkung auf die Gehirnleistung (siehe Seite 260 ff.). Darüber hinaus ist Meditation eine sehr kraftvolle Methode, um die Selbstheilungskräfte zu aktivieren. Beim Meditieren wird das parasympathische Nervensystem aktiviert und die Ausschüttung des Stresshormons Kortisol vermindert. Dadurch beruhigen sich Puls, Stoffwechselrate und Atemrhythmus – es entstehen tiefe Entspannung und Ausgeglichenheit, die wiederum eine immunstärkende und stabilisierende Wirkung und eine allgemeine gesundheitliche Verbesserung unseres körperlichen, geistigen und seelischen Wohlbefindens zur Folge haben.

Dr. Dawson Church hat eine vielfach erprobte Meditationsmethode, die sogenannte *EcoMeditation* entwickelt, mit deren Hilfe man beim Meditieren leicht in den Zustand des „erwachten Geistes" oder im fortgeschrittenen Stadium in den „entwickelten Geist" gelangen kann. Hier verbindet Church Elemente aus dem *Tapping* oder *Neurofeedback* mit Achtsamkeits- und Herzkohärenzübungen. Der Forscher hat die vielfältige gesundheitsfördernde Wirkung dieser Meditation ausgiebig dokumentiert. So berichtet Church von signifikanten Verbesserungen von Schmerzzuständen, Ängsten, Depressionen, einem Anstieg an Immun- und Glückshormonen, Reduzierung von Stress bis hin zu einer Veränderung der Genexpression* u. v. m. Es sind nicht die Gene, die unser Schicksal bestimmen, wir selbst können mit der Kraft unserer Gedanken unsere Gene ändern. Das ist in seinen Veröffentlichungen ausgiebig dokumentiert, in denen er von Meditation sogar als einer Art „Wunderpille" spricht: *„Würde ich Ihnen eine Pille anbieten, die mehr Stammzellen zirkulieren lässt, Ihre Telomere verlängert, Betaamyloidablagerungen im Gehirn auflöst, das Gedächtnis und die Aufmerksamkeit verbessert, den Serotoninspiegel anhebt, Ihre DNA repariert, Entzündungen reguliert, das Immunsystem ankurbelt, Haut-, Knochen-, Knorpel- und Muskelzellen repariert, den Wachstumshormonspiegel für die Zellreparatur erhöht und die neuronalen Verbindungen im Gehirn ausbaut – was würden Sie für diese Pille bezahlen? Sie wäre unbezahlbar und unschätzbar wertvoll, und doch bekommen Sie das alles umsonst."*[548]

* Ein Vorgang, bei dem die genetische Substanz aktiviert wird, damit Strukturen und Funktionen der Zelle ausgebildet werden können

Außerdem widmet sich der Forscher und Autor Dr. Joe Dispenza in seiner jahrzehntelangen Arbeit ausgiebig den Auswirkungen von Mediation auf den Menschen. Ein elementarer Baustein in seinen Meditationen ist, hochschwingende Emotionen wie Liebe oder Dankbarkeit zu erzeugen, dabei die eigenen Frequenzen zu erhöhen und damit ein neues Bewusstsein zu erschaffen. *„Wenn wir unser Herz öffnen und Liebe spüren – und ich spreche hier von wahrer Hingabe an die Liebe – kann durch die Kraft dieser tiefen Liebe der Grundwert im Gehirn und in den Überlebenszentren des Körpers neu eingestellt werden.“*[549] Die unmittelbare Auswirkung von Meditation auf das menschliche Gehirn wurde von ihm und seinem Team ausführlich anhand umfangreicher Messungen dokumentiert.

Meditation ist Lebenskunst, eine Form von Achtsamkeit, des Innehaltens oder einfach des Seins. Fabrice Midal, französischer Autor und Philosoph: *„Ich wende keine bestimmte Technik an. Ich halte mich nicht an irgendeine Gebrauchsanweisung. Ich meditiere gerade deswegen, um mich von meinen inneren Handlungsanweisungen zu befreien.“*[550]

Wenn man die Idee von Meditation noch weiter herunterbricht, ist Mediation letztendlich Nichtstun, so Andy Puddicombe, Mitgründer der App *Headspace*, von dem am 4. Mai 2019 in der *Frankfurter Allgemeinen* in der Rubrik „Leib und Seele“ ein Interview erschien.[551] Wir können uns bei der Meditation ohne schlechtes Gewissen davon verabschieden, dass wir irgendwas tun müssen, um irgendwann irgendwohin zu kommen. Meditation ist letztendlich keine Technik oder Handlung, sondern einfach nur Sein – ein Verweilen im Jetzt und Erkennen, dass man schon *ist*.

In der Stille sitzen – Der Klassiker

Wenn du dich für eine traditionelle, passive Meditation entscheidest, wähle einen ruhigen Ort, an dem du ungestört bist. Dieser sollte eine wohlige Atmosphäre haben, du kannst dort z. B. einen Altar mit lieb gewonnenen Dingen aufstellen oder dir einfach nur eine gemütliche Ecke einrichten. Probiere anfangs aus, wie lange du in Stille aufrecht sitzen kannst oder ob du besser im Liegen meditierst – ohne dass die Gedanken zu sehr abschweifen und ohne dass es für dich anstrengend wird oder du einschläfst. Konzentriere dich auf deinen Atem: Spüre, wie die Luft in dich hineinfließt und wie sie deinen Körper wieder verlässt – wie eine Welle, die dich trägt. Kommen Gedanken, so halte sie nicht fest. Lasse sie wie Wolken vorbeiziehen ... komme wieder zu deinem Atem zurück, der kommt und geht ... ganz ohne dein Zutun.

Beginne mit wenigen Minuten und steigere die Meditationszeit so, wie es für dich angenehm ist. Finde die für deine Verhältnisse und Bedürfnisse optimale Meditationsdauer und habe Geduld mit dir. Hege keinerlei Erwartungen, denn diese erzeugen nur Druck und machen dich unfrei, und bewerte vor allem nicht, wie gut oder schlecht du die Meditation praktizierst. Wie alle anderen Dinge braucht auch die klassische Meditation Zeit und Übung. Mit **Geduld** wird es für dich allmählich immer einfacher werden, in eine erfüllende Entspannung zu kommen. Es gibt auch aktive Meditationen – wie etwa die Dynamische und die Kundalini-Meditation aus der Osho-Tradition –, die einen unruhigen Geist gut besänftigen können und daher für viele Menschen unserer Zeit besser geeignet sind als stilles Sitzen.

Freestyle-Meditation

Du kannst überall und jederzeit auf verschiedenste Arten meditieren: Wenn du dich mit den klassischen, stillen Meditationsformen schwertust, gibt es noch unzählige andere Möglichkeiten, in einen meditativen Zustand zu kommen. Jede Aktivität, bei der du in die Entspannung kommst und die dir Kraft gibt, kann einen meditativen Charakter haben, sei es, dass du auf einer Wiese liegst und in den Himmel schaust, eine bestimmte Musik hörst oder am Strand sitzt und dem Geräusch des Meers lauschst: Die Kunst dabei ist, nichts zu tun und einfach „nur" zu sein. Auch andere Erfahrungen sind zutiefst meditativ: Wenn du dich mit der Kraft der Bäume verbindest und „erdest", Bienen beobachtest, Steine sammelst, wanderst, dich in achtsamem Gehen übst oder ein bewusstes Sonnenbad nimmst.

Kostenloser Download der EcoMeditation

Eine 20-minütige Version der *EcoMeditation* von Dawson Church kannst du kostenlos unter *www.dawsonchurch.de* herunterladen.

Meditieren nach Dr. Joe Dispenza

- Für all diejenigen, die nicht an den Workshops von Dr. Joe Dispenza teilnehmen können und Probleme haben, ohne Anleitung zu meditieren, bieten seine CDs eine gute Möglichkeit, diese Meditationstechniken zu erlernen und täglich zu nutzen.

- Inzwischen gibt es in manchen Städten sogar Dispenza-Geh-Meditations-Gruppen, die eine bestimmte Art der Gehmeditation anwenden. Diese Gruppen sind für jedermann offen. Suche im Internet nach einer Gruppe in deiner Nähe.

Bücher

My Balance: *Meditation für Anfänger lernen. Wie du durch Meditieren die innere Ruhe findest. Für mehr Achtsamkeit, Gelassenheit & Entspannung inkl. Achtsamkeitsmeditation.* CreateSpace Independent Publishing Platform, 2018

Dr. Joe Dispenza: *Werde übernatürlich. Wie gewöhnliche Menschen das Ungewöhnliche erreichen.* KOHA-Verlag, 2017

Fabrice Midal: *Die innere Ruhe KANN MICH MAL. Meditation radikal anders.* dtv Verlag, 2018

Robert Betz: All seine Meditations-CDs

Dr. Joe Dispenza: *Morgen- und Abendmeditation.* Momanda Verlag, 2016

Dr. Joe Dispenza: *Segnung der Energiezentren.* Momanda Verlag, 2016

Jost Pogrzeba: *Theta-Healing Vol. 2. Meditationsmusik zur Tiefenentspannung.* Silenzio, 2011

Das Gebet – Eine uralte Kraftquelle neu entdecken

„Durch Gebet erlangt man alles. Gebet ist eine universelle Arzenei.“

– Novalis –

Dass ein Gebet wohltuend und heilsam ist, spüren Menschen, die regelmäßig beten. Dass es aber auch nachweislich gesund machen kann, konnte durch Studien wissenschaftlich belegt werden. Studien der *Duke University of North Carolina* zeigen, dass sich durch Gebete effektiv Stress reduzieren lässt.[552] Andere Studien belegen, dass regelmäßig betende Menschen eine höhere Lebenserwartung haben.[553] Zu beten soll wie ein Antidepressivum wirken[554] und das Herzinfarktrisiko senken,[555] durch das positive Denken und Vertrauen im Gebet werden Immun-, Hormon- sowie Herz-Kreislauf-System aktiviert, was entspannt und gesundheitsfördernd wirkt.[556]

Beten für Einsteiger

Du sitzt an einem schönen, ruhigen Platz in der Natur oder zu Hause. Prinzipiell kannst du überall beten, sogar an einer stark befahrenen Straße, doch tust du dich am Anfang leichter, wenn es um dich herum ruhig ist. Nimm deinen Körper wahr und atme einige Male bewusst ein und aus. Du kannst zum Beten die Handflächen aneinanderlegen oder die Hände falten. Wenn du deine Hände faltest, berühren sich alle Finger, sodass die Meridiane, die bis in die Fingerspitzen gehen, harmonisiert werden. Schon allein hierdurch können laut *Jin Shin Jyutsu* Emotionen wie Ängste, Sorgen, Ärger, Trauer, mangelnde Freude etc. gelindert werden.[557] Alles ist im Atem und in den Fingern, wir besitzen mit dem Atem und unseren Händen also die wertvollsten Werkzeuge zur Heilung.

Verbinde dich im Gebet mit der Schöpferquelle. Du kannst um etwas bitten, dich für etwas bedanken oder einfach nur achtsam wahrnehmen, was kommt. Es gibt hier kein Richtig oder Falsch. Habe Vertrauen in dich und lausche auf dein Herz.

Bücher

Christoph Quarch: *Stille hinter allen Worten. Gebete, die das Herz öffnen. Mit einem Vorwort von Willigis Jäger.* Kösel Verlag, 2005
Jörg Zink: *Wie wir beten können.* Kreuz Verlag, 2018

Gesunder Schlaf – Quelle der Regeneration

„Der Schlaf sei das tägliche Brot deiner Seele."

– Carl Ludwig Schleich –

Deinem Schlafplatz solltest du viel Aufmerksamkeit schenken. Idealerweise ist er frei von Störfeldern aller Art, denn im Schlaf sollen dein Körper und deine Seele regenerieren. Die Schlafqualität ist also sehr wichtig. Ein gestörter Schlafplatz kann regelrecht krank machen oder zu Heilungsblockaden führen, was bedeutet, dass wichtige Prozesse, die für eine Gesundung notwendig sind, nur unzureichend stattfinden können. Nach Prof. Dr. med. h. c. Günther W. Amann-Jennson, Leiter des Instituts für Schlafforschung und Bioenergetik in Frastanz/Österreich, sind 99 Prozent aller Schlafplätze elektrobiologisch belastet.

Der urzeitliche Mensch hatte es in dieser Hinsicht einfacher: Er musste sich nur um einen trockenen, warmen und von wilden Tieren geschützten Schlafplatz kümmern. Ansonsten gab es da nicht viel zu beachten. Der moderne Mensch muss unter Umständen deutlich komplexere (Vorsichts-)Maßnahmen treffen, wenn er gesund schlafen will. Zwar lauern keine gefährlichen Tiere mehr um ihn herum, aber umso mehr unsichtbare Störenfriede, die das kostbare nächtliche Glück immens trüben können.

Während des Schlafs beginnt eine hoch organisierte Abfolge minutiös aufeinander abgestimmter Prozesse in unserem Körper. So werden große Mengen an Wachstumshormonen ausgeschüttet, das Immunsystem wird aktiviert und Abwehrzellen sorgen dafür, dass Viren und Bakterien unschädlich gemacht werden. Das für die Regeneration so wichtige Wachstumshormon (HGH, ***h**uman **g**rowth **h**ormone*), das von der Hirnanhangsdrüse (*Hypophyse*) gebildet wird, wird nicht nur in der Pubertät in besonders hoher Konzentration, sondern auch lebenslang im Schlaf ausgeschüttet. Ein gesunder und guter Schlaf ist essenziell für unsere Gesundheit und die Heilung aller Krankheiten! Mit anderen Worten: *Ein krankes Bett ist das sicherste Mittel, die Gesundheit zu ruinieren.*

Insbesondere die geologischen Störfelder verdienen hier Beachtung, da ihre Existenz (noch) nicht wissenschaftlich anerkannt ist. Dabei sind sie es oft, die den Schlafplatz zu einem der ungesündesten und stresserzeugendsten Plätze überhaupt machen. Dazu Sebastian Krüger, Baubiologe, Heilpraktiker und geprüfter Rutengänger: *„In weit über 1200 selbst durchgeführten Schlafplatzanalysen im gesamten deutschsprachigen Raum, ist mir nicht ein einziger Fall begegnet, bei dem es zu einer ernsten Erkrankung gekommen ist, der Schlafplatz jedoch unbelastet war.“*[658]

Der bekannte Baubiologe und Umweltanalytiker Wolfgang Maes stellte nach Tausenden von Schlafplatzuntersuchungen fest, dass ein ungestörter Schlafplatz wesentlich ist für ein gesundes und vitales Leben. *„Der Mensch ist während des regenerierenden passiven Nachtschlafes um ein Vielfaches sensibler als im Wachbewusstsein. Sein Immunsystem, die Regulationsfähigkeit und seine vegetativen Abläufe funktionieren in dieser Zeit auf Sparflamme. Dagegen verfügt unser auf Leistung eingestellter Organismus während der wachen Tagesstunden über hochaktive Funktionen zur Gegenregulierung von Stress. Nachts wird verdaut, was tagsüber aufgenommen wurde. Nachts wird repariert, was tagsüber Schaden genommen hat. Nachts muss das Dauerbombardement von Umweltreizen aufhören und Abschalten an seine Stelle treten. Nachts rechnet der Körper nicht mit Stress, Reiz und Aktivität. Er braucht Ruhe, Erholung und Passivität.“*[659]

Da alle Prozesse in unserem Körper durch feinste elektrische Impulse gesteuert werden, ist es von allergrößter Wichtigkeit, alles Schädigende von ihm fernzuhalten, was diese Aktivitäten beeinflussen könnte. Folgende Faktoren können den nächtlichen Schlaf massiv beeinflussen: hochfrequente Strahlung, Mikrowellenstrahlung, elektrische und magnetische Wechselfelder, elektrische und magnetische Gleichfelder, Radioaktivität, Radon, geologische Störungfelder (z. B. Wasseradern, Gitternetze, Verwerfungen), Schallwellen, Wohngifte, Schadstoffe, Schimmel- und Hefepilze, Bakterien, Allergene und Partikel.

Es ist empfehlenswert, sich bei chronischen gesundheitlichen Problemen den Rat eines erfahrenen Spezialisten aus einem der Bereiche „Baubiologie", „Geomantie" oder „Radiästhesie" einzuholen und den Schlafplatz auf Störfelder jeglicher Art hin untersuchen zu lassen und ihn dann fachgerecht zu sanieren bzw. zu entstören.

Neben diesen Faktoren ist es wichtig, auf eine leicht verdauliche Ernährung am Abend zu achten, die das Verdauungssystem nicht überstrapaziert. Eine zu schwere und zu späte Mahlzeit kann sich in einem unruhigen Schlaf, vor allem während der „Leberzeit" zwischen 1 und 3 Uhr morgens, bemerkbar machen. Daneben ist es hilfreich, sich abends vor dem Schlafengehen energetisch von den Tageseinflüssen zu reinigen (etwa durch die bereits erwähnte „Lichtdusche", siehe Seite 307) und sich nicht mehr mit belastenden, aufwühlenden Informationen (z. B. Nachrichten) zu beschäftigen. Körper und Geist sollten abends zur Ruhe kommen, damit der Schlaf zu einer kraftvollen Oase der Erholung und Regeneration werden kann.

Nach dem erholsamen Schlaf gibt es ebenfalls ein paar wichtige Dinge zu beachten, damit das morgendliche Aufwachen und Aufstehen stressfrei verlaufen kann: Optimal ist es, wenn du auf einen Wecker verzichten kannst und deine innere Uhr dich zur rechten Zeit wach werden lässt. Ein Wecker nimmt keine Rücksicht auf den Schlafzustand und kann dich auch wecken, während du noch im Tiefschlaf bist. Das erzeugt durch einen erhöhten Adrenalinausstoß großen Stress schon am frühen Morgen, da du in diesem Moment abrupt aus dem Schlaf gerissen wirst. Du kannst dich selbst mental so programmieren, dass du morgens zu einer bestimmten Zeit aufwachst. Am besten „übst" du das an einem Wochenende, um zu sehen, wie es bei dir funktioniert. Ich nehme mir abends bewusst vor, morgens zu einer bestimmten Zeit wach zu werden, und stelle mir zur Sicherheit den Wecker auf eine Viertelstunde später. Er läutet allerdings nie, weil meine innere Uhr mich zuverlässig weckt – und das ganz ohne Stress.

Da sich unser Gehirn morgens im entspannten Alpha-Zustand befindet, eignet sich diese Zeit hervorragend zum Meditieren oder dazu, mit positiven Affirmationen (wichtig hierbei ist, dass es sich um wahrhaftig fühlbare handelt) zu arbeiten, die in dieser entspannten Phase besonders tief wirken – ganz nach der Volksweisheit: „Morgenstund hat Gold im Mund.“

Schlaf gut! - Die Kraft ätherischer Öle

Nutze für einen besseren Schlaf die Kraft der ätherischen Öle. Eines meiner liebsten ist hier Lavendelöl: Es fördert die Entspannung, bringt die Gedanken zur Ruhe und lindert sogar Angst, was in Studien nachgewiesen wurde. Es ist ein wunderbares Mittel, um einen erholsamen Schlaf zu finden. Du kannst dir entweder ein kleines, mit getrockneten Lavendelblüten gefülltes Kissen nähen oder ein paar Tropfen Lavendelöl auf einen Duftstein geben. Auch der Genuss von warmem Lavendeltee am Abend hat einen entspannenden und ausgleichenden Effekt. Auch hier gilt: Gib Produkten aus kontrolliert biologischem Anbau den Vorzug. Es gibt auch noch andere empfehlenswerte Öle für diesen Zweck wie Zirbelkiefer oder Baldrian. Lasse einfach deine Nase und deine Intuition entscheiden.

Versüße deinen Schlaf mit Rohhonig

Ein Geheimtipp für Schlafgeplagte ist, vor dem Zubettgehen 1 bis 2 Teelöffel rohen Honig im Mund zergehen zu lassen: Er soll zu einem erholsamen Schlaf führen, da durch seinen Genuss u. a. Melatonin freigesetzt wird. Des Weiteren wird durch den Verzehr von Honig in der Leber Glykogen aufgebaut. Hierbei handelt es sich um einen Kohlenhydrat-Energiespeicher, auf den die Leber zurückgreifen kann, um den Körper nachts zu reinigen. Da der Glykogenspeicher am Abend nahezu aufgebraucht ist, freut sich die Leber über Nachschub vor der Ruhephase. Du kannst den Honig auch als köstlichen Drink zu dir nehmen, z. B. in lauwarmer Pflanzenmilch oder in warmem Zitronenmelissentee, der entspannend wirkt und beim Einschlafen hilft.

Reinigende Energiedusche am Abend

Siehe Kapitel 5, dort unter „Die Gedanken – Schöpfer unserer Realität“ (Seite 305 ff.)

Für weniger Stressoren und mehr Schlaf!

Du kannst einiges tun für einen störungsfreien Schlaf. Einfache *Do-it-yourself*-Maßnahmen sind:

- Das Schlafzimmer vor dem Schlafen ordentlich durchlüften
- Auf eine optimale Schlaftemperatur achten (im Winter nicht zu kalt, im Sommer nicht zu warm)
- Generell von kabellosen auf kabelgebundene Geräte umsteigen oder den strahlungsfreien Modus beim DECT-Telefon aktivieren und nachts das WLAN ausschalten
- Wenn das Smartphone als Wecker dienen soll, dann den Flugmodus aktivieren und das Gerät 1 Meter vom Bett entfernt platzieren
- Blaulicht (z. B. am Smartphone, Laptop, Monitor etc.) reduzieren, sobald es draußen dunkel wird. Mit einer speziellen Software zur Farbeinstellung, z. B. *Flux* oder *Night Shift*, können nach Aussage von Reinhard Gerl von *innovative eyewear RRISMA*® Blauanteile des Lichts am Monitor nicht ganz beseitigt, sondern nur reduziert werden. Abhilfe schaffen spezielle Blaulichtfilterbrillen, z. B. von *INNOVATIVE EYEWEAR*
- Alle elektrischen Geräte aus dem Umfeld des Betts verbannen
- Alle Metalle (auch Federkernmatratzen) aus dem Umfeld des Bett entfernen
- Schimmel und schadstoffhaltige Materialien (z. B. aus Baustoffe, Möbel, Teppiche, Vorhänge, Bettwäsche) aus dem Schlafzimmer entfernen (Lass in dein Bett und an deine Haut nur natürliche, schadstoffgeprüfte Materialien!)
- Das Schlafzimmer in eine ruhigere Ecke der Wohnung verlegen (wenn man z. B. direkt an einer starkbefahrenen Straße wohnt)
- Das Bett „aus der Schusslinie nehmen", wenn es z. B. auf einer Wasserader steht (Hier hilft es, das Bett probehalber umzustellen und zu prüfen, ob der neue Platz besser für einen gesunden Schlaf geeignet ist.)
- Ein freundliches Gespräch mit Nachbarn führen, die WLAN-Router oder DECT-Telefone haben, und sie bitten, diese Geräte nachts auszuschalten oder die Sendeleistung zu reduzieren

… dann doch lieber zum Baubiologen oder Radiästheten

Wenn diese *Do-it-yourself*-Maßnahmen nicht greifen und die Beeinträchtigungen nicht auf einfache Weise ausgeräumt werden können (bei stark funkenden Mobilfunksendemasten, Strommasten, DECT-Telefonen oder WLAN-Routern von Nachbarn etc.), ist die Sache schon schwieriger. Hier solltest du die Hilfe eines versierten Baubiologen oder – bei Verdacht auf geologische Störfelder – die eines guten Radiästheten in Anspruch nehmen. Auch sogenannte Wohnraumharmonisierer bzw. Entstörungsgeräte sind ein Mittel der Wahl: Diese können laut Hersteller Belastungen durch geopathische Felder und Elektrosmog reduzieren. Ich selbst habe sehr gute Erfahrungen damit gemacht.

Bezugsquellen für Entstörungsgeräte bzw. Wohnraumharmonisierer, Blaulichtfilterbrillen sowie Hersteller ökologischer Produkte fürs Schlafzimmer findest du neben Kontaktadressen zu Baubiologen im Anhang unter „Bezugsquellen", dort unter „Harmonisierung, Elektrosmog und energetische Heilmittel", Seite 426. Adressen findest du unter „Wichtige Adressen", dort unter „Baubiologen", Seite 430.

Bücher

Ernst Hartmann: *Krankheit als Standortproblem I/II.* Huethig Medizin GmbH + C., 1999

Wolfgang Maes: *Stress durch Strom und Strahlung*. Institut für Baubiologie + Nachhaltigkeit, 2000

Prof. Dr. med. Matthew Walker: *Das große Buch vom Schlaf. Die enorme Bedeutung des Schlafs – Beste Vorbeugung gegen Alzheimer, Krebs, Herzinfarkt und vieles mehr.* Goldmann Verlag, 2018

Susanne Hühn: *Gut schlafen – erholt aufwachen. Meditation für einen friedlichen Schlaf.* Schirner Verlag, 2019

Gesunde Beziehungen – Die Kunst des nährenden Miteinanders

Wusstest du, dass Freundschaften nicht nur ungemein bereichernd, sondern auch gesund sind? Sie gelten nach einer kanadischen Studie mit knapp 25 000 Teilnehmern als das Gesundheitselixier schlechthin und als die natürliche, kostenlose „Pille“ gegen übermäßigen Stress, depressive Vestimmungen und Selbstzweifel.[560] Der seit mehr als 20 Jahren zum Thema „Freundschaft“ forschende Psychologe Prof. Dr. Franz J. Neyer, Direktor des Institus für Psychologie der Friedrich-Schiller-Universität in Jena, gibt an, dass echte soziale Unterstützung, wie sie unter Freunden stattfindet, jede Form von Stress abfedere. Das sorge für Wohlbefinden und stärke zudem die Abwehrkräfte von Körper und Seele.[561]

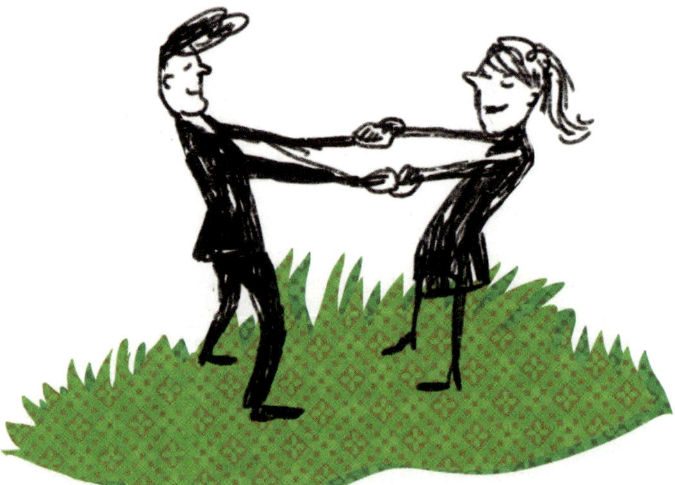

Freunde sind gut und wichtig – aber in allererster Linie darfst du erkennen und fühlen, dass du selbst dein allerbester Freund bist. Sorge dafür, dass immer ausreichend Energie bei dir bleiben darf und kümmere dich nur in dem Maß um andere, dass du selbst nicht darunter leidest. Ich kenne Mütter, die völlig ausgebrannt sind, weil sie sich aufopferungsvoll um ihre Kinder kümmern und sich selbst dabei völlig vergessen. Auch als Mutter darf man für sein eigenes energetisches Wohlbefinden sorgen und sein inneres Kind genauso nähren wie das kleine Kind auf dem Arm. Vor allem Menschen in pflegenden, heilenden oder lehrenden Berufen sollten gut auf ihre Energiereserven achten. Das hat nichts mit Egoismus zu tun, sondern ist liebende Fürsorge sich selbst gegenüber.

Frage dich: Wie oft bist du dankbar dafür, dass es dich gibt? Wie oft feierst du dich selbst? Wie oft klopfst du dir auf die Schulter und sagst dir, dass du das wunderbar gemacht hast? Wie oft bist du im Frieden mit dir, und wie oft sagst du dir: *„Ich bin richtig und ich bin gut. Ich bin richtig gut* ☺"?

Hat man viel mit Menschen zu tun, ist es wichtig, regelmäßig an seinen persönlichen, wohltuenden „Energietankstellen" (ein entspannendes Bad, eine Tasse Tee, ein Spaziergang in der Natur, ein Gespräch mit der besten Freundin, eine Yoga-Session ...) aufzutanken und sich energetisch von fremden Energien zu reinigen.

Natürlich darf in diesem Abschnitt über gesunde Beziehungen die erfüllende Partnerschaft nicht fehlen. Wenn du mit einem Partner zusammenlebst, so achte darauf, dass ihr euch immer wieder bewusst Zeit füreinander nehmt und Dinge miteinander teilt, die euch nähren und erfüllen. Ich kenne viele Paare, die mehr nebeneinanderher als miteinander leben. Mit der Zeit erzeugt das Frust und ein Gefühl des Getrenntseins, man fühlt sich nicht mehr gesehen und gehört. Das macht krank. Auch das Sexualleben kann darunter leiden und in diesem Bereich zeigt sich das Getrenntsein dann irgendwann auch. Wenn wir uns in unserer Sexualität bewusst mit dem Partner verbinden und die Magie des Augenblicks mit allen Sinnen genießen, kann etwas ganz Wunderbares passieren. Dafür braucht es Zeit, den Mut, Neues zu entdecken, ein offenes Herz und … das Sein im Jetzt. Dann kann Sexualität zu einem erfüllenden, hochspirituellen Erlebnis in einer Beziehung werden, das beide Partner nährt wie ein Balsam, der tiefe Wunden bei beiden Partnern heilt.

Dass nicht nur erfüllende Beziehungen zu Menschen sich positiv auf die Gesundheit auswirken, sondern auch die zu Hund und Katz, Meerschweinchen, Hamster und Co., beweisen immer mehr Studien. So können Haustiere beispielsweise vor Depressionen schützen und die Rekonvaleszenz fördern. Selbst die bloße Anwesenheit oder das Streicheln eines Tieres lässt den Blutdruck und Puls sinken, mal abgesehen von dem Plus an Bewegung, sozialen Kontakten und frischer Luft, in deren Genuss man beispielsweise durch einen Hund kommt. Dass auch kleine Tiere den Menschen erfreuen, belegte eine Studie, in der 200 Teilnehmer in einem Altenheim 8 Wochen lang einen Vogel zur Pflege erhielten. Der Studienleiter Prof. Dr. Bergler berichtete, dass anschließend keiner mehr sein Tier hergeben wollte. Es kam zu einer Verbesserung des Betriebsklimas im Heim und die alten Menschen hatten wieder eine Aufgabe sowie genügend Gesprächsstoff.[562]

Tiere beschenken uns auf wunderbare Weise mit ihrer bedingungslosen Liebe und ihrem Vertrauen, und wir sollten unbedingt Wert auf artgerechte Haltung, gesunde Ernährung sowie ein gesundes Lebensumfeld legen. Das ist mir ein Herzensanliegen.

Bücher

Prof. Dr. Achim Gruber: *Das Kuscheltierdrama. Ein Tierpathologe über das stille Leiden der Haustiere.* Droemer Verlag, 2019

Thomas Müller: *Selbstliebe. Die Kunst, gesunde Beziehungen zu führen.* Independently published, 2018

Diana Richardson: *Slow Sex. Zeit finden für die Liebe.* Integral Verlag, 2011

Ingalill Roos: *Energieräuber in Familie, Beziehung und Job erkennen und abwehren.* Herder Verlag, 2017

Eva-Maria Zurhorst: *Liebe dich selbst und es ist egal, wen du heiratest.* Goldmann Verlag, 2009

Vom Glück heilsamer Emotionen – Lach mal! ☺

„Wer alles mit einem Lächeln beginnt, dem wird das meiste gelingen.“

– Seine Heiligkeit der 14. Dalai Lama –

Weißt du, dass es Emotionen gibt, die unsere Gesundheit in einem hohen Maße positiv beeinflussen können und dass Dankbarkeit eine sehr hohe Schwingungsfrequenz hat? Genauso wie bedingungslose Liebe oder Freude ist Dankbarkeit eine Empfindung unseres Herzens (wobei man bei der bedingungslosen Liebe weniger von einer Emotion, sondern vielmehr von einem Seinszustand sprechen muss). Fühlt man wahre Dankbarkeit, so ändert sich unsere Schwingung bis auf die zelluläre Ebene. Durch diese positiven Empfindungen beruhigt sich unser Puls, unsere Atmung und unser Herzschlag synchronisieren sich, was im EKG sichtbar wird. Dieser Zustand wird in der Fachsprache „Herzkohärenz“ (siehe auch Seite 268) genannt und meint, dass Herz, Verstand und Gefühle energetisch verbunden sind und zusammenarbeiten. Infolgedessen kann Resilienz erzeugt werden, d. h., die seelische Widerstandskraft und Energie können enorm gesteigert werden.

Unser Herz zeigt uns genau an, ob wir uns in Balance, im Stressmodus oder in einem Zustand der Unausgeglichenheit befinden. Das kann man auch bildlich darstellen: Anhand eines Sensors wird über den Puls am Ohrläppchen die Herzfrequenz gemessen. Die ermittelte Herzratenvariabilität (HRV) zeigt dabei an, wie sich der Herzrhythmus im zeitlichen Verlauf verändert. Bei wahrhaftigen, positiven Emotionen wie Wertschätzung, Dankbarkeit, Liebe oder Vergebung wird eine gleichmäßig harmonisch schwingende Kurve erzeugt. Fühlen wir dagegen Wut, Ärger, Stress, dann zeigt die Kurve ein unregelmäßiges chaotisches Muster an.

Forscher entdeckten, dass durch Emotionen wie Liebe, Wertschätzung, aber auch durch Angst oder Wut die Blaupause des Menschen, d. h. seine Verbindung zum Quantenfeld, beeinflusst werden kann. Probanden waren im Experiment dazu in der Lage, ihre DNA mithilfe der Herzkohärenz und positiver Emotionen zu verändern: *„Eine Person, die drei DNA-Proben hielt, wurde angewiesen, mithilfe der HeartMath-Technik Herzkohärenz zu generieren – ein wohltuender Zustand mentaler, emotionaler und physischer Balance und Harmonie. ... Der Person gelang es, wie angewiesen, zwei der DNA-Proben absichtlich und simultan in unterschiedlichem Ausmaß aufzulösen und die dritte unverändert zu lassen."*[563]

Lachen macht, das ist das Ergebnis verschiedener Studien, gesund und glücklich. Bekommt das Gehirn einen entsprechenden Reiz, dann wird ein mehr oder weniger lautstarkes Lachen ausgelöst, an dem mehr als hundert Muskeln beteiligt sind. Manchmal wird auch der gesamte Körper von einem Lachen geschüttelt. Dabei werden die Zellen mit mehr Sauerstoff versorgt, die Bronchien durchblutet, Verbrennungsvorgänge angeregt sowie Heilungsprozesse im Körper unterstützt. Die Produktion der Stresshormone Adrenalin und Kortison wird gebremst und es kommt zu einer verstärkten Ausschüttung von Serotonin. Zudem soll Lachen nach Untersuchungsergebnissen aus den USA das Immunsystem stärken und körpereigene Abwehrmechanismen aktivieren, z. B. die T-Lymphozyten, die in Bezug auf Krebs eine Rolle spielen, sowie Gamma-Interferon, das Tumorzellen reduzieren kann.[564] Übrigens gibt es inzwischen sogar eine eigene Wissenschaft des Lachens – in der Gelotologie werden die Auswirkungen von Lachen auf die Gesundheit des Menschen untersucht, die Erkenntnisse werden in der Praxis in Form der sogenannten Lachtherapie immer häufiger bei chronisch kranken Menschen genutzt. Depressive Menschen können übrigens Lachen zur Selbsttherapie nutzen. Versuche daher Freude, Leichtigkeit und Unbeschwertheit in dein Leben zu bringen – so viel, wie gerade möglich – und auch mal das zu tun, was dir Freude macht.

Genauso, wie positive Emotionen unsere Schwingung anheben können, beschränken und blockieren uns belastende Emotionen wie Hass, Ärger, Wut, Angst und Trauer – sie können uns sogar richtiggehend krank machen. Ängste beispielsweise lähmen und können den Energiefluss im Körper blockieren. Mittlerweile gibt es viele neue Ansätze in der Energiemedizin, die helfen, solche beschränkenden Emotionen oder negativen Glaubenssätze ganz einfach aufzulösen. Hier sind z. B. *Theta Healing®* von VIanna Stibal und der *EmotionCode®* von Dr. Bradley Nelson zu nennen. Über diese Methoden habe ich ausführlich in *Kieferostitis & NICO* berichtet.[565]

Und denke immer daran: Du *bist* nicht deine Gedanken, du *hast* Gedanken. Du *bist* nicht deine Emotionen, du *hast* Emotionen. Und last but not least: Du *bist* nicht dein Körper, du *hast* einen Körper. *Du bist viel mehr als all das.*

Heute schon gelacht?

Trainiere regelmäßig dein Lachen: Suche dir irgendetwas, worüber du ausgiebig lachen kannst – einen Witz, einen Sketch, einen Film, eine komische Alltagssituation … oder lasse dich durchkitzeln. Damit du einen spürbaren, gesundheitlichen Effekt davon hast, sollte es schon ein ausgedehntes Lächeln bis zu den Ohren hin sein, an dem all deine Gesichtsmuskeln beteiligt sind. Wenigstens 1 Minute lang sollte deine Gesichtsmuskulatur mit dem Lachtraining durchhalten, danach darfst du dich ausruhen. ☺ Besonders effektiv ist Lachen übrigens, wenn du dich vor Lachen kringelst: Das ist körperliche Arbeit vom Feinsten! Das Lachen breitet sich dabei wellenförmig auf die gesamte Körpermuskulatur aus und es werden dabei auch die inneren Organe massiert.[566] Danach bist du vollkommen tiefenentspannt und glücklich.

„Nicht die Glücklichen sind dankbar.
Es sind die Dankbaren, die glücklich sind.“

– Francis Bacon –

Am Abend danken

Diese Übung habe ich bereits in *Kieferostitis & NICO* beschrieben und möchte sie dir hier nicht vorenthalten, denn es handelt sich dabei um ein sehr schönes, simples und gleichzeitig effektives Ritual: Das Dankbarkeitstagebuch. Für diese einfache Methode benötigst du nur 5 Minuten Zeit täglich. Das ist wenig Zeit, aber eine ungemeine Bereicherung für dein Leben! Notiere einfach jeden Abend in ein kleines Büchlein – das du dir für diesen Zweck besorgt hast – Dinge, für die du heute dankbar bis; Dinge, die du an dem Tag gut gemacht hast, oder Ereignisse, die dir Glück beschert oder ein gutes Gefühl gegeben haben.

Dankbarkeit gilt nach wissenschaftlichen Untersuchungen als natürliches Antidepressivum und soll auch bei Angst und Phobien helfen – und das ganz ohne Risiken und Nebenwirkungen und völlig kostenlos! Es ist inzwischen erwiesen, dass das Führen eines solchen Tagebuchs glücklich machen kann. Prof. Robert Emmons stellte bei den Studienteilnehmern eines diesbezüglichen Forschungsprojekts folgende Effekte fest:[567]

- gesteigerter Optimismus
- geringere Krankheitsanfälligkeit und Besserung körperlicher Symptome
- bessere Schlafqualität
- verbesserte allgemeine Stimmung
- Fortschritte im Bereich „Motivation" und beim Erreichen wichtiger persönlicher Ziele
- mehr Enthusiasmus, Entschlossenheit und Energie im Leben

Außerdem und/oder ergänzend kannst du dir jeden Abend folgende Fragen stellen:

- Worauf bin ich heute stolz?
- Was war heute schön?

Lenken wir unsere Aufmerksamkeit regelmäßig abends auf das Gute in unserem Leben, so nehmen die Dinge, die uns glücklich machen und die uns wahrhaftig nähren, immer mehr Raum in unserem Unterbewusstsein ein. Dabei erkennen wir, dass es oft die kleinen Dinge sind, die unser Herz erfreuen und den Tag am Abend so kurz vor dem Schlafen zu einem freudvollen werden lassen, für den wir dankbar sein können.

Buch

Kyra Kauffmann, Sascha Kauffmann: *Natürlich HIGH. Die körpereigenen Glückshormone aktivieren und Antriebslosigkeit, Depressionen und Ängsten vorbeugen.* systemed Verlag, 2020

DVD

Lumira: *Leben ohne Angst.* TRINITY

Im Herzen sein – Der Schlüssel zu deiner Seele

„Das Herz ist der Schlüssel der Welt und des Lebens.“

– Novalis –

Hier wirst du dich vielleicht verwundert fragen, wie man denn „*im* Herzen“ sein kann, wo das Herz doch *in* unserem Körper ist. Doch hier ist nicht das physische Herz gemeint, sondern die Herzenergie, das Herzzentrum in der Mitte deiner Brust, das das mittlere der 7 Chakren darstellt. Es ist ganz einfach, in diesem kostbaren Raum zu sein, in dessen Inneren ein Schatz auf dich wartet.

Stell dir vor, wie es sich anfühlt, wenn du den ganzen Tag „im Kopf“ bist und denkst. Das fällt dir wahrscheinlich gar nicht schwer, denn es ist heutzutage unser Normalzustand. Wir sind die meiste Zeit mit Denken, Grübeln, Analysieren, Sorgen etc. beschäftigt und vergessen dabei ganz oft, dass es da noch diesen anderen Teil in uns gibt, der uns zu einem mitfühlenden, liebenden Wesen macht. Der Verstand ist zwar ein perfektes Instrument, um die Polarität des Seins zu erfahren, doch letztendlich geht es darum, über diese hinauszuwachsen und sich mit der universalen Schöpferenergie zu verbinden.

Das Herz in dir ist zum einen das Organ, das unermüdlich Tag und Nacht den Takt angibt und dich in manchen Zeiten auch durch Stolpern, Holpern oder Stechen daran erinnert, dass du besser auf dich achtgeben solltest. Zum anderen ist das Herz bzw. der Herzraum der Ort, an dem wir Stille, Frieden, Liebe und Freude erfahren. Es ist der Ort, an dem wir mit allem verbunden sind und in dem alles möglich ist. Der Ort, an dem wir unserem eigenen Wesen am nächsten, an dem wir zu Hause sind. Im Herzen sein heißt: ankommen – sein – fühlen – wahrnehmen – in einer Zeitlosigkeit und Dimension, in der wir alles sind und immer alles sein werden. Unser Herz ist unser stärkster, rhythmischer elektromagnetischer Impulsgeber im Körper, und wenn die Herzenergie im Fluss und unser Herzraum weit und offen ist, wird jede Faser des Körpers von dieser Liebesenergie durchflutet. Sobald wir in unserem Herzen sind, hebt sich automatisch unsere Schwingungsfrequenz.

In der heutigen Zeit geht es vor allem darum, diesen Raum wieder für sich zu entdecken und die Balance zwischen Verstand und Herz erneut herzustellen. Im Laufe vieler Jahrhunderte oder sogar Jahrtausende haben wir es zunehmend verlernt, diese Einheit zu wahren, zu hegen und zu pflegen, trat doch immer mehr der Verstand in den Vordergrund, seine Fähigkeiten waren immer mehr gefragt. Dennoch: Es geht weniger um René Descartes' *Cogito ergo sum* („Ich denke, also bin ich") als um das Fühlen, Spüren und Sein als elementaren Aspekt des ganzheitlichen Wesens. Nur indem wir Kopf und Herz miteinander verknüpfen, werden wir uns eins fühlen, und nur wenn wir beides leben, sind wir das, was wir sind: ein liebendes, fühlendes Wesen in mitfühlender Achtsamkeit zu sich selbst, zu anderen Menschen, Tieren, Pflanzen und zu seiner Umwelt. Laut Christina von Dreien braucht es heutzutage „Wissende Herzmenschen".[568] Sei also so oft wie nur möglich in deinem Herzen und lebe dein Leben aus deinem Herzen heraus.

Hand aufs Herz …

Du kannst jederzeit Kontakt mit deinem Herzen aufnehmen, indem du diese Absicht z. B. in einer Geste ausdrückst. Es reicht, wenn du deine Handflächen auf dein Herz legst und dich in Gedanken mit deinem Herzen verbindest. Es ist immer da und freut sich, von dir wahrgenommen und besucht zu werden. Atme dabei langsam und gleichmäßig ein und aus. Wenn dir eine Stelle in deinem Körper Probleme oder Missbehagen bereitet, kannst du direkt von deinem Herzen aus Liebe dorthin schicken … und wenn du das möchtest, auch um Heilung bitten. Denke daran, dass die bedingungslose Liebe die stärkste Kraft im Universum ist.

Bücher

Dieter Broers: *Metamorphose der Menschheit. Teil 3 der Trilogie. Warum wir immer noch nicht erleuchtet sind und was wir daran ändern können.* Dieter Broers Verlag, 2018

Christina von Dreien: *Bewusstsein schafft Frieden.* Govinda Verlag, 2019

Andreas Beutel: *Reise in dein Herz. Aus dem Buch* Das erwachte Herz. Koha Verlag, 2015

Dr. Dieter Broers: *www.dieter-broers.de*
Christina von Dreien: *www.christinavondreien.ch*

Sich Zeit nehmen … – Adieu Alltagstrott und Stress!

Wenn du das Buch *Momo* kennst, erinnerst du dich sicherlich daran, dass die Menschen in der Geschichte irgendwann alle keine Zeit mehr hatten. Die grauen Herren hatten sie dazu gebracht, ihre Zeit wie auf einem Sparbuch – verzinst und sicher – für später aufzusparen. Die Menschen vergaßen dabei, im Hier-und-Jetzt zu leben und das Schöne im Leben zu genießen. In Wirklichkeit betrogen die grauen Herren die gutgläubigen Menschen um ihre Zeit, denn Zeit lässt sich nicht ansparen. Letzten Endes schafft Momo es schließlich, den Menschen die gestohlene Zeit zurückzugeben. Soweit zum Inhalt.

Ich habe dieses Buch als Kind verschlungen und konnte mir damals kaum vorstellen, jemals selbst in diese Zeitfalle zu geraten. Irgendwann vor drei oder vier Jahren bemerkte ich, dass ich mich bereits mittendrin befand, und stellte ernüchtert fest, dass ich kaum mehr zu dem kam, was mir *eigentlich* wichtig war.

Ich war im Hamsterrad des täglichen Seins gefangen und hatte schlichtweg keine Zeit und Energie, um den in mir nagenden Fragen auf den Grund zu gehen. Dann zwang mich meine Erkrankung dazu, mir eine Auszeit zu nehmen und meinen bisherigen Beruf an den Nagel zu hängen. Ich verließ notgedrungen die gewohnten Bahnen und begann während dieser Zeit mit dem Schreiben meines ersten Buchs über Zahnherderkrankungen. In diesen Monaten meines ungeplanten Sabbaticals ruhte ich mich außerdem aus, meditierte, genoss die freie Zeit, machte Yoga, ging viel im Wald spazieren, schrieb und spürte mich zum ersten Mal wieder selbst.

Alles war jetzt einfach und unkompliziert, und es machte Spaß, auch mal in den Tag hineinzuleben, zwischendurch mal nichts zu tun und dann wieder tagelang viel zu schreiben. Ich war im Super-Flow und machte mir keine Sorgen um die Finanzen. Im Gegenteil: Ich vertraute darauf, dass sich alles zum Besten fügen würde. Glücklicherweise kamen dann zwischendurch kleinere Projekte aus dem Design-Bereich, die ich mit Freude und als willkommene Abwechslung neben der Schreibarbeit umsetzte. Und Weiteres kam einfach angeflogen: ein gewonnener Wettbewerb, ein Projekt für eine Messe im Ausland, das ich gut von zu Hause meistern konnte, und kleinere Grafikarbeiten. Ich mixte alles miteinander, und es war erfüllend zu sehen, wie gut sich die kreative Arbeit mit der kopflastigen Schreibarbeit verknüpfen ließ. Alles in allem hatte ich die Zeit wiedergefunden bzw. die Zeit mich und ich blühte richtiggehend auf. Viele Menschen aus meinem Umfeld beobachteten mich in diesem unkonventionell gelebten Jahr skeptisch und sahen in mir fast eine Bedrohung, weil ich in ihnen den Funken entzündete, dass es neben dem engen Korsett des Morgens-Aufstehens, Zur-Arbeit-Gehens, Abends-nach-Hause-Kommens, Dann-noch-schnell-alles-fertig-Machens, Schlafen-Gehens ... noch andere Lebensmodelle gibt. Ich habe keine Sekunde in diesem Jahr bereut.

Manchmal lief ich in dieser Zeit auch einfach nur durch die Straßen und beobachtete mit großen Augen ungläubig den morgendlichen Berufsverkehr in die Stadt, der sich abends wieder genauso aus der Stadt schob. Ich fragte mich, ob dieses Leben tatsächlich dazu gemacht ist, sich tagtäglich, Woche für Woche, Monat für Monat, Jahr für Jahr zu einer oft ungeliebten Arbeit zu quälen und die größte Zeit seines Lebens dafür zu opfern, sich einen tollen Urlaub, ein aufregendes Auto oder das neueste Smartphone zu kaufen. Ich fragte mich, was ein außerirdisches Männchen davon halten würde, wenn er diesem komischen menschlichen Treiben auf diesem Planeten von oben zusehen würde, wo Kinder morgens in die Kita oder Schule gebracht werden und alle Erwachsenen gut sortiert in ihren Boxen sitzen, um sich dann den übrigen Rest vom Tag überhaupt leisten zu können. Ich fragte mich, was ich denn von einem schönen Haus habe, wenn ich die meiste Zeit auswärts verbringe, um es abzubezahlen? Was nützt mir ein toller Urlaub, wenn ich das ganze Jahr von diesen wenigen zwei bis drei Wochen zehren muss?

Hast du dich schon einmal gefragt, ob du dein Leben, so, wie du es gerade lebst, wirklich magst und ob es tatsächlich deinem Innersten entspricht? Wie viel Zeit verbringst du mit deinen engsten Freunden oder mit Familienmitgliedern? Lebst du deine Talente? Folgst du deinem Lebensplan? Wenn übermorgen die Welt von dramatischen Ereignissen erschüttert werden würde, würdest du dann heute noch ins Büro gehen oder es deinem Chef recht machen wollen? Kommst du in deinem Leben zu dir selbst? Kannst du dich mit den wichtigen Fragen des Lebens beschäftigen? Hast du Zeit für Dinge, die dich nähren? Wie viele Stunden müsstest du tatsächlich arbeiten für deinen Lebensunterhalt? Kannst du deine Gaben in deinem Beruf zum Ausdruck bringen? Erkennst du das Potenzial dieser spannenden Zeit, in der Erde und Menschheit an einem Wendepunkt stehen?

Ich habe gemerkt, dass sich ein Großteil der Menschen sich solche Fragen nicht stellen, weil sie viel zu sehr mit ihrem Alltag beschäftigt sind und es ihnen gar nicht in den Sinn kommt. Die meiste Zeit des Tages ist ihr Kopf mit der Arbeit oder Problemen gefüllt, und abends sind sie zu müde, um sich mit wirklich wichtigen Fragen zu beschäftigen. Sie merken nicht, dass sie in einem goldenen Käfig sitzen. Es läuft ja alles von selbst … immer so weiter. … Warum also die ganze Aufregung?

Wir merken nicht, dass uns die Zeit längst von den „grauen Herren“ gestohlen wurde. Da aber heutzutage niemand mehr seine Zeit solchen langweiligen, blassen Strolchen schenken würde, kommen diese nun einfach in einem neuen Outfit daher und locken uns mit bunten, glitzernden, kurzweiligen Bonbons, um uns von uns selbst und den wichtigen Dingen des Lebens abzulenken.

Einfach mal raus!

Wenn du die Möglichkeit hast und du in einem Beruf und in deinem Leben insgesamt nicht glücklich bist, brich für eine gewisse Zeit aus deinem Arbeitsalltag aus und nimm dir z. B. ein Sabbatical, wenn das irgendwie machbar ist. Auch wenn du keinen Plan hast, wohin die Reise geht, kann diese Auszeit dir einen neuen Blick auf dein Leben schenken und dir zeigen, ob du deinem Lebensplan folgst. Wenn du dich dem Leben vertrauensvoll hingibst und deine Aufmerksamkeit auf das Gute richtest, wird es dir alles Weitere zuspielen. Höre nicht auf deinen inneren Kritiker, der dir sagt, dass du dir das nicht leisten kannst. Die eigenen Beschränkungen legst nur du dir selbst auf.

Aber es muss nicht unbedingt dieser radikale Schritt sein: Auch kleine Veränderungen bringen schon eine Abwechslung im Alltagstrott:

- Wenn es sich mit deinem Beruf vereinbaren lässt, versuche an einem Tag in der Woche frei zu nehmen und etwas ganz anderes zu machen. Das kann ein Kurs, ein regelmäßiger Besuch bei alten Menschen oder ein befruchtendes Hobby sein ...
- Stürze dich nach der Arbeit nicht sofort ins Familienleben, sondern nimm dir ein paar Minuten Zeit – nur für dich! –, und mache beispielsweise eine entspannende Atemübung „Liste der Übungen ‚Tun & Spüren'", Seite 438 f.). Eine entspannende Übung kannst du natürlich genauso gut während der Fahrt in der Straßenbahn oder an deinem Schreibtisch nach getaner Arbeit machen. Hilfreich kann hier auch eine kleine Übung aus dem *Jin Shin Jyutsu* sein: Halte deine Finger und komme zur Ruhe (siehe Seite 300 ff.).
- Plane – nur für dich ganz allein! – eine „heilige Zeit" pro Woche ein. Auch dann, wenn du eine berufstätige und sonst auch viel beschäftigte Mutter bist. Schon 1 Stunde Qualitytime für dich pro Woche wirkt! Du kannst dich mit einem Buch ins Café setzen, im Wald spazieren gehen, eine Kunstausstellung besuchen, dich mit deiner besten Freundin oder deinem besten Freund treffen, dich im Garten vergnügen, dir eine Wellnessmassage gönnen. ... Diese Auszeiten können wie ein kleiner Urlaub wirken und dir neue Kraft geben.
- Schaffe dir Ruhe-Inseln und Kraftorte zum Energie tanken: Vielleicht ist das eine liebevoll gestaltete, gemütliche Ecke in deiner Wohnung, die Bank an einem besonderen Platz im Garten, ein besonderer Baum im Wald ... (zu Kraftorten siehe auch Seite 195 f.).

Bücher

Ramona Krieger, Ulrich Pingel: *Auszeit Storys. 11 inspirierende Geschichten über den Aufbruch zu einer längeren Reise.* Independently Published, 2019
Rüdiger Safranski: *ZEIT. Was sie mit uns macht und was wir aus ihr machen.* Fischer Taschenbuchverlag, 2017
Greta Taubert: *Im Club der Zeitmillionäre. Wie ich mich auf die Suche nach einem anderen Reichtum machte.* Eichborn Verlag, 2016

Sich erden – Ankommen, abgeben, aufnehmen

Sich zu erden bedeutet, sich bewusst mit dem Boden unter seinen Füßen, d. h. mit der Erde, zu verbinden – auf ihr anzukommen, nicht mehr Benötigtes loszulassen sowie die Kraft und die Ruhe der Erde in sich aufzunehmen. Oft fühlen sich Menschen, die einem kopflastigen Beruf nachgehen, nicht so richtig geerdet: Das kann sich darin zeigen, dass sie die meiste Zeit mit ihren Gedanken oder mit Grübeln beschäftigt sind und eher weniger präsent im Augenblick. Alles scheint an ihnen vorbeizuziehen, ohne dass es sie wirklich tangiert. Es fehlt an Bodenkontakt, an Stabilität: an genügend Erdung. Es ist zwar gut, wenn wir auch unseren Geist nutzen, zu viel davon ist für den Menschen allerdings ein Problem. Wir brauchen eine Balance zwischen unten und oben, zwischen Geist und Materie, zwischen dem Leichten und dem Schweren, *Yin* und *Yang* ..., um gesund zu bleiben. Auch für unsere spirituelle Entwicklung ist eine gute Erdung wichtig. Genauso wie ein Baum für seine üppige Krone stabile Wurzeln benötigt, brauchen wir eine gute Verbindung zur Erde, um auf diesem Fundament all unsere Kapazitäten voll ausschöpfen zu können.

Sich zu erden ist auch wegen der starken Zunahme der elektromagnetischen Felder wichtig. Wir sind durch den Elektrosmog häufig so „aufgeladen", dass unser System diese Anspannung und Verspannung wie ein Blitzableiter abgeben muss, damit wir uns immer wieder regenerieren können. In der Frequenztherapie des Münchener Autors und Heilpraktikers Alan E. Baklayan ist Erdung ein maßgeblicher Faktor. Er hat die Erfahrung gemacht, dass bei der Frequenztherapie ohne Erdung freie Radikale im Körper entstehen.[569] Neuere Frequenztherapie-Geräte besitzen eine Möglichkeit, die schädlichen Spannungen in die Erde zu leiten. Nicht anders ist es im täglichen Leben: Wir brauchen diese Entladung, um gesund zu bleiben. Das wissen nicht nur Therapeuten, die bioenergetische Tests durchführen, sondern auch Baubiologen.

Und: Vergiss nicht, dich neben dem Erden auch ab und zu zu „himmeln", d. h., bewusst Kontakt mit dem Kosmos aufzunehmen. So, wie wir hier als phsysische Wesen mit Mutter Erde verbunden sind, stehen wir als spirituelle Wesen mit der geistigen Welt in Kontakt. Wir sind demnach mit der Erde *und* mit dem Himmel verbunden. Erfahre, dass du ein Verbindungsglied zwischen Mutter Erde und Vater Himmel bist.

Ein bunter Mix an Empfehlungen für deine „Erdung"

Du kannst dich erden,

- indem du nach deinem Seelenplan lebst;
- indem du dich mit deinen Händen beschäftigst: Das kann z. B. bei der Hausarbeit sein oder bei Gartenarbeit, wo du direkt mit „Erde" zu tun hast, oder beim Arbeiten mit Ton oder Modelliermasse;
- indem du eine Sportart, z. B. Joggen oder Walken, ausübst, spazieren oder wandern gehst, tanzt oder auf der Erde barfuß läufst;
- durch Yoga- und Qigong-Übungen;
- durch den Verzehr von Gemüse, das in der Erde wächst, z. B. Möhren, Rettiche, Radieschen, Kartoffeln;
- durch Farben, wenn du etwa rote Kleidungsstücke trägst (rot ist die Farbe des Wurzelchakras, d. h. des Chakras, das die Anbindung an die Erde repräsentiert);
- indem du dich liebevoll Tieren zuwendest;
- indem du dich an einem Baum lehnst und dich mit ihm achtsam verbindest;
- indem du dich geistig mit der Erde verbindest (siehe unter „Tun & Spüren" unten);
- mit Heilsteinen, die eine starke erdende Wirkung besitzen. Dazu gehören z. B. Rauchquarz[570] und Lavastein[571] oder allgemein Heilsteine, die das Wurzelchakra stärken wie Achat, Onyx und roter Jaspis[572];
- indem du erkennst, dass alles in der Natur lebendig und beseelt ist und jedes Tier, jede Pflanze, jeder Stein, jedes Sandkorn ... über Bewusstsein verfügt.

Verwurzele dich!

Du stehst aufrecht am besten draußen in der Natur an einen schönen Ort. Deine Füße stehen etwa hüftbreit auseinander auf der Erde. Nimm Kontakt zu Mutter Erde auf und spüre ihre Festigkeit und ihren Halt unter deinen Füßen. … Nimm wahr, wie sich der Boden unter dir anfühlt: weich, warm, hart. ... Stelle dir vor, wie durch deine Füße Wurzeln in die Erde hineinwachsen … sie dringen immer tiefer in den Boden ein … bis ins Herz von Mutter Erde. Spüre, wie du sicher und gut verwurzelt auf dem Boden stehst: wie ein Baum. … Du kannst nun direkt von deinem Herzen einen Gruß in das Herz der Erde schicken. Atme ein paar Mal bewusst ein und aus … und spüre dieser Kraft nach. Vielleicht nimmst du wahr, wie dir die Erde einen Herzensgruß zurückschickt?

Barfuß auf „Erdungs-Tour" gehen

Es gibt im Sommer nichts Schöneres, als barfuß zu gehen. Hierfür suchst du dir am besten natürliche Pfade oder Wege aus: Gehe auf der Wiese, auf dem Waldboden, im Sand oder über Gestein ... Gehe langsam und achtsam ... Schritt für Schritt ... und nimm die Qualitäten der Erde unter deinen Füßen wahr. Wie fühlt sich der Boden an? Ist er weich, kalt, nass, hart, moosig ...? Welche Empfindungen hast du beim Gehen? Wie fühlst du dich insgesamt? Entdecke, wie vielfältig und reichhaltig der Boden ist, und bedanke dich für das kostbare Geschenk, dass du das spüren kannst.

Christina von Dreien erwähnte in einer ihrer *time to be*-Sendungen[*], dass man beim Barfußgehen automatisch Mineralstoffe und Vitamine, die einem fehlen, energetisch aus der Erde aufnehmen könne. Unser Körper wisse ja instinktiv, welche Stoffe er gerade brauche.

An dieser Stelle findest du keine Bücher oder Zeitschriften, weil es bessere Möglichkeiten der Erdung gibt, als zu lesen. Hier geht es ums Tun!

---

[*] Sendungen mit Christina von Dreien und Norbert Brakenwagen, die in den Jahren 2018 und 2019 ausgestrahlt wurden, siehe unter *www.christinavondreien.ch/time-to-be-sendungen*

Nichts wie raus! – Tapetenwechsel in Grün

„Durch die Natur wird das Herz des Menschen gemildert und gesänftigt …“

– Adalbert Stifter –

Letzte Woche waren wir bei einer guten Freundin zu Besuch in Dresden. Zum Abschied streiften wir zu später Stunde noch gemeinsam an den Elbwiesen entlang zu vermutlich der Stelle – so einheimische Stimmen – , die Friedrich Schiller in seiner berühmten Ode „An die Freude“, einst selbst ergriffen von den bezaubernden Elbwiesen, mit hohem Pathos würdigte:

Freude, schöner Götterfunken,
Tochter aus Elysium,
Wir betreten feuertrunken
Himmlische, dein Heiligthum …

Die zauberhaften Elbwiesen mussten durch die Brücke, die Dresden den Weltkulturerbe-Titel kostete, stark an Kraft einbüßen. Meine Freundin, die eine innige Verbundenheit zu den Naturkräften hat und mit diesem Ort seit ihrer Kindheit vertraut ist, zeigte uns an diesem Abend ein Stück dieser verlorenen Magie. Zuerst besuchten wir die Nachtigall, die unweit der Brücke auf einem Ast hinter einem Busch saß und sich trotz des unüberhörbaren Verkehrsrauschens zu einer für sie unüblichen Zeit nicht von einem Solokonzert abhalten ließ. Mit ihrem lieblich-kräftigen und alles durchdringenden Gesang trällerte sie direkt über unseren Köpfen und lies unsere nach Naturerlebnissen dürstenden Großstädter-Herzen vor Rührung wie Butter dahinschmelzen. Übrigens singen Nachtigallen laut Henrik Brumm vom Max-Planck-Institut für Ornithologie in Seewiesen lauter, je lärmender die Umgebung ist. Sogar um bis zu 14 Dezibel sollen die städtischen Tiere ihre Artgenossen auf dem Land übertönen.[573] Kein Wunder also, möchte die kleine Nachtigall vor der Kulisse des monoton rauschenden Verkehrs doch bitte schön auch gehört werden.

Weiter oben erwartete uns aus der Ferne schon ein Meer aus leuchtendem und beinahe fluoreszierend wirkendem Muskatellersalbei. Er strahlte von innen, als würde er mit aller Kraft dem Beton um sich herum trotzen wollen, und direkt daneben waren pralle Meerrettichbündel, gemischt mit Beinwell und allerlei anderen Heilpflanzen zu finden. Dann – unweit von der neu gebauten Brücke – statteten wir der alten Eiche noch einen Besuch ab. Bereits beim Herantreten an ihre mächtigen Arme, die sie in alle Richtungen bis nah an unsere Köpfe ausstreckte und uns damit zeigte, wie viel Raum ihr gebührte, spürte man ihre ruhende Kraft und Präsenz. Als wir noch einige Augenblicke andächtig unter ihrem Blätterdach standen, wurden wir uns schlagartig dieser surrealen Welt bewusst: Direkt vor uns hörten wir den Lärm des ohrenbetäubenden und nie enden wollenden Verkehrs, der ab der Abenddämmerung mit dreißig Kilometern in der Stunde (aufgrund des Fledermausschutzes) gemächlich dahinrollte, aber nicht minder nervtötend war, und hier stand die in sich ruhende, alte Eiche, und das schon seit langer Zeit, bevor das Auto überhaupt erfunden wurde. Ob dieser Lärm sie auch störte oder ob sie es der Nachtigall gleichtat und sich gar nicht darum scherte? Auch die in Dresden zur Berühmtheit gewordene Hufeisennase*, wegen der das Brückenprojekt schon zu scheitern drohte, drehte direkt über unseren Köpfen in rasender Geschwindigkeit ein paar eilige „Runden" um den Stamm der Eiche, als wollte sie den trägen, schrittgeschwindigkeitsangpassten Autokolonnen schelmisch zeigen, dass sie sich mit dem Privileg der schützenswerten Artgenossin nicht um solche Geschwindigkeitsbeschränkungen zu scheren hat. Erstaunt stellten wir fest, dass es sie ja doch noch gab, was bei diesem Lärm schon fast an ein Wunder grenzte. Ja tatsächlich, ein richtiges Wunder, dass sie sich überhaupt blicken ließ, denn seit der Eröffnung der neu gebauten Brücke hält sie sich laut Presse von diesem Ort fern. Mich wundert das nicht.

---

* Die *Rhinolophidae* (Hufeisennasen) sind eine Familie, die zur Unterordnung der Fledermäuse gehört. Sie umfasst 109 verschiedene Arten. (Nach: *Wikipedia*)

Wieso ich dir all das erzähle? – Solch zauberhaften Orte verschwinden immer mehr aus den städtischen Gebieten und mit ihnen Insekten, Vögel und eben auch solche raren Exemplare wie die vom Aussterben bedrohte Hufeisennase. Dabei brauchen wir Natur heute mehr denn je. Besonders im Frühling, wenn alles zu sprießen beginnt und die Seele nach den kargen Wintermonaten wieder „bunt denkt", merken wir, wie sehr wir mit der Natur verbunden sind. Die Zeit, in der nach den Wintermonaten mit den ersten warmen Sonnenstrahlen die vor Kraft strotzenden Pflanzen sprießen und die Welt um uns herum wieder farbiger wird und irgendwann zu blühen und lichtvoll zu werden beginnt, ist magisch. Nicht umsonst hat Botticelli sein berühmtes Gemälde „Primavera" (Frühling) genannt und zeigt uns darauf das Erwachen und Aufblühen der Natur und die damit verbundene Leichtigkeit und erotische Lebensfreude. Natürlich überträgt sich diese Lebendigkeit auch auf uns – und wir beginnen, uns aus dem starren Winterkorsett herauszuschälen.

Die Natur hilft uns, in jeder Jahreszeit innezuhalten, zu staunen, zu spüren, unser Herz zu öffnen, zur Ruhe zu finden und aus unserem Gedankenkarussell herauszukommen. Sie vergrößert und erweitert unsere durch den monotonen Alltag oft eingeschränkte Wahrnehmung. Wir fühlen uns freier, werden innerlich „weiter" und glücklicher mit uns und unserer Umgebung.

Daher: Nichts wie raus und das so oft du kannst! Sei es der Besuch bei einem Baum vor deinem Haus, der kurze Zwischenstopp im Stadtpark oder im nahe gelegenen Forst zum „Waldbaden". Draußen im Grünen zu sein macht uns gesund und hilft uns zu erkennen, dass wir Teil dieser lebendigen Natur sind. Für alle Liebhaber wissenschaftlicher Studien folgt hier der Beweis: Eine am 4. April 2019 im Fachmagazin *Frontiers in Psychology* veröffentlichte Studie der US-amerikanischen Universität Michigan zeigt, dass der Aufenthalt von bereits 20 bis 30 Minuten im Grünen genügt, um davon gesundheitlich zu profitieren.[574] Das schlägt sich in einer signifikanten Reduzierung des Kortisolspiegels nieder. Ein dauerhaft erhöhter Kortisolwert führt zu Übergewicht, einer Schwächung des Immunsystems, Herz-Kreislauf-Erkrankungen, Depressionen und einer Reihe weiterer Erkrankungen. Am meisten reduzierte sich bei den Probanden der Spiegel dieses Stresshormons, wenn sie die 20 bis 30 Minuten entweder sitzend oder gehend am Tag im Grünen verbrachten und auf alle sozialen Medien, das Internet, Unterhaltungen, Lesen, Telefonanrufe und sogar auf sportliche Betätigungen verzichteten.

Also: Nichts wie raus!

Wecke den Entdecker in dir!

Nimm dir heute vor, etwas in der Natur zu finden, was dich entzückt und dein Herz bewegt. Sei es ein zwitschernder Vogel, eine vor sich hin kriechende Schnecke, eine dicke Hummel, ein fleißiger Regenwurm, ein schöner Stein oder was auch immer. Nimm dir Zeit, deinen Naturbotschafter zu entdecken, ihm zu lauschen, ihn achtsam zu beobachten und in dir wahrzunehmen, was du in diesem Moment spürst.

Bücher

Heidi Findeis: *Die Kraft der Naturmystik. Mit der Spiritualität der Natur sich selbst spüren.* Silberschnur Verlag, 2013

Dr. Qing Li: *Die wertvolle Medizin des Waldes. Wie die Natur Körper und Geist stärkt.* Rowohlt Verlag, 2018

Sich „nähren" – Tu dir Gutes!

Hast du dir vermehrt Auszeiten in der Natur gegönnt und gespürt, wie sehr dich das „genährt" hat? Alles, was die Seele nährt, nährt letztendlich auch Körper und Geist und somit den ganzen Menschen.

Spüre in dich hinein und erinnere dich an Situationen, in denen du erfahren hast, was dir wirklich guttut, was dich nährt: Vielleicht ist es ein Ausflug in den Wald, der Besuch eines Kraftortes in der Natur, ein Gespräch mit einem guten Freund, mit den Kindern schwimmen gehen, im Café sitzen und den Leuten beim Flanieren zusehen, jemanden herzlich umarmen, im Garten etwas anpflanzen, die Wohnung blitzeblank putzen, am Kachelofen sitzen und deinen Rücken wärmen, ein duftendes Bad nehmen, für jemandem da sein und ihm zuhören, deinen Partner küssen, der Schnecke beim Kriechen zusehen, das Lächeln eines Kindes, beim Tanzen so richtig abrocken, mit Liebe eine Mahlzeit zubereiten, genussvoll einen frischen Apfel essen, der Katze beim Schnurren zuhören, beim Yoga-Praktizieren in den Fluss kommen, dem Meerschweinchen beim genüsslichen Knabbern am frisch gepflückten Löwenzahn zusehen, an einer reifen, roten Tomate riechen, einen frischen Blumenstrauß pflücken (oder aber die Blumen am Wegesrand betrachten, sich an ihnen erfreuen in dem Wissen, dass sie lieber in der Sonne auf der Wiese stehen wollen), den Mann im Mond betrachten, dein Herz spüren ...

Was nährt dich?

Es gibt so unzählig viele Dinge, die uns nähren können und uns immer wieder daran erinnern, dass wir mit allem verbunden sind und dass wir (mit)fühlende, sinnliche, warmherzige Wesen sind.

Geh auf „Nährstoff"-Expedition

Nimm dir für jeden Tag ein „nährendes Etwas" für Körper, Geist und/oder Seele vor und koste es mit allen Sinnen aus. Genieße.

Sich wundern – Betrachte staunend die Welt!

„Es gibt zwei Arten zu leben: entweder so, als wäre nichts ein Wunder, oder so, als wäre alles ein Wunder."

– Albert Einstein –

Vom Nähren zum Wundern, das ist kein weiter Weg, denn wenn wir ein Wunder entdecken und es als ein Wunder erkennen, nährt uns das.

Doch was ist ein Wunder? – Hier hat sicherlich jeder seine eigene Definition. Ganz sicher müssen wir aber nicht jeden Tag eines der sieben Weltwunder besichtigen, um auf ein Wunder zu stoßen. Es sind kleine Wunder, die an (fast) jeder

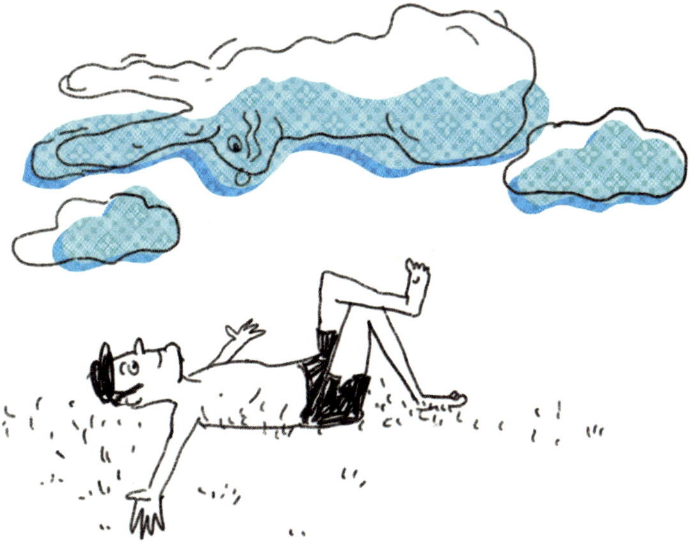

Ecke, in (fast) jedem Augenblick auf uns warten – wenn wir unseren Blick öffnen. Ist es nicht wunder-voll, dass die Sonne jeden Morgen aufgeht, ohne dass sie des frühen Aufstehens jemals müde würde und lieber im Bett bleiben wollte? Wie wunderbar ist es, ein Baby zu betrachten, das so klein und zart und doch so vollkommen ist. Welch ein Wunderwerk sind die perfekt gearbeiteten Bienenwaben, und was für ein Wunder ist es, dass meine Katze immer, wenn ich nach Haus komme, schon auf dem Fensterbrett sitzt und mich erwartet. Sind die Selbstheilungskräfte des Menschen nicht ein einziges Wunder, und ist es nicht wundervoll, dass unser Körper jede Sekunde rund 4 Millionen neue Zellen bildet, ohne dass wir davon etwas mitbekommen? Was für ein Wunder sind doch die wunderschönen und heilsamen Pflanzen auf dieser Erde, wie wundervoll ist der schmackhafte Romanesco auf meinem Teller heute, der nicht nur meine Geschmacksknospen beglückt, sondern mir in seinen Blüten auch gleich noch die wundersame Welt der Fraktale*

* In der Mathematik werden selbstähnliche Objekte als „Fraktale" bezeichnet. Dieser Begriff wurde vor allem durch Benoît B. Mandelbrot geprägt, der als Vater der fraktalen Geometrie bezeichnet wird. Nach ihm sind die Begriffe „Mandelbrot-Menge" oder „Mandelbrot-Fraktal" genannt. In der Natur begegnen uns ständig solche selbstähnlichen Objekte bzw. Fraktale, z. B. in Wolken, Bergen, Farnen, Blutgefäßen, Schneeflocken, Baumkronen und eben auch im Romanesco. Selbst das Universum ist ein unendliches Fraktal.

zeigt und mir damit offenbart, welch wundervolle, perfekt gemachte Lebensmittel uns die Natur schenkt. Mich wundert es schon nicht mehr, dass ich aus dem Wunder-Finden gar nicht mehr herauskomme ... findet man eines, so freut sich schon das nächste Wunder darauf, entdeckt zu werden.

Oder wie wäre es, zu wandern und sich dabei über all das Schöne in der Natur zu wundern ... und am Abend mit einem prall gefüllten Rucksack voller Glück wieder nach Hause zu kommen? Du wirst sehen, dass dich all das beflügelt und dich fortan Wunder begleiten. Das, worauf du dein Inneres richtest, erscheint dir im Äußeren. Das Gesetz von „Ursache und Wirkung“ hat viele Namen und wird als das wichtigste Gesetz im Universum betrachtet. Manche nennen es „Kausalitätsgesetz“ oder drücken es mit den alten Redewendungen aus, wie: „*Was man sät, das erntet man*“ oder „*Wie man in den Wald hineinruft, so schallt es heraus*“. Man könnte es aber auch „*Gesetz der Anziehung*“ nennen: Das, worauf ich meine innere Aufmerksamkeit richte, begegnet mir im Außen. Ganz einfach. Weiß ich, dass mir auf Schritt und Tritt Wunder begegnen können, werde ich sie auch bemerken, wenn sie mir über den Weg laufen.

Blicke staunend in die Welt!

Begegne jeden Tag einem kleinen oder großen Wunder: Öffne dein Herz und deine Augen und finde sie, die vielen Wunder und Mysterien. Frei nach Picasso: Ich suche nicht, ich finde.

Bücher

Dr. med. Dierk Heimann: *Wie ein Wunder. Mein Schlaganfall war unwahrscheinlich und kam überraschend – meine vollständige Heilung noch mehr.* bene! Verlag, 2019

Benoît Mandelbrot: *Schönes Chaos. Mein wundersames Leben.* Piper Verlag, 2010

Barbara Pachl-Eberhart: *Wunder warten gleich ums Eck. Entdecke die kleinen Dinge, die den Alltag verzaubern.* Integral Verlag, 2018

Sein – So einfach …

Es gibt so vieles, was du für dein Wohlergehen tun kannst. Abschließen möchte ich dieses Kapitel mit dem einfachen *Sein*. Eckhart Tolle sprach in einem Vortrag im Rahmen der *flowsummit19* über die Energie der Präsenz[575] und in diesem Zusammenhang auch über das „Delphische E" und dessen Bedeutung.

Er erzählte, dass der Buchstabe „E " in griechischer Schrift am Eingang des Orakels von Delphi lange Zeit nicht enträtselt werden konnte (siehe auch Seite 311). Schließlich brachte der Philosoph Plutarch Licht ins Dunkel, indem er das Epsilon in seiner Schrift „Über das E in Delphi" auf verschiedene Arten interpretierte. Der griechische Name für diesen Buchstaben war „Ei" und dieser Diphthong hatte zu Plutarchs Zeiten drei Bedeutungen.[576] Eine davon lautet „Du bist"* und ist demnach das Wort für die zweite Person Singular des Verbs „sein". Das Wort „sein" ist eines der wichtigsten Wörter überhaupt – ein elementarer Wegweiser in der Welt der Spiritualität. Und das Beste ist: Für das Sein musst du nichts tun, hier geht es eher ums Sein-Lassen. Weniger ist auch in diesem Fall mehr (siehe auch Seite 379 ff.).

Sobald wir aufhören, zu denken, dass wir ständig etwas tun müssen, kommen wir dem Sein schon ein Stückchen näher. Denken ist auch tun. Wie ist es für dich, wenn du einen Augenblick lang einfach nur bist, dich mit dir selbst wohlfühlst, unbeschwert dein So-Sein genießt? Im Moment präsent bist? Nicht mehr und nicht weniger …

Sich un-manifestiert und un-konditioniert darüber be-wusst zu sein, wer man ist, bedeutet laut Eckhart Tolle auch, dass man sich dessen bewusst ist, bewusst zu sein. Wir *sind* reines Bewusstsein und in diesem Erkennen verbirgt sich das wahre Glück. Oft versuchen wir, unser Glück durch Erfüllungen an der Oberfläche, wie den tollen

* „*Du bist*" soll ursprünglich als Huldigung des Gottes Apollon gemeint gewesen sein. Erst später bekam dieser Begriff eine neue Bedeutung als Ausdruck des Anerkennens/der Erkenntnis der eigenen Existenz bzw. der Selbstreflexion. (Nach: *Wikipedia*)

Job, die glückliche Beziehung, das große Auto, das exklusive Traumhaus …, zu finden und übersehen dabei, dass wir in uns schon alles sind. Vielleicht kennst du das Ende von Wilhelm Buschs Gedicht „Niemals“: „*Ein jeder Wunsch, wenn er erfüllt, kriegt augenblicklich Junge*“? Es ist das verzweifelte Suchen nach dem Glück im Außen, das uns nie befriedigen wird, denn diese äußeren Dinge erzeugen automatisch Leiden, weil sie abhängig machen. Im Außen kann es also keine vollkommene Erfüllung geben. Am besten ist es also, du siehst diese Dinge erwartungsfrei als das, was sie sind: etwas Angenehmes und Schönes. Doch Erfüllung findest du nur in dir selbst.

Und vielleicht entdeckst du eines Tages, dass du nicht nur *du* bist, sondern ein Teil des Ganzen. Die Grenzen verschwimmen, und du erkennst, dass du in dir das ganze Universum trägst und gleichzeitig Teil des Universums bist. Du bist alles und alles ist in dir. Wenn du im *Jetzt* bist, erkennst du dich selbst und das, was du wirklich bist. Lasse dich achtsam vom Augenblick tragen – ohne Ziel und ohne das Gefühl zu haben, irgendetwas Besonderes tun zu müssen.

Da wir unser Leben nicht im ständigen Nichttun verbringen können, bestehe die große Kunst darin, Achtsamkeit in unser Tun zu bringen und präsent in all seinem Handeln zu sein, so Eckhart Tolle. Sei achtsam beim Aufwachen, beim ersten Blick in den Tag, beim Aus-dem-Bett-Steigen, bei den ersten Schritten auf dem warmen oder kalten, harten oder weichen Fußboden sowie wenn du die Morgenluft am offenen Fenster einatmest. Wann hast du zum letzten Mal den Duft und das Licht des Morgens mit allen Sinnen genossen? Komme aus den morgendlichen „Ich muss jetzt gleich … erledigen“-Gedanken, in denen du oft schon beim nächsten und übernächsten Schritt bist, ins *Hier und Jetzt*, ins bewusste Tun, Fühlen, Empfinden und damit in die Bewusstheit und in die Achtsamkeit. Will man im Hier-und-Jetzt sein, gibt es keine einfachere Übung, als bewusst zu atmen (Anleitung siehe z. B. Seite 297).

Dieses Im-Jetzt-Sein gibt ein zutiefst befriedigendes Gefühl im Gegensatz zum unbewussten Sein, das Stress erzeugt und energetisch schwächt. Übrigens ist das bewusste Sein im Jetzt die absolute Anti-Aging-Strategie: Im bewussten Sein bist du vollkommen losgelöst von Stress und das hält jung. Ein Grund mehr, sich diese Haltung zu eigen zu machen.

Wenn du dich näher mit dem *Im-Augenblick-Sein* und dem *Jetzt* beschäftigen möchtest, empfehle ich dir unbedingt die Bücher und Hörbücher von Eckhart Tolle.

Bücher

Eckhart Tolle: *Eine neue Erde. Bewusstseinssprung anstelle von Selbstzerstörung.* Arkana Verlag, 2015

Eckhart Tolle: *Jetzt! Die Kraft der Gegenwart.* Kamphausen Media, 2010

Eckhart Tolle: *Stille spricht. Wahres Sein berühren.* Arkana Verlag, 2003

Positiver Ausblick für mich

Ich wünsche mir, dass wir erkennen, welch mannigfaltigen Ressourcen wir nutzen können, um positive Impulse in uns zu setzen.

Positiver Ausblick für dich

To-
dos

6

Simple Basics für starke Selbstheilungskräfte

„Oft können wir das Einfache einfach nicht begreifen, weil es uns einfach zu einfach erscheint."

– Ernst Ferstl –

In diesem Kapitel möchte ich dir die täglichen nützlichen wie auch einfachen Begleiter für eine ganzheitliche Gesundheit vorstellen. So einfach und banal, wie sie dir auf den ersten Blick in den kurzen und knappen Überschriften erscheinen mögen, so ungemein effektiv sind sie für die Gesunderhaltung des Körpers. Unterschätze sie daher nicht! Diese einfachen Anwendungen, Strategien und Maßnahmen haben, täglich angewendet, einen weitaus größeren Effekt als all die teuren Kuren, Wellnessurlaube oder hochgepriesenen Anti-Aging-Wunder. Die zahlreichen geldbeutelschonenden Tipps, lassen sich auch für Anfänger leicht umsetzen. Es sind simple, ganzheitliche To-dos, die dein Immunsystem stärken, deine Selbstheilungskräfte anregen und die körperliche Regeneration und Fitness unterstützen. **Und:** Je nach Anwendung spürst du den Kick sofort und unmittelbar: Bewegung auf dem Trampolin lässt dich beschwingt fühlen, eiskaltes Wasser stark wie ein

Tiger fühlen, durchs Schwitzen in der Sauna fühlst du dich wohlig warm und entspannt und durch eine Entrümplungsaktion tief befreit – einfach erleichtert, im wahrsten Sinne des Wortes. Probiere es aus, und erlebe, wie einfach es ist, sich rundum gut zu fühlen … und das jeden Tag aufs Neue!

Bürsten – Booster fürs Immunsystem

Ein Muntermacher am frühen Morgen ist die trockene Bürstenmassage. Hierfür reibst du deinen Körper am besten mit einer Naturhaarbürste (z. B. aus Wildschweinborsten aus dem Naturwarenladen) oder mit einem Sisalhandschuh ab. Die Trockenbürstenmassage hat eine Vielzahl von positiven Effekten: [577, 578] Sie

- fördert die Durchblutung der Haut (Die Haut fühlt sich danach weich und warm an);
- wirkt *Cellulite* entgegen;
- strafft die Haut;
- regt das Lymphsystem an;
- macht wach;
- fördert die rasche Ausleitung von Säuren und Giften;
- positive Wirkung auf Herz und Kreislauf
- und auf das Nervensystem.

Bürsten solltest du dich am besten morgens vor dem Duschen oder Baden mit leichtem Druck und langen streichenden Bewegungen.[579] Sei dabei liebevoll und achtsam mit dir selbst. Und

- beginne deine Massage auf der rechten Körperseite. Arbeite dich von den Füßen über die Unterschenkel und Oberschenkel bis zum Po;
- anschließend ist die linke Seite dran;
- dann zuerst der rechte Arm, anschließend der linke, jeweils vom Handgelenk bis zur Schulter;

- nun massierst du Bauch und Brust mit kreisförmigen Bewegungen
- und fürs Gesicht verwendest du eine Gesichtsbürste. Bewege diese mit sanft mit kreisenden Bewegungen von der Mitte deines Gesichts nach außen.[580]

Buch

Peter Jentschura, Josef Lohkämper: *Gesundheit durch Entschlackung.* P. Jentschura Verlag, 2014

Waschen – Sanfte Körperreinigung

Um deinen Körper zu waschen kannst du das preisgünstige Natron verwenden (siehe auch Seite 125 ff.). Es kostet fast nichts und hat viele Vorzüge für deine Haut. Beim Einreiben mit Natron wirkst du einer Gewebsazidose entgegen,[581] d. h., du sorgst dafür, dass die Säuren im Gewebe über die Haut ausgeschieden werden können. Du kannst dafür ¼ Teelöffel Natron mit Wasser vermengen und dich damit einreiben. (Spare dabei Kopfhaut und Genitalien aus.) Ich mache das unter der Dusche immer zum Schluss, damit noch etwas Natron auf der Haut bleibt. Dann trockne ich meine Haut vorsichtig ab, ohne mich vorher abzuduschen. Wenn du etwas mehr Geld zur Verfügung hast, kannst du auch ein Basensalz verwenden, das meist noch fein verriebene Edelsteine nebst weiteren Inhaltsstoffen enthält. Falls du doch mal Seife zum Waschen brauchst, greife auf Seife oder Duschmittel aus dem Bioladen zurück und checke die Inhaltsstoffe (z. B. mit der App *Codecheck* unter *www.codecheck.info*). Lass die Finger von konventionellen Duschgels und Shampoos: Sie enthalten eine Menge ungesunder Stoffe und Gifte, die du regelmäßig über die Haut aufnimmst. Als Shampoo eignet sich hervorragend Wascherde oder ein mildes tensidfreies Bioshampoo.

Dasselbe gilt natürlich für Deos! Verwende keine mit Aluminium, auch Alkohol ist kritisch, da es das Schwitzen hemmt und dein Körper mit dem Schweiß

Abfallprodukte entsorgen und sich entgiften möchte. Und so werden natürliche Regulationsfähigkeiten des Körpers mit einer Vielzahl an Deos unterdrückt. Ein positiver Nebeneffekt von Natron, in den Achselhöhlen angewendet, ist, dass man aufhört, unangenehm zu riechen. Ich benutze seit Langem kein Deo mehr. Eine günstige Alternative ist, sich mit einem selbst gemachtesn Natron-Kokosöl-Deo unter den Achseln einzureiben. Das ist supergünstig und gut für den Körper und die Umwelt.

Do it yourself: Ein natürliches Deo

3 TL Kokosöl (wirkt bakterienhemmend und hautpflegend)
2 TL Natron oder Basensalz
(hemmt das Bakterienwachstum und neutralisiert Gerüche)
2 TL Kartoffelstärke, Tapiokastärke oder Maisstärke
(hält die Achseln trocken)
1–2 Tropfen ätherisches Öl nach Wahl
(wirkt bakterienhemmend und duftet klasse ☺)

Die Zutaten (aus kbA) in einem kleinen verschließbaren Tiegel zu einer homogenen Masse vermengen. Wenn das Kokosöl hart ist, kannst du es zuvor im warmen Wasserbad verflüssigen.
Kühl und dunkel lagern.
Du kannst auf das ätherische Öl auch verzichten. Minimalisten nehmen nur Kokosöl und Natron.

Natürliches Duschpeeling

Gib etwa 1 Teelöffel Natron oder Basensalz mit etwa derselben Menge Wasser in deine Hand, dass es sich auflösen kann. Damit reibst du deinen Körper nach dem Duschen vorsichtig ab. Genitalien und Kopfhaut sparst du aus. Zum Schluss das Natron abduschen.
Natron bindet alle Gerüche und sorgt für ein basisches Milieu auf der Haut. Im Gegensatz zu einer basischen Einreibung wird das Peeling anschließend abgewaschen. Für mich gibt es nichts Besseres und ich kann auf Duschgels ganz und gar verzichten.

Buch

Maria Rühmer: *Das exklusive DO IT YOURSELF Handbuch. 111 Geheimtipps, wie DU natürliche Pflegeprodukte herstellen kannst, die Dir Geld sparen und die Umwelt schonen.* Independently published, 2019

Wippen – Lymphdrainage mit Schwung

Besitzt du ein Trampolin, so kannst du dein Lymphsystem reinigen, indem du darauf sanft auf und ab schwingst bzw. wippst (deine Fußsohlen bleiben dabei ständig in Kontakt zur Matte, deine Knie sind locker) –, und das sogar effektiver als durch eine

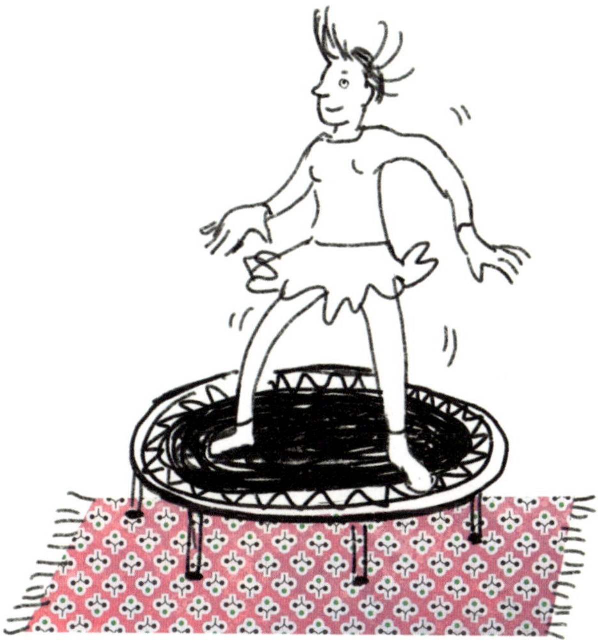

Lymphdrainage, denn beim Schwingen oder Wippen auf dem Trampolin werden auch die tiefer liegenden Lymphbahnen aktiviert[582] und der gesamte Stoffwechsel sowie das Herz-Kreislauf-System angeregt. Diese aktive Form der Lymphdrainage, bei der jede Zelle durch das Auf und Ab stimuliert wird, hilft außerdem, die Muskulatur zu stärken und aufzubauen. Eine simple und hocheffektive Methode, die garantiert gute Laune macht. Führe das Wippen etwa 2- bis 3-mal täglich rund 7 Minuten aus.[583] Das reicht, um das Lymphsystem in Schwung zu bringen. Für die Anregung des Lymphsystems brauchst du, wie gesagt, nur leichte Auf- und Ab-Bewegungen auf dem Trampolin zu machen. Zur sportlichen Ertüchtigung sind andere Bewegungen und Übungen auf dem Trampolin gefragt. Wenn du dazu Lust hast, lasse dich im Internet von Videos inspirieren.

Mit Schwung arbeiten

Wenn ich länger am Schreibtisch arbeite, schwinge ich mich in regelmäßigen Abständen aufs Trampolin, um für wenige Minuten zu wippen. Für mich ist das die effektivste Art, in kürzester Zeit einen Reset zu machen. Das lockert sofort die Glieder und auch der Kopf wird wieder frei. Die nächste Arbeitsrunde kann dann beginnnen!

Schaben & Ziehen – Gesund im Mund

Du hast sicher schon bemerkt, dass du morgens nach dem Aufwachen oft einen dicken weißen oder gelblichen Belag auf der Zunge hast. Dort tummeln sich allerlei Bakterien und Gifte, und du kannst diesen Belag ganz einfach entfernen. Ich verwende dafür beispielsweise einen Zungenschaber aus chirurgischem, antiallergischem Edelstahl und schabe damit jeden Morgen nach dem Aufstehen meine Zunge ab. Manche nehmen auch einen silbernen Tee- oder Esslöffel. Du wirst sehen, dass dein Atem besser wird und sich dieser Belag mit der Zeit immer mehr reduziert. Solange du morgens Belag siehst, bedeutet das, dass dein Körper über

Nacht noch eine Menge an Giften und Schlacken ausscheidet. Im Ayurveda gehört diese Anwendung zur täglichen Körperhygiene.

Nach dem Säubern der Zunge geht es ans Ölziehen, auch Ölkur genannt. In der ayurvedischen Lehre werden Ölanwendungen seit vielen Jahrtausenden praktiziert. Sie gelten als harmonisierend, heilend und entgiftend für Körper und Geist. Ölziehen stärkt und durchblutet das Zahnfleisch[584], hält die Zähne und den Kiefer gesund, außerdem befreit es den Mundraum von Toxinen, Erregern und Säuren:[585] Durch die intensiven, saugenden und kauenden Bewegungen werden Beläge und Bakterien aus Zahnfleischtaschen, Zahnzwischenräumen sowie von der Zunge und der Oberfläche der Zähne entfernt. In Studien konnte nachgewiesen werden, dass Ölziehen den Abbau von Bakterienmembranen deutlich reduziert,[586] somit senkt Ölziehen auch das Kariesrisiko. Herzerkrankungen sind oft auch eine Folge einer katastrophalen Mundhygiene, und schlechte Zähne erhöhen das Risiko für Herz-Kreislauf-Erkrankungen. Dasselbe gilt auch für Zahnfleischentzündungen. Eine gute Mundhygiene beugt also effektiv Herzerkrankungen vor.

Nicht nur der Mund- und Kieferbereich profitiert von dieser entgiftenden und antibakteriellen Wirkung des Ölziehens, der ganze Organismus und der Stoffwechsel werden vielmehr entlastet, weil die Bakterien im Mund einfach mit dem Öl ausgespuckt werden, somit nicht mehr in den Darm gelangen. Auf diese Weise erfährt das Immunsystem, das sich zu rund 70 Prozent im Darm befindet, eine Entlastung und Unterstützung. Ein weiterer Effekt ist, dass die Organe in ihrer Entgiftungstätigkeit stimuliert werden, da sich auf der Zunge genauso wie auf den Fußsohlen Reflexzonen befinden, die mit Organen in Verbindung stehen. Beim Ölziehen werden mit der Stimulation der Reflexzonen auf der Zunge die entsprechenden Organe sowie das periphere Lymphsystem im Kopfbereich angeregt.[587] Das Lymphsystem ist für die Reinigung des Gewebes, den Abtransport von Abfallprodukten des Stoffwechsels und für das körpereigene Abwehrsystem von großer Bedeutung.

Ein wichtiger Nebeneffekt des Ölziehens ist außerdem, dass der Speichelfluss angeregt und das Zahnfleisch besser durchblutet wird,[588] was die Ausscheidung von schädlichen Stoffen aus dem Organismus und einen besseren Schutz vor Infekten zur Folge hat.

Die Effekte des Ölziehens können sich sehen lassen. So berichten Anwender der davon, dass sich die folgenden Beschwerden durch die Ölziehkur besserten:

Energielosigkeit, Hauterkrankungen (z. B. Akne), Herz-Kreislauf-Erkrankungen, Karies und *Parodontitis*, Kopfschmerzen, Magen-Darm-Störungen, Migräne, Mundgeruch, Schlafstörungen, *Thrombosen*, Zahnfleischentzündungen u. v. m.

Die Ölzieh-Kur – Eine altbewährte Methode für die Mund- und Zahngesundheit

Gehe beim Ölziehen wie folgt vor: Nimm 1 Teelöffel gutes natives kalt gepresstes Bio-Kokosöl oder Bio-Sonnenblumenöl, bewege es im Mund und ziehe es 10 bis 20 Minuten intensiv durch deine Zahnzwischenräume. Auf gar keinen Fall solltest du es hinunterschlucken! Dieses Öl enthält jetzt viele Toxine und Gifte. Nach der Anwendnung spuckst du das Öl in ein Stück Küchenpapier und wirfst dieses in den Restmüll. Das Öl nicht in den Abfluss spucken, da es auf Dauer die Rohre verstopfen kann.

Dann spülst du den Mund mehrmals mit warmem Wasser aus und putzt anschließend deine Zähne vorsichtig mit einer weichen Zahnbürste und einem schonenden Zahnpulver oder alternativ einer Bio-Zahncreme. (Vermeide konventionelle Zahncremes, da diese eine Menge Gifte enthalten, die du beim Zähneputzen über deine Mundschleimhaut aufnimmst. Du kannst deinen Mund nach dem Zähneputzen mit 1 Messerspitze Natron in einem Schluck Wasser ausspülen oder mit ¼ Teelöffel Heilerde in ¼ Glas Wasser und/oder mit 1 Teelöffel Xylit, das du etwa 5 bis 7 Minuten im Mund bewegst und danach ausspuckst.[589] Xylit, auch „Birkenzucker" genannt, kannst du in der Drogerie, in manchen Supermärkten und Apotheken und in verschiedenen Onlineshops kaufen. Es unterstützt die Mineralisierung der Zähne, schafft ein basisches Milieu im Mund und soll gegen Karies wirksam sein. Wir nehmen Xylit im Haushalt statt Zucker und verwenden es bei Bedarf beispielsweise für Süßspeisen.

Meines Erachtens gibt es kein besseres Öl zum Ölziehen als das durch seine überragenden antimikrobiellen Eigenschaften bekannte Kokosöl. So kann es u. a. die Vermehrung des Bakteriums *Streptococcus mutans* hemmen, das als Hauptverursacher von Karies gilt.[590] Alternativ kann bei einem schmalen Geldbeutel auch kalt gepresstes Sonnenblumenöl oder Sesamöl aus kontrolliert biologischem Anbau genutzt werden.

Do it yourself: Eine natürliche Zahncreme

3 TL Kokosöl

2 TL Natron

ca. 3 Tropfen ätherisches Öl nach Wahl (z. B. Teebaumöl, Pfefferminzöl)

ca. 3 Tropfen Grapefruitkernextrakt (nach Wunsch)

½ Teelöffel Xylit

Die Zutaten in einem kleinen verschließbaren Tiegel gut vermengen. Kühl und trocken lagern.

Buch

Dr. Angela Fetzner: *Die Ölziehkur. Entgiften und Heilen.* Books on Demand, 2017

Sich bewegen – Fit in Form bleiben

Körperliche Bewegung hat einen entscheidenden Einfluss auf unser Wohlbefinden, sie kann Krankheiten vorbeugen und sogar unser Leben verlängern. Das war das Ergebnis einer großen prospektiven US-Beobachtungsstudie, wonach das regelmäßige Ausüben von Sport neben dem Verzicht auf Rauchen, einer gesunden Ernährung, dem Vermeiden von Übergewicht und einem mäßigen Alkoholkonsum eine von fünf Säulen zur signifikanten Erhöhung der Lebenszeit bei Männern um 12 Jahre und bei Frauen gar um 14 Jahre darstellt.[591]

Bewegung wirkt sich positiv auf das Herz-Kreislauf-System aus, die Sauerstoffversorgung verbessert sich, das körperliche Wohlbefinden wird gesteigert, und durch die Ausschüttung von Endorphinen kann sie sogar glücklich machen und Depressionen lindern. Wissenschaftler vermuten, dass Sport ähnlich wie ein Antidepressivum wirkt: Durch viel Bewegung steigt der Serotoninspiegel,[592] außerdem begünstigt Sport gemäß Studien das Wachstum von Nervenzellen im Gehirn.[593]

Die Bewegung in der Natur übt neben diesen Effekten noch eine entspannende Wirkung auf die Psyche aus. Laut Dr. med. Ulrich Strunz – Internist, Autor und „Lauf-Botschafter“ – ist Laufen das „Tor zur Gesundheit und das Türchen zum Glück“. Wenn du also mit dem Gedanken spielst, dieses bewegende Glück auskosten zu wollen, probiere am Anfang die für dich angenehme Laufdauer aus und steigere dich dann allmählich so weit, dass du in eine Art „Lauf-Flow“ kommst.

Apropos Wald: Ein Waldspaziergang hebt nicht nur unsere Stimmung, wirkt gegen Stress und stimuliert unseren *Parasympathikus*, er kann sogar unser Immunsystem stärken und Krebserkrankungen vorbeugen. In Experimenten konnte nachgewiesen werden, dass Terpene, die wir im Wald einatmen, Immunzellen wie die natürlichen Killerzellen stimulieren.[594] In Laborexperimenten wurde zumindest in Zellkulturen vielfach belegt, dass pflanzliche Terpene eine hohe Wirksamkeit gegen Tumoren aufweisen.[595] Nadelbäume und immergrüne Gewächse sollen laut Waldmedizinern die meisten und die am stärksten wirksamen Terpene abgeben.[596] Neben diesen Effekten können wir durch einen Waldspaziergang auch an der Kommunikation der Pflanzen teilhaben. Die Natur kommuniziert nicht wie wir mit Worten, sondern nutzt vielfältige und komplexe Kommunikationsformen: elektrische Impulse, energetische Frequenzen, Duftstoffe, Lichtsignale und Farben. Heute weiß man durch wissenschaftliche Versuche, dass wir bei einem Aufenthalt in der Natur auf diese Kommunikation reagieren. Das macht sich beispielsweise in einem veränderten Blutdruck sowie ruhigerer Atmung bemerkbar und es kann dabei zu mess- und spürbaren Veränderungen im Körper kommen.[597]

Alles in allem ein mehr als ausreichender Grund, um in den Wald zu gehen, um abzuschalten, loszulassen und aufzutanken. Gönne dir also immer mal wieder ein ausgiebiges „Waldbad“! Auch können wir dabei wieder lernen, genau hinzuspüren und hinzuhören, wie alles in der Natur miteinander kommuniziert, und uns wieder als Teil der Natur zu fühlen!

Terpene frei Haus

Falls es in deiner Nähe keinen Wald gibt und du trotzdem in den heilsamen Genuss der Terpene kommen möchtest, kannst du dir einige Tropfen eines hochwertigen ätherischen Öls, z. B. Fichtennadelöl oder Zirbelkiefernöl[598], in einen Diffusor (nicht in die Duftlampe, denn ätherische Öle sollten niemals erhitzt werden!) geben und so die Terpene in der Raumluft genießen.

Sitzen und sich bewegen – Die Abwechslung macht's!

Wenn du einer hauptsächlich sitzenden Tätigkeit nachgehst, solltest du immer mal zwischendurch ein paar Dehnübungen machen. Du musst hierfür dein Büro nicht in ein Fitnessstudio verwandeln, sondern du kannst mit einfachen Mitteln die Energie in deinem Körper zirkulieren lassen. Ich lege nach 1 Stunde am Schreibtisch immer eine kleine Pause ein und hüpfe entweder auf dem Mini-Trampolin oder mache ein paar Yoga- oder Qigong-Übungen oder ich recke und strecke mich einfach nur.

Tanze dich fit!

Auch Tanzen hat eine positive Wirkung auf den Körper. In Studien z. B. mit Parkinson-Erkrankten konnte festgestellt werden, dass sich durch eine Tanztherapie das Zittern besserte. Tanzen befreit zudem den Körper von Stress, indem es den Wert des Stresshormons Kortisol reduziert.[599]
Übertrage diese Beweglichkeit und Lebendigkeit auch auf andere Bereiche. Bleibe mit offenem Herzen und wachem Verstand interessiert, bewusst und neugierig für das, was dir Tag für Tag begegnet. Das Schöne ist, dass wir beständig dazulernen, und dieser Durst nach einem tieferen Verständnis und Empfinden für „Alles, was ist" niemals aufhört.

Bücher

Julia F. Christensen, *Dong-Seon Chang*. *Tanzen ist die beste Medizin. Warum es uns gesünder, klüger und glücklicher macht.* Rowohlt Verlag, 2018
Jürgen Dawo: *Waldbaden – Zurück zur Natur. Mehr Kraft und Ausgeglichenheit mit der Hainich Shinrin-Yoku-Methode®.* NATUR & TEXT Verlag, 2018
Dr. med. Ulrich Strunz: *Der kleine Lauf Coach. Laufen wie im Flow.* Heyne Verlag, 2017
Anne-Charlotte Vuccino: *Yoga im Büro. 70 leichte Übungen füs Büro und unterwegs.* Heel Verlag, 2018

Klopfen – Die Meridiane stimulieren

Nicht nur Bewegung hilft, den Körper jung und gesund zu halten – auch das (Ab-)Klopfen bestimmter Körperareale und insbesondere der Meridiane fördert die Lebenskraft, stärkt die Lebensenergie und den Körper und aktiviert zudem die Selbstheilungskräfte. Mit dem Klopfen kannst du deinen Tag beginnen und es in deinen Tagesablauf immer wieder einmal einbauen (zur Meridianaktivierung siehe Seite 302 f.; dort insbesondere die Übung zur Meridiandusche, die dir morgens ein gut durchblutetes Gefühl sowie Power schenkt). Die Mittellinie des Kopfes sollte besondere Beachtung finden: Durch sanftes (!), mehrmaliges Klopfen mit deinen zehn Fingern entlang des Scheitels wird die körpereigene Regulation aktiviert. Nach der traditionellen chinesischen Medizin (TCM) soll hierbei auch das Gehirn angeregt, Hitze ausgeglichen und der Geist beruhigt werden, außerdem soll das *Yang* angehoben und ein Absinken der Lebensenergie *Qi* verhindert werden.[600]

Dass man mit Klopfen sogar ganz einfach negative Emotionen „wegklopfen“ kann, beweist ein Blick auf sogenannte Klopftechniken wie EFT (*Emotional Freedom Techniques*) nach Dr. Rainer Franke und Regina Franke, PEP (Prozess- und Embodimentfokusierte Psychologie) nach Dr. Michael Bohne oder MET (*Meridian-Energie-Technik*) nach Gary Craig. Grundlage dieser Klopftechniken ist die Vorstellung, dass alle negativen Emotionen auf eine Störung im Energiesystem des Körpers zurückzuführen sind. Bestimmte Meridianpunkte werden mit sanftem Klopfen stimuliert, wodurch die Energie im Organismus wieder frei fließen kann.

EFT, PEP oder MET eignen sich hervorragend zur Selbsthilfe und können leicht in den Alltag integriert werden. Es bietet sich an, die Technik über das Selbststudium anhand von Büchern (siehe unten) oder Videos auf *YouTube* zu lernen.

Klopfen ist kinderleicht

Auch für Kinder ist die Klopftechnik optimal geeignet. Damit ist es möglich, Kindern ein einfaches Werkzeug in die Hand zu geben, um bei sich selbst schnell und effektiv emotionale Belastungen zu reduzieren und ggf. zu beseitigen. Die Kleinen beherrschen diese Methode innerhalb kürzester Zeit und können sie in belastenden Situationen wunderbar selbst anwenden.

Bücher

Michael Bohne: *Bitte klopfen! Anleitung zur emotionalen Selbsthilfe.* Carl-Auer Verlag, 2019

Rainer und Regina Franke: *Sorgenfrei in Minuten. Klopfen Sie sich gesund und glücklich mit Meridian-Energie-Techniken.* Integral Verlag, 2007

Katharina und Nikolai Hanf-Dressler: *Angstfrei durch Selbsthypnose. Die energetische Hypnotherapie erfolgreich selbst anwenden.* Allegria Verlag, 2014

Schwitzen – Heißer Immunbooster

Schwitz dich gesund! – Das taten die Finnen bereits vor über 2000 Jahren, denn sie hatten das Saunieren als Quelle der Entspannung, Muße und Gesundheit entdeckt. Eine Befragung des Deutschen Sauna-Bunds von 23 300 regelmäßigen Saunagängern ergab, dass 79 Prozent von ihnen (fast) frei von Erkältungen waren.[601] Das Schwitzen in der Sauna entspannt nicht nur, es stärkt auch das Herz, trainiert den Kreislauf, beeinflusst den Stoffwechsel positiv und befreit den Körper von Schlackenstoffen. Studien bestätigen dem Saunieren einen dauerhaften blutdrucksenkenden Effekt,[602] eine Wirksamkeit bei Hauterkrankungen und gegen Schmerzen und Entzündungen[603] sowie eine Stärkung des Immunsystems, und sie legen dar, dass das Risiko eines Herztods sowie einer Erkrankung der Herzkrankgefäße mit der Häufigkeit der Saunagänge beständig sinkt. Dieser Effekt lässt sich auch auf jede andere beliebige Krankheit anwenden.[604] Dabei gilt, je häufiger pro Woche und je länger jeweils sauniert wird, desto signifikanter sind die gesundheitlichen Effekte.

Wer in den Genuss dieses Jungbrunnens und Gesundheitsboosters kommen möchte, kann neben der klassischen finnischen Sauna zwischen dem Türkischen Bad, Russisch-Römischen Bad, Dampfbad, Sanarium, Tepidarium, Laconium, Türkischen Hamam u. v. m. wählen. Nicht selten ist der hauseigene Schwitzraum inzwischen auch in deutschen Haushalten ein beliebtes Wellness-Objekt.

Übrigens: Dr. Dietrich Klinghardt fand durch Untersuchungen heraus, dass die ersten 5 Minuten eines Saunagangs am effektivsten sind, um das Umweltgift Glyphosat und andere Schadstoffe aus dem Körper herauszuschwitzen.[605]

Vorsicht ist beim Saunieren geboten bei starken Krampfadern und Herz-Kreislauf-Erkrankungen. Du solltest vor dem Saunabesuch mit deinem Arzt sprechen.

Buch

Wolfgang Bartl: *Gesund und fit durch Sauna. Saunaratgeber*. Independently published, 2017

Frieren – Der Geheimtipp für Hartgesottene

Wir machen es hier wie die Finnen und wagen direkt nach der Sauna den Sprung ins kalte Wasser: Es geht hier ums Kältetraining. Vielleicht hast du schon einmal von Wim Hof gehört, der auch als „Messias des Kältetrainings“[606] oder „Iceman“ bezeichnet wird. Der Holländer hat etliche Rekorde aufgestellt, wie die, eine Strecke von 80 Meter unter arktischem Eis zu tauchen oder einen Halbmarathon bei Temperaturen von -20 °C in Finnland barfuß und in Shorts zu laufen. Er hat eine spezielle Technik, die sogenannte Wim-Hof-Methode entwickelt, die auf drei Grundpfeilern steht,[607] nämlich

- Atemtechnik,
- Kälteterapie
- und Selbstverpflichtung.

Wim Hof kann durch seine Methode sein Immunsystem bewusst regulieren und Krankheiten trotzen. Durch das konsequente Kältetraining reagiert sein Körper

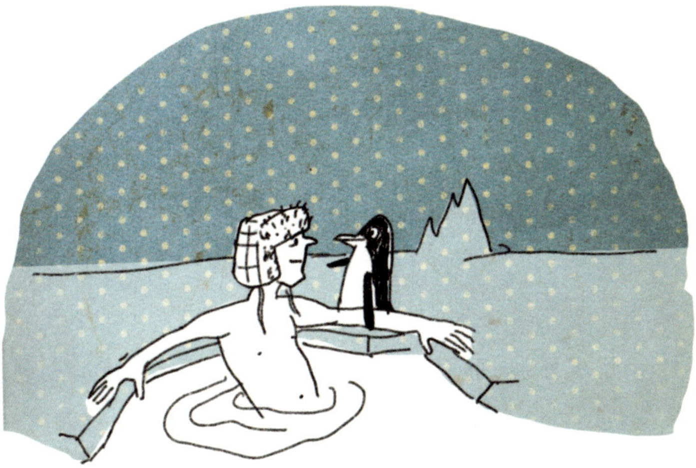

anders auf Kälte und Wärme. Wer diese Technik erlernt, kann ungeahnte Potenziale freigesetzen und in den Genuss folgender gesundheitlicher Effekte kommen:[608] verbesserte Stressresistenz, mehr Vertrauen in den eigenen Körper, gestärktes Immunsystems, bessere Durchblutung, schönere Haut, schönere Haare, erhöhte Fettverbrennung, höhere Lebenserwartung, bessere Stimmung, weniger Entzündungen und mehr allgemeine Toleranz gegen Kälte.

Du musst nicht gleich zum neuen Kälte-Star avancieren, sondern kannst auch mit einem gemäßigten Kältetraining gesundheitliche Effekte erzielen. Wichtig ist, dass du dich langsam ans Kältetraining herantastest und vorher immer die empfohlenen Atemübungen ausführst. Eine genaue Anleitung findest du in seinen Büchern.

Kalt macht fit!

Du kannst damit beginnen, morgens abwechselnd warm und kurz kalt zu duschen und die Dauer des Kaltduschens immer weiter auszudehnen, bis du 2 bis 3 Minuten erreichst. Außerdem kannst du damit experimentieren, nach der Sauna in ein Kältebecken einzutauchen oder dich von oben bis unten eiskalt abzuduschen. Wichtig ist, dass du beim Training richtig atmest und dich langsam herantastest, so, wie es dir guttut. Solch eine Atemtechnik beschreibt Wim Hof ausführlich in seinem Buch *Nie wieder krank*. Es soll

dich nicht überfordern. Alles braucht seine Zeit! Du wirst bald schon merken, dass du anders auf Wärme und Kälte reagierst und mehr Energie und besserer Stimmung hast. Ich bin inzwischen begeisterte Kaltduscherin und genieße die Energie am Morgen und vor allem den kleinen Nebeneffekt: meine inzwischen wärmeren Füße.
Saunabesuche eignen sich wunderbar dazu, um das Kältetraining zu üben und je nach Gusto auszudehnen.

Buch

Wim Hof, Koen de Jong: *Nie wieder krank. Gesund, stark und leistungsfähig durch die Kraft der Kälte.* Riva Verlag, 2018

Fasten – Adieu Ballast!

Sich des Essens zu enthalten ist eine überaus kostengünstige Methode, seiner Gesundheit etwas Gutes zu tun. Denn Fasten kostet nichts – im Gegenteil: Man spart dabei sogar Geld. Schon der Urmensch fastete – aber eher zwangsweise, in Zeiten ohne Nahrungsmittel, und weniger des Heileffekts wegen. War viel Nahrung da, aß man sich satt, und wenn man aufgrund schlechter Jagderfolge nichts zu beißen hatte, fastete man notgedrungen und das auch mal über mehrere Tage. Der Mensch kann längere Hungerphasen sehr gut überstehen, denn sein Körper kann die in den Organen und Geweben gespeicherten Energiereserven mobilisieren, den Energieverbrauch reduzieren und nach einigen Tagen, Eiweiß in den Muskeln abbauen.

Wissenschaftler haben entdeckt, dass Fasten einen sehr hohen gesundheitlichen Effekt mit sich bringen kann, da es u. a. das Immunsystem regeneriert, die Gedächtnisfähigkeit steigert und die Bildung neuer Stammzellen anregt.[609, 610] Des Weiteren wird beim Fasten von einer stimmungsaufhellenden, schmerzstillenden, blutdrucksenkenden und entgiftenden Wirkung berichtet, und es soll zahlreiche Krankheiten lindern oder sogar eliminieren.[611 612]

Beim Heilfasten geht es nicht nur um eine körperliche Reinigung, sondern auch um eine geistige, denn hier werden wir mit unseren „Leichen im Keller" konfrontiert, mit Konditionierungen, Süchten, negativen Emotionen und Gedanken. Da der Körper in dieser Zeit keine Nahrung aufnehmen und verwerten muss, wird der Raum frei für die Beschäftigung mit anderen Dingen, die oft tief unter der Oberfläche schlummern.

Es gibt verschiedene Formen des Fastens. Du kannst z. B.

- Wasserfasten, indem du einige Tage lang nur Wasser zu dir nimmst;
- Saftfasten, indem nur frisch gepresste, mit Wasser verdünnte Gemüse- und Obstsäfte (sparsam) trinkst,
- oder Suppenfasten, indem du nur Suppen (ohne die festen Zutaten) genießt.

Natürlich dürfen begleitende Anwendungen wie Darmeinläufe (z. B. der klassische Wassereinlauf oder der Kaffee-Einlauf nach Dr. Gerson zur Entgifung der Leber), entschlackende Basenbäder, anregende Körperabreibungen, Lymphdrainagen etc. nicht fehlen.

Es ist ratsam, sich ärztlichen Rat einzuholen, wenn man eine mehrtägige Fastenkur machen möchte. Sehr schlanke Menschen sollten vorsichtig sein, da Fasten sie körperlich zu sehr schwächen könnte.

Eine Variante des Fastens ist das bereits erwähnte intermittierende Fasten oder Intervallfasten (siehe Seite 162): Hier wird jeden Tag über einen längeren Zeitraum nichts gegessen. Das kann man z. B. dadurch erreichen, indem man abends gegen 17 Uhr seine letzte Mahlzeit einnimmt und morgens erst ab 9 Uhr wieder etwas isst. Damit hätte man 16 Stunden lang nichts zu sich genommen. Diese 16-zu-8-Methode (16 Stunden wird gefastet und während der folgenden 8 Stunden kann man essen) kann für heilsame biochemische Veränderungen im Körper sorgen. Es lassen sich damit zahlreiche positive Effekte u. a. auf Gehirn, Herz, Fettzellen, Muskeln, Darm, Leber und Blut erzielen. So kann sich durch intermittierendes Fasten die Gehirnleistung verbessern, Blutdruck und Ruhepuls können sinken, Zucker- und Fettstoffwechsel können sich normalisieren und es sollen dabei Stoffe ausgeschüttet werden, die Entzündungen lindern können. Das konnte eine Studie von Prof. Dr. Kuno Hottenrott im Jahr 2015 belegen.[613] In einer Pilotstudie am Menschen konnte 2014 durch Valter D. Longo and Mark P. Mattson nachgewiesen werden, dass periodisches

Fasten die Risikofaktoren und Risikomarker für das Altern, für Herz-Kreislauf-Beschwerden, Diabetes und Krebs reduziert.[614]

Der Vorteil an Intervallfasten im Gegensatz zu längeren Fastenkuren ist, dass der Stoffwechsel nicht gedrosselt und keine Muskelmasse abgebaut wird. Damit kann der gefürchtete Jo-Jo-Effekt vermieden werden.[615] Noch bekannter ist die 5-zu-2-Methode: Hier wird an 5 Tagen in der Woche normal gegessen und am Wochenende die Nahrungszufuhr bei Frauen auf 500 bis 800 und bei Männern auf 600 bis 850 Kalorien gedrosselt. Getrunken wird viel Wasser und auf schnell verdauliche Kohlenhydrate wie Kartoffeln, Zucker und Brot wird ganz verzichtet. Dadurch lernt der Körper, von seinen Reserven zu leben.[616]

Übrigens zeigt eine wissenschaftliche Studie aus dem Jahr 2015, dass sich das Brustkrebsrisiko reduzieren kann, je länger das Nachtfasten andauert. Bei 18 Stunden sinkt das Brustkrebsrisiko sogar merklich. Somit tut man mit dem intermittierenden Fasten bzw. der 16-zu-8-Methode auch seiner Brust etwas Gutes.[617]

Intervallfasten – Gehe es langsam an!

Auch wenn einem das Intervallfasten mit einer Abstinenz von 16 Stunden momentan unerreichbar erscheinen mag, so lohnt es sich doch, sich an diese Fastenart heranzutasten. Der Körper gewöhnt sich schnell daran, dass es dann in dieser Zeit nichts zu essen gibt, und das anfängliche Hungergefühl verschwindet bald. Man kann probieren, seine letzte Mahlzeit am Abend einmal 1 Stunde vorzuziehen und morgens etwas später zu frühstücken. 14 Stunden zu fasten ist ein guter Anfang. Von hier aus kann man sich langsam den 16 Stunden annähern. Achte dabei stets auf dein Bauchgefühl, es sagt dir, ob dir das Intervallfasten guttut.

Bücher

Dr. med. Petra Bracht: *Intervallfasten. Für ein langes Leben – schlank und gesund.* GRÄFE UND UNZER Verlag, 2018

Lydia Gebhardt: *Heilfasten. Wie Sie ganz einfach durch Fastentage Ihr Immunsystem stärken und Ihren Körper gesund entgiften.* Independently published, 2019

Prof. Dr. Andreas Michalsen: *Mit Ernährung heilen. Besser essen – einfach fasten – länger leben. Neuestes Wissen aus Forschung und Praxis.* Insel Verlag, 2019

Minimieren – Der Luxus des Ausmistens

„Ruhe und Befriedigung findet der Mensch nur in sich selbst, nicht in äußeren Dingen.“

– Anton Tschechow –

Weniger ist das neue Mehr. Vom Weniger-Essen kommen wir zum Weniger-Haben. Hierbei handelt es sich um einen Spar-Tipp der Superlative, denn du gewinnst auf allen Ebenen. Es heißt, dass Minimalismus der neue Maximalismus ist – je weniger desto besser. Was ist damit genau gemeint?

In unseren Breitengraden scheint heutzutage alles im Überfluss vorhanden zu sein, wir verlieren uns oft in einer Unmenge an materiellen Dingen und übersehen dabei leicht, dass uns diese immer weiter von uns selbst und dem eigentlich Wichtigen wegführen. Die meisten Wohnungen und Häuser sind überfrachtet mit Dingen, die im Grunde genommen kein Mensch braucht. Schätzungen zufolge besitzt der deutsche Durchschnittsbürger um die 10 000 Dinge.[618] Hast du dich schon einmal gefragt, ob du all die Dinge, die du besitzt, tatsächlich benötigst? Wie oft nimmst du sie in die Hand, wie oft erfreust du dich an ihnen? Und wie oft binden sie dich und machen dich im Grunde genommen unfrei?

Dinge sind uns sowohl willkommenes Ablenkungsmanöver als auch zeitweiliger Ersatzbefriediger und verheißen uns allzu oft das große Glück: Das schnelle Auto macht mich stark, die neue Designerbluse attraktiv, das exklusive, exotische Superfood gesund, der teure Schreibtisch kreativ. Spätestens dann, wenn wir uns fragen, wozu wir zu unserem Glück noch das x-te Computerspiel, den x-ten Hightech-Schraubenzieher, die x-te App oder das x-te Zierkissen benötigen, werden wir feststellen, dass uns im Grunde genommen keines dieser Dinge anhaltend glücklich macht. Sobald wir es dann unser Eigen nennen, macht sich oft ziemlich schnell ein fahles Gefühl in uns breit, weil sich nach dem Auspacken doch nicht das ersehnte Glück darin verbirgt.

Inzwischen gibt es zertifizierte Berater oder Coaches, die dem im unübersichtlichen Konsumdschungel orientierungslos umherirrenden, modernen Menschen helfen, weg von den Dingen und mehr zu sich selbst zu kommen. Man könnte sie durchaus auch als „Wohnraumpsychologen" bezeichnen, denn solch eine umfassende Entrümpelung bringt tatsächlich Erleichterung, Glück und Zufriedenheit, weil dadurch für den ehemaligen Besitzer all dieser Dinge der Blick auf das frei wird, was im Leben wirklich wichtig ist und die ersehnte Erfüllung bringt. Sind es nicht die nährenden Stunden zu zweit, die Zeit mit den Kindern, der Sonnenuntergang am Abend, die philosophischen Gespräche über Gott und die Welt, das gemeinsame Lachen am Esstisch und das Schwätzchen über den Gartenzaun, die uns zutiefst berühren? Das macht unser Leben wirklich reich, tut uns gut, macht uns gesund und glücklich und regt unsere Selbstheilungskräfte an. Und das können kein Designerrock, kein dickes Auto und auch kein neuer Rechner.

Inzwischen ist bei vielen Menschen ein Trend zum reduzierten Lebensstil zu beobachten: eher weniger (Carsharing, Fernsehabstinenz, Offline-Modus, Wohnen im flexiblen platzsparenden Tiny-House oder ökologisch produzierten und autarken Wohnwagon[619]) und dafür hochwertig (nur beste biologisch angebaute Lebensmittel, qualitativ hochwertige und fair produzierte Kleidung, authentische Materialien), so lautet die Maxime. Damit dürfte es für die meisten ein Kinderspiel sein, auch mit wenig Geld bequem, ohne Qualitätsverlust und ohne dass man seine inneren Werte verrät und verkauft gut und ohne große Einschränkungen zu leben.

Im Hinblick auf Minimalismus solltest du auch die von dir eingenommenen Heil- oder Arzneimittel unter die Lupe nehmen und überprüfen, ob sie für dich geeignet sind. Denn auch hier ist weniger mehr: Suche dir die Mittel aus, die dir den maximalen Erfolg mit wenigen Nebenwirkungen versprechen und deine Selbstheilungskräfte auf Vordermann bringen.

Minimalismus lässt sich auch wunderbar aufs Essen anwenden: Je weniger Nahrungsmittel miteinander kombiniert werden, desto besser kann der Körper die Nahrung verwerten (siehe auch Kapitel 3, dort Seite 157 ff.). So einfach ist das.

Ausmisten de luxe

Minimieren heißt „reduzieren". Fang damit am besten gleich an. Miste Zimmer für Zimmer, Schrank für Schrank, Schublade für Schublade aus. Nimm jedes Ding in die Hand und überprüfe, ob du es zu deinem Glück benötigst. Wenn nicht, verschenke es, falls du denkst, dass es für jemand anderen einen Wert besitzen könnte, oder wirf es weg. Du wirst sehen, wie befreiend dieser Rundumschlag ist und im Übrigen entgiftest du dabei ganz nebenbei Körper, Geist und Seele, denn jedes Aufräumen, Saubermachen oder Erleichtern im Außen bewirkt in dir selbst dasselbe. Innen wie außen – außen wie innen. Du wirst spüren, dass du den Verlockungen der Konsumwelt immer besser widerstehen kannst. Das spart eine Menge Geld und macht dich frei. Du wirst merken, dass es Freude macht, auszumisten, und dass es schön ist, nur noch die Dinge um sich herum zu haben, die einem wirklich wichtig sind.

Genauso wie du deine Wohnung entrümpelst, kannst du auch deinen Arzneischrank von unnötigem Ballast befreien: Entsorge all die Dinge, deren Beipackzettel für deinen Geschmack zu viele Risiken und Nebenwirkungen haben und ersetze sie durch Heilmittel, die effektiv, risiko- und nebenwirkungsfrei sind und die Selbstheilungskräfte unterstützen.

Auch mit dem Minimalismus kann man es übertreiben, z. B. wenn man eine Philosophie daraus macht und die meiste Zeit nur noch mit dem Gedanken beschäftigt ist, was denn wo noch überall reduziert werden kann … und dann, wenn einem auch „zu wenig" schon „zu viel" wird und man bereits bei mehr als einem Gast schon ein Gedeck nebst Besteck beim Nachbarn ausleihen muss.

Bücher

Marie Kondo: *Magic Cleaning. Wie richtiges Aufräumen Ihr Leben verändert.* Rowohlt Verlag, 2013

Fumio Sasaki: *Das kann doch weg! Das befreiende Gefühl, mit weniger zu leben. 55 Tipps für einen minimalistischen Lebensstil.* INTEGRAL Verlag, 2018

Entgiften – Raus mit dem Dreck!

Dieser Abschnitt ist als eine Art „Knotenpunkt“ bzw. Wegweiser des Buchs gedacht. Im Folgenden findest du kurz und knapp die wichtigsten Abschnitte mit Hinweisen und Tipps zum Thema „Entgiften“, um das es in diesem Buch immer wieder geht.

Wie bereits erwähnt, tun wir gut daran, Körper und Geist regelmäßig von Giften, Schleim, Schlacken und Säuren aller Art zu befreien. (Tipps für effektive Entgiftungsmaßnahmen siehe Seite 410 ff.).

Unser Körper sammelt im Laufe der Jahre durch Umweltgifte, Stress, chemische Medikamente, ungesunde Nahrungsmittel, Elektrosmog u. v. m. jede Menge von diesen krank machenden Übeltätern an verschiedensten Stellen an, was u. a. zu verstopften Arterien, Säureablagerungen, Gries, Schleimbildung, Hautproblemen, Gallensteinen, Nierensteinen führt und sich letztendlich in den bekannten Zivilisationskrankheiten manifestiert.

Um den Körper gesund zu erhalten, sind die im Folgenden aufgeführten Maßnahmen empfehlenswert, die Gifte lösen, binden, abtransportieren und natürlich auch ausscheiden, damit sich keine Rückvergiftungen ergeben. Sinnvoll sind „Stoffwechselentgiftungen“, bei denen alle Organe miteinbezogen werden und der Körper dazu gebracht wird, die notwendige Energie für die Entgiftung selbst aufzubringen. Ideal, funktionell und einfach in Eigenregie auszuführen ist die bereits erwähnte, grundlegende Leber- und Gallenblasenreinigung (siehe Seite auch Seite 239 ff.).

Diese Anwendungen und Maßnahmen sind zur Entgiftung deines Körpers ideal geeignet:

- entgiftende Nahrungsergänzungsmittel zum Ausleiten von Schwermetallen sowie Pestiziden und anderen Umweltgiften, z. B. Zeolith, Natron, MSM, Chlorella, Spirulina etc. (siehe Kapitel 2, Seite 80 ff.);
- Wildkräuter und chlorophyllhaltige sowie vital- und nährstoffreiche Power-Lebensmittel (siehe Kapitel 3, dort Seite 174 ff.);
- ausreichend gutes Wasser (siehe Kapitel 3, dort Seite 191 ff.);
- die Organe gesund halten und reinigen (siehe Kapitel 4, Seite 202 ff.);
- die Lymphe reinigen (z. B. durch Lymphdrainagen, Trampolinspringen;

- das Blut reinigen (z. B. mit Bitterkräutern, Kräuterextrakten)
- fasten (siehe Seite 376 ff.);
- Aromatherapie (siehe Seite 384 ff.);
- nach individuellem Austesten Nahrungsergänzungsmittel bzw. Antioxidantien einnehmen;
- die Empfehlungen in Kapitel 5 (Seite 282 ff.);
- die Empfehlungen in Kapitel 6 (Seite 360 ff.)
- sowie alle Empfehlungen in Kapitel 7 (Seite 396 ff.).

Suche dir aus den vielfältigen Möglichkeiten die für dich passenden heraus, variiere sie täglich, damit es abwechslungsreich bleibt, und erstelle einen für dich geeigneten Plan, um dich

- regelmäßig zu entgiften
- und dich regelmäßig mit nähr- und vitalstoffreichen Lebensmitteln zu versorgen.

Wichtig dabei ist, zwischen den entgiftenden Kuren ausreichend Zeit vergehen zu lassen und nicht zu viel auf einmal zu machen. Eine Ausleitung von Giften ist wie Marathon-Laufen, und das können wir nur, wenn wir auch fit genug sind! Der Körper braucht für die Entgiftung Energie und Zeit – und das benötigt er auch für die Regenerations- und Aufbauprozesse im Anschluss an die Entgiftung. Überfordere ihn also nicht.

Neben dem Körper muss auch der Geist regelmäßig entgiftet werden. Beim Meditieren und bei körperlichen Übungen wie Yoga, Tai-Chi oder Qigong entgiftest du deinen Geist, weil du ihn klärst und fokussierst.

Um die Seele zu entgiften und von alten Belastungen wie Eiden, Gelübden, Versprechen, Traumata etc. zu befreien, empfehle ich, sich näher mit Christina von Dreien zu beschäftigen. Sie hat auch zur Reinigung der Seele eine schöne und einfache Anleitung veröffentlicht (Link siehe unten).

Die aufgeführten Maßnahmen entgiften den Menschen auf allen Ebenen und geben ihm zugleich Vitalität und Wohlbefinden, die er zum Gesundbleiben und Gesundwerden benötigt. Beachte: Je mehr Giftstoffen wir ausgesetzt sind, desto mehr Nähr- und Vitalstoffe benötigen wir, um sie auszugleichen und gesund zu bleiben.

Bücher

Bruce Fife: *Das große Detox-Buch. Ein Reinigungs- und Entgiftungsprogramm für Körper und Seele.* Kopp Verlag, 2016

Thomas Frankenbach: *Natürlich entsäuern. Die Säure-Basen-Balance wiederherstellen und gesund werden.* Riva Verlag, 2019

Dr. Joachim Mutter: *Lass dich nicht vergiften! Warum uns Schadstoffe chronisch krank machen und wie wir ihnen entkommen.* GRÄFE UND UNZER Verlag, 2012

Christina von Dreien: *www.christinavondreien.ch*;
Anleitung zur Reinigung der Seele:
www.christinavondreien.ch/blog/blog-1/post/reinigung-der-seele-27

Riechen – Betörende Düfte aus der Natur

In Kapitel 2 (dort Seite 48) hast du bereits einiges über ätherische Öle erfahren, und dass über die Nase aufgenommenen Terpene positive Wirkungen im Körper entfalten können (siehe Seite 370 f.), ist dir bewusst. An dieser Stelle möchte ich nochmals ganz gezielt auf die Aromatherapie, d. h. die Anwendung ätherischer Öle zur Steigerung des Wohlbefindens und zur Linderung von Krankheiten eingehen.

Ätherische Öle sind flüchtige aromatische Verbindungen aus Pflanzen – z. B. aus Samen, Blättern, Wurzeln, Blüten oder Rinde. Bei den flüchtigen aromatischen Verbindungen handelt es sich, einfach ausgedrückt, um kleine organische Moleküle, die bereits bei Zimmertemperatur von ihrem flüssigen oder festen Zustand in einen gasförmigen übergehen.[620] Daher werden sie mit dem Begriff „flüchtig“ beschrieben. Die Moleküle können sich aufgrund ihrer physikalischen und chemischen Eigenschaften sehr schnell in der Luft bewegen und damit auch direkt die Geruchssensoren in der Nase ansprechen. Eingenommen können ätherische Öle ebenfalls eine starke Wirkung entfalten und gelangen so schneller und in höheren Konzentrationen ins Blut als bei der äußerlichen Anwendung über die Haut.

Seit Ende des 19. Jahrhunderts beschäftigt sich die Wissenschaft mit der Wirkung ätherischer Öle, die schon vor über 3000 Jahren von den Menschen genutzt wurden. Es liegen bislang mehrere Hunderte (teilweise äußerst positive) Studien über die Wirkungsweise der ätherischen Öle vor:[621] So konnte z. B. Prof. Dr. Hartmut Göbel 1998 nachweisen, dass Pfefferminzöl genauso gut bei Spannungskopfschmerzen hilft wie Paracetamol und Acetylsalicylsäure (ASS). Prof. Dr. Gerhard Buchbauer zeigte 2004 in einer Studie, dass Lavendelöl immer als Adjuvans* zur Therapie von gestressten und hypermotorischen Patienten verabreicht werden kann, zudem machen es die angstlösenden und schlaffördernden Effekte zu einem idealen Heilmittel in Psychiatrie sowie Geriatrie. Damit erhält Lavendelöl das Prädikat „Wirkung wissenschaftlich belegt" und nicht nur wie bisher „traditionell angewendet". In einer anderen Studie wurde die Wirkung von Teebaumöl untersucht: Prof. Dr. Reinhard Saller fand 1999 heraus, dass eine 0,25-prozentige Konzentration des ätherischen Öls ausreicht, um Bakterien wie den *Staphylococcus aureus* sowie *Escherichia coli* wirkungsvoll abzutöten. Interessant ist auch die Wirkung von Zitrusschalenölen. Hier konnte nachgewiesen werden, dass die Einnahme von D-Limonen, d. h. eines Monoterpens vor allem aus Zitrusschalen, das Wachstum bestimmter Krebsarten deutlich verlangsamen konnte, sodass sich die Überlebensrate erhöhte oder das Wachstum der Tumoren für eine gewisse Zeit zum Stillstand kam.[622] Und das ist nur ein kleiner Ausschnitt aus den sagenhaften Forschungsergebnissen zu den ätherischen Ölen. Die Monoterpene, die in den meisten ätherischen Ölen enthalten sind, können Zellmembranen durchdringen und sind nach wenigen Minuten im Blut.

Ätherische Öle haben eine deutliche Auswirkung auf das zentrale Nervensystem und können demnach unsere Stimmung beeinflussen. Sie sind vollumfänglich ein ganzheitliches Heilmittel und wirken sowohl auf das Symptom als auch auf die Ursache der Beschwerden auf körperlicher, geistiger und seelischer Ebene. Über den Duft entsteht ein bestimmter Sinnesreiz, der Emotionen und Erinne-

---

* Hilfsstoff, der die Wirkung eines Arzneistoffs verstärkt (nach: *Wikipedia*)

rungen auslöst und Körperfunktionen beeinflusst. Mithilfe der Aromatherapie kannst du also wunderbar unter eigener Regie Beschwerden lindern. Wissenschaftliche Untersuchungen haben gezeigt, dass reine ätherische Öle sogar die Schwingungsfrequenz des Körpers erhöhen können und die höchste Frequenz aller bekannten, natürlichen Stoffe besitzen.[*, 623] Durch ätherische Öle wird außerdem ein Umfeld geschaffen, in dem Krankheitserreger kaum eine Chance haben.

Es gibt nicht nur ätherische Öle zur äußerlichen Anwendung, sondern auch zum Einnehmen. Achte in diesem Falle auf die richtige Kennzeichnung: „… für die innerliche Anwendung empfohlen"! Willst du die Raumluft mit einem ätherischen Öl erfüllen, kannst du einen Aromadiffuser, einen Ultraschallvernebler, nehmen: Hier liegt der Vorteil darin, dass die Wirkung der ätherischen Öle nicht durch Hitze (wie bei einer Duftlampe) beeinträchtigt bzw. reduziert wird, es werden vielmehr mechanische Schwingungen auf das Wasser übertragen, wodurch ein feiner Nebel entsteht, der sich optimal im Raum verteilt.

Zusammenfassend die wichtigsten Infos zu ätherischen Ölen:[624, 625, 626]
Ätherische Öle

- sind 50- bis 70-mal wirksamer als die Pflanze selbst;
- finden seit Jahrtausenden Anwendung im gesundheitlichen Bereich:
- dienen Pflanzen in der Natur als Duft- bzw. Lockstoffe und zur Abwehr von Fressfeinden sowie Krankheitserregern (Pilze oder Viren);
- sind hochkonzentriert: 1 Tropfen Pfefferminzöl z. B. entspricht 28 Tassen Pfefferminze;
- sind hydrophob[**] und lipidlöslich[***];
- arbeiten auf der Zellebene, sind zellgängig und schützen die Zelle;
- haben eine ganzheitliche Wirkung auf Körper, Geist und Seele;
- sind sehr effektiv (1 Tropfen kann jede Zelle mit 40 000 Molekülen versorgen)

---

[*] Unter *www.aqach.de* heißt es dazu weiter: *„Sie starten bei 52 MHz für Bergamotteöl und gehen so hoch wie 320 MHz für Rosenöl."*

[**] Nicht wasserlöslich

[***] Fettlöslich

- und haben einen sehr hohen ORAC-Wert, sind Spitzenreiter unter den Antioxidantien: Ätherisches Gewürznelkenöl z. B. hat von allen Lebensmitteln den höchsten ORAC-Wert.[627]

Die Anwendungsmöglichkeiten ätherischer Öle[628, 629]

aromatisch (Aufnahme über die Nase)	**topisch** (Aufnahme über die Haut)	**innerlich** (Einnahme)
inhalieren (z. B. 1 Tropfen auf den Handflächen verteilen, Hände vors Gesicht halten und den Duft tief einatmen)	über Fußsohlen, Stirn, Schläfen, Hals, Nacken, Arme, Beine, Handgelenke, Brust, Unterleib (z. B. 1 Tropfen auf die jeweilige Stelle geben und vorsichtig verreiben)	in Wasser geben (z. B. 1 Tropfen auf 1 Glas Wasser) und trinken. Hierbei erst den Tropfen ins Glas träufeln, dann mit Wasser auffüllen.
verdampfen (z. B. 2 bis 3 Tropfen in einen Diffuser geben und damit den Raum beduften)	in Verbindung mit einem Trägeröl als Körperöl (gewünschte Anzahl von Tropfen in ein Trägeröl, etwa Kokosöl, Jojobaöl geben)	unter die Zunge (z. B. 1 Tropfen unter die Zunge träufeln)
		mit einem Trägeröl (z. B. Kokos- und Olivenöl) zusammen in eine Kapsel geben
		in einer Mahlzeit (die gewünschte Anzahl von Tropfen ins Essen geben)

Die ganzheitliche Wirkung ätherischer Öle[630]

körperlich	**mental**	**emotional**
• antibakteriell • antioxidativ • antiparasitär • antiseptisch • antiviral • ausgleichend • desinfizierend • entzündungshemmend	• auflösend • ausgleichend • persönlichkeitsstärkend • stärkend • stabilisierend • stresslösend	• auflösend • ausgleichend • persönlichkeitsstärkend • stärkend • stabilisierend • stresslösend

Eine Empfehlung zur Einnahme von ätherischen Ölen für therapeutische Zwecke ist Ärzten mit einer entsprechenden Ausbildung vorbehalten.

- Schwangeren und Kindern wird von einer innerlichen Anwendung ätherischer Öle abgeraten. Speziell Anis, Basilikum, Bergbohnenkraut, Birke, Fenchel, Nelke, Oregano, Petersilie, Rosmarin, Schopflavendel, Thymian, Wintergrün, Ysop und Zimt sollten Schwangere meiden, weil sie ab einer bestimmten Konzentration abortiv oder uterustonisierend und teilweise hormonähnlich wirken können.[631, 632]
- Ätherische Öle sollten niemals in einer Duftlampe verdampft werden. Durch die Erhitzung der Öle gehen wertvolle Inhaltsstoffe verloren und es entstehen mitunter sogar toxische Stoffe.
- Viel hilft nicht viel: Ätherische Öle haben eine starke Wirkung. Setze sie gezielt, in geringen Dosierungen und achtsam ein!
- Nicht in die Nähe der Augen und Ohren bringen
- Vorsicht bei Tieren! Besonders Katzen können sehr empfindlich auf ätherische Öle reagieren.

Achte auf Qualität!

Damit die ätherischen Öle eine Wirkung erzielen, sollte auf hochwertige Qualität geachtet werden. Die kostbaren Essenzen haben ihren Preis. Ich orientiere mich hierfür an Empfehlungen mir bekannter Heilpraktiker und Aromatherapeuten und nutze vorwiegend die Öle der Firmen *dōTERRA*®, *Young Living*, *Primavera*® oder *farfalla*. Achte auf die Bezeichnung „100 Prozent reines ätherisches Öl" oder „100 Prozent naturreines Öl" (keinesfalls „naturidentisch", „Parfumöl" oder „synthetisches Öl").

Das individuell passende Aroma-Hautöl

Nimm als Basis ein Öl, das keinen starken Eigengeruch hat, wie Jojobaöl, Aprikosenkernöl oder fraktioniertes Kokosöl (alles kalt gepresst und in Bioqualität), und fülle es in ein 100-Milliliter-Fläschchen mit Pipette oder Pumpspender aus Braun- oder Blauglas. 15 bis 20 Tropfen ätherisches Öl hinzugeben und das Ganze gut verschütteln.

Dufte! - Bad mit Entspannungseffekt

Gib 2 bis 3 Tropfen eines ätherischen Öls deiner Wahl (ausgenommen Pfefferminze, die stark abkühlend wirkt) in die Badewanne und genieße ein Vollbad. Du kannst das ätherische Öl z. B. zuerst mit 2 bis 3 Esslöffeln Milch, Sahne oder einem veganen Milchersatz verrühren und das Ganze dann ins Badewasser geben, so verteilt sich das ätherische Öl besser im Wasser. Im Badewasser können die ätherischen Öle über die Nase, die Bronchienschleimhaut und die Haut aufgenommen werden und gelangen innerhalb kürzester Zeit über das Blut zu den einzelnen Organen.

Buch

Maria M. Kettenring: *Hausapotheke Ätherische Öle. Schnelle Hilfe für jeden Tag*. Joy-Verlag, 2014

Hören - Sanfte Töne heilen

Nicht nur über die Nase kannst du Gesundheit direkt aufnehmen, sondern auch über deine Ohren. Hast du schon einmal davon gehört, dass Pflanzen sich bei klassischer Musik schneller entwickeln und besser gedeihen, während sie bei Techno oder Heavy Metal eher verkümmern?

Alles im Universum schwingt und auch Musik ist Schwingung. So wurde Musik bereits vor Jahrtausenden zum Therapieren von Krankheiten und zur Bewusstseinserweiterung eingesetzt und mit Klangschalen, Hörnern, Gongs, Glocken, Orgeln oder Trommeln zelebriert. Von den griechischen Priesterärzten in den „Tempelkrankenhäusern" von Pergamon und Epidaurus wurde Musik neben Tanz, Bewegung, Imagination und aktivem Träumen zur Behandlung von Kranken genutzt.[633] Man wusste, dass bestimmte Klänge emotionale Zustände beeinflussen und das Gehirn stimulieren können. Hören funktioniert nicht nur über die Ohren, wir „hören" vielmehr über den gesamten Körper, über die Knochenleitung

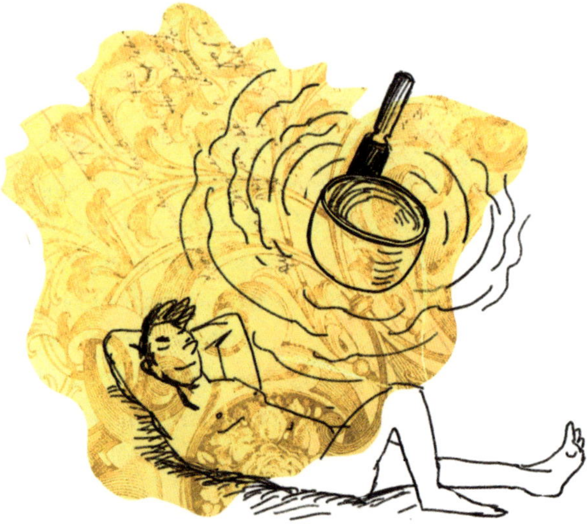

des Schädels und die Haut. Und das, was wir hören, kann uns wie auch die Pflanzen positiv oder negativ beeinflussen.

Während manche Menschen bei Ängsten, Depressionen oder Erkrankungen des Herz-Kreislauf-Systems von klassischer Musik profitieren, die zudem das Immunsystem stärkt, die Konzentration steigert sowie Gedächtnis, Kreativität und Tatkraft auf die Sprünge hilft, fühlen sich andere eher genervt und können wiederum mit Pop- und Rockmusik stimmungsaufhellende und anregende Effekte erzielen. Auch lateinamerikanischer Musik wird in ihrer beschwingten Rhythmik eine antidepressive und motivierende Wirkung zugeschrieben.

Ganz anders verhält es sich dagegen mit Techno und Heavy Metal: Diese Rhythmen versetzen nicht nur Pflanzen in einen Stresszustand, sondern auch Menschen. Beides kann zu Herzrhythmusstörungen, Blutdruckerhöhung, bis hin zum Tod führen, wie vereinzelt aufgrund plötzlicher Todesfälle auf Techno-Partys bekannt wurde.[634] Nach Prof. Hans Joachim Trappe, Facharzt für Innere Medizin und Kardiologie in Herne, ist generell die Instrumentalmusik zu bevorzugen. Gesang sowie Musikwerke mit vielen abrupten Wechseln erzeugen eher Stress: *„Etwas Unvorhergesehenes, Überraschendes erzeugt im Gehirn automatisch Aufmerksamkeit und versetzt uns für einen kurzen Moment in Alarmbereitschaft.“*[635] Möchtest du die heilsamen Effekte von Musik für dich nutzen, bevorzuge die Musik, bei der du dich gut fühlst und mit der du in Resonanz gehst.

Achte einmal auf die ganz feinen, leisen Töne. – Kannst du sie hören? Und richte dann deine Aufmerksamkeit auf die Stille. Lausche dem Nichts ...

Den Klängen lauschen ...

Ein sehr schönes Erlebnis für Körper, Geist und Seele ist die Teilnahme an einer Klangreise oder einem Klangbad: Hierbei entfalten sich insbesondere die Klänge von Trommeln, Klangschalen aus Metall oder Kristall, dem Monochord, der Oceandrum, kombiniert mit oder ohne Gesang zu einem meditativen Klangerleben der ganz besonderen Art.

Buch

Prof. Stefan Kölsch: *Good Vibrations. Die heilende Kraft der Musik.* Ullstein Verlag, 2019

Jost Pogrzeba: *Theta-Healing Vol. 2. Meditationsmusik zur Tiefenentspannung.* Silenzio, 2011

Finden und auflösen – Krankheit verstehen

Gehe den Dingen auf den Grund! Wie du bereits weißt, können die Ursachen einer chronischen Erkrankung auf verschiedenen Ebenen liegen und vielfältiger Natur sein. Diese gilt es zu finden, wobei dir folgende Fragen bei der Suche behilflich sein können:

- Wann trat die Erkrankung zum ersten Mal auf? („Damals, im Urlaub vor 4 Jahren.")
- Wo tritt die Erkrankung vorwiegend auf? („Immer wenn ich im Büro bin, bekomme ich Hustenanfälle.")
- Wer in der Familie hat/hatte eine ähnliche Erkrankung? („Schon meine Großmutter hatte starkes Übergewicht.")
- Wie äußert sich die Erkrankung? („Immer wenn ich Ausschlag bekomme, ziehe ich mich zurück.")

- Welchen Nutzen ziehe ich aus der Erkrankung? („Wenn ich krank bin, bekomme ich Zuwendung.“)
- Welche Glaubenssätze stecken hinter der Erkrankung? („Ich bin es nicht wert, gesund zu sein …“)

Sind die zugrunde liegenden Faktoren gefunden, können diese, wenn möglich und so gut es geht, eliminiert werden: Ist die Ursache ...
… eine Schwermetallbelastung, müssen die Schwermetalle ausgeleitet werden.
… eine Belastung mit Wohngiften, müssen diese entfernt werden.
… eine krank machende Beziehung, muss diese gelöst werden.
… eine Belastung mit Elektrosmog, muss dieser so weit wie möglich reduziert werden.
… ein Zahnherd, muss dieser saniert werden.
… eine negative Emotion/ein negativer Glaubenssatz, muss diese(r) aufgelöst werden.

Wichtig ist es, dass du dabei systematisch vorgehst: Es ist *nicht* sinnvoll, bei einer offensichtlichen Belastung im direkten Umfeld, z. B. bei Wohnraumgiften (Formaldehyd, Schimmelpilzen, Asbest etc.) primär auf der geistig-seelischen Ebene zu arbeiten, während man Tag für Tag den Körper weiterhin mit diesen Giften belastet. Es geht darum, einen ganzheitlichen Blick auf die Erkrankung zu werfen und seinen gesunden Menschenverstand zu Wort kommen zu lassen. So sollten primär die naheliegenden Faktoren bzw. die Hauptstressoren beseitigt werden. Ein Therapeut kann auch Hilfe leisten, wenn es darum geht, nach weiteren, individuellen Ursachen auf der geistig-seelischen Ebene zu suchen und diese anschließend aufzulösen. Aber auch hier gilt: Jeder Mensch ist anders und jeder Mensch reagiert anders: Während der eine auch mit fünf Amalgamfüllungen oder mehreren wurzelbehandelten Zähnen quietschfidel ist, kann ein anderer davon richtig krank werden. Jeder Mensch hat seine spezifischen körperlichen und psychischen Voraussetzungen, seine Geschichte, und nicht jeder wird in demselben Umfeld unter denselben Umweltbedingungen exakt dieselben Krankheitssymptome zeigen. Die individuellen Schwachstellen liegen an unterschiedlichen Stellen, diese gilt es aufzuspüren.

Nach Meinung ganzheitlicher Therapeuten hat die chronische Erkrankung immer eine Bedeutung für den jeweiligen Menschen bzw. einen Sinn, der sich dem Patienten oft nicht auf den ersten Blick erschließt. Natürlich möchte jeder Mensch gesund und glücklich sein, doch es mag unbewusste, tiefer liegende Faktoren geben, die die Krankheit trotz aller Bemühungen nicht gehen lassen wollen. Das können z. B. sein:

- die Angst vor etwas Unbekannten, wenn man zeitlebens chronisch krank war und das Gesundsein nicht kennt;
- die Angst, die Zuneigung und Anteilnahme von Angehörigen zu verlieren, wenn man gesund ist;
- der Glaubenssatz, dass man es nicht verdient, gesund zu sein;
- das fehlende Vermögen, sich vorzustellen, wie sich Gesundsein wahrhaftig anfühlt,
- u. v. a. m.

Hast du das Gefühl, dass es unbewusste Faktoren bei dir gibt, die eine Heilung verhindern, dann ist es ratsam, einen Therapeuten hinzuzuziehen, der dir beisteht. *ThetaHealing®*, der *EmotionsCode®*, die Kinesiologie und noch viele andere energetische Methoden stellen Techniken zur Verfügung, mit denen sich solche Muster einfach auffinden und auflösen lassen.

Informieren, selektieren, zentrieren – Medien achtsam dosieren

„Nichts zu wissen ist schlimm. Nichts wissen zu wollen ist schlimmer.“

– Afrikanisches Sprichwort –

Bei diesem Trio handelt es sich eigentlich um Kandidaten für den Teil des Buchs, in dem es um kostenlose, energetische „Heilmittel“ geht (Kapitel 5), jedoch ist die Informationsvermittlung oft nicht ohne weitere Hilfsmittel wie Literatur, Zeitung, Buch, Film & Co. möglich. Und diese kosten nun mal Geld.

Der Mensch der heutigen Zeit ist in der Zwickmühle: Auf der einen Seite wird er ständig, immer und überall von Informationen überflutet, vom Datensmog eingenebelt und vom Datenverkehr überrollt, auf der anderen Seite braucht er so viel Ruhe und Zeiten des In-sich-Gehens wie noch nie. Um einen Overload im Informationsdschungel zu vermeiden, sind strategisches Handeln und ein kühler Kopf von enormem Vorteil. Wenn du dich über Heilmethoden, Heilmittel, Kopf-über-Wasser-Strategien sowie die Lage der Welt informieren möchtest, beschränke dich auf wenige, aber aussagekräftige Inhalte aus dir vertrauensvoll erscheinenden Quellen. Wäge das Für und Wider ab und bilde dir dein eigenes Urteil.
Es gibt heute viel mehr Informationen aus unterschiedlichsten Quellen als je zuvor, und gerade aus diesem Grund ist das Aussortieren so immens wichtig. Exzessiver Medienkonsum begleitet uns heutzutage fast überall – ganz heimlich, laut und leise und oft den ganzen Tag lang, bis spät in die Nacht hinein: Da gibt es *WhatsApp*®-Nachrichten auf dem Smartphone, den Fernseher vor der Nase, die Musik über die In-Ear-Kopfhörer, die Zeitung am Frühstückstisch und den Fahrgast-Monitor in der Straßenbahn. Immer und überall sind wir online zu Gast in allen erdenklichen Kanälen, nur nicht in uns selbst. Oft dringt das Gelesene, Gehörte oder Gesehene unbeachtet und ungefiltert in uns ein und frisst dabei unsere Kreativität, unser Hirn und unsere Beziehung zu unserem Inneren auf. Weniger ist in diesem Fall deutlich mehr.

An den wesentlichen Dingen unserer Zeit teilzuhaben und darüber im Bilde zu sein, was in unserer Zeit passiert, ist Ausdruck eines empathischen, mitfühlenden Wesens. Ist man allerdings mehr im Außen, so läuft man Gefahr, in dieser Informationsflut sich selbst und damit leider auch ein Stück seiner eigenen Kraft zu verlieren. Das ist besonders dann der Fall, wenn uns diese Informationen Angst machen, uns energetisch schwächen und wir zu viel Energie von uns hineingeben. Daher tun wir gut daran, uns immer wieder zu sammeln und in die Stille zu gehen, um die Informationen auszusortieren und zu verarbeiten. Geh einen Schritt zurück, betrachte das Ganze von außen, nimm eine neutrale Position ein und spüre in dich hinein. Mache dabei einen Abgleich mit deinem Herzen, und nimm wahr, womit dein Herz in Resonanz geht. Plane auch für die Verarbeitung der von dir aufgenommenen Informationen genug Zeit ein und lasse sie in dir „sacken“.

Vertraue darauf: Letztendlich kommen genau die Informationen zum richtigen Zeitpunkt zu dir, die du für deine Entwicklung benötigst. Du selbst bist der Steuermann auf deinem Boot, und du entscheidest, ob du mit Stress im Nacken im Datensturm durch die Weltmeere segelst oder dich von den Wellen tragen und deine Seele auch einmal tief entspannt, mit den Sonnenstrahlen auf der Nase und dem Blick auf den Himmel gerichtet, baumeln lässt. Das gelingt dir am besten, wenn du selbst zentriert in deiner Mitte und liebevoll mit dir und allem Drumherum bist – beispielsweise in der Natur, beim Meditieren, beim Zusammensein mit lieben Menschen, mit Tieren oder dem Schönen um dich herum. ... Damit erhöhst du deine eigene Schwingung und kannst gleichzeitig einen lichtvollen Impuls für das Große Ganze setzen. Jeder von uns kann dazu beitragen, das globale Feld mit seiner guten Energie zu stärken.

Dosiere Medien achtsam!

- Entwickle Medienkompetenz! Lerne, intuitiv und mit gesundem Menschenverstand zu unterscheiden, ob das Gesehene, Gehörte oder Gelesene für dich stimmig ist oder nicht. Es gibt immer viele Meinungen zu einem Thema,
und man kann Dinge stets von allen Seiten beleuchten.
- Wähle Zeiten am Tag, an denen du offline bist. Suche dir Ruhe-Inseln und mache etwas nur für dich. Reduziere deine Wissbegier aufs Wesentliche, und sei dir gewahr, dass schon alles in dir ist.

Positiver Ausblick für mich

Ich wünsche mir, dass wir sowohl einen guten Blick für das große Ganze als auch für die kleinen Dinge bekommen.

Positiver Ausblick für dich

....

....

....

No-Gos?

7

Nein danke!

„Was ihr nicht rechnet, glaubt ihr, sei nicht wahr!“

– Johann Wolfgang von Goethe –

Von einfachen To-dos kommen wir nun direkt zu einigen No-Gos und hilfreichen Strategien, mit denen man den No-Gos mit Herz und Verstand Paroli bieten kann. In diesem Kapitel werden dir verschiedene Protagonisten begegnen: Das **wilde Tier**, das stellvertretend für eine der wichtigsten, uns täglich tangierenden, stressenden No-Gos in verschiedene Rollen schlüpft, sowie **Adam**, den du bereits im 1. Kapitel kennenlernen konntest und der mit diesen No-Gos bzw. dem „wilden Tier“ in seinem Alltag arg zu kämpfen hat. Dazu gesellt sich ein **großer Sack voller wertvoller Tipps**, damit uns die No-Gos nicht das Leben schwer machen: Ein Kapitel also mit Happy End!

Besonders an dieser Zusammenstellung ist der ganzheitliche Blick: Es werden sowohl körperliche als auch geistige und seelische Aspekte berücksichtigt.

Hätte ich dir vor 100 Jahren von führenden No-Gos erzählt, wären dabei sicher ganz andere Protagonisten aufgetaucht. Heutzutage haben wir es oftmals auf Schritt und Tritt mit einer geballten Ladung solcher Übeltäter zu tun, und es ist nicht immer möglich, ihnen gänzlich aus dem Weg zu gehen. Insbesondere die

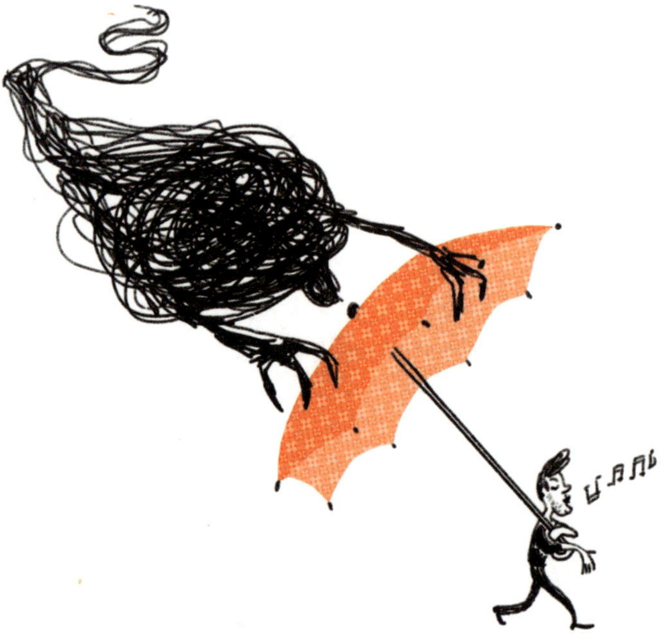

No-Gos aus unserer unmittelbaren Umgebung – unserem direkten Lebensraum – spielen dabei eine entscheidende Rolle. Solange die Umwelt bzw. der Lebensraum des Menschen nicht harmonisch und damit für das bioenergetische System des Menschen förderlich ist, kann es keine echte Heilung geben,[636] darauf habe ich bereits im 1. Kapitel dieses Buches hingewiesen. Erst wenn sein Lebensraum frei von Stressoren ist, kann der Mensch tatsächlich gesund werden. Das wird auch immer häufiger von Ärzten und Therapeuten erkannt, die in diesem Falle von „Therapieresistenz" sprechen. Hier „verpuffen" auch die Effekte von an sich wirkungsvollen Therapien, da das Umfeld permanent schwächend auf den Körper einwirkt und dadurch wichtige Regenerationsprozesse ausbleiben. Meiner Meinung nach sollte jeder Therapeut seinen chronisch kranken Patienten danach fragen, welche Lebensgewohnheiten er hat, wie sein Umfeld aussieht und ob es dort eventuell Störfaktoren gibt, die eliminiert werden müssen.

Es gibt Experten wie Baubiologen, die sich insbesondere dem direkten Lebensumfeld des Menschen, sprich seiner sogenannten Dritten Haut widmen, solche Stressoren aufspüren und versuchen, sie zu reduzieren oder ganz zu eliminieren. Zu diesen Übeltätern gehören in erster Linie u. a. folgende Verursacher:

- Elektrosmog (elektrische Wechselfelder, magnetische Wechselfelder, elektrische Gleichfelder, magnetische Gleichfelder, elektromagnetische Wellen)
- geologische Störfelder (Wasseradern, Gesteinsbrüche, Verwerfungen, Gitternetze)
- Radioaktivität und Radon
- Schallwellen
- Wohnraumgifte
- Schimmel- und Hefepilze sowie andere Erreger
- Raumklima
- Leuchtmittel (z. B. LEDs und Energiesparlampen)
- Allergene und Partikel (wie Hausstaubmilben und Feinstaub)

Dazu gesellen sich noch No-Gos, die uns täglich z. B. in Pflege- und Kosmetikprodukten, konventionellen Nahrungsmitteln oder in Form von Stress begegnen. Jeder Faktor, für sich betrachtet, kann maßgeblich über Gesundheit oder Krankheit entscheiden oder das berühmte Zünglein an der Waage sein, was zahlreiche Berichte und Untersuchungen von Experten bestätigen.

Das eigene Zuhause kann aber ein Ort der Regeneration und Kraft sein – ein richtiger Kraftort! Die Belastungen durch Umweltgifte sind nicht von der Hand zu weisen. Hast du dich schon einmal gefragt, warum du dich trotz äußerst gesunder Ernährung, ausreichend Schlaf, gesunden Zähnen, hervorragenden Genen, ausreichend sportlicher Betätigung etc. nicht gesund, schön und ausgeglichen fühlst? Das könnte an den Umweltgiften liegen, die uns alle rund um die Uhr begleiten, ob wir es wollen oder nicht.

Das osmotische Prinzip

Um zu begreifen, wie elementar eine intakte Umwelt für uns ist, sollte man sich das osmotische Prinzip vor Augen halten. *Osmose* bezeichnet die Diffusion von Wasser durch eine halbdurchlässige Membran (die von im Wasser gelösten Stoffen nicht passiert werden kann). Das Ungleichgewicht gelöster Teilchen soll durch das Diffundieren des Wassers ausgeglichen werden, es wird dabei ein Konzentrationsausgleich geschaffen zwischen den gelösten Teichen im Außen- und im Innenraum. Das Wasser „fließt" also stets in Richtung höherer Konzentration an gelösten Stoffen. Für uns und unsere Umwelt bedeutet das,

dass alles, was sich im Laufe der letzten Jahrzehnte und Jahrhunderte in der Umwelt angereichert hat – Toxine, Schwermetalle, Pestizide etc. –, auch in Mensch, Tier und Pflanze ansammelt. Wir leben also nicht losgelöst von oder gar „über" der Natur, sondern sind ein Teil von ihr. Mit der Zerstörung der Umwelt, zerstört sich der Mensch selbst. Wer also im Glashaus sitzt, sollte nicht mit Steinen werfen! Wenn wir auf das Gift-Potpourri in unserer Umwelt blicken, so ist hier heutzutage neben Schwermetallen, Feinstaub und hochtoxischen Chemikalien vor allem Aluminium zu finden, das uns das Leben schwer macht und unser Zeitalter (nach dem Immunologen Dr. Erwin Walraph) gar zum „Aluminiumzeitalter" prämiert.
Solche No-Gos erzeugen Stress in uns. Was es damit auf sich hat, erfährst du im Folgenden.

Stress – Das „wilde Tier" lauert überall

Chronischer Stress kann eine Vielzahl von Erkrankungen – von Burnout über Depressionen, Übersäuerung, Hormonstörungen und Herzinfarkt, bis hin zu Krebs – auslösen. In einem solchen Zustand bist du jederzeit bereit für Kampf oder Flucht und dauert er zu lang an, führt das letztendlich zu chronischer Erschöpfung. Die Hormone Adrenalin und Kortisol haben in Gefahrensituationen durchaus ihre Berechtigung, denn sie aktivieren den Körper und bereiten ihn eben auf „Kampf oder Flucht" vor, auf Dauer wirken sie allerdings schädlich. Die vielfältigsten Stressoren (Arbeitsstress, Alltagsstress, Schulstress, Beziehungsstress, Stress durch Zahnherde, Elektrosmog, Umweltgifte u. v. m.) stellen in unserer Zeit eine kontinuierliche Belastung dar, und so erfährt der moderne Mensch diese Anspannung rund um die Uhr: Das „wilde Tier" ist längst zum Dauerbegleiter geworden.

Droht akut Gefahr, so weiten sich die Bronchien, damit sie mehr Sauerstoff aufnehmen können. Die Atmung wird schnell und flacher, das Herz schlägt schneller und heftiger, der Blutdruck steigt und es kommt zu einer Verengung der Blutgefäße. Sowohl Kampf als auch Flucht benötigen Körperspannung, also werden die Muskeln besser durchblutet und spannen sich stärker an. Ein viel höheres Energieniveau ist nötig – daher wird mehr Zucker ins Blut abgegeben. In einer solchen Situation ist ans Essen oder an den Schmerz nicht zu denken – die Verdauung wird verzögert und die Schmerzempfindlichkeit nimmt ab. Der ganze Körper ist nun auf „Kampf oder Flucht" programmiert. Die Nebennieren produzieren dabei das Stresshormon Kortisol. Durch Stress wird der Säure-Basen-Haushalt gestört, der Körper übersäuert. Für Erreger wie Bakterien, Viren oder Pilze entsteht auf diese Weise ein optimales Milieu; hier lassen sie sich gern nieder und vermehren sich prächtig.

Aber: Normalerweise, also in Mutter Natur, dauert solch eine Situation ja nicht lang. Hatte man sich in früheren Zeiten vor dem „wilden Tier" auf einen Baum gerettet, konnte man tief durchatmen. In diesem Fall nimmt die Hormonproduktion wieder ab und der Körper kommt vom sympathischen (aktiven, erregten Tonus) zurück in den parasympathischen (passiven, ruhenden Tonus, auch *Vagotonus* genannt). Er kann regenerieren und der Betreffende kann sich freuen, dass er entkommen konnte. Suche dir also zwischen deinen Kampf- oder Fluchtschauplätzen unbedingt alle paar Meter einen Baum, auf dem du zur Ruhe kommen kannst.

Wenn du im kreativen Flow bist, kannst du mit dem „wilden Tier" auch einmal größere Runden drehen. Hier weißt du, dass es nur dazu da ist, um in dir verborgene Kräfte oder Ressourcen zu wecken, und dass das „wilde Tier" dich nicht fressen wird. Eine stille Vereinbarung sozusagen. Ich kenne dieses mir durchaus freundlich gesonnene „Tier" sehr gut, und mittlerweile sind wir ein gutes Team, weil es mich in besonderen Situationen zu Ungeahntem anspornt. Abends klopfen wir uns in solchen Zeiten gegenseitig auf die Schulter und wünschen uns eine erholsame Nacht. Auf diese Weise bin ich nicht burnoutgefährdet, denn ich brenne nicht aus und verausgabe mich nicht für etwas, was mich nicht nährt.

Den Stress wegatmen

Zwei wirkungsvolle Atemübungen zur unmittelbaren Stressreduzierung habe ich dir bereits vorgestellt (siehe „Liste der Übungen ‚Tun & Spüren'", Seite 438 f.). Mit diesen einfachen Übungen wird der *Parasympathikus* aktiviert und die Herzratenvariabilität (HRV) verbessert. Sie helfen dir, wenn du dich entspannen und zentrieren willst, und schenken dir Kraft.

Eine kleine Entspannungsübung für ein inneres Lächeln

Setze dich bequem hin und lege Zeige- und Mittelfinger sowie Ringfinger und kleinen Finger jeder Hand zusammen, sodass ein V entsteht. Nun streiche mit beiden Händen langsam und achtsam 10- bis 20-mal vom Mund jeweils nach beiden Seiten zu den Ohren.

Diese Übung zaubert nicht nur ein inneres Lächeln bis zu den Ohren, sondern entspannt und entstresst den gesamten Mund- und Kieferraum. Die bei Stress oft angespannten Kaumuskeln freuen sich besonders über dieses liebevolle „Streicheln".

Bücher

Dr. Leonard Coldwell: *Stress. Die Hauptursache aller Krankheiten … und die einzige Antwort darauf.* Jim Humble Verlag, 2015

Dr. Patrizia Collard: *Das kleine Buch vom achtsamen Leben. 10 Minuten am Tag für weniger Stress und mehr Gelassenheit.* Heyne Verlag, 2016

Gabi Pörner: *Der Weg zur Gelassenheit. Positiv mit Druck und Stress umgehen.* Allegria Verlag, 2017

Positiver Ausblick für mich

Ich wünsche mir für Stressgeplagte immer mal den „Stress, lass nach!"-Knopf, der sie an ein achtsames Verweilen im Hier-und-Jetzt erinnert und allen Stress auflöst.

Positiver Ausblick für dich

……………………………………………………………………………

……………………………………………………………………………

……………………………………………………………………………

Dem „wilden Tier" ein Schnippchen schlagen? Ja, natürlich. – Und so geht's!

In diesem Teil möchte ich dir gern die in meinen Augen wichtigsten und wertvollsten Tipps vorstellen, die das „wilde Tier" in deinem Leben bezähmen und auf seinen Platz in der Ecke verweisen. Dabei verdienen besonders die beiden großen No-Gos **Elektrosmog** und **Umweltgifte** heutzutage unsere Aufmerksamkeit. Auch wenn ich hier nicht alle Stressoren erwähne, die einem tagein, tagaus um die Ohren fegen, kannst du sie ganz einfach reduzieren oder eliminieren, indem du z. B. sooft wie möglich deine Schwingung anhebst und du es dir auf allen Ebenen gutgehen lässt (siehe Hinweise in Kapitel 5 und 6, Seite 282 ff.) und indem du z. B. auf frische, regionale, schadstoffarme, gesundheitlich unbedenkliche Produkte zurückgreifst und so Mensch, Tier und Umwelt einen Dienst erweist. Solche Produkte erhältst du u. a. im Fachgeschäft für gesundes Wohnen, im Bioladen, im Reformhaus, in der Bio-Abteilung deines Supermarkts, auf dem Wochenmarkt oder vom regionalen Produzenten deines Vertrauens, oder du erntest sie selbst in der Natur, in deinem eigenen Garten, auf deinem Balkon ...

Einfach und gut – Selbst hergestellte Reinigungsmittel

Du kannst eine Menge Geld sparen und etwas für die Umwelt tun, indem du z. B. Waschmittel, Putzmittel oder Haushaltsreiniger selbst herstellst. Im Internet (siehe Website-Tipp Seite 410), in Büchern oder E-Books (siehe Lese-Tipps Seite 130, und die [Spar-]Tipps in diesem Buch, siehe Liste Seite 434 ff.) bekommst du wertvolle Tipps und Informationen.

Übrigens: Bei den folgenden Tipps zum Thema „Elektrosmog und Umweltgifte" sind die Übergänge zwischen den beiden Bereichen oft fließend, denn letztendlich erzeugen beide No-Gos auf der zellulären Ebene Stress in uns. Manche Tipps aus dem einen Bereich gelten daher auch für den anderen, und alles, was uns stärkt und guttut, hilft uns letztendlich, besser mit solchen No-Gos klarzukommen.

Hinweise zum Schutz vor negativer Strahlung - Eine Sammlung

Man kann negativer Strahlung (z. B. in Form von Mobilfunkstrahlung oder Röntgenstrahlung) mit allerlei Hilfsmitteln, Nahrungsergänzungsmitteln, gesunder Ernährung und energetischen Maßnahmen ganz einfach entgegentreten und sich so schützen. Im Folgenden die wichtigsten Tipps.

Sofortmaßnahmen zur Reduzierung von Elektrosmog

Hier findest du eine Liste der Dinge, die du im Außen unkompliziert und sofort verändern kannst, wenn du den Elektrosmog in deiner Wohnung reduzieren möchtest:

- seinen gesunden Menschenverstand einsetzen;
- auf strahlungsintensive Smartphones verzichten;
- wenn überhaupt, dann so kurz wie möglich und so selten wie möglich mit dem Smartphone telefonieren. Nutze die Freisprechanlage und trage das Gerät nicht direkt am Körper;
- auf WLAN verzichten (besser auf Kabel umsteigen);
- auf Bluetooth verzichten;
- DECT-Telefone austauschen (besser auf schnurgebundene Telefone oder zumindest strahlungsarme DECT-Telefone ausweichen);
- Elektrosmog von LEDs und Sparlampen reduzieren. Abhilfe kann beispielsweise durch sogenannte LED-Converter geschaffen werden. Beim Arbeiten am Bildschirm bringt auch das Herunterdimmen des Bildschirmes laut Reinhard Gerl von *innovative eyewear PRISMA®* einen gewissen Effekt. Eine Alternative sind seiner Meinung nach Glühlampen, Halogenlampen oder flimmerfreie LEDs (maximal 2700 Kelvin);
- Blaulicht reduzieren, vor allem wenn man abends noch viel am Bildschirm arbeitet Abhilfe schaffen spezielle Blaulichtfilterbrillen, z. B. von *innovative eyewear PRISMA®*;
- Federkernmatzratzen aus dem Bett entfernen. Die Stahlfedern wirken als Empfangsantennen für Funkwellen. Dies gilt für alle Metallgegenstände im Schlafbereich;

- Nachbarn aufklären und sie darum bitten, dass sie auf strahlungsarme Geräte umsteigen,
- und Baubiologen konsultieren, wenn man durch diese Maßnahmen keine Verbesserung erfährt.

Entstörungsgeräte - Harmonie auf allen Ebenen

Seit ein paar Jahren oder gar schon Jahrzehnten gibt es einfachere Lösungen, ein Haus oder eine Wohnung effektiv vor nieder- und hochfrequenter Strahlung sowie geopathischen Störfeldern zu schützen, als es komplett mit dafür geeigneten Materialien abzuschirmen. Diese Geräte, meist „Entstörungsgeräte", „Wohnraumharmonisierer", Biofeldformer oder „Geräte zur Stabilisierung des Organismus" genannt, gibt es inzwischen von zahlreichen Herstellern in diversen Größen, Formen und Preiskategorien zu kaufen. Dabei bedienen sich die Hersteller teilweise grundverschiedener Techniken und Prinzipien, um schädliche Einflüsse in Räumen nach ihren Aussagen zu „neutralisieren", zu „harmonisieren" oder Räume gar zu „energetisieren". Eine sehr preisgünstige Entstörung von Räumen soll auch durch Zeolith möglich sein (siehe Spar-Tipp Seite 149).

Auch als tragbare Produkte wie Chips, Anhänger oder Karten sind diese bei zahlreichen Anwendern im Einsatz. Laut Hersteller können sie zur Harmonisierung von Elektrosmog sowie zur Stabilisierung und Harmonisierung des körpereigenen Energiesystems hilfreich sein. Die Firma *harmony united* z. B. gibt an, dass der *Harmony Chip evolution* – nah an der Haut getragen –, die Organ-, Skelett-, Verdauungs- und Stoffwechselfunktionen sowie das Immunsystem und die Gedanken harmonisiert.

Eine Reihe nützlicher Empfehlungen zum Thema „Strahlenschutz"

Um sich vor Elektrosmog zu schützen und die eigene Kraft insgesamt zu stärken, kannst du Folgendes tun:

- regelmäßiges Detox mit Zeolith, Silizium sowie Chlorella in Kombination mit schwefelhaltigen Heilmitteln und Nahrungsmitteln wie MSM (siehe auch Seite 119 ff.), Knoblauch, Bärlauch und Zwiebeln;

- regelmäßig in die Sauna gehen und ordentlich schwitzen;
- regelmäßig ein entschlackendes Basenbad nehmen;
- bevorzugt nährstoff- und vitalstoffreiche Lebensmittel (grüne Smoothies, Wildkräuter u. v. m.) in die Ernährung einbauen;
- ausgewählte Antioxidantien und Nahrungsergänzungsmittel (nach kinesiologischem Austesten) einnehmen;
- ausreichend gutes, vitales Wasser trinken (siehe auch Seite 191 ff.);
- Zahnherde sowie unverträgliche Zahnmaterialien, z. B. Kunststoffe, Metalle oder Amalgam, entfernen lassen;
- Organe gesund halten, z. B. durch regelmäßige Nieren-, Leber- und Darmreinigungen;
- regelmäßig meditieren und zudem die Meridiane aktivieren (siehe Seite 322 ff. und 302 ff.);
- Seelenarbeit und Gedankenhygiene nicht vergessen;
- Gifte jeglicher Art vermeiden
- und, falls möglich, regelmäßig *Agnihotra*[*] durchführen (siehe Lese-Tipp, Seite 409).

Das Strahlenschutz-Paket mit Rosmarin und Melatonin

In Studien konnte nachgewiesen werden, dass Rosmarin einen hochwirksamen Strahlenschutz – sowohl bei Bestrahlungen im Rahmen der Krebstherapie als auch bei der Prävention von Elektrosmog – bietet.[637] Dr. med. Dietrich Klinghardt dazu: *„Für mich ist Melatonin – neben der Rosmarin-Tinktur – schon seit Langem das wichtigste Mittel zum Schutz vor Elektrosmog.“*[638] In vitro konnte der Nachweis erbracht werden, dass Carnosolsäure und Carnosol aus Rosmarin die Chromosomen vor Schädigungen durch Gammastrahlen schützen können. Einer Behandlung mit Rosmarin vor der Bestrahlung wurde dabei der größte Nutzen zugeschrieben.[639] Melatonin steuert u. a. den Schlaf-Wach-Rhythmus, reduziert oxidativen Stress, un-

[*] Vedisches Feuerritual zu Sonnenauf- und Untergang, das auf Mensch, Tier, Pflanze und Umwelt eine positive Wirkung ausüben kann.

terstützt das Immunsystem, hat eine Anti-Krebs-Wirkung[640] und einen schützenden Effekt auf das Gehirn.

Natürliche Strahlenschutz-Helfer für deinen Körper

- Amaranth, Bocksdorn (*Lycium barbarum*), Heidekraut, Johanniskraut, Knoblauch, Kurkuma, Moringa, Miso, Zwiebeln und Süßholz gelten als effektive und natürliche Strahlenschutzmittel.[641] Propolis soll ebenfalls ein kraftvoller Strahlenschützer sein und ähnliche Effekte wie Melatonin (siehe oben) besitzen. Dr. rer. nat. Dr. med. Reinhard Kobelt von der Gesundheitspraxis am Kurpark in Bad Homburg empfiehlt auf seiner Website die Einnahme von Propolis (z. B. abends als Tinktur oder noch besser reines Propolis, das in Kräuterschnaps aufgeschlemmt bzw. gelöst wird). Das Bienenharz soll seiner Meinung nach (zwar in etwas geringerem Maße als Melatonin) Gehirn und Nerven entgiften und die Blut-Hirn-Schranke überwinden können. [642]
- Magnesium sollte immer in ausreichendem Maße vorhanden sein, da Magnesium durch Stress (und Elektrosmog ist Stress!) im Körper verbraucht wird. Achte auf gut bioverfügbare Magnesiumverbindungen (z. B. Magnesium-Malat, -Glyzinat oder -Zitrat).
- Gesundheitsbotshafter Robert Franz nennt Vitamin P (auch in OPC enthalten) als wirksamen Strahlenschutz gegen 5G und Radioaktivität.[643]
- *HAARP Spagyrik Energetische Mischung* von *PHYLAK Sachsen*® (mit *Hypericum, Aconitum, Aesculus, Ruta* und Propolis) schützt nach Herstellerangaben vor Wellen niedriger Frequenz, vor *Geo-Engineering* und feinen Partikeln.
- Das Mittel *PS1019.0 Spagyrik-Mischung* von *PHYLAK Sachsen*® soll Schutz vor Störungen des Nerven-, Immun-, endokrinen und des Herz-Kreislauf-Systems bieten, hervorgerufen durch elektromagnetische Felder, Mirkowellensyndrom (mit *Urtica, Viola, Sarasparilla, Iris, Okoubaka, Betula, Piper, Eleutherococcus, Pulsatilla, Podophyllum, Vinca* sowie *Tilia*). Option: *Quercus* (laut *PHYLAK Sachsen*® bei WLAN etc.) Propolis, *Catharanthus, Lycopus, Pareira.*

- Das homöopathische Arzneimittel *aura-elect®* von *ALHOPHARM Arzneimittel* (Wirkstoff Aesculus Dil. D4) arbeitet mit der Kraft der Kastanie. Diese kann einen stärkenden Einfluss auf das Nervensystem haben und für innere Ruhe sorgen. Laut Quellenangabe bezieht sich die Anwendung auf u. a. Blockaden, Störfelder, elektromagnetische Belastungen, geopathische Störfelder, radioaktive Belastungen, Immunschwäche und Erschöpfungszustände. [644]
- Die Kraft der Eiche ist in dem homöopathischen Arzneimittel *aura-geo®* von *ALHOPHARM Arzneimittel* enthalten. (Wirkstoff: *Quercus, ethanol. Decoctum*). Die Eiche steht für Themen wie Mut, Ausdauer, Stärke und Standfestigkeit. Laut Quellenangabe hilft das Mittel u. a. bei Abwehrschwäche, Erschöpfungszuständen, Blockaden, Störfelden, Energiemangel- oder Stresssymptomen, geopathische Belastungen, Beschwerden des psychosomatischen Formenkreises und wird auch zur Regeneration eingesetzt.[645]

Do it yourself – Kostenloser Schutz vor Elektrosmog auf energetischer Ebene

Geist kann Materie beeinflussen und sogar erzeugen. Ich kenne einige Menschen, die auf Gerätschaften zur Abschirmung oder Reduzierung von Elektrosmog verzichten und stattdessen einen energetischen Schutzschild um sich herum aufbauen. Sie sind der Meinung, dass sie den Schutz durch sich selbst erzeugen können. Es gibt verschiedene Möglichkeiten, sich selbst ohne Hilfsmittel zu schützen:

Du kannst dir vorstellen, wie eine unsichtbare Hülle um deinen Körper herum – ähnlich einem Reflektor – alle schädliche Strahlung reflektiert, sodass sie gar nicht an deinen Körper herankommt, oder wie ein mit der höchsten Liebesenergie erfülltes Feld um dich herum alle negative Strahlung neutralisiert. Dieses Feld kann von deinem Herzen erzeugt werden oder du bittest die geistige Welt um Unterstützung.

Außerdem gibt es im *ThetaHealing®* eine sehr effektive Methode, bei der man sich solch einen energetischen Schutz per „Download“ herunterlädt. Diese kannst du von *ThetaHealing®*-Therapeuten lernen oder durch die Bücher von Vianna Stibal, der Erfinderin dieser Methode.

Erhöhe deine Schwingungsfrequenz!

Eine Möglichkeit, sich vor Strahlung zu schützen ist, die Frequenz der eigenen Schwingung auf allen Ebenen stetig zu erhöhen. Hier kannst du ebenfalls die geistige Welt um Unterstützung bitten. Erhöht sich deine eigene Schwingung, bist du weniger für negative Strahlung anfällig. Du kannst deine Schwingungsfrequenz erhöhen, indem du dich z. B. von einschränkenden, negativen Emotionen, Mustern, Gedanken, Blockaden, Traumata, Eiden, Gelübden etc. befreist (Anleitung siehe Link zur Website von Christina von Dreien unten im Website-Tipp), nach deinem Seelenplan lebst, meditierst, mit Freude und Leichtigkeit durchs Leben gehst, die Natur genießt; indem du Dankbarkeit, Achtsamkeit und Wertschätzung in dein Leben integrierst und aus dem Herzen heraus lebst. ... Darüber hinaus erhöht sich deine Schwingungsfrequenz ebenfalls, wenn du dich nähr- und vitalstoffreich ernährst, gutes Wasser trinkst, Gifte – so gut es geht – vermeidest und dich regelmäßig entgiftest. Wichtig ist es, hier alle Ebenen zu berücksichtigen!

Bezugsquellen für die Abschirmprodukte, Entstörungsgeräte sowie Blaulichtfilterbrillen findest du im Anhang unter gleichnamiger Überschrift, dort unter „Harmonisierung, Elektrosmog und energetische Heilmittel“, Seite 426, die Bezugsquellen für Nahrungsergänzungsmittel unter „Vitamine, Mineralstoffe, Detox & Co.“, Seite 426 f.

Bücher

Käthe Bachler: *Erfahrungen einer Rutengängerin: Geobiologische Einflüsse auf den Menschen.* Residenz Verlag, 2012

Christina von Dreien: *Bewusstsein schafft Frieden.* Govinda Verlag, 2019

Horst und Birgitt Heigl: *Agnihotra. Ursprung, Praxis und Anwendungen.* Verlag Horst Heigl, 2019

Wolfgang Maes: *Stress durch Strom und Strahlung.* Institut für Baubiologie + Nachhaltigkeit, 2000

Carolin Sandner: *Offline-Modus aktiviert. Meine unfreiwillige Flucht vor dem Mobilfunk.* Manuela Kinzel Verlag, 2018

Klaus Scheidsteger: *Thank you for calling. Mobiltelefonie kann Ihre Gesundheit gefährden.* emu-Verlag, 2018

Zeitschriften

Die Ausgaben der Fachzeitschrift für Neurobiologie *Hier und Jetzt* von Dr. med. Dietrich Klinghardt. Erhältlich unter *www.ink.ag/shop*

Christina von Dreien: *www.christinavondreien.ch* (Anleitung zur Reinigung der Seele: *www.christinavondreien.ch/blog/blog-1/post/reinigung-der-seele-27*

Themen und Tipps rund um ein nachhaltiges Leben: *www.smarticular.net*

***Theta Healing®* von Vianna Stibal:** *www.thetahealing .de*

Positiver Ausblick für mich

Ich wünsche mir, dass die Technik der Zukunft frei von Nebenwirkungen sein wird und zum Wohle von Mensch, Tier und der gesamten Natur eingesetzt wird.

Positiver Ausblick für dich

....

....

....

Hinweise für eine bessere Umweltverträglichkeit – Eine Sammlung

Da es meiner Meinung nach in der Natur für jedes Problem eine Lösung gibt, kommen wir auch hier wieder zu effektiven und preisgünstigen natürlichen Heilmitteln. Um das „wilde Tier“ in Form von Umweltgiften erfolgreich ausleiten zu können, solltest du darauf achten, dass du deine Ausscheidungsorgane gut unterstützt (siehe Kapitel 4, Seite 202 ff.) Im Folgenden die wichtigsten Tipps:

Schutz vor Umweltgiften – Einfache und effektive Empfehlungen

Als besonders effektiv in der Ausleitung von Umweltgiften, wie Aluminium, Glyphosat, Quecksilber oder Blei, haben sich folgende Stoffe erwiesen:

- Silizium (ein natürliches Gegenmittel), z. B. in Form von *Silicea*-Gel
- Zeolith (siehe auch Seite 145 ff.)
- Chlorella und Spirulina (siehe auch Seite 82 ff.)
- Wildkräuter und chlorophyllhaltige Lebensmittel (siehe Kapitel 3, dort unter „Essen“, Seite 157 ff.)
- Apfelsäure oder Apfelpektin (z. B. bei Aluminium): Iss jeden Tag 1 Apfel getreu dem Sprichwort *„An apple a day keeps the doctor away“* (Ein Apfel am Tag den Doktor verjagt!) oder apfelsäurereiche Früchte wie Sauerkirschen, und nimm für deinen Salat Apfelessig statt normalem Essig.
- Detox-Mix bei toxischer Luft: Kurkuma, Ingwer, Zwiebelsirup, Bärlauch und Gundermann, das reinigt und aktiviert Leber und Lunge. Entweder pur essen oder sich daraus einen Drink zubereiten
- Die 3 Mischungen *GLYPHOSAT-Ausleitung 1, 2* und *3* von *PHYLAK Sachsen* zur Ausleitung des Pflanzenschutzmittels
- Laut Christian Dittrich-Opitz hat sich Propolis nach den Untersuchungen der Universität von Jiwaji in Indien bei starken Aluminiumvergiftungen als gutes Mittel erwiesen.[646] Man kann ein paar Tropfen Propolis entweder in einem Glas Wasser gelöst einnehmen oder in Form von wirklich naturbelassenem Honig. Honig enthält eine Fülle an Propolis, Enzymen, Fulvinsäure u. v. m. Am besten kaufst du deinen Honig beim Imker deines Vertrauens.
- Magnesium: Bei einem Magnesiummangel (der übrigens weitverbreitet ist!) soll sich besonders gern Aluminium im Körper einlagern. Empfehlenswert ist die Sango-Meereskoralle mit einem ausgewogenen Kalzium-Magnesium-Verhältnis oder ein Magnesiumpräparat. (Besonders gut bioverfügbar ist Magnesiumzitrat, Magnesiumglyzinat oder Magnesiummalat.)

- Nahrungsergänzungsmittel nach individuellem, kinesiologischem Austesten (z. B. Alpha-Liponsäure, Selen, Zink, Glutathion, Vitamin C, Vitamin E etc.)
- Es wird empfohlen, parallel zu einer Entgiftung von Schwermetallen ein gutes Mineralstoffpräparat einzunehmen, da der Körper vorrangig an den Stellen Schwermetalle einlagert, an denen ein Mineralstoffdefizit herrscht. Wir alle leiden durch die immer stärker verarmten und ausgelaugten Böden an einem mehr oder weniger starken Mineralstoffmangel! Natürliche Präparate sind z. B. *SCHINDELE'S MINERALIEN* oder *Luvos Heilerde.* Die Produkte sollten auf Verträglichkeit und Effektivität kinesiologisch ausgetestet werden!
- Sulforaphan ist ein starkes Antioxidans. Der sekundäre Pflanzenstoff kommt als Senfölglykosid Gluacoraphanin in hoher Konzentration vor allem in Brokkolisprossen vor. Andere Quellen sind Kohl und Brokkoli. Sulforaphan kann die Ausleitung von Aluminium wirksam unterstützen.
- In einer Untersuchung führte die intravenöse Gabe von 3 Gramm L-Carnosin (Dipeptid, das vom Körper aus den Aminosäuren Beta-Alanin und Histidin gebildet wird) in 250 Millilitern 0,9-prozentiger Kochsalzlösung als Infusion bei 58 Prozent der Probanden mit nachgewiesener pathologischer Metallbelastung zu einer Reduzierung von Aluminium und Arsen.[647] L-Carnosin kann auch als Nahrungsergänzungsmittel in Form von Kapseln eingenommen werden und gilt in der Alternativmedizin als Wunderwaffe gegen neurodegenerative Erkrankungen (*Alzheimer, Autismus, Parkinson*)
- Das Kristallwasser nach Dr. Norbert Fenten kann in der Zelle eine optimale Zellspannung erreichen und damit eine Basis für die Ausleitung von Schadstoffen und Aktivierung der Selbstheilung schaffen.
- Es empfiehlt sich, regelmäßig in die Sauna zu gehen und alles Belastende aus dem Körper herauszuschwitzen. Laut Dr. med. Dietrich Klinghardt sind die ersten 5 Minuten am effektivsten, da hierbei 98 Prozent des Glyphosats und daneben andere Schadstoffe ausgeschieden werden. In den nächsten 4 Stunden sollen dann nur noch 2 Prozent davon ausgeschieden werden.[648]

- Beim Ionen-Fußbad soll es sich um eine sehr effektive Entgiftungsmethode handeln:[649] Gute Geräte (z. B. *Ki Science*, ab etwa 600 Euro) sind allerdings teuer. In diversen Naturheilpraxen gehören diese zu den top Entschlackungs- und Entgiftungsmaßnahmen.
- Dr. med. Dietrich Klinghardt empfiehlt eine homöopathische Eigenurintherapie[650, 651] zur Ausleitung von Umweltgiften und für die individuelle Immunsystem Modulation. Informationen dazu bekommt man bei Therapeuten, die nach Dr. Klinghardt arbeiten.

Außerdem ist es gut, darauf zu achten, dass möglichst wenig Gifte in den Körper kommen:

- Durch Bio-Lebensmittel lässt sich das Glyphosat im Körper deutlich reduzieren, da dieses Obst und Gemüse weniger pestizidbelastet ist.
- Statt konventioneller Shampoos, Duschmittel, Kosmetik, Haarfärbemittel, Zahncremes etc. auf Produkte von Naturkosmetikherstellern zurückgreifen. Diese gibt es im Bioladen oder im Reformhaus. Unter *www.codecheck.info* (auch als App herunterzuladen) können sämtliche Produkte aus diesem Sortiment auf ihre Inhaltsstoffe geprüft werden.
- Unbelastete Kleidung aus Naturfasern (Baumwolle, Leinen, Hanf etc.) mit geprüften Siegeln wie *iVN, GOTS, MADE IN GREEN* wählen
- Im eigenen Wohnumfeld auf schadstoffarme Materialien achten
- Regelmäßig Basenbäder nehmen
- Zahnmaterialien vorher auf Verträglichkeit testen und Zahnstörfelder entfernen lassen
- Laut Dr. Dietrich Klinghardt nehmen wir die gefährliche Substanz PBDE auch durch die Nutzung von Laptops auf: Über die Hände soll es in den Körper gelangen.[652] Ich nutze daher für mein Laptop eine externe Tastatur. (Ja, ich weiß, das ist nicht besonders minimalistisch, aber in diesem Falle hilfreich.) Zusätzlich habe ich auf der Laptop-Tastatur ein Aktivkohlevlies liegen, das diesen bedenklichen Stoff – hoffentlich – absorbiert.
- Mahlzeiten nicht in Aluminiumkochtöpfen kochen, da hierbei hohe Mengen an Aluminium ins Essen übergehen
- Auf Laugengebäck verzichten. Es kann stark mit Aluminium belastet

sein: Der Teig wird mit verdünnter Natronlauge bestrichen, sodass das Aluminium in den Backblechen angelöst wird und in das Backgut übergeht. Schon die wenigen Minuten, bevor die Gebäcke in den Ofen geschoben werden, reichen aus, um es zu kontaminieren. Dasselbe gilt für Salzstangen.[653]

- Falls möglich, regelmäßig *Agnihotra** durchführen (siehe auch Lese-Tipp Seite 409).

Silizium – Ein hervorragender Aluminium-Entgifter

Christian Dittrich-Opitz merkt an, dass in einer Untersuchung an Alzheimer-Patienten in den USA allein durch die die Gabe von Silizium (als siliziumreiches *Trinity*-Mineralwasser) innerhalb von 3 Monaten eine vollständige Ausleitung von Aluminium aus dem Körper erzielt wurde.[654] In dieser Zeit war die Aluminium-Ausscheidung mit dem Urin deutlich erhöht, anschließend war es im Urin nicht mehr nachweisbar. Das macht deutlich, dass die Entgiftung weitestgehend abgeschlossen war. Normalerweise ist es so, dass Alzheimer-Patienten keine guten Entgiftungsfunkionen haben; umso erstaunlicher ist es, dass sie es so leicht ausscheiden konnten. Demnach liefert Silizium dem Körper die optimale Basis, um Aluminium auszuscheiden.

Bezugsquellen für Nahrungsergänzungsmittel und mehr findest du im Anhang unter gleichnamiger Überschrift, dort unter „Vitamine, Mineralstoffe, Detox & Co.“, Seite 426 f.

Bücher

Dr. Karin Bender-Gonser: *Die Top 5 für einen chemiefreien Haushalt* (E-Book, herunterzuladen unter *https://drkarinbendergonser.com/dietop5fuerdenchemiefreienhaushalt-ebook/*)

Anneliese Bunk, Nadine Schubert: *Noch besser leben ohne Plastik. Tipps und Rezepte, die zeigen, wie es anders geht.* oekom Verlag, 2016

* Siehe Fußnote Seite 406 und Seite 13

Dr. med. Jan-Dirk Fauteck et al.: *Die wertvollsten Mikronährstoffe gegen Umweltgifte. Abwehren und Abbauen. Gesundmacher chronologisch.* Nova MD Verlag, 2017

Dr. Joachim Mutter: *Lasse dich nicht vergiften! Warum uns Schadstoffe chronisch krank machen und wie wir ihnen entkommen.* GRÄFE UND UNZER Verlag, 2012

Joseph Pizzorno: *Toxine. Die unsichtbare Gefahr. Wie Gifte aus Umwelt, Nahrung und Kosmetik unsere Gesundheit gefährden – und was wir dagegen tun können.* riva Verlag, 2018

Eckhart Tolle: *Eine neue Erde. Bewusstseinssprung anstelle von Selbstzerstörung.* Arkana Verlag, 2015

Zeitschriften

Alle Ausgaben der Fachzeitschrift für Neurobiologie *Hier und Jetzt* von Dr. med. Dietrich Klinghardt. Erhältlich unter *www.ink.ag*

Für mich

Ich wünsche mir, dass man in Zukunft darauf verzichten kann, über bedenkliche No-Gos zu schreiben, die den Menschen tagtäglich betreffen.

Für dich

....

....

....

Adam und die No-Gos – Eine Geschichte mit Happy End

Mit der Erzählung über Adam hat dieses Buch begonnen und nun endet es auch mit ihm. Damit schließt sich der Kreis. Unser Protagonist aus dem 1. Kapitel, nahm seine Allergie zum Anlass, seine Lebensgewohnheiten grundlegend zu überdenken und sich selbstbewusst auf den Weg zu Gesundheit, Energie und Wohlbefinden zu machen. Wir wollen Adam noch einmal einen Besuch in seinem alten Leben abstatten, um zu sehen, in welchen Situationen ihn das „wilde Tier" in Form von Stressoren aller Art tagtäglich begleitet hat, bevor er sich auf den Weg machte ...

Es ist Montagmorgen. Ein lautstarkes Klingeln katapultiert Adam abrupt aus dem Tiefschlaf hinein in die zarte Morgenröte des noch unschuldigen, neuen Tages – sein Herz rast. Ein erster Morgenkuss vom „wilden Tier". Adams innere Uhr ist am Wochenende etwas aus dem Rhythmus geraten, da er in den letzten beiden Tagen die Nacht zum Tag gemacht hat. Kein guter Start in die Woche, denn der Körper liebt die kleinen Regelmäßigkeiten – der Mensch ist eben auch ein Gewohnheitstier.

Das „wilde Tier" lässt ihm für einen ausgedehnten Toilettengang keine Zeit – Adam ist spät dran. Seine Gedärme fühlen sich übergangen, denn insbesondere am frühen Morgen lieben sie es, sich in aller Ruhe vom angestauten und angesammelten Ballast zu befreien. *„Ein No Go!"*, finden sie. Adam greift stattdessen wie jeden Morgen zu Duschmittel und Shampoo, putzt sich die Zähne und cremt sich ein. Der Fön bläst ihm heiße Luft um die Ohren – sehen seine Haare in letzter Zeit nicht etwas stumpf und strohig aus? Mit Haarspray und Conditioner zaubert er sich Glanz und Standfestigkeit ins Haar, und vergessen ist das Haarproblem – zumindest für den heutigen Tag.

Leider weiß Adam nicht, dass er sein flottes Pflegeritual gleich mit mehreren No-Gos teilt – mit konventionellem Shampoo, Duschcreme, Cremes und Zahnpasta. Diese kommen je nach Produkt und Zusammensetzung gleich mit einer ganzen Armada an bedenklichen Stoffen daher – übrigens ebenso wie die Putzmittel für unsere Wohnung, die laut Experten wie Pflegeprodukte auch zellschädigend, hautreizend, neurotoxisch, allergieauslösend und krebserregend wirken können. Außerdem belasten sie durch nicht abbaubare Stoffe unsere Umwelt.

Nicht besser sieht es mit seinen trendigen Kleidungsstücken aus, die er sich nach der Dusche fix überzieht: Ein Mix aus einem Sammelsurium bedenklicher Stoffe, die u. U. zu Schädigungen von Leber, Schilddrüse, Nieren und des zentralen Nervensystems führen, das Immunsystem schwächen, die Fortpflanzungsfähigkeit beeinträchtigen sowie Hauterkrankungen, Hormonstörungen und Krebs auslösen können.[655] Diese Gifte treiben ihr Unwesen inzwischen überall auf der Erde: Sowohl in der Umwelt der Herstellungsländer als auch beim Waschen der in Asien gefertigten Kleidungsstücke in unserer heimischen Waschmaschine werden beispielsweise Nonylphenolethoxylate (NPE) freigesetzt, die sich in Flüssen, Seen und Meeren in die hormonell wirksame Substanz Nonylphenol (NP) verwandelt. Diese ist für Wasserorganismen wie Muscheln, Schnecken und Fische hochtoxisch. *Greenpeace* schätzt, dass mehr als 88 Tonnen NPE pro Jahr in den Wasserkreislauf in Deutschland gelangen.[656] Adam weiß nicht, dass wir als Kunden durch unser Kaufverhalten also maßgeblich mitentscheiden, ob er Teil der weltweiten Umweltverschmutzung werden möchte oder nicht.

Adam muss sich sputen. Er schmiert sich sein tägliches Marmaladenbrötchen und isst es *to-go* auf dem Weg in die Garage. *„Ein No-Go!"*, findet sein Magen: Der würde sich zwar über ein vitaminreiches Frühstück freuen, macht sich aber genügsam ohne Knurren daran, die Speise, so gut es geht, zu verdauen, was im Sitzen übrigens durchaus leichter ginge als im Gehen.

Adams ganzer Stolz ist sein neuer Wagen, mit dem er seit Kurzem täglich zur Arbeit braust. Nur der intensive Geruch im Auto ist ihm noch etwas fremd, und er schmunzelt bei dem Gedanken, dass es Autofetischisten geben soll, die diesen Neuwagen-Geruch gern als Deo hätten.[657] Er ahnt nicht, dass solch ein Auto laut Jeff Gaerhart, Forschungschef des *Ecology Center,* ein „kleiner Reaktor" sein soll, der eine „der gefährlichsten Umgebungen" sei, denen man sich aussetzen könne.[658] Kein guter Ort für Elektrosensible und Umweltkranke ..., und mit diesem penetranten Geruch will sich an diesem Morgen bei Adam die Freude an seinem heißen Schlitten nicht so recht einstellen.

An seinem Arbeitsplatz wartet das nächste „wilde Tier" auf ihn – diesmal in Gestalt seines Chefs, der ihn in letzter Zeit doch deutlich auffälliger stresst als sonst.

Adams Blutdruck steigt, er steht unter Strom und kann unter diesem Leistungsdruck keine großen kreativen Sprünge machen – er fühlt sich blockiert. Zudem stresst ihn seine Allergie, die ihm in den elektrostatisch aufgeladenen Büroräumen mit unfassbar viel Technik, künstlichen Materialien, einer trockenen Luft und schlechter Durchlüftung zu schaffen macht.

Das Mittagessen fällt – ebenso wie das Frühstück – zeitsparend und vitalstoffarm aus: Er holt sich meist Frittiertes oder scharf Gewürztes und zum Nachtisch ein Stück Kuchen oder einen Schokoriegel, nichts ahnend, dass ihm diese Mischung aus Transfettsäuren, Geschmacksverstärkern sowie Zucker allerlei Entzündungen im Körper beschert. Geschmacksverstärker sind oft in Fertiggerichten zu finden und haben schon so manchen Besucher eines Asia-Restaurants mit Magenschmerzen, Kopfschmerzen, Taubheit, Herzklopfen oder Übelkeit nach Hause gehen lassen: „Chinarestaurant-Syndrom“ wird diese unangenehme Begleiterscheinung genannt und soll vor allem Amerikaner und Europäer befallen.[659]

Da Adam natürlich weiß, dass Zucker im Übermaß nicht ideal ist, trinkt er zuckerfreie Limonaden, die mit künstlichen Süßungsmitteln, wie Aspartam oder Acesulfam-K, gesüßt sind. Diese zuckersüßen Durstkiller können laut Studien Gewichtszunahme, abdominale *Adipositas*, Typ-2-Diabetes, Bluthochdruck, Schlaganfall und Herz-Kreislauf-Beschwerden begünstigen.[660] Das weiß Adam nicht – und er weiß auch nicht, dass sich hinter seiner Zuckersucht nichts anderes verbirgt als die Suche nach Liebe und Geborgenheit –, schmecken doch besonders die Schokoriegel so sehr nach alten, unbeschwerten Zeiten und lassen ihn verträumt in süßen Kindheitserinnerungen schwelgen.

Bis zum Feierabend verbringt Adam seine Zeit sitzend in Konferenzen oder an seinem großen Monitor, mal zur Abwechslung stehend und telefonierend mit seinem Smartphone im Flur und auf lauten Baustellen, um die er sich als Architekt zu kümmern hat. Obwohl das „wilde Tier“ hier mit ohrenbetäubendem Lärm auf sich aufmerksam macht, ignoriert Adam es. Er hat keine Ahnung, weshalb er sich danach so gestresst fühlt. Ist es grundsätzlich der Stress oder eher der Lärm oder beides zusammen? Durch Lärm werden Stresshormone ausgeschüttet, wodurch es zum Anstieg des Blutdrucks kommt. Insbesondere nachts reagiert der Körper äußerst sensibel auf diesen Störfaktor, und infolgedessen kann es zu Schlafstörungen, Herzrhythmusstörungen, Störungen des Nervensystems u. v. m. kommen. Auch das ist Adam nicht bewusst, und er ignoriert ebenso, dass ihm die stark befahrene Straße direkt vor seinem Schlafzimmerfenster nachts oftmals seinen heiligen Schlaf raubt.

Abends kommt Adam meist spät nach Hause. Endlich kocht er sich eine richtige Mahlzeit, die er mit viel Muße zubereitet. *„Gut gemeint, aber leider viel zu spät!“*, findet seine Verdauung, hat sich diese doch bereits offiziell zum Schlafen abgemeldet und möchte lieber in Ruhe gelassen werden.

Da Adam mit einem vollen Bauch schlecht schlafen kann, sitzt er oft noch bis spät in die Nacht an seinem Laptop, nichts ahnend, dass durch das Blaulicht, das von Monitoren, LEDs und Sparlampen ausgetrahlt wird, seine Melatoninproduktion gehemmt wird, wodurch das Risiko für Krankheiten steigen kann.[661] Ebenso wie durch die Nachtarbeit selbst, denn dadurch gerät unser natürlicher Biorhythmus völlig durcheinander. Arbeitet man für längere Zeit gegen ihn, können Schlafstörungen, Magen-Darm-Störungen, psychischen Beschwerden, Appetitlosigkeit, eine erhöhte Neigung zu Unfallgefahr, Depressionen, Herzerkrankungen etc. die Folge sein. Adam weiß das nicht. Auch nicht, dass das DECT-Telefon neben seinem Bett alles andere als förderlich für seine (Schlaf-)Gesundheit ist. Ein „wildes Tier“, das unentwegt nervt! Das hauptsächliche Problem dieser modernen Technologien wie WLAN[*], DECT[**], GSM[***], UMTS[#], LTE[##] sind die niederfrequenten Takte, die im Wesentlichen für das biologische Risiko verantwortlich sind. Diese Funkwellen, die uns von allen Seiten rund um die Uhr begleiten, werden in streng periodischen Rhythmen „gepulst“ und greifen viel stärker als die ungepulste Strahlung derselben Frequenz und Intensität auf biologische Körperprozesse ein. Die gepulste Strahlung besteht demnach aus Einzelpulsen, die in einem starren Takt aufeinanderfolgen – so etwas gibt es in der Natur nicht. Prof. Dr. Ross Adey von der Loma-Linda-Universität in Kalifornien drückte das bereits im Jahr 1970 folgendermaßen aus: *„Wir wissen sehr gut, dass gepulste Signale auf den Menschen stärker ein-*

---

[*] Drahtloses (**W**ireless) **LAN**

[**] **Di**gital **E**nhanced **C**ordless **T**elecommunications (verbesserte digitale schnurlose Kommunikation)

[***] 1990 eingeführter Mobilfunkstandard für volldigitale Mobilfunknetze der 2. Generation

[#] **U**niversal **M**obile **T**elecommunications **S**ystem, der Mobilfunkstandard der 3. Generation (3G)

[##] **L**ong **T**erm **E**volution, der Mobilfunkstandard der 4. Generation (4G)

wirken als ungepulste. Gepulste Mikrowellen greifen tief in biologische Prozesse ein.“[662] Aus diesem Grund stehen seit einiger Zeit in sämtlichen Betriebsanleitungen solcher Störenfriede, dass man diese nicht in die Nähe von Kinderzimmern, Schlaf- und Aufenthaltsräumen platzieren soll.

Um dem „wilden Tier“ zu entkommen und sein chronisches Sonnenlichtdefizit ausgzugleichen, steigt Adam öfters in den Flieger. Ab in den Süden.

„Über den Wolken
Muss die Freiheit wohl grenzenlos sein.
Alle Ängste, alle Sorgen,
Sagt man,
Blieben darunter verborgen
Und dann ...“

... als Reinhard Mey 1974 *Über den Wolken* zum Hit machte und voller Pathos von der sorgenfreien Welt dort oben sang, ahnte er offensichtlich noch nicht, dass man in diesen Höhen doch nicht so frei von weltlichen Problemen ist. Insbesondere dann nicht, wenn man sich mit Passagierflugzeugen auf die Reise macht. Denn auch hier lauern sie – die Umweltgifte – dieses Mal in der Kabinenluft. Auch Adam ist dieser Zusammenhang nicht klar. Man bezeichnet das Problem in Passagierflugzeugen als „aerotoxisches Syndrom“ und meint damit mögliche gesundheitliche Schädigungen, die durch die Verunreinigung der Atemluft in Innenräum von Passagierflugzeugen ausgelöst werden.[663]

Da Adam sich im Alltag vorwiegend in Innenräumen aufhält und unter der Woche nur wenig in den Genuss der Sonne kommt, reagieren seine Augen und seine Haut im Urlaub äußerst empfindlich darauf. Demzufolge sind Sonnenbrille und Sonnencreme seine wichtigsten Begleiter. Er ahnt nicht, wie wichtig ein wohldosierter Umgang mit der Sonne ist und dass natürliches Sonnenlicht für die Erhaltung seiner Gesundheit elementar ist.

Am letzten Abend dieses kurzen Tapetenwechsels sitzt Adam lange am Strand. Tief in das wogende Wellenspiel versunken, kommt sein Geist endlich zur Ruhe. Er spürt den warmen, weichen Sand unter sich, kostet die salzige Luft und nimmt die leichte Brise wahr, die sanft seinen Körper wiegt. Ein wohliges Gefühl breitet sich in ihm aus ...

Ihm kommt es so vor, als würde er mit seiner Umgebung verschwimmen, er löst sich in ihr auf und sie sich in ihm – alles ist eins.

Adam erkennt, dass er dringend etwas in seinem Leben ändern muss. Er blickt zur Seite.

Da sitzt das „wilde Tier" und lächelt ihm zu.

…

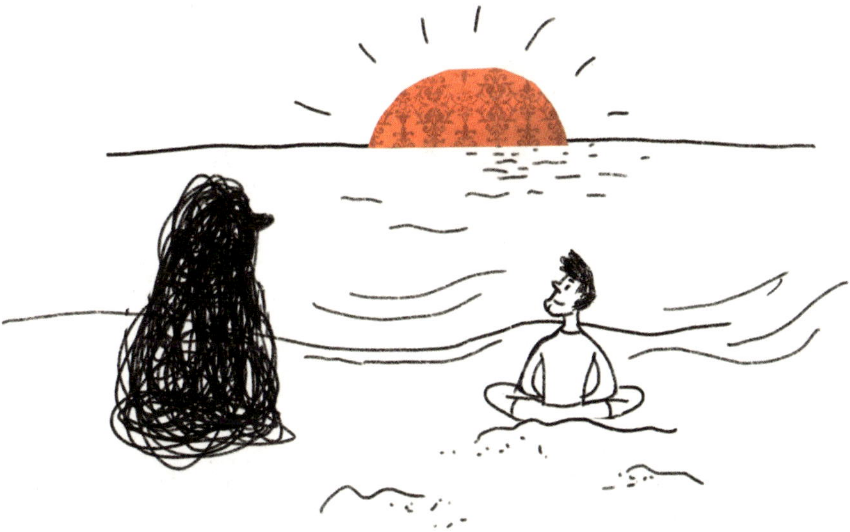

Ausblick

8

All die vielen kleinen, immer wieder in den Text eingestreuten Ausblicke erfordern eigentlich keinen großen Ausblick mehr. Das Wichtigste ist gesagt.

Vielleicht hast auch du schon deine positiven Ausblicke in Gedanken formuliert und konntest diese bereits in das Buch schreiben? Diese sind wie die Samen, die der Gärtner liebevoll in die Erde gibt, damit daraus etwas Lebendiges wächst. So wie jedes noch so kleine Pflänzchen die Umwelt mitgestalten kann, sind auch deine vom Herzen getragenen Gedanken eine wertvolle Bereicherung – nicht nur für dieses Buch.

Wenn du möchtest, schreibe in dieses große Herz deine Herzenswünsche und schicke sie hinaus in ins Universum.

Je mehr Menschen sich auf das Lichtvolle und Liebevolle im Leben konzentrieren, desto heller wird es auf der Welt.

Diese Kohärenz hat eine Kraft. Jeder Einzelne darf daran mitwirken ☺.

Anhang

Die Autorin Caterina Teresa Guccione …

In Baden-Württemberg aufgewachsen, begann ich nach dem Abitur und einem kurzen Abstecher in die Restaurierung von Gemälden und Skulpturen mit dem Studium der Architektur. 1997 entschied ich mich ergänzend zu einem Zweitstudium der Bildenden Kunst und absolvierte anschließend ein zweijähriges Meisterschülerstudium. In dieser Zeit wurden auch meine Söhne geboren.

2007 gründete ich gemeinsam mit meiner damaligen Partnerin ein Studio für Ausstellungsgestaltung und *Interior Design*. Von 2014 bis 2018 arbeitete ich parallel zu meiner Selbstständigkeit an einer Universität im Fachbereich „Architektur".

Ich habe einige Fachartikel zum Thema „Ausstellungsdesign und *Interior Design*" verfasst, schreibe regelmäßig in einem Design-Blog und beschäftige mich seit mehr als 20 Jahren mit spirituellen und gesundheitlichen Themen. 2018 entschied ich mich, mein bisheriges hauptberufliches Tätigkeitsfeld teilweise zu verlassen und in neue, unbekannte Gefilde aufzubrechen. Seit Ende 2018 übe ich mich geduldig im Erlernen von *Jin Shin Jyutsu* und Yoga und seit Anfang 2019 darf ich mich zertifizierter *ThetaHealer®* nennen.

Mein Traum ist es, irgendwann mit meiner Familie, gleichgesinnten Menschen und Tieren autark und im Einklang mit der Natur auf einem schönen Fleckchen Erde zu leben und mein Gewahrsein auf die wirklich wichtigen Dinge des Lebens zu richten.

… und die Illustratorin Anja Maria Eisen

(beide über sich selbst)

Ich bin in Gera geboren und in Halle an der Saale aufgewachsen. Dort studierte ich an der Kunsthochschule Burg Giebichenstein und beendete mein Studium als Bühnen- und Kostümbildnerin 1999 an der Hochschule für Bildende Künste Dresden. Anschließend tauchte ich in die Theaterwelt ein und arbeitete als Bühnen- und Kostümbildnerin mit verschiedenen Choreografen und Regisseuren an unterschiedlichen Theatern.

Mit meinem großen Erfahrungsschatz im szenischen Zeichnen wendete ich mich nach der Geburt meiner Söhne mehr und mehr der Illustration zu. Ich begann für verschiedene Zeitschriften und Magazine zu zeichnen, u. a. für *Geolino, Die Zeit* und *Brigitte*, es entstand ein erstes Kinderbuch mit meinen Zeichnungen – *Meister Marios Geschichte* von Rafik Shami, das im Hanser Verlag verlegt wurde.

Seither haben sich die verschiedensten Bereiche für meine Arbeit eröffnet. Neben groß- und kleinformatigen Illustrationen für Museen und Theater, zeichne ich live grafische Protokolle (*Graphic Recording*) auf Veranstaltungen und liebe es, mich im Atelier in meine freien Arbeiten zu vertiefen.

Für all das schöpfe ich Kraft in der Natur, meiner Yoga- und Reikipraxis und im Austausch mit Menschen, die mir verbundenen sind. Ich bin seit 2014 *TriYoga*-Lehrerin BDY/EUY und gebe meine Erfahrungen aus der eigenen Praxis auf diesem Weg weiter.

Dank

Damit solch ein Buch gelingen kann, bedarf es der Unterstützung eines kompetenten Teams. Meine Wertschätzung und mein herzlicher Dank geht insbesondere an:

Anja Maria Eisen für ihre wundervollen Illustrationen, Rosi Weiss für ihre kreative Umsetzung meiner Ideen, Martina Klose für ihr umfassendes Lektorat, Andrea Bistrich für ihr gründliches Korrektorat und Robert Michael für die Porträtaufnahme. Last but not least möchte ich mich auch bei meinem Verleger Hans Nietsch bedanken, der während meiner Schreibphase zum richtigen Zeitpunkt die richtigen Impulse setzte. Auch allen anderen, hier nicht namentlich aufgeführten Unterstützern, an dieser Stelle ein großes DANKESCHÖN!

– **Für alle Links gilt: Stand August 2019** –
(In allen Rubriken sind die einzelnen Produkte,
Ansprechpartner und Dienstleistungen alphabetisch sortiert)

Bezugsquellen

Harmonisierung, Elektrosmog und energetische Heilmittel

Abschirmende Kleidung: *www.aaronia.de; www.biologa-gmbh.com; www.yshield.com/de*

***Ananti-Chip, LED-Converter, Brain-Y-Anhänger* und Schutz vor Elektrosmog:** *https:/www.ananti.de/schutz-vor-elektrosmog/* (10-Prozent-Gutschein: *Ananti10*)

BioTac Gold Chip und mehr: *www.biogenesis-lichtwerkzeuge.com* (5-Euro-Gutschein: *FREUDE*)

Blaulichtbrille: *www.innovative-eyewear.shop* (in Kooperation mit Dr. Alexander Wunsch entwickelt; 5-Prozent-Gutschein: *Augenwohl*)

Glühlampen & mehr: *www.gluehbirne.de*

***Hamoni*®-Geräte gegen Elektrosmog:** *www.erdstrahlenhilfe.com*

Harmony United Ltd.: *www.harmonyunited.com* (10-Prozent-Gutschein: *VPQN3NG7R*)

Tesla-Antenne und Energiekarte *Sedona*: *www.walter-thurner.de*

***VIVOBASE*-Produkte:** *www.vivobase.de* (versandkostenfreie Lieferung & 5-Euro-Gutschein: vbpgcg002)

Vitamine, Mineralstoffe, Detox & Co.

ALHOPHARM Arzneimittel GmbH: Alte Chaussee 2, 35614 Aßlar, Fon: 00 49 64 43/69 00 10

Anti-Parasiten-Produkte von Alex Green: *www.naturalfoodshop.de*

***Athina*® *Oregano Öl; Athina*® *Oregano Öl Kapseln*:** *www.oregano-oil.de*

Biofilm-Kur (*Express Darmkur Premium*), Darmreinigungskur (*Amazonas Darmreinigung*), *Cassia fistula*, Jiaogulan der Firma *Tausendkraut*, vegane Lebensmittel, Nahrungsergänzungsmittel, Rohkost, Grapefruitkernextrakt ...: *www.regenbogenkreis.de* (10-Prozent-Gutschein: *NATURKRAFT*)

Bone und Teeth Supreme: *www.supznutrition.com*

***Curcumin Royal*-Kapseln, Magnesium, Nahrungsergänzungsmittel:** *www.vitaminexpress.org/de*

Grüne Smoothie-Mischungen, Bitterkräuter, Superfoods, Zahnputzpulver: *www.lebenskraftpur.de (5-Prozent-Gutschein: rundumgesund5)*

Ionic Oil (Ozonisiertes Olivenöl) von hervorragender Qualität und **Maroni-Produkte** mit sagenhaft hohen Bovis-Einheiten: *www.naturgaben.de*

Nahrungsergänzungsmittel: *www.lifeextensioneurope.de*

Natürliche Vitamine, Superfoods, Vitamin-D-Produkte, K_2-Präparate: *www.sunday.de*

***NovaVitalis* Schokofit und Vanillefit** für einen gesunden Darm: *www.novavitalis.com/shop* (5-Euro-Gutschein: *13957)*

Olivenblattextrakt, Korianderkrautextrakt, Chlorella, Zeolith, Propolis u. v. m.: *www.biopure.eu*

Propolis und Bienenprodukte: *www.beegut.de*

Robert Franz® Naturprodukte (z. B. OPC): *www.robert-franz-naturprodukte.de*

SUNDAY NATURAL (Bioqualität ohne Verwendung von Herbiziden und Pestiziden): *www.sunday.de* (10-Prozent-Gutschein *Welcome10)*

Tisso-Naturprodukte (z. B. gutes Vitamin C): *https://shop.tisso.de*

Zechstein Magnesium Oil: *www.zechstein-magnesium-oil.com/de*

Wasser & Co.

Binchotan-Aktivkohle: *www.purenature.de/binchotan-aktivkohle-ersatzfilter*

Edelschungit zur Wasserreinigung: *www.heilschungit.com*

***Effektive Mikroorganismen*®, EM®-Salz & mehr:** *www.emiko.de*

Kristallwasser nach Dr. Fenten: *www.novavitalis.com/shop/* (5-Euro-Gutschein: *13957*)

Wasserenergetisierung: *www.solmeo.de* (10-Prozent-Gutschein: *Harmonie*)

Wasserionisierer und Wasserstoffbooster: *www.aquacentrum.de* und *http://ionlife.de*

Wasserverwirbler nach Schauberger und mehr: *www.cellavita.de* (10-Prozent-Gutschein: *WASSER10*)

Ätherische Öle

dōTERRA®**:** *www.doterra.com/DE/de_DE*
PRIMAVERA®**:** *www.primaveralife.com*
Young Living® Essential Oils**:** *www.youngliving.com/de_DE*

Mikroalgen

Algomed (Chlorella, im Glasröhrensystem gezüchtet)**:** *www.algomed.de*
BioPure.eu: *www.biopure.eu*
gse-Vertrieb (biozertifiziert): *www.gse-vertrieb.de*

Heilerde

BULLRICH Heilerde, Luvos® Heilerde**:** im Drogeriemarkt, Reformhaus, Bioladen, in der Apotheke, im Supermarkt
Lavaerde zum Haarewaschen, z. B. von *LOGONA*: im Bioladen

Kokosöl

AMANPRANA EXTRA VIRGIN COCOS ÖL**:** *www.bio-naturel.de*
DR. GOERG Bio-Kokosöl**:** *www.drgoerg.com*

DMSO

biotraxx DMSO organisches Lösungsmittel 99,9 %, 100 ml – Violettglas mit Pipette (zusätzlich energetisiert)**:** *https://biotraxx.de*

MSM

Kala health **Creme, Gel, Tabletten, Kapseln, Pulver:** *www.kalahealth.de*
MSMVita von *Cellavita®*: *www.cellavita.de*
UltraPure MSM**-Pulver oder -Kapseln** von *Vitality*: *www.vitaminexpress.org*

Natron

bevorzugt in plastikfreier Verpackung kaufen; schau mal im verpackungsfreien Laden in deiner Nähe!
grüne Bude**:** *www.gruene-bude.de*
smarticular Shop**:** *https://smarticular.shop*
Zero Waste**-Laden:** *https://zerowasteladen.de*

Wasserstoffperoxid (H_2O_2)

H_2O_2 mit Stabilisator ist in allen Apotheken erhältlich.
Wasserstoffperoxid ohne Stabilisator: *www.hs-activa.com*

Klinoptilolith-Zeolith (Wichtig ist die Kennzeichnung als Medizinprodukt!)

Zeolith-Bentonit-Versand (Zeolith/Bentonit in Arzneimittelqualität mit viel Infomaterial)**:** *www.zeolith-bentonit-versand.de* (5-Prozent-Gutschein: *Zeolith5-neu*)

Hochwertige Öle

Budwig-Ernährung: *www.budwig-shop.de* (sehr hochwertiges Leinöl)
***OXYGUARD®-Öle* von *RAPUNZEL*:** *www.rapunzel.de*

Zahnputzpulver und ganzheitliche Zahnpflege

www.lebenskraftpur.de (5-Prozent-Gutschein: *rundumgesund5*)

Ökologische & faire Mode

Eine gute Übersicht erhältst du hier: *https://utopia.de/bestenlisten/modelabels-faire-mode* Du findest Labels wie *Armedangels, Grüne Erde, Lanius, Hess Natur, Alma & Lovis* u. v. m.

Ökologische Möbel, Stoffe, Teppiche, Bettwaren etc.

Allnatura: *allnatura.de*
Grüne Erde: *www.grueneerde.com*
Hess Natur: *www.hessnatur.de*

Aktivkohlematten (z. B. zum Schutz vor PBDE aus der Laptop-Tastatur)

www.purenature.de

Spagyrik von *Phylak Sachsen® GmbH*

www.phylak.de (Die Mischungen können von bestimmten Apotheken bezogen werden. Nähere Infos erhältst du beim Hersteller.)

Sehr gutes gekeimtes Bio-Brot für Brotliebhaber

Bettinas Keimbackstube: *www.lebenskeimbrot.de*

Fermentiertes und Starter-Set zum Selbst-Fermentieren

***SAUER MACHT* glücklich:** *www.sauer-macht-gluecklich.de*

Inhaltsstoffe in Shampoos, Kosmetik & Co. prüfen

Code-Check: *www.codecheck.info* (auch als App)

Wichtige Adressen

Baubiologen

BAUBIOLOGIE MAES mit Partnerbüros: *www.maes.de*
Bauwerksanalyse Wellerdt: *www.bauwerkanalyse.de*
Sebastian Krüger (Heilpraktiker, Baubiologe, Radiästhet): *www.strahlenfrei-wohnen.de*
und regional ansässige Baubiologen, Radiästheten oder Geomanten

Umweltberatung und Bioenergetische Behandlungen

Oskar Uch, 96047 Bamberg, Fon: 00 49 95 1/6 90 26

Jodstättigungstest

***Labor Südwest Ettlingen*, *Biovis Diagnostik*:** *www.biovis-diagnostik.eu/de*

Ganzheitliche Zahnheilkunde

Dr. Karin Bender-Gonser, Holistische Zahnheilkunde: *www.drkarinbendergonser.com*
GZM: Ganzheitliche Zahnmedizin: *www.gzm.org/patienten/ganzheitliche-zahnmedizin.html* (Hier kannst du nach ganzheitlich arbeitenden Zahnärzten in deiner Nähe suchen.)

Homa-Anbau, Infoveranstaltungen zu *Agnihotra* sowie Shop für Zubehör

www.agnihotra-online.com

Dr. Klinghardt-Therapeuten

www.ink.ag/therapeuten-vor-ort/deutschland

Solidarische Landwirtschaft

www.solidarische-landwirtschaft.org (*SoLaWi* in der Umgebung finden)

Hilfreiche Websites

Gesundheit allgemein

Walter Häges Gesundheitsblog: *www.selbstheilung-online.com*
Bärbel Puls' Gesundheitsblog: *www.wirksam-heilen.de/blog*
Informatives Portal rund um Gesundheit: *www.zentrum-der-gesundheit.de*

Zahnheilkunde

Deutsche Gesellschaft für Umwelt-Zahnmedizin: *www.deguz.de*
Deutsche Gesellschaft für Umwelt-Zahnmedizin zu „NICO": *www.deguz.de/fachkreise/fachinformationen/kieferostitis-nico.html*
Dr. med. dent. Holger Scholz zum Thema „Therapie von NICO und Kieferostitis": *www.tagesklinik-konstanz.de/application/files/7315/3203/9097/Artikel_Nico_Sonderdruck_Tagesklinik.pdf* (Artikel)
Internationale Gesellschaft für Ganzheitliche ZahnMedizin e.V.: *www.gzm.org*
Naturheilmagazin zu wurzelbehandelten Zähnen: *www.naturheilmagazin.de/natuerlich-heilen/zahnmedizin/wurzelbehandelter-zahn-film.html*
Netzwerk Frauengesundheit zu „NICO und Brustkrebs": *www.netzwerk-frauengesundheit.com/welche-rolle-spielt-der-kieferknochen-beim-brustkrebs*

Elektrosmog

5G: *www.stoppt-5g.de/*

Baubiologie Wolfgang Maes zum Thema „Antibiotikaresistenz und Mobilfunk“: *www.maes.de/17%20ERG%C3%84NZUNGEN%20A/maes.de%20ERG%C3%84NZUNG%20ANTIBIOTIKARESISTENZ,%20MOBILFUNK,%20WLAN.PDF* (Artikel)

Wolfgang Maes zum Thema „Energiesparlampen“: *www.maes.de/10%20ENERGIESPARLAMPEN/maes.de%20SKRIPT%20ENERGIESPARLAMPEN.PDF*

Baubiologie Wolfgang Maes zum Thema „WLAN & Co.“: *http://www.maes.de/08%20WLAN/maes.de%20WLAN,%20FUNK..%20SCHLAF,%20REGENERATION,%20MEDITATION.PDF* (Artikel)

Bürgerwelle: *www.buergerwelle.de/de*

Dr. med. Christoph Scholtes: „Zeolith – Von der Entgiftung bis zum Feng Shui“, in *Akupunktur & Aurikulomedizin*, Ausgabe 1/2014; siehe auch hier: *http://docplayer.org/56908915-Summary-zusammenfassung-keywords-schluesselwoerter.html* (Artikel u. a. zur Raumentstörung mithilfe von Zeolith)

Elektrosensible (Website): *www.elektro-sensibel.de*

Diagnose Funk: *www.diagnose-funk.org* (Fachpublikationen und Dokumente zum Download: *www.diagnose-funk.org/publikationen/dokumente-downloads/fachpublikationen)*

Grenzwerte: *www.elektro-sensibel.de/docs/Grenzwerte.pdf*

PDF mit NTP-Studie (zum Download): *www.emfdata.org/de/dokumentationen/detail&id=247* (Nachweis, dass die nicht-ionisierende Mobilfunkstrahlung Krebs erzeugen kann)

Standorte der Mobilfunksendeanlagen in ganz Deutschland: *https://emf3.bundesnetzagentur.de/karte*

Ulrich Weiner: *www.ul-we.de* (sehr informative Seite). Ebenfalls empfehlenswert sind seine Vorträge, die er bundesweit hält!

Zeolith allgemein, Artikel von Dr. Christoph Scholtes, Dr. Erwin Walraph und Prof. Dr. Karl Hecht: *www.zeolith-bentonit-versand.de*

Filme im Netz und auf YouTube

Alex-Green-Videos, der deutsche „Parasitenpapst“:
www.youtube.com/channel/UC9uJ5x3SoY3xnmKF_ECjNYg/videos

Auswirkungen von 5G (Dokumentarfilme; Reihe): *www.stoppt-5g.de/category/informationen-zu-5g*

Dr. Daniele Ganser – *Umgang mit den Medien und Achtsamkeitstraining*: *www.youtube.com/watch?v=AGgUXT-1CbI*

Dr. Dietrich Klinghardt über Aluminium:
www.youtube.com/watch?v=PW9wF5gI5dg

Dr. Dietrich Klinghardt über die Auswirkungen von 5G, Aluminium und Quecksilber: *www.youtube.com/watch?v=PF9tV05laRA*

Dr. Katrin Bender-Gonser (Holistische Zahnheilkunde; Kanal):
www.youtube.com/channel/UCDzFc8RsH89N2CKiLtL3XbQ

Dr. med. Wolf Bergmann: die Auswirkungen von 5G, Aluminium und Quecksilber: *www.youtube.com/watch?v=R6r-iPbgZkE&spfreload=10:*

***Elektrosmog. Eine unterschätzte Gefahr?* (*arte*-Sendung *Xenius*):**
www.arte.tv/de/videos/084702-003-A/xenius-elektrosmog/

Innere Welten äußere Welten. Teil 1, Akasha:
www.youtube.com/watch?v=QSEM3wLcgnY

Matthias Hancke: *Overcast, www.overcast-the-movie.com*

Michael Murphy: *What in the World are they Spraying:*
www.youtube.com/watch?v=xFQ2_0QNiks

Robert Franz, der OPC-Spezialist (Kanal):
www.youtube.com/results?search_query=robert+franz

Liste der Tipps

Liste der Spar-Tipps

Liste der Übungen „Tun & Spüren"

Liste der Rezepte

Anmerkungen

– Diese Anmerkungen kanst du auch online unter *www.nietsch.de* abrufen. –

[1] http://de.statista.com/statistik/daten/studie/707617/umfrage/umfrage-zur-verbreitung-von-chronischen-krankheiten-in-deutschland/

[2] www.destatis.de/DE/Themen/Gesellschaft-Umwelt/Gesundheit/Gesundheitsausgaben/_inhalt.html

[3] Armin Risi: *Gott und die Götter*, Seite 35

[4] www.zentrum-der-gesundheit.de/allergie.html#toc-wie-die-schulmedizin-allergien-behandelt

[5] https://dieter-broers.de/lp/vortrag-wie-deine-gedanken-deine-realitaet-erschaffen/?ref1=140310

[6] Armin Risi im Gespräch – „Vedische Prophezeiungen“: https://www.youtube.com/watch?v=_o0b-rfZknA&t=1s

[7] Siehe www.youtube.com/watch?v=cOFZL9oaptA

[8] Siehe auch www.welt.de/debatte/kommentare/plus192974479/Juliette-Binoche-Wirtschaftswachstum-hat-katastrophale-Folgen.html

[9] www.doterra.com

[10] www.internisten-im-netz.de/aktuelle-meldungen/aktuell/wie-sich-die-darmflora-nach-antibiotika-einnahme-erholt.html

[11] www.gesundheit.de/medizin/naturheilmittel/heilpflanzen/knoblauch-heilende-wirkung

[12] https://kneipp.ch/zeitschrift-kneipp/top-themen/natuerliche-antibiotika-aus-der-natur/

[13] www.spiegel.de/gesundheit/diagnose/multiresistente-keime-verursachen-in-europa-33-0000-todesfaellen-pro-jahr-a-1236984.html

[14] www.zeit.de/wissen/gesundheit/2016-10/krankenhaeuser-patienten-sterben-infektionen-krankenhausinfektionen-studie

[15] www.spiegel.de/gesundheit/diagnose/infektionen-im-krankenhaus-2-6-millionen-faelle-jaehrlich-in-europa-a-1117124.html

[16] https://de.sott.net/article/22594-Pflanzliche-Antibiotika-Die-Medizin-der-Zukunft

[17] www.carstens-stiftung.de/artikel/pflanzliche-antibiotika-bei-infekten-co.html

[18] www.apotheke-adhoc.de/branchennews/alle-branchennews/branchennews-detail/studie-der-uni-freiburg-belegt-senfoelglykoside-wirken-gegen-mrsa/

[19] www.grapefruitkernextrakt-ratgeber.info/studien.html

[20] www.carstens-stiftung.de/artikel/pflanzliche-antibiotika-bei-infekten-co.html

[21] https://rp-online.de/leben/gesundheit/medizin/grippe/natuerliche-antibiotika-gegen-halsschmerzen-und-co_aid-14438885

[22] www.carstens-stiftung.de/artikel/pflanzliche-antibiotika-bei-infekten-co.html

[23] Ebenda

[24] Vianna Stibal: *Theta Healing. Krankheiten und Beschwerden heilen*, Seite 32 f.

[25] Stibal: *Theta Healing. Krankheiten und Beschwerden heilen*, Seite 23 ff.
[26] https://chilipflanzen.com/wissenswertes/gesunde-chilis-und-deren-heilsame-wirkung/
[27] www.grapefruitkernextrakt-ratgeber.info/
[28] www.universitatsmedizin-goettingen.de/roher-honig-vorteile-fuer-die-heilung-20-beliebte-honigverwendungen/
[29] www.cochrane.de/sites/cochrane.de/files/public/uploads/artikel/04_16_honig_zur_topischen_wundbehandlung.pdf
[30] https://ayurveda-schatztruhe.de/kann-honig-giftig-werden-2/
[31] www.ncbi.nlm.nih.gov/pubmed/28348610
[32] https://ingwerteeseite.de/gesundheit/ingwer-schmerzen/
[33] www.heilungsberichte.de/kapuzinerkresse-das-pflanzliche-antibiotikum/
[34] Wolf-Dieter Storl; www.facebook.com/storl/photos/kamilledie-kamille-ist-eine-k%C3%B6nigin-der-heilpflanzen-wegen-ihrer-anmut-galt-sie-/1830782443603934/
[35] www.deutsche-apotheker-zeitung.de/daz-az/2004/daz-3-2004/uid-11251
[36] www.baerbel-drexel.de/schwarzer-knoblauch-19-g-kennenlern-angebot.html?gclid=CjwKCAiA6bvwBRBbEiwAUER6JeP4MjTSMofPR0zoUpG1mqWnPBYfSkW9akRRXuxt_wAYfDztKM0ndBoC5ogQAvD_BwE
[37] www.basel-express.ch/gesund-und-schoen/gesundheit/1547-schwarzer-knoblauch-rohrreiniger-der-natur-fuer-verstopfte-gefaesse
[38] www.kurkuma-wurzel.info/anti-krebs-eigenschaften/
[39] www.terraelements.de/blog/Neem-Niem-das-ayurvedische-Geschenk-des-Himmels/
[40] www.naturepower.de/vitalstoff-journal/naehrstoffe-von-a-z/glossar-n/neembaum-neem/
[41] www.panaceo-direkt.com/schlagwort/olivenblatt-wirkung/
[42] www.natur-heilt.at/olivenblattextrakt/
[43] www.ätherisches-öl.com/oregano_oel
[44] http://fredwao.de/oregano-zum-heilen-nutzen/
[45] www.heilungsberichte.de/papayakerne-die-entgifter/
[46] www.natur-kompendium.com/propolis/
[47] John Diamond: *Der Körper lügt nicht*, Seite 174
[48] http://heilpflanzenwissen.at/pflanzen/salbei/
[49] www.gesundheit.de/medizin/naturheilmittel/hausmittel/teebaumoel-ein-kleiner-alles-koenner
[50] www.heilkraeuter.de/lexikon/thymian.htm
[51] www.chlamydiapneumoniae.de/pneumoniae/therapie/alternativmedizin/cystus-produkte-gegen-cpn
[52] www.regenbogenkreis.de/blog/gesundheit-und-ernaehrung/gesund-schoen-und-zeckenfrei-die-zistrose
[53] www.t-online.de/gesundheit/krankheiten-symptome/id_17290744/ist-zitronenmelisse-die-wunderwaffe-gegen-lippenblaeschen-.html

[54] www.liebenswert-magazin.de/natuerliches-antibiotikum-mit-diesem-rezept-selbst-herstellen-760.html (Dokument3in etwas abgewandelter Form)

[55] *Das Natron Handbuch,* Seite 51

[56] www.ndr.de/ratgeber/gesundheit/Wie-gesund-ist-Milch,milch254.html

[57] www.br.de/themen/ratgeber/inhalt/gesundheit/wechselwirkungen-medikamente-nebenwirkungen-milch100.html

[58] https://utopia.de/ratgeber/chlorella-algen-superfood/

[59] https://vitalinstitut.net/chlorella/

[60] www.zentrum-der-gesundheit.de/spirulina-gruende-einnahme-ia.html

[61] https://de.wikipedia.org/wiki/Spirulina#Eigenschaften

[62] www.naturinstitut.info/spirulina.html

[63] https://vitalinstitut.net/chlorella/

[64] www.natur-kompendium.com/chlorella/

[65] www.phytodoc.de/heilpflanzen/spirulina

[66] Ebenda

[67] www.phytodoc.de/heilpflanzen/spirulina

[68] C. Cingi, M. Conk-Dalay, H. Cakli, C. Bal: "The effects of spirulina on allergic rhinitis", in *European Archives of Oto-Rhino-Laryngology*; https://de.wikipedia.org/wiki/Spirulina#Eigenschaften

[69] https://vitalinstitut.net/chlorella/

[70] Ebenda

[71] www.chlorella-alge.net/studien.html

[72] Y. Y. Kok, W. L. Chu, S. M. Phang SM et al.: "Inhibitory activities of microalgal extracts against Epstein-Barr virus DNA release from lymphoblastoid cells", in *J Zhejiang Univ Sci B,* Band 12, Nr. 5, Mai 2011, Seite 335–345; https://de.wikipedia.org/wiki/Spirulina#Eigenschaften

[73] Margret Madejsky: *Alchemilla. Eine ganzheitliche Kräuterkeilkunde für Frauen.* Arkana Verlag, 2000, Seite 85

[74] Christian Dittrich-Opitz: *Befreite Ernährung,* Seite 79

[75] www.amazon.de/Praxisbuch-DMSO-Universalheilmittel-Entz%C3%BCndungen-Immunsystem/dp/3864456541

[76] https://gesund-im-net.de/selbsthilfe/handbuch2.htm

[77] www.naturmednet.de/biblio/vn/1401.queck.html

[78] www.pharmawiki.ch/wiki/index.php?wiki=dimethylsulfoxid

[79] www.erweiterte-medizin.de/infusionen/dmso/

[80] www.netzwerk-frauengesundheit.com/dmso-besondere-fluessigkeit-fuer-gesundheit-und-schoenheit/

[81] https://bio360.de/dmso-blogartikel/

[82] www.dmsoportal.de/nebenwirkungen/

[83] www.netzwerk-frauengesundheit.com/dmso-besondere-fluessigkeit-fuer-gesundheit-und-schoenheit/

[84] www.dmsoportal.de/nebenwirkungen/

85 www.daniel-peter-verlag.de/was-ist-dmso/
86 www.dmsoportal.de/nebenwirkungen/
87 www.netzwerk-frauengesundheit.com/dmso-besondere-fluessigkeit-fuer-gesundheit-und-schoenheit/
88 www.dmsoportal.de/nebenwirkungen/
89 https://de.wikihow.com/DMSO-anwenden
90 https://de.wikipedia.org/wiki/Dimethylsulfoxid
91 https://dmso-shop.com/
92 www.methylsulfonylmethan.net/studien.html
93 Dr. Morton Walker: „DMSO – Nature`s Healer“ (PDF, deutsche Übersetzung); www.dr-peterklose.de/wp-content/uploads/2012/08/DMSO-Dr.Morton.Walker.pdf
94 www.dmsoportal.de/
95 www.pharmawiki.ch/wiki/index.php?wiki=dimethylsulfoxid
96 www.msm-dmso.com/dmso/
97 https://dmso-shop.com/
98 https://gesund-natuerlich-leben.at/2018/02/28/meine-nasennebenhoehlen entzuendung-dmso/
99 www.dmsoportal.de/
100 www.erweiterte-medizin.de/infusionen/dmso/
101 https://dmso-dimethylsulfoxid.de/dmso-anwendung/
102 www.netzwerk-frauengesundheit.com/dmso-besondere-fluessigkeit-fuer-gesundheit-und-schoenheit/
103 www.paracelsus-magazin.ch/naturheilverfahren/dmso-application-of-an-effective-natural-substance/
104 https://dmso-dimethylsulfoxid.de/dmso-anwendung/
105 Ebenda
106 https://de.wikipedia.org/wiki/Heilerde
107 Ebenda
108 www.heilpraxisnet.de/naturheilverfahren/heilerde.php
109 www.natur-institut.com/heilerde/
110 www.luvos.de/Heilerde/Wie-wirkt-Luvos-Heilerde-
111 www.netdoktor.de/medikamente/heilerde/
112 https://utopia.de/kokosoel-gift-professorin-entschuldigung-103865/
113 www.zentrum-der-gesundheit.de/pdf/tabelle_kokosoel-ia.pdf
114 www.drgoerg.com/wissenswertes/kokosoel-pflege-anwendungen/laurinsaeure-vorkommen-und-wirkung
115 www.kokosoel.info/
116 https://quantisana.ch/gesundheit-neu-denken/expertenberichte/wahrheit-ueber-kokosoel/
117 www.kokosoel.info/
118 www.kokosoel.com/wissen/studien/studien-kokosoel-bei-krebs/

[119] www.tools-of-life.at/wissen/ern%C3%A4hrung/kokos%C3%B6l-ist-antiviral/
[120] Bruce Fife: *Kokosöl*, Seite 154
[121] www.kokosoel.info/mittel-gegen-zecken.html
[122] www.paracelsus.de/magazin/ausgabe/201701/jod-grosse-verwirrung-um-ein-altes-heilmittel
[123] https://jodmangel.de/ausreichende-jodversorgung/jodmangel/
[124] www.naturheilt.com/medikamente/lugolsche-loesung.html
[125] www.klinik-st-georg.de/lugolsche-loesung/
[126] www.paracelsus.de/magazin/ausgabe/201701/jod-grosse-verwirrung-um-ein-altes-heilmittel
[127] www.netzwerk-frauengesundheit.com/jod-wichtig-fuer-die-schilddruese-und-die-brustgesundheit/
[128] Ebenda
[129] www.nexus-magazin.de/artikel/lesen/die-entdeckung-und-wiederentdeckung-von-jod
[130] www.paracelsus.de/magazin/ausgabe/201701/jod-grosse-verwirrung-um-ein-altes-heilmittel
[131] Ebenda
[132] www.paracelsus.de/magazin/ausgabe/201701/jod-grosse-verwirrung-um-ein-altes-heilmittel
[133] www.klinik-st-georg.de/lugolsche-loesung/
[134] www.natuerliche-therapie.de/jod/?print=print
[135] www.klinik-st-georg.de/lugolsche-loesung/
[136] www.dorisp.at/special-achtung-jod-mangel/
[137] www.natuerliche-therapie.de/jod/?print=print
[138] www.bonavita-ost.at/lugol-sche-l%C3%B6sung/
[139] www.netzwerk-frauengesundheit.com/jod-wichtig-fuer-die-schilddruese-und-die-brustgesundheit/
[140] www.bonavita-ost.at/lugol-sche-l%C3%B6sung/
[141] www.klinik-st-georg.de/lugolsche-loesung/
[142] Ebenda
[143] www.klinik-st-georg.de/wp-content/downloads/Dr-Douwes-informiert/Lugolsche-Loesung_2015-04.pdf
[144] www.klinik-st-georg.de/lugolsche-loesung/
[145] www.netzwerk-frauengesundheit.com/jod-wichtig-fuer-die-schilddruese-und-die-brustgesundheit/
[146] www.heilpflanzen-welt.de/2013-08-Queller-Salicornia-europaea-Lieferant-von-hoch-verfuegbarem-Jod/
[147] www.paracelsus.de/magazin/ausgabe/201701/jod-grosse-verwirrung-um-ein-altes-heilmittel
[148] https://books.google.de/books?id=KhV5DwAAQBAJ&pg=PA23&lpg=PA23&dq=lugolsche+lösung+inhalieren&source=bl&ots=sExIBQhNVP&sig=S3CDiy6sax4bDUWnHpIVUmIMfEI&hl=de&sa=X&ved=2ahUKEwjQnJqUytnfAh

VIqaQKHSMBBZQQ6AEwCHoECAEQAQ#v=onepage&q=lugolsche%20lösung %20inhalieren&f=false

[149] https://sports-spirit.de/warum-benoetigen-wir-organischen-schwefel-msm/

[150] www.uniklinik-freiburg.de/fileadmin/mediapool/08_institute/rechtsmedizin/pdf/Addenda/Methylsulfonylmethan.pdf

[151] www.truehealth.org/wie-uns-msm-unterstuetzen-und-helfen-kann/

[152] https://msm-handbuch.info/schwefelmangel/

[153] www.pharmawiki.ch/wiki/index.php?wiki=MSM

[154] www.uniklinik-freiburg.de/fileadmin/mediapool/08_institute/rechtsmedizin/pdf/Addenda/Methylsulfonylmethan.pdf

[155] Gesundheits-Stiftung Selbstheilung online: Sommerausgabe 2019 der Broschüre „Zusatzinformationen und erweiterte Einnahmeempfehlungen", Seite 40

[156] www.methylsulfonylmethan.net/studien.html

[157] www.orthoknowledge.eu/naehrstoffe/msm/

[158] www.vitaminexpress.org/de/msm

[159] www.vitaminexpress.org/de/msm

[160] www.uniklinik-freiburg.de/fileadmin/mediapool/08_institute/rechtsmedizin/pdf/Addenda/Methylsulfonylmethan.pdf

[161] Ebenda

[162] https://schwefel.koerper-entgiften.info/

[163] www.vitamimix.de/organischer-schwefel-msm/

[164] www.zentrum-der-gesundheit.de/organischer-schwefel-msm-pi.html#toc-unser-korper-braucht-msm-organischen-schwefel

[165] www.vitaminexpress.org/de/ultrapure-msm-pulver-msm-pulver

[166] www.uniklinik-freiburg.de/fileadmin/mediapool/08_institute/rechtsmedizin/pdf/Addenda/Methylsulfonylmethan.pdf

[167] www.methylsulfonylmethan.net/studien.html

[168] www.zentrum-der-gesundheit.de/organischer-schwefel-msm-pi.html#toc-unser-korper-braucht-msm-organischen-schwefel

[169] Ebenda

[170] www.natur-kompendium.com/msm/; Studie www.ncbi.nlm.nih.gov/pubmed/?term=24575169

[171] https://reizdarm.one/behandlung/alternativmedizin/msm-wirkung/

[172] www.golenhofen.si/wp-content/uploads/2017/10/agenki-co-faktor-2.pdf

[173] www.wundermittel-natron.info/natron/was-ist-natron

[174] https://krank.de/ernaehrung/lebensmittel/soda/

[175] www.gesundheit.de/wissen/haetten-sie-es-gewusst/ernaehrung/was-ist-natron

[176] *Das Natron Handbuch*, Seite 27,

[177] ww.bbraun.de/content/dam/catalog/bbraun/bbraunProductCatalog/S/AEM2015/de-de/b/natriumhydrogencarbonat84bbraunkonzentratzurherstellung einerinfu.pdf.bb-.00448794/natriumhydrogencarbonat84bbraunkonzentrat zurherstellungeinerinfu.pdf

178 ww.bbraun.de/content/dam/catalog/bbraun/bbraunProductCatalog/S/AEM2015/de-de/b/natriumhydrogencarbonat84bbraunkonzentratzurherstellungeinerinfu.pdf.bb-.00448794/natriumhydrogencarbonat84bbraunkonzentratzurherstellungeinerinfu.pdf

179 Marlene E. Kunold: „Dein Weg zur Organgesundheit" (PDF), Seite 7

180 Kunold: „Dein Weg zur Organgesundheit" (PDF), Seite 5

181 www.kriech-gsund.com/pages/gesundheitsberatung/hilfe-zur-selbsthilfe/wasserstoffperoxid.php

182 www.eatmovefeel.de/clevere-anwendung-von-wasserstoffperoxid-im-alltag/

183 Dr. Natalie Lauer: *Wasserstoffperoxid*, Seite 13 ff.

184 www.gr-elementary.de/produkt/wasserstoffperoxid-h_2o_2-hoch-energetisiert-35/

185 Dr. h. c. Peter Jentschura, Josef Lohkämper: *zivilisatoselos*, Seite 76

186 www.dr-wiechert.com/artikel/datum/2015/01/11/neue-erkenntnisse-zu-wasserstoffperoxid-in-tumorzellen-ein-signaluebertragendes-molekuel-muss-spezi.html

187 Lauer: *Wasserstoffperoxid*, Seite 9

188 Lauer: *Wasserstoffperoxid*, Seite 21

189 www.wirksam-heilen.de/blog/das-vergessene-heilmittel/

190 https://de.wikipedia.org/wiki/Wasserstoffperoxid

191 https://de.wikipedia.org/wiki/Wasserstoffperoxid#Gewinnung_und_Herstellung

192 http://horizont-13.blogspot.com/2014/08/wasserstoffperoxid-das-vergessene.html

193 www.wirksam-heilen.de/blog/das-vergessene-heilmittel/

194 www.kriech-gsund.com/pages/gesundheitsberatung/hilfe-zur-selbsthilfe/wasserstoffperoxid.php

195 www.hs-activa.de/fileadmin/files_hsactiva/downloads/Wasserstoffperoxid_Infoblatt.pdf

196 www.russische-heilgeheimnisse.com/heilgeheimnisse/wasserstoffperoxid-guenstig-und-sehr-wirksam-nicht-nur-beim-bleichen-der-haare/

197 www.wirksam-heilen.de/blog/das-vergessene-heilmittel/

198 Lauer: *Wasserstoffperoxid*, Seite 43

199 www.amazon.de/Wasserstoffperoxid-universelle-Desodorierend-Desinfizierend-Nebenwirkungen-ebook/dp/B07HQ8XRPQ

200 www.gesuender-im-alltag.de/freie-radikale/wasserstoffperoxid.html

201 Lauer: *Wasserstoffperoxid*, Seite 60

202 www.gr-elementary.de/produkt/wasserstoffperoxid-h2o2-hoch-energetisiert-35/

203 Jentschura, Lohkämper: *zivilisatoselos*, Seite 82

204 Lauer: *Wasserstoffperoxid*, Seite 60

205 Lauer: *Wasserstoffperoxid*: Seite 63

206 https://utopia.de/ratgeber/wasserstoffperoxid-anwendungen-fuer-haushalt-gesundheit-und-hygiene/

207 www.kriech-gsund.com/pages/gesundheitsberatung/hilfe-zur-selbsthilfe/wasserstoffperoxid.php

208 www.kopp-verlag.de/Wasserstoffperoxid:-Heilmittel-und-universelle-Wunderwaffe.htm?websale8=kopp-verlag&pi=973400

[209] www.organische-chemie.ch/chemie/2009jun/h2o2.shtm
[210] Lauer: *Wasserstoffperoxid*, Seite 21
[211] www.wasserstoffperoxidwissen.de/
[212] www.hs-activa.de/fileadmin/files_hsactiva/downloads/Wasserstoffperoxid_Infoblatt.pdf
[213] www.eatmovefeel.de/clevere-anwendung-von-wasserstoffperoxid-im-alltag/
[214] www.kriech-gsund.com/pages/gesundheitsberatung/hilfe-zur-selbsthilfe/wasserstoffperoxid.php
[215] Lauer: *Wasserstoffperoxid*, Seite 45 ff.
[216] Jentschura, Lohkämper: *zivilisatoselos*, Seite 75 ff.
[217] Jentschura, Lohkämper: *zivilisatoselos*, Seite 80 ff.
[218] www.nexus-magazin.de/artikel/lesen/wasserstoffperoxid-das-vergessene-heilmittel/6?context=blog
[219] Lauer: *Wasserstoffperoxid*, Seite 64
[220] www.wasserstoffperoxidwissen.de/wie-sollte-man-es-lagern/
[221] Lauer: *Wasserstoffperoxid*, Seite 62
[222] www.medikamente-per-klick.de/wasserstoffperoxid-loesung-3-200g-01055658
[223] https://utopia.de/ratgeber/wasserstoffperoxid-anwendungen-fuer-haushalt-gesundheit-und-hygiene/
[224] Lauer: *Wasserstoffperoxid*, Seite 60
[225] https://de.sott.net/article/22854-Fast-vergessenes-Haus-und-Heilmittel-Wasserstoffperoxid
[226] www.russische-heilgeheimnisse.com/heilgeheimnisse/wasserstoffperoxid-guenstig-und-sehr-wirksam-nicht-nur-beim-bleichen-der-haare/
[227] Jentschura: *Unser Wissen für Leben und Gesundheit. Sauerstoff, die Mutter unseres Lebens*, Ausgabe 20/2014, Seite 11
[228] Lauer: *Wasserstoffperoxid*, Seite 66
[229] www.kriech-gsund.com/pages/gesundheitsberatung/hilfe-zur-selbsthilfe/wasserstoffperoxid/anwendungsbeispiele.php
[230] Lauer: *Wasserstoffperoxid*, Seite 65
[231] Jentschura: *Unser Wissen für Leben und Gesundheit. Sauerstoff, die Mutter unseres Lebens*, Ausgabe 20/2014
[232] Lauer: *Wasserstoffperoxid*, Seite 60
[233] Lauer: *Wasserstoffperoxid*, Seite 13
[234] www.wasserstoffperoxidwissen.de/kaufen/
[235] Jentschura: *Unser Wissen für Leben und Gesundheit. Sauerstoff, die Mutter unseres Lebens*, Ausgabe 20/2014
[236] www.nexus-magazin.de/artikel/lesen/wasserstoffperoxid-das-vergessene-heilmittel/3?context=blog
[237] Jentschura: *Unser Wissen für Leben und Gesundheit. Sauerstoff, die Mutter unseres Lebens*, Ausgabe 20/2014, Seite 12
[238] https://de.sott.net/article/22854-Fast-vergessenes-Haus-und-Heilmittel-Wasserstoffperoxid

[239] Jentschura: *Unser Wissen für Leben und Gesundheit. Sauerstoff, die Mutter unseres Lebens*, Ausgabe 20/2014, Seite 12

[240] Jentschura, Lohkämper: *zivilisatoselos*, Seite 76

[241] Lauer: *Wasserstoffperoxid*, Seite 68

[242] https://praxistipps.focus.de/wasserstoffperoxid-gegen-herpes-so-funktionierts_106655

[243] www.netzwerk-gruenkraft.de/wasserstoffperoxid/

[244] www.nexus-magazin.de/artikel/lesen/wasserstoffperoxid-das-vergessene-heilmittel/3?context=blog

[245] www.kriech-gsund.com/pages/gesundheitsberatung/hilfe-zur-selbsthilfe/wasserstoffperoxid.php

[246] www.hs-activa.de/fileadmin/files_hsactiva/downloads/Wasserstoffperoxid_Infoblatt.pdf

[247] Jentschura: *Unser Wissen für Leben und Gesundheit. Sauerstoff, die Mutter unseres Lebens*, Ausgabe 20/2014

[248] www.kriech-gsund.com/pages/gesundheitsberatung/hilfe-zur-selbsthilfe/wasserstoffperoxid.php

[249] aus: *MiraVera®* – Anwendungshinweise, Jentschura International GmbH – D-03-2018 0072 (Magazin von Jentschura kann dort bezogen werden.)

[250] F. Hauschild, R. Ludewig, H. Mühlberg: „Über die ‚ätzende' Wirkung von Wasserstoffperoxid", in *Arch. exper. Path. u. Pharmakologie*, Ausgabe 235, 1958, Seite 51; https://de.sott.net/article/22854-Fast-vergessenes-Haus-und-Heilmittel-Wasserstoffperoxid

[251] F. Hauschild, R. Ludewig: „Lokale Sauerstofftherapie durch epikutane Anwendung von Wasserstoffperoxyd", in *Dt. Ges. Wes.*, Ausgabe 14, 1959, Seite 1711; https://de.sott.net/article/22854-Fast-vergessenes-Haus-und-Heilmittel-Wasserstoffperoxid;
H. B. Sprung, R. Ludewig: „Epicutane Wasserstoffperoxydanwendung in der Behandlung peripherer Durchblutungsstörungen", in *Z. ges. innere Med.*, Ausgabe 13, 1958, Seite 661; W. Wehner: „Klinische Erfahrungen mit der epikutanen Anwendung von Wasserstoffsuperoxyd", in *Zbl. Chir.*, Ausgabe 86, 1961, Seite 2475

[252] https://de.sott.net/article/22854-Fast-vergessenes-Haus-und-Heilmittel-Wasserstoffperoxid: Dokument3F. Hauschild, R. Ludewig: „Lokale Sauerstofftherapie durch epikutane Anwendung von Wasserstoffperoxyd", in *Dt. Ges. Wes.*, Ausgabe 14, 1959, Seite 1711; Hauschild, Ludewig, Mühlberg: „Über die ‚ätzende' Wirkung von Wasserstoffperoxid", in *Arch. exper. Path. u. Pharmakologie*, Ausgabe 235, 1958, Seite 51

[253] Jentschura, Lohkämper: *zivilisatoselos*, Seite 75

[254] K. Yoshizaki et al.: „Pro-senescent effect of hydrogen peroxide on cancer cells and its possible application to tumor suppression", in *Biosc. Biotechnol. Biochem.*, Ausg. 73, 2009, Seite 311–315; https://de.sott.net/article/22854-Fast-vergessenes-Haus-und-Heilmittel-Wasserstoffperoxid

[255] W. Höfs et al.: „Steigerung der Röntgenstrahlenempfindlichkeit von Hauttumoren durch epikutane Wasserstoffperoxyd-Applikation", in *Dermatologische Wochenschrift*, 1959, Seite 139–353; www.nexus-magazin.de/artikel/lesen/wasserstoffperoxid-das-vergessene-heilmittel/4?context=blog

[256] A. Cardone et al.: „Utilisation of Hydrogen Peroxide in the Treatment of Recurrent Bacterial Vaginosis", in *Minerva Ginecologica*, 2003, Ausg. 55(6), Seite 483–489; www.nexus-magazin.de/artikel/lesen/wasserstoffperoxid-das-vergessene-heilmittel/3?context=blog

[257] W. Grotz (Hrsg.) C. Marchand: *The therapeutical applications of hydrozone and glycozone*. ECH2O2 Publishing, New York 1896 (Nachdruck: 1989)

[258] www.organische-chemie.ch/chemie/2009jun/h2o2.shtm

[259] Lauer: *Wasserstoffperoxid*, Seite 54

[260] https://de.sott.net/article/22854-Fast-vergessenes-Haus-und-Heilmittel-Wasserstoffperoxid

[261] Ebenda

[262] Werner Kühni: *Heilen mit dem Zeolith-Mineral Klinoptilolith*, Seite 17

[263] Kühni: *Heilen mit dem Zeolith-Mineral Klinoptilolith*, Seite 19

[264] Prof. Dr. Dr. Enrico Edinger: „Elektro-Smog – was schützt uns wirklich?" (Teil 1 und 2): www.youtube.com/watch?v=B08XF42wg1U + www.youtube.com/watch?v=VvxXidbNU0g

[265] https://de.wikipedia.org/wiki/Zeolithe_(Stoffgruppe)#Struktur

[266] www.zeolith.com/aluminiumgehalt-2/

[267] Prof. Dr. med. Dr. med. habil Karl Hecht: „Antworten auf Fragen: Aluminium, Aluminiumsilikate, Aluminium-Alzheimer-Mythos" (PDF); www.amalgam-informationen.de/dokument/Hecht_FragenAluminium_130919.pdf

[268] Kühni: *Heilen mit dem Zeolith-Mineral Klinoptilolith*, Seite 166

[269] Dr. Erwin Walraph: „Verursacht Aluminium Erkrankungen, ist eine Ausleitung von Aluminium möglich?" (PDF). Kann über den Zeolith-Bentonit-Versand als PDF bestellt werden, www.zeolith-bentonit-versand.de

[270] Kühni: *Heilen mit dem Zeolith-Mineral Klinoptilolith*, Seite 107

[271] https://de.wikipedia.org/wiki/Zeolithe_(Stoffgruppe)

[272] Kühni: *Heilen mit dem Zeolith-Mineral Klinoptilolith*, Seite 162

[273] Kühni: *Heilen mit dem Zeolith-Mineral Klinoptilolith*, Seite 35, 144 f.

[274] www.worldpeaceproject.info/wp-content/uploads/2015/02/Zeolith-IngomarSchmelz.pdf

[275] Kühni: *Heilen mit dem Zeolith-Mineral Klinoptilolith*, Seite 145

[276] Kühni: *Heilen mit dem Zeolith-Mineral Klinoptilolith*, Seite 36

[277] https://de.wikipedia.org/wiki/Zeolithe_(Stoffgruppe)

[278] Kühni: *Heilen mit dem Zeolith-Mineral Klinoptilolith*, diverse Seiten

[279] www.selbstheilung-online.com/fileadmin/user_upload/Dateiliste_Selbstheilung_online/Downloads/Was-uns-hilft/Naturstoffe-Vitalstoffe/Kurztexte%20mit%20Einnahmeempfehlungen/9%20%282%29Zeolith.pdf

[280] www.zentrum-der-gesundheit.de/zeolith.html

[281] Dr. med. Christoph Scholtes: „Zeolith – Von der Entgiftung bis zum Feng Shui“, in *Akupunktur & Aurikulomedizin*, Ausgabe 1/2014; siehe auch hier: http://docplayer.org/56908915-Summary-zusammenfassung-keywords-schluesselwoerter.html

[282] www.vitasa.de/Zeolith.pdf

[283] www.zentrum-der-gesundheit.de/zeolith.html

[284] http://zeolithfit.com/uncategorized/zeolith-klinoptilolith-natuerliche-entgiftung-des-koerpers/

[285] Scholtes: „Zeolith – Von der Entgiftung bis zum Feng Shui“, in *Akupunktur & Aurikulomedizin*, Ausgabe 1/2014, siehe auch hier: http://docplayer.org/56908915-Summary-zusammenfassung-keywords-schluesselwoerter.html

[286] www.zentrum-der-gesundheit.de/zeolith.html

[287] www.zeolith-bentonit-versand.de/download/de/misc/gebrauchsanweisung_zeolith.pdf

[288] Kühni: *Heilen mit dem Zeolith-Mineral Klinoptilolith*, Seite 162

[289] www.zentrum-der-gesundheit.de/zeolith.html#toc-zeolith-die-eigenschaften-und-wirkungen: 2001, Journal of Molecular Medicine

[290] www.naturinstitut.info/zeolith.html

[291] Kühni: *Heilen mit dem Zeolith-Mineral Klinoptilolith*, Seite 163

[292] www.naturinstitut.info/zeolith.html

[293] Kühni: *Heilen mit dem Zeolith-Mineral Klinoptilolith*, Seite 163

[294] https://gruenundgesund.de/krebs-natuerlich-heilen-interview-mit-dr-probst/

[295] Jürgen Mai: *Der Harmony-Clou*, Seite 69

[296] https://gruenundgesund.de/krebs-natuerlich-heilen-interview-mit-dr-probst/

[297] www.verbraucherzentrale.de/wissen/lebensmittel/nahrungsergaenzungsmittel/antioxidantien-helfer-gegen-freie-radikale-10575

[298] aus: Newsletter „Das stärkste Antioxidans der Welt: Astaxanthin“, in *Sunday Natural*, 16. Juni 2019

[299] www.verbraucherzentrale.de/wissen/lebensmittel/nahrungsergaenzungsmittel/antioxidantien-helfer-gegen-freie-radikale-10575

[300] https://rc-naturheilpraxis.de/2015/11/14/bei-schwermetallbelastung-vorsicht-mit-diesen-supplements/

[301] www.focus.de/gesundheit/ernaehrung/news/spermidin-in-lebensmitteln-mit-lebensmitteln-aus-ihrer-kueche-so-profitieren-sie-vom-fasten-effekt-ohne-zu-hungern_id_8580097.html

[302] Christine Brunner: *Der Trank des Lebens*, Seite 73

[303] www.ugb.de/ernaehrungsberatung/wie-kann-man-acrylamid-beim-kochen-vermeiden/

[304] www.fid-gesundheitswissen.de/pflanzenheilkunde/apfel/

[305] https://lchf-deutschland.de/die-avocado-ein-low-carb-superfood-kann-bei-leukaemie-helfen/

[306] www.aerzteblatt.de/nachrichten/61407/Taegliche-Avocado-senkt-Cholesterin-in-Studie
[307] http://gesundelebensmittelliste.de/bananen-gesund/
[308] www.gesund24.at/gesund/Darum-sollten-Sie-haeufiger-Bananen-essen/190250893
[309] www.deutsche-apotheker-zeitung.de/daz-az/2007/daz-51-2007/granatapfel-heilfrucht-mit-protektiver-wirkung
[310] Ebenda
[311] www.blaubeere.net/
[312] https://bessergesundleben.de/5-gruende-um-mehr-melone-zu-essen/
[313] https://bessergesundleben.de/warum-der-taegliche-genuss-von-trauben-so-gesund-ist/
[314] https://vitalinstitut.net/artischocke/
[315] Anthony William: *Mediale Medizin*, Seite 88
[316] www.carstens-stiftung.de/artikel/brokkoli-wirkstoffe-gegen-krebs.html
[317] www.pflanzenforschung.de/de/journal/journalbeitrage/karotten-unterstuetzen-krebstherapie-inhaltsstoffe-der-10231
[318] William: *Mediale Medizin*, Seite 88
[319] www.eatclever.de/gesund/ernaehrung/suesskartoffel/
[320] www.ndr.de/ratgeber/gesundheit/So-gesund-sind-Sprossen-und-Keimlinge,sprossen196.html
[321] www.gesundheit.de/medizin/naturheilmittel/heilpflanzen/aloe-vera-eine-wuestenlilie-soll-den-gestressten-organismus-staerken
[322] https://baerlauch.die-heilpflanze.de/heilwirkung.htm
[323] www.kraeuter-buch.de/kraeuter/Koriander.html
[324] www.gesundheit.de/ernaehrung/lebensmittel/gewuerze/zimt-was-kann-zimt
[325] www.foodspring.de/chia-samen-wirkung
[326] www.schoko-seite.de/Schokolade/geschichte.html
[327] www.scinexx.de/news/medizin/kakao-hilft-gegen-den-geistigen-abbau/
[328] Don Tolman in *e-motion* (Film)
[329] www.gesundheit.de/ernaehrung/lebensmittel/weitere-lebensmittel/nuesse/macadamianuss
[330] www.venale.de/2018/07/28/schon-gewusst/
[331] www.netdoktor.de/heilpflanzen/suessholz/
[332] William: *Mediale Medizin*, Seite 88
[333] www.gesundheit.de/ernaehrung/lebensmittel/weitere-lebensmittel/nuesse/macadamianuss
[334] www.aerztezeitung.de/medizin/krankheiten/krebs/kolorektales-karzinom/article/898118/artemisinin-wirkstoff-krebs.html
[335] www.sciencedirect.com/science/article/pii/S2352396414000346
[336] www.aerztezeitung.de/medizin/krankheiten/krebs/kolorektales-karzinom/article/898118/artemisinin-wirkstoff-krebs.html

[337] www.merkur.de/leben/gesundheit/avocado-wunderwaffe-gegen-krebs-zr-5136407.html

[338] www.carstens-stiftung.de/artikel/brokkoli-wirkstoffe-gegen-krebs.html

[339] www.zentrum-der-gesundheit.de/sprossen-brokkoli-krebs-ia.html

[340] Dr. Leonard Coldwell: *Die einzige Krebspatientenheilung*, Seite 293

[341] www.graviola-extrakt.de/graviola-krebs/

[342] www.graviola-extrakt.de/graviola-krebs/

[343] www.kurkuma-superfood.info/krebstherapie

[344] www.epochtimes.de/gesundheit/oregano-oel-hemmt-krebs-bekaempft-noroviren-und-entfernt-warzen-a1324874.html

[345] www.naturheilkunde-krebs.de/2018/11/silibinin-hirnmetastasen-krebs/

[346] www.zentrum-der-gesundheit.de/zimt.html#toc-zimt-gegen-krebs

[347] www.naturheilkunde-krebs.de/2017/12/vitalpilze-bei-krebs-beachten/

[348] www.dge.de/wissenschaft/weitere-publikationen/fachinformationen/sekundaere-pflanzenstoffe-und-ihre-wirkung/

[349] www.gesund-vital.de/hautalterung

[350] www.youtube.com/watch?v=PtCpOsyXyqQ Max Zander: Die Innovation auf Zellebene

[351] Newslestter von *Nova Vitalis* vom 7.11.2019. Kann bei Interesse über *Nova Vitalis* bezogen werden; www.novavitalis.com

[352] www.focus.de/gesundheit/gesundleben/unzaehlige-wirkstoffe-gefaehrden-die-gesundheit-in-unserem-wasser-schwimmt-ein-gift-cocktail_id_4078573.html

[353] www.wasserklinik.com/schadstoffe-im-trinkwasser/

[354] Dr. Mu Shik John, M. J. Pangman: *Hexagonales Wasser*. Seite 21

[355] www.aquacentrum.de/faqs/umkehrosmosewasser/

[356] www.kraftort.org/

[357] www.brain-effect.com/magazin/ez-wasser

[358] Pangman Jhon: *Hexagonales Wasser*

[359] Dave Asprey: *Game Changers*, S. 123

[360] Asprey: *Die Bulletproof Diät*, S. 244

[361] https://infothek-gesundheit.de/silizium-siliziummangel/

[362] *Skin Food. Jugendliche, gesunde Haut durch typgerechte Ernährung*, Seite 168 ff.

[363] www.deutschesgesundheitsportal.de/2018/09/24/sonne-fuer-die-haut-vitamin-d-zeigt-sich-ueber-viele-studien-hinweg-als-wertvoller-therapiepartner-fuer-die-entzuendlichen-hauterkrankungen-psoriasis-und-neurodermitis/

[364] www.vitamind.net/haut/

[365] Ebenda

[366] www.mdmverlag.com/aktuell-aed/die-haut-wird-von-innen-ernaehrt-und-regeneriert-die-wirkung-von-sport-auf-die-hautgesundheit/

[367] www.stern.de/gesundheit/haut/grundlagen/haut-und-psyche-spiegel-der-seele-3760116.html

[368] *MiraVera®* – Anwendungshinweise, Jentschura International GmbH – D – 03-2018 0072

[369] Dr. h. c. Peter Jentschura, Josef Lohkämper: *zivilisatoselos*, Seite 79

[370] www.zentrum-der-gesundheit.de/hautpflege-mit-aetherischen-oelen-ia.html#toc-oxidativer-stress-lasst-falten-entstehen

[371] http://zistrosentee.com/zubereitung/#Die-Cistus-SudZubereitung

[372] www.zentrum-der-gesundheit.de/zistrose.html

[373] www.phytodoc.de/heilpflanzen/zaubernuss

[374] www.fid-gesundheitswissen.de/pflanzenheilkunde/ringelblume/

[375] www.zinnkraut.de/inhaltsstoffe/

[376] www.medizinischereporter.com/beauty/zinnkraut-quelle-der-gesundheit-und-des-schonen-aussehens

[377] Nicole Schaenzler: *Magen und Darm natürlich behandeln*, Seite 8

[378] https://ein-langes-leben.de/heilung-mit-rohkost-vitalkost/49-optimieren-sie-ihr-verdauungsfeuer-bessere-gesundheit

[379] www.patienten-information.de/kurzinformationen/verdauungsorgane/helicobacter-infektion

[380] www.internisten-im-netz.de/fachgebiete/magen-darm/haeufige-erkrankungen.html

[381] www.ernaehrungsberatung-wien.at/blog/magenbeschwerden-13-nahrungsmittel-die-nach-tcm-ihren-magen-staerken-und-was-ihrem-magen-eher

[382] https://ein-langes-leben.de/heilung-mit-rohkost-vitalkost/49-optimieren-sie-ihr-verdauungsfeuer-bessere-gesundheit

[383] Vianna Stibal: *Theta Healing. Krankheiten und Beschwerden heilen*, Seite 488

[384] www.yogazeit.at/selleriesaft-antony-william/

[385] https://bessergesundleben.de/bakterien-im-magen-mit-feigen-effektiv-eliminieren/

[386] www.internisten-im-netz.de/fachgebiete/magen-darm/aufbau/duenndarm-aufbau-und-funktion.html

[387] www.zeit.de/2008/29/Stimmts-29

[388] www.welt.de/print-welt/article705739/Ein-Kilogramm-Bakterien-sind-die-Herrscher-im-Darm.html

[389] www.zeit.de/wissen/2017-05/mikrobiom-bakterien-menschen-krankheit-forschung

[390] https://lexikon.stangl.eu/13513/mikrobiom/

[391] www.depression-heute.de/serotonin/serotonin-im-darm

[392] www.spektrum.de/news/eine-psychische-stoerung-beginnt-im-darm/1532597

[393] www.helmholtz-muenchen.de/aktuelles/uebersicht/pressemitteilungnews/article/43083/index.html

[394] Ebenda

[395] www.youtube.com/watch?v=uGImjxUaliU; *Das beste Detoxprogramm der Welt. Regenbogenkreis*. Ab Minute 19:50

[396] Lothar Ursinius: *Die Organuhr leicht erklärt*, Seite 19

[397] www.europeanlung.org/de/lungenkrankheiten-and-informationen/lungenkrankheiten/

[398] www.drg.de/media/document/16626/drg_lungenkrebs_zahlen.pdf

[399] www.zentrum-der-gesundheit.de/news/lungenfunktion-verbessern-180204017.html#toc-ofter-lebensmittel-essen-die-bei-der-reparatur-der-lungen-helfen

400 www.sauberer-himmel.de/2013/08/08/arzte-zeitung-mehr-feinstaub-mehr-lungen-krebs/

401 www.youtube.com/watch?v=pzJ_j1xHAS8 Dr. Dietrich Klinghardt über 5G, Aluminium und Quecksilber Auswirkungen

402 www.youtube.com/watch?v=PW9wF5gI5dg&t=12s Dr. Klinghardt Vortrag über Geo-Engineering

403 www.spiegel.de/wissenschaft/mensch/extreme-lautstaerke-bass-gewitter-kann-lunge-kollabieren-lassen-a-316814.html

404 www.aerztezeitung.de/medizin/krankheiten/krebs/bronchial-karzinom/article/842727/assoziation-feinstaub-lungenkrebs.html

405 Ursinius: *Die Organuhr leicht erklärt*, Seite 26

406 www.netdoktor.de/anatomie/leber/

407 www.apotheken-umschau.de/Leber/Was-die-Leber-schuetzt-und-was-ihr-schadet-537699.html

408 www.internisten-im-netz.de/fachgebiete/leber-galle-bauchspeicheldruese/leber/funktion-der-leber.html

409 www.gesundheit.gv.at/krankheiten/leber/funktion

410 www.netdoktor.de/anatomie/leber/

411 www.msdmanuals.com/de-de/heim/leber-und-gallenst%C3%B6rungen/alkoholbedingte-lebererkrankung/alkoholbedingte-lebererkrankung

412 www.internisten-im-netz.de/fachgebiete/leber-galle-bauchspeicheldruese/leber/haeufige-erkrankungen-der-leber/

413 Marlene E. Kunold: „Dein Weg zur Organgesundheit" (PDF), Seite 27–29

414 www.zentrum-der-gesundheit.de/leberreinigung.html#toc-92-leberreinigung-mit-tee

415 www.mdr.de/mdr-um-4/leichter-leben/galerie510_showImage-gallensteine106_zc-06576b3a_zs-7ba98f58.html

416 Andreas Moritz: *Die wundersame Leber- und Gallenblasenreinigung*, Seite 331

417 Kunold: *Dein Weg zur Organgesundheit*, Seite 20

418 http://drbendig.de/2017/06/19/nichtalkoholische-fettleber-essen-sie-zu-viele-kohlehydrate/

419 www.ncbi.nlm.nih.gov/pmc/articles/PMC4405421/

420 www.zentrum-der-gesundheit.de/zitronensaft-kur-master-cleanse-ia.html

421 http://www.achtsam-beruehrt-sein.de/achtsam-beruehrt-sein-koerpertherapie-koerperarbeit koerperpsychotherapie-ganzheitliche-praxis-hamburg-hannover-bremen-heilsame-tcm-massage.html

422 Newsletter von Pascale Neuens „Deine Nieren stärken" vom 20.11.2019. Kann bei Interesse von Pascale Neuens bezogen werden, www.neuensausderkueche.com

423 www.gesundheitsinformation.de/wie-funktionieren-die-nieren.2240.de.html

424 Ursinius: *Die Organuhr leicht erklärt*, Seite 88

425 Ebenda

[426] Dr. med. Jutta Mauermann: *Frequenztherapie und Entgiftung*. Verlag Healing Frequency Limited, 2017

[427] www.zentrum-der-gesundheit.de/nierenreinigung.html#toc-3-alkohol-meiden

[428] www.ernaehrungsberatung-wien.at/blog/video-vom-kleinen-und-vom-grossen-yin-tcm-tipps-fuer-herbst-und-winter

[429] www.selfness-coaching.net/die-quantecmethode/die-herzenergie/

[430] www.heartmathdeutschland.de/die-methode/

[431] www.internisten-im-netz.de/fachgebiete/herz-kreislauf/aufbau-funktion-des-blutkreislaufs/herz-blutgefaesse/

[432] www.apotheken-umschau.de/Herz

[433] www.aerzteblatt.de/nachrichten/72563/Herz-Kreislauf-Erkrankungen-und-Krebs-haeufigste-Todesursachen

[434] www.naturheilt.com/Inhalt/Herzkrankheiten-Herzprobleme.htm

[435] https://deutsche-wirtschafts-nachrichten.de/2013/12/25/oxford-studie-ein-apfel-am-tag-schuetzt-vor-herzinfarkt/

[436] www.netdoktor.de/news/bluthochdruck-ran-an-die-bananen/

[437] www.tz.de/leben/gesundheit/irre-essen-jeden-herzinfarkt-keine-chance-zr-8755559.html

[438] www.zentrum-der-gesundheit.de/herzkrankheiten-hilfreiche-lebensmittel-ia.html

[439] https://bessergesundleben.de/5-hausmittel-zur-senkung-des-cholesterinspiegels/

[440] www.t-online.de/gesundheit/krankheiten-symptome/id_45320960/sieben-walnuesse-pro-tag-halten-das-herz-gesund.html

[441] www.planet-wissen.de/natur/anatomie_des_menschen/herz/herz-risiko-gesundheit-100.html

[442] www.heilpflanzen-welt.de/201101-Knoblauch-Natuerlicher-Herz-Kreislaufschutz-mit-besonderer-Note/

[443] https://derstandard.at/2000047544449/Wie-Spermidin-aeltere-Herzen-verjuengt

[444] www.naturheilzentrum-nuernberg.de/lexikon/l/l-carnosin.html

[445] www.kokosoel.com/wissen/studien/studie-kokosoel-fuer-das-herz/

[446] www.greenleaves-vitamins.de/shop/fettsaeuren-omega-3/antarktis-super-krilloel-90-softgel-kapseln/

[447] www.ncbi.nlm.nih.gov/pubmed/20691812

[448] www.netdoktor.de/heilpflanzen/weissdorn/

[449] www.spektrum.de/news/liebe-tut-dem-herzen-gut/757669

[450] www.t-online.de/gesundheit/krankheiten-symptome/id_75455812/transfette-diese-lebensmittel-enthalten-killerfette-.html

[451] www.aerzteblatt.de/nachrichten/88831/Grippe-kann-Herzinfarkt-ausloesen

[452] www.herzbewusst.de/leben-nach-dem-herzinfarkt/lebensstilaenderung/herzinfarkt-mundhygiene-als-prophylaxemassnahme

[453] www.zentrum-der-gesundheit.de/ia-strophanthin-skandal.html

[454] www.welt.de/gesundheit/article134653037/Darmbakterien-beeinflussen-die-Blut-Hirn-Schranke.html#

[455] www.gesundheitsforschung-bmbf.de/de/erkrankungen-des-gehirns-5945.php

[456] https://junge-neurologen.de/neurologie/die-zehn-haeufigsten-neurologischen-erkrankungen

[457] www.seelischegesundheit.net/themen/psychische-erkrankungen

[458] www.aerzteblatt.de/archiv/78018/Psychische-Erkrankungen-Dramatische-Zunahme-kein-Konzept

[459] www.aerzteblatt.de/nachrichten/102626/Psychische-Erkrankungen-haeufigster-Grund-fuer-Berufsunfaehigkeit

[460] https://srv.deutschlandradio.de/dlf-audiothek-audioteilen.3265.de.html?mdm%3Aaudio_id=743885&fbclid=IwAR3iqjEQq9JJbi0NeId9zfU9NDpO4-mjbz5tdx0Qe6-bS04ujURu5sWfeU8

[461] www.aerzteblatt.de/nachrichten/102626/Psychische-Erkrankungen-haeufigster-Grund-fuer-Berufsunfaehigkeit

[462] www.spektrum.de/kolumne/ist-das-gehirn-krank-wenn-die-seele-leidet/1146068

[463] www.tagesspiegel.de/themen/geist-und-seele/gesund-leben-eine-weitverbreitete-illusion/13429764.html

[464] www.arte.tv/de/videos/063624-000-A/depression-neue-hoffnung/

[465] Dr. Dietrich Klinghardt – Vortrag/Lecture deutsch/englisch: www.youtube.com/watch?v=pVr5PywldOA&feature=youtu.be

[466] 5G, Aluminium und Quecksilber Auswirkungen: www.youtube.com/watch?v=PF9tV05laRA

[467] www.arte.tv/de/videos/082725-000-A/unser-hirn-ist-was-es-isst/

[468] Ebenda

[469] www.spektrum.de/magazin/ernaehrung-fasten-ist-gut-fuers-gehirn/1435059

[470] www.focus.de/gesundheit/ernaehrung/news/spermidin-in-lebensmitteln-mit-lebensmitteln-aus-ihrer-kueche-so-profitieren-sie-vom-fasten-effekt-ohne-zu-hungern_id_8580097.html

[471] www.aerztezeitung.de/medizin/krankheiten/neuro-psychiatrische_krankheiten/article/944454/rosenwurz-extrakt-pflanzliches-adaptogen-stress.html

[472] www.heilenmitpilzen.de/pilze-sind-adaptogene/

[473] www.aerztezeitung.de/medizin/krankheiten/neuro-psychiatrische_krankheiten/article/944454/rosenwurz-extrakt-pflanzliches-adaptogen-stress.html

[474] www.deutsche-apotheker-zeitung.de/daz-az/2001/daz-9-2001/uid-331

[475] www.pharmawiki.ch/wiki/index.php?wiki=johanniskraut

[476] www.zentrum-der-gesundheit.de/kamille.html

[477] www.aerztezeitung.de/medizin/krankheiten/neuro-psychiatrische_krankheiten/article/944454/rosenwurz-extrakt-pflanzliches-adaptogen-stress.html

[478] www.natur-kompendium.com/rosenwurz/

[479] www.carstens-stiftung.de/artikel/weihrauch-eine-option-fuer-hirntumor-patienten.html

[480] www.focus.de/gesundheit/gesundleben/fitness/laufen/laufen-streichelt-die-seele-seite-2-duenger-fuers-gehirn_id_3724284.html

481 Ebenda

482 www.t-online.de/leben/familie/schwangerschaft/id_79849316/fruehchen-kaenguru-methode-beguenstigt-gehirnentwicklung.html

483 www.findyournose.com/studie-das-gehirn-funktioniert-mit-meditation-besser

484 www.neuronation.de/wie-trainiert-man-sein-gehirn

485 www.vorsorgeordnung.de/demenz/

486 www.aerzteblatt.de/archiv/202218/Kognitionsstoerungen-durch-Medikamente-Verwirrt-und-vergesslich-aber-nicht-dement

487 Dr. med. Max Daunderer: *Amalgam (Schadstoffinformation)*. ecomed-Storck GmbH, Seite 93 f.

488 www.spektrum.de/magazin/wie-stress-das-gehirn-veraendert/1442767

489 www.wissenschaft.de/gesundheit-medizin/einsames-gehirn/

490 www.spektrum.de/news/wie-beeinflussen-navigationssysteme-unser-hirn/1421988

491 Sofort Stress abbauen – Vagus-Nerv-Atmung: www.youtube.com/watch?v=YOA1fd3MtWs

492 www.stern.de/gesundheit/zahnaerzte—so-werden-patienten-mit-teuren-behandlungen-abgezockt-6553426.html

493 www.dguht.de/toxizitaet-von-amalgam-und-kunststoff-fuellungen/

494 www.zentrum-der-gesundheit.de/komposite-zahnfuellungen-ia.html

495 www.focus.de/gesundheit/ratgeber/zaehne/therapie/zahnfuellung/gefahr-durch-kunststoff-und-amalgam-so-riskieren-sie-beim-zahnarzt-ihre-gesundheit_id_4599825.html

496 www.dr-just-neiss.de/uploads/docs/Vertraegvon_Komp_GZM.pdf

497 https://allergie-behandlung.net/kunststofffuellungen/

498 www.dr-lechner.de/toxine-und-zahnmaterial/

499 Ebenda

500 www.integrative-zahnheilkunde.de/zahnmetalle.html

501 www.symptome.ch/vbboard/elektrosmog/3159-amalgam-e-smog.html

502 www.metallfreier-mund.de/quecksilber/

503 www.geobiologischer-beratungsdienst.de/ir-waermebildereinfluss.html

504 https://schrotundkorn.de/gesundheitwohlfuehlen/lesen/sk9811g2.html

505 www.swissdentalsolutions.com/

506 www.zentrum-der-gesundheit.de/olivenblattextrakt-ia.html#toc-olivenblattextrakt-vor-dem-rontgen-nehmen

507 https://earthwitch.wordpress.com/2011/03/31/tabelle-strahlenschutzkrauter/

508 www.matrixvital.com/2016/04/energie-steht-ueber-materie/

509 www.selbstheilung-online.com/wp-content/uploads/2019/08/30-Der-vielgeteilte-Mensch-...-ok.pdf

510 www.youtube.com/watch?v=HorXSuehB6I Dr. Norbert Fenten im Interview bei Querdenken TV NovaVitalis Teil 1

511 Ebenda

512 Church: *Geist über Materie*, Seite 204

[513] https://de.wikipedia.org/wiki/Atemminutenvolumen

[514] www.zentrum-der-gesundheit.de/gesundes-atmen.html#toc-der-atem-passt-sich-an

[515] www.familienservice.de/-/schnelle-entspannung-mit-der-4-7-8-regel-pme-familienservice-blog

[516] www.psychologytoday.com/intl/blog/the-athletes-way/201905/longer-exhalations-are-easy-way-hack-your-vagus-nerve?eml

[517] Church: *Geist über Materie*, Seite 44 ff.

[518] Caterina Teresa Guccione: *Kieferostitis & NICO*, Seite 119 ff.

[519] Waltraut Riegger-Krause: *Jin Shin Jyutsu*, Seite 40–45

[520] www.jsj-praxis-mit-herz.de

[521] www.kraftquelle-mensch.de/jin-shin-jyutsu-und-das-finger-stroemen/

[522] Guccione: *Kieferostitis & NICO*, Seite 202

[523] www.geo.de/geolino/mensch/18833-rtkl-psychologie-warum-uns-beruehrungen-unter-die-haut-gehen

[524] www.t-online.de/leben/liebe/id_17017554/kuscheln-ist-balsam-fuers-herz-das-risiko-einer-herzkrankheit-sinkt-um-30-prozent.html

[525] https://derstandard.at/2000049162440/Fruehgeborene-Kaengurumethode-wirkt-fuers-ganze-Leben

[526] www.sueddeutsche.de/gesundheit/studie-heilkraft-der-haende-1.3556150

[527] www.symptome.ch/blog/krebs-heilen/

[528] www.spektrum.de/news/durch-gedankenkraft-gene-aktivieren/1317993

[529] Philipp Domsch, Newsletter vom 10. Und 17.10. 2019: „Die 10 Regeln der Hundertjährigen", von den Autoren des Buchs *Ikigai* (japanisch, „Lebenssinn") aus dem Leben ganz besonderer Menschen abgeleitet. Kann bei Interesse bezogen werden über: Zen Skin UG, Albrechtstraße 77, D-12167 Berlin; philipp@haut-und-gesundheit.de

[530] www.redensarten-index.de/suche.php?suchbegriff=~~die%20goldene%20Mitte%3B%20der%20goldene%20Mittelweg&bool=relevanz&suchspalte%5B%5D=rart_ou

[531] www.nu3.de/c/vitamin-d/lebensmittel/

[532] www.zentrum-der-gesundheit.de/vitamin-d-magnesium.html

[533] Dave Asprey: *Game Changers*, Seite 240

[534] www.sueddeutsche.de/gesundheit/haut-sieben-mythen-ueber-den-sonnenschutz-1.1387152-4

[535] Ebenda

[536] www.donna-magazin.de/beauty-sonnenschutz-vitamin-d-hautkrebs-neue-erkenntnisse

[537] www.donna-magazin.de/beauty/

[538] Interview mit Anthony William im Rahmen der *flowsummit 2019*; https://www.flowsummit.net

[539] www.youtube.com/watch?v=6Z7Xa-21W7Q: Gesichtslesen – eine Gesichtsleserin erzählt

[540] www.mosquito-verlag.de/media/products/9783928963350.pdf

[541] www.welt.de/kmpkt/article161849213/Wir-haben-einen-sechsten-Sinn-und-dafuer-ist-er-da.html

[542] Claus Eurich: *Aufstand für das Leben*, Seite 43 f.
[543] Ebenda
[544] Nach https://compassioner.com/allgemein/9-schritte-intuition-staerken/
[545] https://deno-licina.com/2018/10/05/20-tiefgruendige-zitate-des-tiefenpsychologen-carl-jung-die-dir-helfen-werden-dich-selbst-besser-zu-verstehen/
[546] https://wiki.yoga-vidya.de/Geschichte
[547] https://wiki.yoga-vidya.de/Wissenschaftliche_Studien_Meditation
[548] Church: *Geist über Materie*, Seite 205
[549] drjoedispenza.de/blog/das-herz-als-ausgangspunkt-fuer-eine-neue-grundeinstellung-der-liebe/
[550] Fabrice Midal: *Die innere Ruhe kann mich mal*, Seite 9
[551] www.faz.net/aktuell/stil/leib-seele/andy-puddicombes-meditations-app-headspace-lockt-millionen-user-16164590.html?utm_source=pocket-newtab
[552] www.erf-melodie.com/nc/radio/details/article//Gebete-koennen-viel-bewirken.html?type=98&cHash=21faae0076f6f1a89b2a6d161293ebfd&print=1
[553] Ebenda
[554] www.welt.de/gesundheit/psychologie/article136101491/So-gut-ist-Glauben-fuer-unsere-Gesundheit.html
[555] www.looklive.at/lifestyle/beten-ist-gesund-165613/
[556] www.welt.de/print-welt/article210994/Gesund-durch-Gebete-Die-Wissenschaft-untersucht-die-Kraft-des-Glaubens.html
[557] Riegger-Krause: *Jin Shin Jyutsu*, Seite 38 ff.
[558] www.strahlenfrei-wohnen.de/wasserader-unterm-bett-wasserader-unter-dem-haus/
[559] Wolfgang Maes: *Stress durch Strom und Strahlung*, Seite 9
[560] www.spiegel.de/gesundheit/psychologie/freundschaften-sind-gut-fuer-die-gesundheit-a-954153.html
[561] www.spiegel.de/gesundheit/psychologie/freundschaften-sind-gut-fuer-die-gesundheit-a-954153.html
[562] www.welt.de/gesundheit/psychologie/article5265689/Tiere-wirken-manchmal-besser-als-jede-Medizin.html
[563] https://bewusst-vegan-froh.de/gefuehle-veraendern-form-und-funktion-der-dna/
[564] www.welt.de/wissenschaft/article876622/Warum-Lachen-gesund-und-gluecklich-macht.html
[565] Guccione: *Kieferostitis & NICO*, Seite 131 ff.
[566] www.morgenpost.de/ratgeber/article214207891/Ist-Lachen-wirklich-so-gesund-wie-angenommen.html
[567] www.spiegel.de/gesundheit/psychologie/dankbarkeit-die-wurzel-fuer-gesundheit-und-wohlbefinden-a-1124119.html
[568] Christina von Dreien: *Bewusstsein schafft Frieden*, Seite 182
[569] www.alternative-gesundheit.de/alan-e-baklayan-zur-frequenztherapie.html
[570] www.edelsteine.net/rauchquarz/

[571] https://silkekitzmann.de/erdung/

[572] www.shineonmala.ch/heilstein-lexikon/heilsteine/

[573] www.sueddeutsche.de/wissen/vogelgesang-es-ist-die-nachtigall-oder-doch-nicht-1.452179

[574] www.spiegel.de/gesundheit/diagnose/natur-parks-wald-schon-20-minuten-im-gruenen-senken-das-stresslevel-a-1261673.html
www.frontiersin.org/articles/10.3389/fpsyg.2019.00722/full

[575] www.youtube.com/watch?v=nByThFN8oLw

[576] www.loebclassics.com/view/plutarch-moralia_e_delphi/1936/pb_LCL306.193.xml

[577] www.stoffwechsel-aktiv.com/tipps/buerstenmassage/

[578] www.zentrum-der-gesundheit.de/trockenbuerstenmassage-pi.html

[579] https://portal.massage-expert.de/massage-lexikon/buerstenmassage/

[580] www.hilftachtsam.de/mit-buerstenmassage-energien-zum-fliessen-bringen/#Gesicht

[581] Marlene E. Kunold: „Dein Weg zur Organgesundheit" (PDF), Seite 6

[582] www.mini-trampolin.de/gesundheit/lymphsystem.html

[583] www.youtube.com/watch?v=qZ_18LsM0pE

[584] www.zentrum-der-gesundheit.de/oelziehen.html

[585] www.oelziehen.net/

[586] http://drbendig.de/2017/02/05/10-gruende-warum-oelziehen-zu-ihrer-taeglichen-routine-gehoeren-sollte/

[587] www.oelziehen.net/page/4/

[588] www.einfachganzleben.de/gesunde-ernaehrung/oelziehen

[589] www.wertperspektive.de/wiki/doku.php?id=xylit

[590] www.zahnersatzsparen.de/die32/3/2/zahnpflege-news-neuer-trend-kokosoel/

[591] www.aerzteblatt.de/nachrichten/94842/Diese-fuenf-Regeln-verlaengern-das-Leben-um-mehr-als-ein-Jahrzehnt

[592] www.aerztezeitung.de/medizin/krankheiten/neuro-psychiatrische_krankheiten/depressionen/article/850155/depressionen-sport-hilft-antidepressivum.html

[593] www.pharmazeutische-zeitung.de/ausgabe-242006/sport-laesst-neue-gehirnzellen-spriessen/

[594] www.ndr.de/ratgeber/gesundheit/Wissenswertes-rund-um-die-Heilkraft-des-Waldes,wald806.html

[595] http://nirosana.com/aetherische-oele-und-terpene/

[596] www.ralf-kollinger.de/wp/wp-content/uploads/2013/05/Terpene-in-der-Natur-Ein-Waldspaziergang-und-Terpene-in-der-Waldluft-Die-Waldmedizin.pdf

[597] aus: Newsletter von Psi Online vom 17. Juli 2019, „Das sagen die Planeten".
Psi Online GmbH, Schweiz; team@psionline.info

[598] www.presseportal.de/pm/116667/3776422

[599] www.ndr.de/ratgeber/gesundheit/So-gut-ist-Tanzen-fuer-Koerper-und-Geist,tanzen434.html

[600] https://tcm-compendium.com/meridianklopfen-uebersicht/

[601] www.immunsystem-stärken.org/sauna-staerkt-haertet-immunsystem/

602 www.ndr.de/ratgeber/gesundheit/Sauna-Gut-fuer-Herz-Haut-und-Abwehrkraft, sauna189.html

603 www.heilpraxisnet.de/naturheilpraxis/forscher-regelmaessiges-saunieren-wirksamer-als-viele-arzneien-20161010205562

604 www.ndr.de/ratgeber/gesundheit/Sauna-Gut-fuer-Herz-Haut-und-Abwehrkraft,sauna189.html

605 www.youtube.com/watch?v=PF9tV05laRA: 5G, Aluminium und Quecksilber Auswirkungen

606 www.careelite.de/kalt-duschen-kaeltetraining/

607 https://alfazentauri.com/wim-hof-anleitung-anfaenger

608 https://chris-ley.de/nie-mehr-krank-mit-kaeltetraining-zum-iceman/

609 https://heilfasten-portal.com/fachartikel-fasten/autophagie-entschlackung-zellen.html

610 www.aerzteblatt.de/nachrichten/63206/Intermittierendes-Fasten-haelt-jung-und-gesund

611 www.geo.de/magazine/geo-magazin/273-rtkl-ernaehrung-verzichten-heilt-warum-fasten-so-gesund-ist

612 www.ugb.de/richtig-fasten/rheuma-fasten-bringt-linderung/?rheuma-fasten

613 www.bzfe.de/_data/files/online_spezial_7_2017_intervallfasten.pdf

614 Ebenda

615 www.sgd.de/magazin/leben-lernen/ratgeber/ernaehrung/intervallfasten-gesund-abnehmen-ohne-jojo-effekt.html

616 www.ndr.de/ratgeber/gesundheit/Gesund-abnehmen-mit-Intervallfasten,fasten224.html

617 www.zentrum-der-gesundheit.de/news/fasten-brustkrebs-1500044.html

618 www.spiegel.de/spiegel/unispiegel/bwl-studentin-zaehlt-was-sie-besitzt-inventur-ihres-lebens-a-1136118.html

619 www.wohnwagon.at/

620 www.transmotional.com/angebot/was-sind-aetherische-oele/

621 https://aromapraxis.de/aroma-schule/aetherische-oele/wissenschaft/wissenschaftliche-studien/

622 Ebenda

623 http://raqach.de/aetherische-oele-frequenzen/

624 www.aromayoga.at/2018/01/03/ätherische-öle-für-läufer/

625 aromapraxis.de/2017/07/23/im-dschungel-der-paragraphen-rund-um-aetherische-oele/

626 www.absolut.jetzt/wirkungsweise-aetherischer-oele/

627 https://hexedani.wordpress.com/tag/orac/

628 www.doterra.com

629 Aus einem Vortrag über dōTERRA-Öle

630 Ebenda

631 www.aroma1x1.com/aetherische-oele-innerlich-einnehmen/

[632] www.oelig.eu/sind-aetherische-oele-gefaehrlich/

[633] www.marjam-azemoun.de/philosophie/

[634] www.sueddeutsche.de/leben/musiktherapie-klassische-musik-heilt-1.150630

[635] www.sueddeutsche.de/leben/musiktherapie-klassische-musik-heilt-1.150630

[636] www.matrixvital.com/2016/05/ganzheitliche-heilung-und-gesundheit-basiert-auf-vier-faktoren-nicht-nur-auf-koerper-geist-und-seele/

[637] Dr. Dietrich Klinghardt: „Wirksamer Strahlenschutz durch Rosmarin“, in *Hier & Jetzt. Fachzeitschrift für Neurobiologie*, Ausgabe 1, 2019, Seite 22

[638] Klinghardt: „Melatonin“, in *Hier & Jetzt. Fachzeitschrift für Neurobiologie*, Ausgabe 1, 2019, Seite 8 ff. ; Schlüsselartikel dazu: Reiter, Russel I., et al. „Melatonin as a radioprotective agent: a review“, in International Journal of Radiation Oncology* Biology* Physics, Ausgabe 59.3, 2004, Seite 639–653

[639] M. J. Del Bano, J. Castillo, O. Benavente-Garcia et al.: “Radioprotective-antimutagenic effects of rosemary phenolics against chromosomal damage induced in human lymphocytes by gamma-rays”, in *J Agric Food Chem.*, März 2006 22;54(6), Seite 2064–2068; www.ncbi.nlm.nih.gov/pubmed/16536576

[640] Klinghardt: „Melatonin“, in *Hier & Jetzt. Fachzeitschrift für Neurobiologie*, Ausgabe 1, 2019, Seite 9

[641] https://earthwitch.wordpress.com/2011/03/31/tabelle-strahlenschutzkrauter/ Quelle der Laborstudien: Radioprotection by Plant Products: Present Status and Future Prospects, PHYTOTHERAPY RESEARCH Phytother. Res. 19, 1–22 (2005), Published online in Wiley InterScience (www.interscience@wiley.com)E. DCTOOI:R1S0.1002/ptr.1605

[642] www.drkobelt.de/news/53/1/0/schlafstoerung-elektro-smog-vergiftungen-chron-kranheiten

[643] www.youtube.com/watch?v=ivNm6ikT2Dw

[644] http://www.wellness-portal.info/forum/index.php?topic=726.0

[645] http://www.wellness-portal.info/forum/index.php?topic=726.0

[646] www.befreite-ernaehrung.de/index.php/newsletter-archiv

[647] www.praxis-kellner.info/carnosin.htm

[648] www.youtube.com/watch?v=PF9tV05laRA: 5G, Aluminium und Quecksilber Auswirkungen

[649] https://die-praxis-bamberg.de, https://www.youtube.com/watch?v=lF_YzvgRXUw

[650] www.youtube.com/watch?v=PF9tV05laRA: 5G, Aluminium und Quecksilber Auswirkungen

[651] www.ariane-zappe.de/wp-content/uploads/2019/08/Protokoll-NICO-Behandlung-310719.pdf

[652] www.youtube.com/watch?v=PF9tV05laRA: 5G, Aluminium und Quecksilber Auswirkungen

[653] www.focus.de/familie/ernaehrung/verbraucherzentrale-schlaegt-alarm-gesundheitschaedlich-bayerisches-nationalgebaeck-versprueht-gift_id_4325041.html

654 www.ncbi.nlm.nih.gov/pubmed/22976072

655 www.zentrum-der-gesundheit.de/textilien-giftstoffe-ia.html

656 www.n-tv.de/panorama/Chemikalien-verseuchen-Wasser-article5808036.html

657 www.bild.de/auto/auto-news/innenraumpflege/auto-studie-innenraum-belastung-giftstoffe-chemikalien-gesundheit-22670046.bild.html

658 www.t-online.de/auto/elektromobilitaet/id_54091042/gift-im-innenraum-diese-autos-sind-belastet.html

659 www.ugb.de/lebensmittel-im-test/glutamat-nebenwirkungen/

660 www.aerzteblatt.de/nachrichten/76974/Kuenstliche-Suessungsmittel-Bisherige-Studien-zeigen-eher-Nachteile-fuer-die-Gesundheit

661 www.gluehbirne.ist.org/hormone.php

662 www.elektrosmog.com/mobilfunk-risiken-und-schutz/wissenschaftler-und-aerzte-warnen

663 https://de.wikipedia.org/wiki/Aerotoxisches_Syndrom

Ich danke dir für deine Aufmerksamkeit
und wünsche dir alles Liebe und Gute
auf dem Weg zu mehr
Gesundheit, Energie und Wohlbefinden.